儿科
循证临床实践

主编　李秀敏　张洪社　王秀秀　冯春洪
　　　姚元英　郝修伟　谭海明

黑龙江科学技术出版社
HEILONGJIANG SCIENCE AND TECHNOLOGY PRESS

图书在版编目(CIP)数据

儿科循证临床实践 / 李秀敏等主编. -- 哈尔滨：黑龙江科学技术出版社，2024.1

ISBN 978-7-5719-2222-1

Ⅰ．①儿… Ⅱ．①李… Ⅲ．①中医儿科学－循证医学 Ⅳ．①R272

中国国家版本馆CIP数据核字（2024）第034452号

儿科循证临床实践
ERKE XUNZHENG LINCHUANG SHIJIAN

主　　编　李秀敏　张洪社　王秀秀　冯春洪　姚元英　郝修伟　谭海明

责任编辑　陈兆红

封面设计　宗　宁

出　　版　黑龙江科学技术出版社

　　　　　地址：哈尔滨市南岗区公安街70-2号　邮编：150007

　　　　　电话：（0451）53642106　传真：（0451）53642143

　　　　　网址：www.1kcbs.cn

发　　行　全国新华书店

印　　刷　山东麦德森文化传媒有限公司

开　　本　787 mm×1092 mm　1/16

印　　张　23.75

字　　数　598千字

版　　次　2024年1月第1版

印　　次　2024年1月第1次印刷

书　　号　ISBN 978-7-5719-2222-1

定　　价　198.00元

编委会

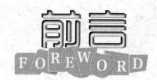

前言 FOREWORD

　　循证医学在当代医学领域中扮演着至关重要的角色,强调将最新的科学研究成果与临床实践经验相结合,为临床实践提供科学、系统和可靠的指导。儿科作为医学中的一个特殊分支,其临床实践受到儿童生长发育的独特性和复杂性的影响,使得治疗方案的制定不仅需要基于最新的科学研究成果,更需要考虑患者的个体差异,这就要求儿科医务工作者不断更新前沿知识及提升自身技术水平。本书将从循证医学的角度,旨在解决当代儿科医学领域的迫切需求,探讨如何在儿科临床实践中充分考虑儿童身心的特殊性,以实现更加精准、更加科学地诊断评估,制定个体化的治疗方案。为整合最新的研究成果和实践经验,帮助儿科医务从业者拓宽诊疗思路,我们特邀请了儿科领域的权威专家及从业多年的儿科医师共同编写了《儿科循证临床实践》一书。

　　本书力求在内容的深度与广度之间取得平衡。在内容编写上,首先介绍了儿科疾病的诊断与治疗、儿科疾病的预防接种;然后重点阐述了新生儿疾病、循环系统疾病、呼吸系统疾病、消化系统疾病等儿科常见疾病的病因、发病机制、诊断与鉴别诊断、治疗及预后;最后对于儿科常见危重症与儿科疾病的护理做了详细探讨。本书内容全面,专业性强,具有科学性及前瞻性,适合各级医院儿科工作者与医学院的学生参考使用。

　　在本书编写过程中,由于编者的编写经验不足、编写时间紧张,加之儿科学范围广泛、知识更新速度较快,书稿中存在的不足之处恳请广大读者批评指正,以期再版时修正完善。

《儿科循证临床实践》编委会

2023 年 8 月

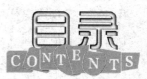

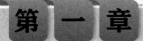

第一章

儿科疾病的诊断与治疗

第一节　诊断的特点

疾病诊断的过程包括详细的病史采集、全面仔细的体格检查,辅以各种实验室检查资料,然后汇总、去伪存真、经综合性分析后做出诊断。儿科病史的询问、体格检查和病历书写格式在内容、程序、方法和分析判断等方面与成人有所不同。虽然临床实验室和医疗诊断设备不断更新,为疾病的诊断提供了更多更精确的手段,但准确的病史资料采集和体格检查是正确诊断疾病的重要基础。无论是电子或手写病历记录都是最重要的医疗证据。

一、病史询问与记录

获得完整而正确的病史是儿科诊疗工作的重要环节。儿童病史一般由家长或其他看护者提供,因此儿科病史的询问较成人困难。在病史询问时,更需要耐心、并具有同情心地倾听代述人对病情的描述,不宜轻易打断。年长儿童可让他自己叙述病情,但儿童有时会因害怕各种治疗或因表达能力欠缺而误说病情,应注意分辨真伪。病情危重时,应先重点扼要地询问病史,边询问边检查和抢救,以免耽误时间,详细病史可以后补问。医师良好的仪表和询问时态度和蔼可亲将有助于取得患者和家长的信任和病史的采集。

(一)住院病历

1.一般项目

正确记录患者姓名、性别、年龄、种族、父母或抚养人姓名、家庭地址、联系电话、病史提供者与患者的关系及病史可靠程度。不同年龄时期儿童的年龄记录要求不同,新生儿记录天数甚至小时数,婴儿记录月数,1岁以上记录几岁几个月。

2.主诉

主诉用病史提供者的语言概括主要症状或体征及其时间。一般不超过20个字,例如:发热3天、抽搐发作1次。

3.现病史

(1)症状:一般按照出现先后顺序,首先记录起病情况,重点描述主诉中症状的诱因、发生、发作时间、持续和间隙时间、发作特点、伴随症状、缓解情况和发展趋势,然后再记录其他症状。婴幼儿常不会叙述自觉症状而以特殊行为表示,如头痛时拍头、腹痛捧腹弯腰或阵发性地哭吵不安等。儿童疾病症状常泛化,可涉及多个系统,如呼吸道感染时常伴有呕吐、腹泻等消化道症状,还可因高热引起惊厥。

(2)有鉴别意义的阴性症状也要记录。

(3)一般状况:起病后精神状态、睡眠、食欲、大小便、性格等有无改变。

(4)既往诊断治疗情况:如到过其他医疗单位就诊者要详细询问诊疗经过,包括实验室检查、治疗方法(尤其是药物名称、剂量、用药时间)及效果。

4.个人史

询问时根据不同年龄及不同疾病有所侧重,3岁以内儿童应详细询问出生史、喂养史和生长发育史。生活史一般不单独列出。

(1)出生史:记录胎次、胎龄,分娩方式及过程,出生时有无窒息、产伤,Apgar评分,出生体重。对有神经系统症状、智力发育障碍和疑有先天畸形的患者,更应详细询问生产史,还应询问父母年龄、母亲孕期的健康和用药史。新生儿病历应将出生史写在现病史的开始部分。

(2)喂养史:母乳喂养还是人工喂养或混合喂养,人工喂养儿要了解乳品种类、调制方式和量,辅食添加情况,年长儿要询问食欲、饮食习惯、有否偏食等。

(3)生长发育史:3岁以内患者或所患疾病与发育密切相关者,应详细询问其体格和智力发育过程。婴幼儿着重了解何时会抬头、会笑、独坐、叫人和会走,前囟门闭合及出牙时间等。年长儿应了解学习成绩和行为表现等。

(4)预防接种史:是否按序进行计划免疫,非计划免疫的特殊疫苗接种情况,有否不良反应。

(5)生活史:患者的居住条件,生活是否规律,睡眠情况及个人卫生习惯,是否经常进行户外活动,以及家庭周围环境、有否饲养宠物等。

5.既往史

一般不需要对各系统疾病进行回顾,只需询问一般健康情况和有关疾病史。既往健康还是多病,曾患过哪些疾病、患病的年龄,有否患过与本次疾病相关的病。过去疾病的治疗和手术情况、有否后遗症。

6.家族史

询问父母年龄、职业和健康状况,是否近亲结婚;母亲历次妊娠及分娩情况;家庭其他成员的健康状况;家庭中有无其他人员患有类似疾病;有无家族性和遗传性疾病;其他密切接触者的健康状况。

7.过敏史

有无食物或药物过敏史。

(二)门诊病历书写

门诊患者就诊时,门诊病历应记录患者姓名、性别、年龄、住址、联系方式、药物过敏史,以及就诊日期等。医师要在有限的时间内完成门诊病历记录,应当包括主诉、现病史、既往史、体格检查、诊断(印象)、处理意见和医师签名等项内容。还应记录与本次发病有关的个人史和家族史。各项分段书写,内容应当简单明了。体格检查主要记录阳性体征和有鉴别意义的阴性体征。处理意见包括要做的实验室检查、治疗药物和建议,如果是传染病必须填写传染病报告单并记录在门诊病历上。

二、体格检查

儿科体格检查较成人困难。为了获得准确的体格检查资料,儿科医师在检查时应当注意以下内容。①在开始询问病史时即注意与患者建立良好的关系,态度要和蔼,消除患者的恐惧感。检查过程中既要全面仔细,又要注意保暖,不要过多暴露身体部位,对年长儿还要顾及他(她)的害羞心理和个人隐私。②检查时的体位不必强求,婴幼儿可让其在家长的怀抱中进行,能使其安静为原则。③检查顺序可灵活掌握,一般可先检查呼吸频率、心肺听诊和腹部触诊等;口腔、咽部、眼等易引起患者反感的部位及主诉疼痛的部位应放在最后检查。④检查者应按要求洗手,听诊器等检查用具要经常消毒,以防交叉感染。⑤对病情危重的患者,应边抢救边检查,或先检查生命体征和与疾病有关的部位,待病情稳定后再进行全面体格检查。

(一)一般状况

询问病史过程中留心观察儿童发育与营养状况、精神状态、面部表情、对周围事物反应、面色、体位、语言应答及活动能力等。

(二)一般测量

除体温、呼吸、脉搏、血压外,儿童还应测量身高(长)、体重、头围、前囟大小、坐高等。

1.体温

可根据不同年龄和病情选择测温方法。

(1)腋温:体温表置于腋窝处,夹紧上臂至少5分钟,正常36～37 ℃,除了休克和周围循环衰竭者外适用于各年龄组儿童。

(2)口温:口表置于舌下3分钟,正常不超过37.5 ℃,只适合于能配合的年长儿。

(3)肛温:肛表插入肛门内3～4 cm,2分钟,正常为36.5～37.5 ℃,较准确,适用于病重及各年龄组的儿童。

(4)耳温:用耳温测定仪插入外耳道内,20秒左右即可完成测试,可用于各种情况下的儿童,但仪器较贵,尚未在临床普及。

2.呼吸和脉搏

在儿童安静时测量,年幼儿腹式呼吸为主,可按腹部起伏计数。呼吸过快不易看清者可用听诊器听呼吸音计数。年幼儿腕部脉搏不易扪及,可计数颈动脉或股动脉搏动。

3.血压

一般用汞柱血压计,不同年龄的儿童应选用不同宽度的袖带,合适的袖带宽度应为1/2～2/3上臂长度,过宽测得血压偏低,过窄则偏高。新生儿及小婴儿可用监护仪测量。儿童年龄愈小血压愈低,儿童时期正常收缩期血压(mmHg)＝[年龄(岁)×2]＋80,舒张压为收缩压的2/3。一般只测任一上肢血压即可,如疑为大动脉炎或主动脉缩窄的患者,则应测四肢血压。

(三)皮肤及皮下组织

注意观察皮肤的色泽、皮肤湿润度、弹性、皮下脂肪的厚度,有无黄疸及黄疸程度、皮疹、紫癜、出血点、水肿、硬肿、毛细血管扩张、血管瘤和毛发异常等变化。

(四)淋巴结

检查淋巴结大小、数目、质地、有无粘连及压痛等。正常儿童在颈部、腋下和腹股沟等处可扪及单个淋巴结,大小为0.5～1.0 cm,质软,无压痛,无粘连,但颏下、锁骨上和滑车上不应扪及。

3

(五)头部

1.头颅

观察大小、形态,头发;前囟大小、张力、隆起或凹陷;骨缝是否闭合,有否枕秃、颅骨软化及缺损等。必要时测量头围。

2.面部

注意有无特殊面容、眼距、鼻梁高低和双耳位置和形状等。

3.眼、耳、鼻

注意眼睑有无水肿、下垂、红肿,结合膜是否充血、有无干燥征(Bitot 斑),巩膜有否黄染,角膜有无溃疡及混浊,检查瞳孔大小和对光反射。外耳形状,外耳道有无分泌物,提耳时是否疼痛,必要时使用耳镜检查鼓膜。鼻翼有无翕动及鼻腔分泌物。

4.口

观察口唇有无苍白、发绀、湿润、干燥、皲裂、张口呼吸、口角糜烂,黏膜、牙龈有无充血、溃疡、麻疹黏膜斑(Koplik 斑)、白膜,腮腺开口处有无红肿及分泌物,口腔内有无异常气味。牙齿的数目及有无龋齿,舌的大小、舌质和舌苔、有否颤动、是否经常外伸、舌系带是否过短、有无溃疡,有无腭裂。咽部有无充血、溃疡、疱疹等。扁桃体是否肿大,有无充血、分泌物和伪膜。咽部检查在体格检查的最后进行,检查者一手固定其头部使其面对光源,一手持压舌板,等其张口时迅速将压舌板进入口中并压在舌根部,利用儿童反射性将口张大暴露咽部的短暂瞬间,迅速观看咽部情况。

(六)颈部

有无短颈和颈蹼等畸形,甲状腺是否肿大,气管是否居中,有无异常的颈部血管搏动,有无活动受限,有无颈肌张力增高或弛缓。

(七)胸部

1.胸廓

胸廓是否对称,外观有无畸形,如肋骨串珠、肋膈沟、肋缘外翻、鸡胸、漏斗胸、桶状胸,有无肋间隙饱满、凹陷,有无心前区隆起及异常呼吸运动等。

2.肺

注意呼吸节律、频率、幅度有无异常,有无呼吸困难,如发生吸气性呼吸困难时,可出现三凹征(胸骨上窝、肋间隙及剑突下吸气时凹陷)。婴幼儿胸壁薄,叩诊必须轻,正常呼吸音为支气管肺泡呼吸音。儿童不合作,可趁其啼哭时检查语颤,利用啼哭后出现深吸气时进行听诊,注意听腋下、肩胛间区和肩胛下区这些容易出现啰音的部位。

3.心

注意心前区有无隆起、心尖冲动范围及是否移位,正常新生儿心尖冲动部位于第 4 肋间锁骨中线偏外侧,6～7 岁后逐渐内移至第 5 肋间锁骨中线内侧。心尖冲动范围一般不超过 3 cm。触诊检查心尖冲动的位置及有无震颤,并注意部位和性质。叩心界时宜轻,3 岁以内儿童一般只叩心脏左右界。叩心脏左界时从心尖冲动点左侧起向右叩,叩心右界时从肝浊音界的上 1 肋间自右向左叩。小婴儿第 1、2 心音强度几乎相等,儿童时期肺动脉瓣区第 2 心音比主动脉瓣区第 2 心音强。学龄前期及学龄期儿童常可在肺动脉瓣或心尖区听到生理性收缩期杂音。

（八）腹部

新生儿及消瘦婴儿可见肠蠕动波或肠形,新生儿要注意脐部有无分泌物、出血和炎症,稍大后注意有无脐疝。腹部触诊宜在儿童安静或哺乳时进行,较大儿童取仰卧屈膝位,并请其做深呼吸,或与其交谈时进行检查,以免由于惊慌或怕痒而不合作。检查有无压痛主要观察儿童表情变化,不能完全依靠儿童的回答。正常婴幼儿肝脏可在肋缘下扪及 1～2 cm,6～7 岁后不应再触及。正常婴儿有时可扪及脾。叩诊检查方法和内容与成人相同。听诊儿童肠鸣音常亢进,注意有无腹部血管杂音。腹水患者须测量腹围。

（九）脊柱和四肢

观察脊柱有无畸形,躯干长和四肢长的比例是否正常,有无"O"形或"X"形腿、手镯或足镯征,有无杵状指(趾)和多指(趾)畸形。

（十）肛门和外生殖器

有无畸形(无肛、尿道下裂、两性畸形等)、肛裂;女孩注意阴道有无分泌物和畸形;男孩注意有无包皮过长、过紧、阴囊鞘膜积液、隐睾及腹股沟疝等。

（十一）神经系统

根据年龄和病情做必要的检查。

1.一般检查

一般检查包括神志、精神状态、面部表情、反应灵敏度、动作语言发育,有无异常行为,肢体活动能力和四肢肌张力等。

2.神经反射

注意觅食、吸吮、握持、拥抱反射的出现和消失时间是否在正常范围。正常小婴儿的提睾、腹壁反射较弱或引不出来,但可出现踝阵挛,2 岁以下的儿童巴宾斯基征可呈阳性,但若一侧阳性则应引起重视。

3.脑膜刺激征

脑膜刺激征与成人检查基本相同,检查有否颈抵抗、克尼格氏征和布鲁津斯基征阳性。但儿童哭吵肢体强直时不易准确,要反复检查。

以上体格检查项目在具体操作时不一定完全按照顺序,但在病历书写时体检结果必须按上述顺序书写,不仅阳性体征要记录,重要阴性结果也要记录。

三、实验室检查及特殊检查

由于儿童不能准确述说病情及症状、体征的泛化,必要的实验室检查及特殊检查在儿童尤为重要。但是在具体实施中应注意儿童特点。血液、尿、粪便及其他体液检查同样适用于儿童,但一些检测结果随年龄不同而不同;需采取血标本检验的项目应有很好的规划,如有可能尽量采用微量血,避免新生儿及小婴儿发生医源性贫血;特殊检查中应注意有的放射性、核素检查等可能对发育中的儿童产生的危害,应避免频繁使用;一些遗传性疾病主要在儿童期发病,一些不常用于成人的分子遗传学检查则是儿童非常重要的检查手段。

四、诊断思路

根据病史、体格检查阳性结果及有价值的检验结果,以摘要的形式予以总结,提出初步的诊断及诊断依据,同时提出需要与其鉴别诊断的疾病及鉴别要点。在诊断过程中注意:①优先考虑常见病、多发病，较少考虑罕见病；②尽可能选择单一诊断，而不用多个诊断解释各个不同症状，如果有不同系统的症状，注意能否一元化解释为一种疾病在不同脏器的表现，以及累及多个脏器的综合征，如川崎病；③在诊断功能性疾病之前，必须排除器质性疾病。

（姚元英）

第二节　一般治疗措施

由于儿童处于不断生长发育过程、语言表达能力差、病情变化快和疾病谱的不同，儿科治疗原则与成人有诸多不同之处，既要适时、全面，又要仔细、突出重点；在其治疗过程中更需要爱心和耐心，以及观察和判断能力。

一、儿科护理特点

护理在儿科治疗中占有重要的地位，许多治疗均通过护理工作来实施，良好的护理在促进患者康复中具有重要作用。儿科医师应关心和熟悉护理工作，医护密切协作以提高治疗效果。

（一）细致地病情观察

由于婴幼儿语言表达能力有限，常以哭闹来表达身体的不适。观察到患者的姿态，面部表情、动作等方面的异样，可能成为诊断的线索。脾气和性格的改变可能是结核性脑膜炎的早期表现。

（二）合理的病室安排

病室必须保持整齐、清洁、安静、舒适，空气新鲜，室温维持在 18～22 ℃。为提高治疗和护理的质量，根据病室条件，可按年龄、病种、病情轻重和护理要求合理安排病房及病区。

（三）规律的病房生活

生活要有规律，保证充足的睡眠和休息，定时进餐保证营养，合理安排治疗和诊断操作时间，以免经常打扰患者的休息。

（四）预防院内感染

对不同病种患者应尽量分室住，同一病种患者的急性期与恢复期也应尽量分开，患者用过的物品需经病室定时消毒，医护人员注意洗手、严格执行无菌操作以防止交叉感染和医源性感染。

（五）预防意外伤害

病房内的一切设施均应考虑到患者的安全。阳台和窗户应安装护栏，药品要放在患者拿不到的地方，管理好热水瓶以免烫伤，病床要有护栏，医护人员检查处理完毕要及时拉好床栏，拿走体温表、药杯等物品，防止意外伤害。

二、饮食疗法

根据不同病情和年龄选择适当的饮食将有助于疾病的治疗和康复。不当的饮食可使病情加重，甚至危及生命。

（一）基本膳食

基本膳食包括普通饮食、软食、半流质饮食和流质饮食。

（二）特殊饮食

1.无盐或少盐饮食

每天食物中食盐含量＜0.5 g时为无盐，＜1.5 g时为低盐。适用于心、肾功能不全有水肿的患者。

2.低蛋白饮食

每天蛋白供给量低于一般标准，适用于尿毒症、肝性脑病和急性肾炎少尿期的患者。

3.高蛋白饮食

每天蛋白供给量高于一般标准，适用于营养不良、消耗性疾病患者。

4.低热能饮食

热能供给低于一般标准，适用于单纯性肥胖症的儿童。

5.低脂肪饮食

适用于腹泻，肝、胆、胰疾病和高脂血症患者。

6.要素饮食

要素饮食是含各种营养素、易消化吸收的无渣饮食，用于消耗性疾病、营养不良或慢性腹泻患者。

7.特殊配方

高热量、高蛋白、富含中链甘油酸酯的配方可用于患病早产儿和营养不良婴儿。无乳糖配方奶适用于乳糖不耐受者，如腹泻病，抗胰蛋白酶缺乏新生儿胆汁淤积症。游离氨基酸或水解蛋白配方奶可用于食物蛋白过敏的婴儿。无苯丙氨酸奶粉适用于苯丙酮尿症婴儿等。

8.检查前饮食

隐血检查饮食，即不含肉类、动物肝脏、血和绿叶蔬菜的饮食，用于等待消化道出血检查的患者。胆囊造影饮食（高脂）和肾功能检查（不含氨基酸）饮食等。

9.禁食

因消化道出血或术后等原因不能进食，应注意静脉供给热量，并注意水、电解质平衡。

三、药物治疗

儿童用药除了不同年龄用药剂量不同以外，还因脏器功能发育未成熟等原因，其用法及药物的不良反应等也与成人有所不同。因此，必须充分了解药物的性能、作用机制、毒副作用、适应证和禁忌证，以及精确的剂量计算和适当的用药方法。

（一）儿童药物动力学的特点

儿童对药物的吸收、分布和代谢与成人不同，年龄越小，其差异也越大。

（1）在组织内的分布不同：年龄越小体液占体重的比例越大，药物分布在体液中的比例也就越高。

（2）肝脏的转氨酶系统发育不完善：新生儿肝脏功能不成熟，氧化和/或水解、N-去甲基和乙酰化作用低，有些药物的半衰期延长，毒性作用增加。

（3）肾脏排泄功能不足：新生儿特别是未成熟儿肾小球滤过与肾小球分泌功能均差，药物及其分解产物在体内滞留的时间延长。因此新生儿和小婴儿的药物剂量宜小、次数宜少。

（二）药物治疗中的特殊问题

1.抗生素类

长期使用广谱抗生素容易引起肠道菌群失衡,对婴幼儿更易发生肠道菌群失调而继发真菌感染。氨基糖苷类药对婴幼儿肾和听力损害的后果较成人严重,应慎用。氯霉素可抑制造血功能,对新生儿、早产儿还可导致"灰婴综合征"。四环素可引起牙釉质发育不良,8岁以下儿童禁用。动物试验显示喹诺酮类药可影响幼年动物软骨发育,在人类虽未证实,但在婴幼儿一般不作为第一线用药。

2.激素类

长期使用雄激素和肾上腺皮质激素可影响儿童骨骼生长,影响水、电解质、蛋白质、脂肪代谢,也可以引起血压增高和皮质醇增多症,并可以降低机体免疫力。

3.镇咳药

婴幼儿支气管较窄,又不会咳痰,炎症时易发生阻塞,引起呼吸困难。故婴幼儿一般不用镇咳药,尤其作用强的可待因等更应慎用。

4.止泻药与泻药

对腹泻患者不主张用止泻药,因止泻药减少肠蠕动,使肠道内毒素无法排出,反而加重病情。儿童便秘多采用饮食调节和通便法,很少应用泻药。

5.乳母应慎用药物

因部分药物可经母乳作用于婴儿,如阿托品、吗啡、水杨酸盐、苯巴比妥等。

（三）给药方法

口服为首选给药方法,片剂可研碎加小量水,将婴儿抱起用小匙沿口角慢慢灌入口中,神志不清、昏迷者采用鼻饲法给药。病情危重、化脓性脑膜炎等情况下抗生素宜静脉滴注给药。婴幼儿因臀部肌肉较少,故肌内注射少用。新生儿鼻部和支气管黏膜嫩薄、血管丰富,安乃近和肾上腺素稀释后可分别做滴鼻和气管内给药。儿童皮肤薄、面积相对大,外用药容易被吸收,不能涂得太多。要注意不让儿童用手抓摸药物,以免误入眼、口引起意外。其他方法还包括雾化吸入、泵吸、灌肠法、缓释栓剂等给药途径。

（四）药物剂量计算

儿童用药剂量较成人更需精确,可按以下方法计算,但无论何种方法计算出的剂量还必须根据患者具体情况进行调整。

1.按体重计算

按体重计算是最常用、最基本的计算方法,可算出每天或每次需要量:每天剂量＝患者体重(kg)×每天每千克体重所需药量,再分2～3次使用。临时对症治疗用药如退热、催眠药等,常按每次剂量计算。年长儿按体重计算如已超过成人量时则以成人量为上限。

2.按体表面积计算

按体表面积计算比按年龄、体重计算更为准确,因其与基础代谢、肾小球滤过率等生理功能关系更为密切。儿童体表面积计算公式如下:体重≤30 kg的儿童,体表面积(m^2)＝体重(kg)×0.035＋0.1;体重>30 kg的儿童,体表面积(m^2)＝(体重 kg－30)×0.02＋1.05;儿童药物剂量＝儿童体表面积(m^2)×剂量/(m^2)。

3.按年龄计算

剂量幅度大、不需十分精确的药物,如营养类药等可按年龄计算,比较简单易行。

4.从成人剂量折算

儿童剂量＝成人剂量×儿童体重(kg)/50,或儿童剂量＝儿童体表面积(m²)×1.73×成人剂量。此法仅用于未提供儿童剂量的药物,所得剂量一般都偏小,故不常用。

(张艳艳)

第三节 营 养 支 持

营养支持治疗是指为治疗及缓解疾病,增强治疗的临床效果,而根据营养学原理采取的膳食营养措施,可分为肠道外营养和肠道内营养,合理的临床营养支持可以减少并发症的发生率、缩短住院时间,并能减少住院费用。

一、肠道外营养支持

肠道外营养又称静脉营养,是指通过静脉途径提供人体所必需的能量、液体和营养素,以满足机体代谢及生长发育需要的营养支持方式,包括部分肠道外营养和全肠道外营养。

(一)适应证

凡是长期不能耐受肠道内营养的小儿都是肠道外营养的适应证。

(1)严重蛋白质-能量营养不良或极度衰弱的患者而不能给予胃肠内营养者。

(2)各种先天性消化道畸形及手术前后,如大范围的肠闭锁、肠扭转、胃肌层阙如、食管气管瘘、先天性巨结肠等。

(3)严重的获得性消化道疾病:如坏死性小肠结肠炎、胰腺炎、伪膜性肠炎、严重的难治性分泌性腹泻等。

(4)早产儿和低出生体重儿、宫外生长迟缓等。

(5)肠道外疾病:各种病因引起的肠道内营养供给不足,如大面积烧伤、呼吸窘迫、严重感染等。

(6)小儿恶性肿瘤。

(二)肠道外营养的营养液组成及用法

静脉营养液由平衡氨基酸、葡萄糖、脂肪乳剂、电解质、多种维生素和微量元素组成。每天静脉供给热量 376 kJ/kg(90 kcal/kg),相当于口服时每天供给 500 kJ/kg(120 kcal/kg)。三大营养素的能量分配比例为蛋白质 15%,脂肪 35%,碳水化合物 50%。为了保证机体营养的需要、又要限制一定的液体输入量和静脉营养液的浓度,应逐渐增加剂量。氨基酸用量开始为每天 0.5 g/kg,以后逐渐增加至每天 2～3 g/kg;脂肪乳剂开始为每天 0.5～1 g/kg,逐渐增加至每天 2～3 g/kg;葡萄糖浓度一般不超过 12.5%。

(三)静脉营养液的配制、输注途径与输注方法

静脉营养治疗时,每天应根据患者实际情况,先将所需能量、营养素和液体量计划好,然后在无菌条件下配制成混合液使用。

1.静脉营养液的配制

(1)全营养混合液:即在严格的无菌条件下将所有静脉营养成分按一天的需要量及一定比例

混合,置于一个静脉营养袋中,然后在密闭的输液系统连续输注。

(2)多瓶输注:在不具备无菌配制条件下可先将氨基酸与葡萄糖电解质溶液混合后,以 Y 形管或三通管与脂肪乳剂体外连接后同时输注。

2.输注途径

(1)中心静脉途径。

(2)周围静脉:经头皮静脉或四肢小静脉途径,适用于短期(≤14 天)、静脉营养需要量不很大的患者。

(3)脐静脉置管:经周围静脉进入中心静脉置管等。

3.输注方法

(1)持续输注法:将一天的营养液在 24 小时内均匀输入称为持续输注法。

(2)循环输注法:指输注时间在 12～18 小时的静脉营养输注方式。

(四)静脉营养的并发症

(1)组织损伤。

(2)静脉炎、血栓形成及栓塞。

(3)感染:病原菌可通过导管穿刺点、导管和输液器连接处等侵入营养液。

(4)代谢紊乱:如高血糖症;低血糖症;脂肪超载综合征主要特征有黄疸、发热、头痛、呕吐、贫血、血小板减低、出血倾向及肝功能损害等;肝功能损害及胆汁淤积常见的高危因素有早产儿、全肠道外营养应用＞4 周、感染、能量过高、氨基酸配方不合理等;电解质紊乱及酸碱失衡为常见原发病(如肠瘘、营养不良、消化道畸形)或全肠道外营养成分配制不当引起。其他:如再喂养综合征、代谢性骨病、微量元素缺乏等。

(五)从肠道外营养过渡到肠道内营养

长期全肠道外营养可引起胃肠道功能衰退,经过肠道内营养使肠道细胞得到再生及适应,但是从全肠道外营养过渡到肠道内营养须逐渐进行,逐渐增加肠内量而降低肠外量,直至肠内营养能满足代谢需要时,完全停止全肠道外营养,最后至正常膳食。

二、肠道内营养

肠道内营养是指经胃肠道用口服或管饲的方法,提供患者所需的营养物质,只要患者胃肠道尚有部分功能均可采用。相对肠道外营养,肠道内营养简单、方便、安全、成本低,营养成分更加全面、均衡,营养途径更符合生理过程。因此肠道内营养应作为儿童营养治疗的首选方式,充分利用肠道的消化和吸收功能,使之成为获取足够营养的主要途径。本节重点阐述管饲法肠道内营养。

(一)适应证

1.经口摄食不能、不足或禁忌

(1)低出生体重儿、早产儿生活能力低下,新生儿破伤风、脓毒症等不能经口摄食。

(2)有呼吸障碍或有机械通气者。

(3)神经性厌食、抑郁症等因拒绝经口进食而摄入量不足。

(4)多发性神经根炎、脑血管意外等原因所致咽反射消失而不能顺利咽下时。

(5)大面积烧伤、影响生长发育的慢性病和先天性心脏病等,急待肠道内营养改善全身状态。

2.肠道疾病

(1)炎症性肠道疾病。

(2)肠道手术后,短肠综合征。

(3)胃肠道瘘,只要灌注的营养素不致从瘘孔流出的患者均为适应证。

(4)吸收不良综合征,胆道发育不全,急、慢性胰腺炎,胃食管反流病,顽固性腹泻,严重食物过敏及嗜酸性粒细胞性胃肠炎等。

3.其他

危重病和手术后营养不良,慢性肾脏疾病,先天性氨基酸代谢缺陷病、肿瘤患者等。

(二)禁忌证

(1)严重的应激状态,如麻痹性肠梗阻、上消化道出血、顽固性呕吐、腹泻急性期和腹膜炎。

(2)空肠瘘患者无论在瘘的近端或远端喂养均有困难。

(3)小肠广泛切除后、严重吸收不良综合征及衰弱的患者。

(三)肠道内营养量的需求

1.肠道内营养膳食的种类

(1)完全膳食:包括天然完全膳,天然食物经捣碎器制成匀浆经管饲提供营养支持和规定配方膳(又称要素膳)。

(2)不完全膳食(仅以一种营养素为主的膳食)。

(3)特殊配方膳食:如无乳糖膳、游离氨基酸配方、深度水解蛋白配方、中链甘油三酯为主的配方、不含苯丙氨酸的配方等。

2.规定配方膳食(要素膳)的成分

(1)脂肪:包括长链甘油三酯和中链甘油三酯,当胰腺、肝胆系统及小肠疾病时,长链甘油三酯则不能吸收,因此要选择中链甘油三酯。

(2)碳水化合物:是主要的供能成分。

(3)蛋白质:可根据病情采用整蛋白、水解蛋白、游离氨基酸,或联合应用来满足其需要量。游离氨基酸可以增加渗透压,因此有小肠黏膜病变时,最好选择多肽。

(4)维生素、微量元素和矿物质。

3.热能的需要量

肠道内营养液中三大营养素的能量分配比例及液体日需要量与肠道外营养相同。实际应用时要根据患者的营养状况、活动程度、胃肠道吸收等具体情况进行增减,在疾病和应激状态下热能需要增加。

4.渗透压

大多婴儿配方的最适渗透压为 300 mmol/L,在一些特殊的配方中由于增加葡萄糖和氨基酸,提高了渗透压,通常渗透压为 400 mmol/L 时胃肠道可耐受,但超过 500 mmol/L 时,明显延长胃排空,此时要选择空肠喂养。

(四)营养途径和营养方式

1.营养途径

(1)口服法:口服的膳食不必是等渗的,可根据患者的情况配制,婴儿以配方奶为主。

(2)管饲法:包括鼻胃管、鼻空肠管、胃造瘘管、胃造瘘空肠管、空肠造瘘管。营养途径的选择主要根据患者的疾病和所需营养时间,如果营养时间在 6 周以内,鼻胃管饲法是最常用的途径,当出现胃食管反流、误吸、呕吐及胃排空延迟,则应改为鼻空肠管饲法。如果营养时间超过6周,则应选择胃造瘘管饲法,当出现胃食管反流、误吸、呕吐及胃排空延迟,应选胃造瘘空肠管饲法或空肠造瘘管饲法。

2.营养方式

可选用顿服喂养、间歇喂养和持续喂养。顿服喂养通常根据患者年龄按普通进餐次数和节律喂养,将患者所需营养总量分餐后,在30~60分钟通过管道注入;间歇喂养将患者所需营养总量分6~8次输注,每次输注时间大于1小时,这样每天可让胃肠道休息8~16小时;持续喂养是将患者所需营养物总量等速通过管道在24小时输注。早产儿、短肠综合征、重度营养不良合并严重腹泻患者,应首选持续喂养。

(五)并发症

肠道内营养并发症的发生率和严重性虽较肠道外营养为低,但仍有发生。

1.与导管相关的并发症

(1)鼻咽部的损伤、鼻旁窦炎、中耳炎。

(2)胃肠道出血、穿孔,胃内容物漏出,腹膜炎。

(3)导管位置异常及阻塞。

(4)倾倒综合征。

(5)经皮造瘘处感染,炎性组织增生,导致肠粘连、肠扭转或幽门梗阻等。

2.与其他因素相关的并发症

(1)腹泻、呕吐、脱水、便秘。

(2)氮质血症、糖尿。

(3)过度营养所致肥胖。

(4)胃食管反流、再喂养困难综合征。

（葛圣岚）

第二章
儿科疾病的预防接种

第一节 发展史与研究现状

一、发展史

（一）经验免疫预防

公元 10 世纪后我国唐宋时代已有接种人痘的记载，是世界上最早采用人工免疫预防天花的国家。随着我国种痘技术日趋完善，相继传入俄罗斯、土耳其和英国，后又传入日本和朝鲜等国家。18 世纪英国医师爱德华·琴纳从牧场挤奶女工通过患牛痘母牛感染牛痘不再感染天花的现象得到启发，将青年挤奶女工手感染的牛痘浆液接种于一名 8 岁男童左臂，7 周后接种部位感染牛痘、结痂；2 个月后再将天花脓疱液接种男童右臂，因男童已获得免疫力未发生天花。琴纳的实验证实种痘能预防天花，为发明牛痘疫苗预防天花的方法。琴纳的种痘实验开创人工免疫的先河，以后所有现代接种法都源于琴纳第一次的伟大发现，因此也是免疫学科建立的初始。在拉丁语中 vacca 是"牛"的意思，牛痘为 vaccina。琴纳把接种牛痘获得天花免疫力的方法称为"vaccination"，沿用至今。

（二）实验免疫预防

19 世纪中期科学家认识到病原体感染恢复健康的患者可获得抵御同样病原体再次感染的抵抗力，称为免疫。1881 年巴斯德应用高温培养法获得炭疽菌的减毒株，制备炭疽疫苗，开始实验免疫预防，也是第一次疫苗革命的开始。后又将狂犬病毒在兔体内连续传代获得减毒株，研制出狂犬巴氏减毒疫苗，奠定试验免疫学的基础。同时，人们认识到琴纳接种牛痘预防天花的科学性和重大意义，将疫苗称为"vaccine"表示纪念，推动疫苗的研制和广泛使用。自此，微生物学和免疫学迅速发展，大批灭活疫苗问世。

（三）近代免疫预防

20 世纪 80 年代进入疫苗的第二次革命时代，即不再采用完整的细菌和病毒，而是从细菌或病毒中提取所需成分，灭活疫苗和提纯疫苗开始用于人类疾病预防。以后又发展多糖与蛋白载体结合的联合疫苗（如 B 型流感嗜血杆菌疫苗）、纯化的蛋白疫苗（如无细胞的百日咳疫苗）等。1978 年和 1980 年分别成功研制肺炎链球菌和 B 型流感嗜血杆菌疫苗。但 1985 年后成功研发的疫苗较少，甚至 1998 年研发的重组莱姆病疫苗也因可能的不良反应于 2000 年停用。

1962年始进行基因重组疫苗研制,即利用细菌或真核细胞克隆表达的病原体抗原(某种表达蛋白质)作为疫苗。基因技术的运用使禽流感病毒疫苗研制有新的突破。2004年世界卫生组织专家Webster成功研制H5N1病毒疫苗,2005年H7N1型禽流感病毒疫苗也研制成功。2007年美国FDA正式批准H5N1禽流感疫苗用于18~64岁高危人群的禽流感预防。近二十年新出现的核酸疫苗是含有编码病原体抗原基因序列的质粒载体,经肌内注射、微弹轰击等方法导入体内;疫苗通过宿主细胞系统表达抗原蛋白,诱导宿主产生对该抗原蛋白的免疫应答,形成对相应病原的免疫保护作用。目前此种技术仅用于动物疫苗的研制。有学者将以重组DNA技术为代表的基因工程疫苗称为疫苗的第三次革命。随着生命科学的发展,疫苗的研制理论和技术得到极大的改善,疫苗学已形成一独立学科。

二、疫苗接种策略

(一)国际

1974年世界卫生组织提出扩大免疫规划,即至1990年全球大于80%的儿童都应接种卡介苗、百白破、脊髓灰质炎三型混合疫苗和麻疹减毒活疫苗;1992年婴儿应普遍接种乙肝疫苗;1998年有条件的国家将B型流感嗜血杆菌疫苗纳入儿童常规免疫;2006年全球都应开展B型流感嗜血杆菌疫苗接种。世界卫生组织、联合国儿童基金会与合作伙伴共同制定了2006~2015年全球预防接种策略,要求每位适宜接种人都能得到免疫接种服务,并将全球预防接种策略用于各国制定国家综合计划。为减少漏种率,世界卫生组织提高常规免疫接种率的主要政策还包括开展预防接种活动的预算。近年来,美国儿科学会感染病委员会和美国免疫实施咨询委员会也根据实际应用情况不断更新免疫接种指南与儿童疫苗接种建议。

(二)中国

1978年始在全国推行计划免疫。1982年卫计委颁布《全国计划免疫工作条例》,制定儿童基础免疫程序。1986年制定新的儿童基础免疫程序,确定4月25日为全国儿童预防接种日。2004年新修订的《传染病防治法》规定"对儿童实行预防接种证制度",儿童注射疫苗需持正式登记本。为贯彻《疫苗流通和预防接种管理条例》,2006年9月执行入学需接受儿童预防接种证检查的措施,提高强制计划免疫接种率,发现漏种疫苗,有效防止学校传染病的发生。同时,卫计委组织编写《预防接种工作规范》,对疫苗使用管理、冷链系统管理、预防接种服务、预防接种异常反应与事故的报告与处理等有详细规定,同时涉及接种率和免疫水平监测、与国家免疫规划疫苗有关的传染病监测与控制;设立预防接种门诊参考标准,规范预防接种技术操作要点与常见疑似预防接种异常反应的诊治原则。2008年卫计委颁布《扩大国家免疫规划实施方案》,将甲型肝炎、流行性脑膜炎等15种传染病疫苗纳入国家免疫规划。

(吴春梅)

第二节　与预防接种相关的免疫学知识

一、免疫防御

免疫防御即免疫预防，是宿主抵御、清除入侵病原微生物的免疫防护作用，也即通常所指的抗感染免疫，是免疫系统最基本的功能。免疫预防根据免疫学机制可分为主动免疫和被动免疫。

（一）主动免疫

主动免疫为通过抗原物质刺激机体产生免疫反应。主动免疫分为天然和人工主动免疫。

天然主动免疫时间持续长，免疫效果好。自然感染疾病是获得天然主动免疫的主要方式，如麻疹患者产生对麻疹病毒的免疫力，终身不再患麻疹。人工主动免疫制剂具有抗原性，机体接种后产生特异性自动免疫力，包括灭活疫苗、减毒活疫苗及组分疫苗（亚单位疫苗、基因工程疫苗、合成疫苗）。疫苗引起类似于自然患病所获得的免疫记忆，但受种者不发生疾病及潜在的并发症。如接种麻疹疫苗使机体产生抗麻疹的抗体则属主动特异性免疫。疫苗接种引起的免疫反应受到许多因素的影响，包括母体抗体、抗原的性质和剂量、接种途径、佐剂等机体因素，如年龄、营养状况、遗传及潜在疾病等。

（二）被动免疫

被动免疫为机体被动接受抗体、致敏淋巴细胞或其产物获得特异性免疫的能力。被动免疫效应快，但维持时间短，也分天然和人工被动免疫。

妊娠后期1～2个月母亲抗体通过胎盘传递给胎儿，使足月婴儿具有与母亲相同的抗体，即为天然被动免疫。胎儿从母亲获得的抗体可在生后早期（6月龄左右）保护婴儿免于某些感染性疾病。人工被动免疫则采用抗原或病原特异性免疫效应制剂作用于机体预防疾病发生。被动免疫制剂属特异性免疫球蛋白，具有抗体属性，使机体产生被动免疫力，达到预防疾病的目的，包括抗毒素、异体高价免疫血清和特异性免疫球蛋白等。人工被动免疫多用于需配合主动特异性免疫措施的高危人群，如免疫球蛋白制剂主要用于甲型肝炎和麻疹暴露后的预防和某些先天性免疫球蛋白不足的治疗；人高价免疫球蛋白用于疾病暴露后的预防，如乙型肝炎、狂犬病、破伤风和水痘；异体高价免疫血清也被称为抗毒素，用于治疗肉毒中毒和白喉。

二、免疫应答

免疫应答是机体免疫系统对抗原刺激产生排除抗原的过程，包括抗原递呈、淋巴细胞活化、免疫分子形成及免疫效应发生等一系列保护机体的生理反应。接种疫苗后的免疫反应，使机体产生对某种病原微生物感染的特异性抵抗能力，并有免疫记忆，可避免感染相应的疾病。

（一）抗原提呈

抗原提呈是抗原提呈细胞在感染或炎症局部摄取抗原，在细胞内将抗原加工、处理成抗原多肽片段，并以抗原肽-MHC复合物的形式表达于细胞表面，然后被T细胞受体识别，从而将抗原信息传递给T细胞，引起T细胞活化的过程。

(二)淋巴细胞活化

抗原提呈细胞通过细胞表面的 MHC-抗原肽复合物与 T 细胞表面的 T 细胞受体特异性结合即为抗原识别过程,产生第一信号分子与抗原提呈细胞分泌的白细胞介素 1 等细胞因子(第二信号分子)协同作用于 T 细胞,使 T 细胞活化、增殖,并分化为不同的功能亚群。

(三)免疫效应

免疫效应包括活化的 T 细胞通过释放细胞因子产生抗感染效应,直接识别和杀伤受感染的细胞;同时辅助性 T 细胞通过 T 细胞受体、CD40L 及白细胞介素 4 等细胞因子作用于 B 细胞,B 细胞活化、增殖、分化为浆细胞,合成并分泌抗体与血液、淋巴和组织中存在的特异性抗原结合发挥免疫效应。

三、疫苗诱导的免疫效应

(一)免疫效应

疫苗产生的免疫反应是人工诱导宿主对特异性病原产生特异性反应,预防感染,与自然感染引起的免疫反应一致。疫苗中的致病原蛋白(多肽、肽)、多糖或核酸,以单一成分或含有效成分的复杂颗粒形式,或活的减毒致病原或载体,进入机体后产生灭活、破坏或抑制致病原的特异性免疫应答。疫苗通常由免疫原和佐剂组成。免疫原决定免疫反应的特异性、保护性和效果,选择优势抗原、保护性抗原、保守性强的抗原或表位和能引发长期记忆的抗原或表位。佐剂可以提高疫苗的免疫原性和免疫反应效果,目前有提高抗体应答为主的 Th2 极化佐剂和以提高细胞免疫为主的 Th1 极化佐剂两类。

(二)免疫效果

疫苗接种的早期预防效果主要是抗原诱导的抗原-抗体免疫反应。判断疫苗效果不是疫苗诱导抗体滴定度而是更多抗体介导的保护作用,即抗体反应水平或有效性是决定疫苗效果的关键因素。疫苗长期的预防作用取决抗体水平,当微生物不断暴露时可迅速、有效再激活记忆性免疫细胞。诱导记忆性免疫细胞的决定因素与维持有效的抗体水平是评估疫苗长期效果的重要参数。T 细胞可诱导有高度亲和力的抗体和记忆性免疫细胞。目前多数疫苗对疾病的保护作用都是抗体依赖型,但对于某些重要疾病(如艾滋病、结核病、疟疾等)抗体不能起到很好的保护作用,需记忆性 T 细胞参与。

有两种不同功能和移行特性定义的记忆性细胞即中心记忆 T 细胞和效应型记忆 T 细胞。中心记忆 T 细胞主要存在淋巴器官,一般不立即活化;效应型记忆 T 细胞主要存在周围组织和感染部位,可迅速表现效应功能。理论上,记忆性 CD8$^+$ T 细胞的数量越多,质量越好,则维持免疫记忆的效果越长久。故设计和评价疫苗的关键是诱导产生足够数量和质量的 CD8$^+$ 记忆性 T 细胞,即新型疫苗的免疫目标可能主要取决于 T 细胞作用。

多数微生物感染中 T 细胞是产生免疫预防的关键。免疫反应包括抗原提呈细胞识别和传递抗原信息、淋巴细胞增殖分化和免疫效应 3 个阶段。接种后,树突状细胞获取疫苗中的微生物抗原,抗原信息至淋巴结中的纯真 T 细胞,刺激纯真 T 细胞增殖,分化为效应型记忆 T 细胞。淋巴结中激活的效应型记忆 T 细胞帮助转运 B 细胞至感染部位,分泌抗微生物的细胞因子,杀伤感染细胞。

四、儿童免疫特点与预防接种

(一)预防接种

经典的或传统的预防接种泛指采用人工制备的疫苗类制剂(抗原)或免疫血清类制剂(抗体)通过适宜的途径接种到机体,使个体和群体产生对某种传染病的主动免疫或被动免疫。广义预防接种包括所有人群使用疫苗,如儿童计划免疫,成人常规接种和应急接种;免疫血清类制品的临床治疗和免疫预防;体内用诊断用品的使用方法等。正常的免疫系统可识别侵入的病原体(细菌、病毒),诱导产生抗体,杀灭病原体。免疫接种或疫苗接种即刺激免疫系统。免疫接种抗病毒采用死的或弱的疫苗,一般抗细菌感染采用死菌的部分成分刺激抗体形成。儿童预防接种的基础免疫包括人体初次、全程和剂量等涉及影响儿童疫苗免疫应答的因素。

1.决定初次接种反应的因素

初始接种疫苗效果受疫苗类型、抗原特性、接种间隔时间、遗传、环境及接种年龄有关。如活疫苗有更高强度的内在反应、体内复制后有更多抗原,较长期的抗原刺激产生较高水平的抗体反应;多糖抗原不能诱导生发中心,限制免疫原性;较高的抗原剂量增加附着于激活 T 细胞、B 细胞的能力,包括滤泡树突状细胞等。疫苗效果与接种间隔时间有关,一般初始接种与第 2 次接种最少应间隔 3 周,避免初始接种反应连续抗体高峰波的竞争。与 T 细胞、B 细胞激活和/或分化有关的重要分子的基因多态性可影响抗体反应,早期免疫发育不成熟或与年龄相关的免疫衰退也可影响抗体反应。

从进化的角度看母体 IgG 通过胎盘进入胎儿体内,在婴儿自身产生 IgG 水平以前可帮助婴儿抵抗感染。>6 月龄婴儿自身产生 IgG 水平逐渐增加,婴儿体内的母体 IgG 逐渐消退,10~12 月龄婴儿体内 IgG 均为自身产生,8~10 岁时达成人水平。因此,理想的儿童预防接种年龄与儿童体内的母体抗体消退水平及儿童产生免疫应答能力的年龄有关。如新生儿对结核病无先天免疫,出生即易感染,但新生儿细胞免疫发育已较成熟,故新生儿出生后即可接种卡介苗。新生儿从母体获得脊髓灰质炎和百日咳被动免疫抗体很短暂,婴儿早期即可发病,故规定 2 月龄开始接种脊髓灰质炎疫苗,3 月龄开始接种百白破疫苗。

2.接种间隔时间

接种间隔时间取决疫苗产生抗体的反应时间,与疫苗类型、接种程序等有关。如活疫苗在机体诱导较多稳定水平的抗体。多糖抗原不能诱导生发中心,限制诱导免疫回忆反应和附着生命期长的浆细胞能力。抗体反应时间与接种疫苗刺激产生生命周期长的浆细胞数目成比例,如缺乏抗原再暴露,疫苗接种后 6~12 个月检测抗体滴定度即生命期短的浆细胞反应末期,可预测抗体水平维持情况。为促进 B 细胞回忆反应成熟,初次接种和大剂量抗原暴露至少间隔 4 个月,可出现高水平的第二次反应。为避免干扰初次接种特异性抗体的出现,间隔初始接种时间至少 3 周。特殊情况,如旅游前初次接种的最小间隔时间可为 1~2 周,但产生的免疫反应时间较间隔 1~2 个月的免疫反应弱。维持抗体持续存在的疫苗大剂量标准世界各国尚不统一。疫苗接种年龄影响疫苗抗体持续,如生命早期免疫发育不成熟或老年人免疫衰退时均限制诱导持续产生生命期长的浆细胞。

3.基础免疫和加强免疫

基础免疫是人体初次接受某种疫苗全程足量的预防接种。疫苗的接种次数与疫苗性质有关,活疫苗接种后在体内能繁殖,保持较高抗原水平,产生持久免疫力。死疫苗需多次接种,即必须经抗原的多次刺激才能使抗体形成较稳定的免疫力。各种疫苗基础免疫的次数和剂量不同，由疫苗性质决定。

基础免疫疫苗接种一段时间后体内免疫力逐渐减弱或消失，为维持机体的免疫力，据不同疫苗的免疫特性进行适时的再次接种，即加强免疫。加强免疫刺激机体产生回忆性免疫反应，使抗体增长并维持较长时间。各种疫苗的加强免疫年限有具体规定，如百白破混合疫苗 3 针基础免疫完成后，第 2 年进行 1 次加强免疫。

4.疫苗复种或补种

部分疫苗不需要进行加强免疫，但需要复种或免疫失败后的补种。如预防个体麻疹感染可通过强化免疫再次接种麻疹疫苗，即儿童 18～24 月龄进行麻疹复种；或给漏种麻疹疫苗与接种后失败的儿童补种。

5.补充免疫

补充免疫也称强化免疫。补充免疫是国家或地区针对某种传染病的发病或流行情况及人群对该传染病的免疫状况进行分析后，决定在短时间内对某年龄段人群进行普遍免疫，即对常规免疫的加强，与计划免疫共同构成计划免疫体系。如预防人群麻疹感染需要＞95％的人体内有麻疹抗体才能形成有效免疫屏障，阻断麻疹病毒传播。因此，强化免疫对于免疫史不详或未完成 2 剂次免疫的人群尤为必要。

6.扫荡式免疫

世界卫生组织定义扫荡式免疫是对某特殊地区进行挨家挨户免疫接种，是对强化免疫的补充。特殊地区标准是指 3 年前曾发现脊髓灰质炎病毒，存在病毒感染的危险，但该地区保健措施较差；或该地区人口密集，死亡率高，卫生条件差，免疫接种率低。如各国阻断野生脊髓灰质炎病毒传播的 4 个主要策略包括儿童常规接种脊髓灰质炎减毒活疫苗，达到高免疫覆盖率；给特定年龄组儿童服用口服脊髓灰质炎减毒活疫苗强化免疫；通过报告和实验室检测所有小于 15 岁儿童急性弛缓性麻痹病例，监测脊髓灰质炎野病毒病例；当野生脊髓灰质炎病毒传播限制在某一特定地区后进行有目标的"扫荡"式免疫。

7.联合免疫

因人工主动免疫制剂逐渐增多，往往需要在同时（年龄）接种几种疫苗。近年发展含有 2 个或多个活的、灭活的生物体，或同一生物体不同种或不同血清型提纯抗原疫苗同时接种的联合疫苗，诱导 T 细胞免疫反应，高亲和力的强免疫反应，提高疫苗效果。联合疫苗可适当减少疫苗剂量，简化免疫程序，改进疫苗质量，如无细胞百白破三联疫苗，麻疹、风疹二联疫苗，麻疹、风疹、腮腺炎三联疫苗、多价肺炎疫苗和流脑 A＋C 联合疫苗及百白破、B 型嗜血流感杆菌和脊髓灰质炎五联疫苗。

（二）疫苗分类

疫苗分类方法多种。按剂型可分为液体疫苗或冻干疫苗；按成分可分为普通疫苗或提纯疫苗；按品种分为单价疫苗或多价疫苗；按用途可分为预防性疫苗和治疗性疫苗；按使用方法分为注射疫苗、划痕疫苗、口服疫苗或喷雾疫苗。最常用的是按疫苗的性质分为灭活疫苗、减毒活疫苗和重组疫苗。

1.减毒活疫苗

实验室传代培养野生型或致病性病毒或细菌使致病性减弱，将有免疫原性、减毒或无毒的病原生物制成疫苗。减毒活疫苗接种后微生物在受种者体内生长繁殖，产生足够抗原量刺激机体发生免疫反应。减毒活疫苗引起的免疫反应类似自然感染免疫反应,但无野生型微生物致病反应,可获得长期或终生保护作用。减毒活疫苗接种可出现疫苗不良反应,类似相应疾病表现,但症状较自然疾病轻微。减毒活疫苗具有潜在致病危险,如在人体内发生突变恢复毒力。发生无免疫应答或无效接种原因与微生物损伤(如光和热),或干扰微生物体内繁殖有关(如循环中的相应抗体);免疫缺陷患者接种减毒活疫苗的病毒在机体内复制和繁殖失控,可致严重或致命的反应。

2.灭活疫苗

将培养的细菌和病毒加热或采用化学制剂(常是福尔马林)灭活制成的疫苗为灭活疫苗。灭活疫苗可由全病毒或细菌或裂解片段组成,包括蛋白质疫苗、多糖疫苗和结合疫苗(多糖与蛋白质结合的疫苗)。

灭活疫苗首剂不产生具有保护作用的免疫力,故需多次接种,接种第 2 剂次或第 3 剂次后产生保护性免疫反应。灭活抗原的抗体滴度逐渐下降,部分灭活疫苗需定期加强接种以提高或增强抗体滴度。目前均使用为灭活的全病毒疫苗,不主张使用灭活全病毒流感疫苗和全细胞灭活细菌疫苗(百日咳、伤寒、霍乱和鼠疫)。灭活疫苗抗原均可通过注射方式接种,即使接种于免疫缺陷者也不会造成感染而致病。

3.多糖疫苗

多糖疫苗是唯一由某些细菌外膜的长链糖分子组成的灭活亚单位疫苗。目前纯化的多糖疫苗用于预防肺炎球菌、脑膜炎球菌和伤寒沙门杆菌引起的疾病。纯化多糖疫苗引起的免疫反应是典型的非 T 细胞依赖型免疫反应(独立 T 细胞抗原反应),即纯化多糖疫苗能无辅助 T 细胞的帮助刺激 B 细胞。

多数多糖疫苗免疫应答产生的抗体主要是 IgM 与少量 IgG,故多糖疫苗诱导的抗体比蛋白抗原诱导的抗体活性低,重复接种多糖疫苗不产生抗体滴度的升高或效力增强。多糖疫苗包括 B 型流感嗜血杆菌疫苗、肺炎球菌结合疫苗和脑膜炎结合疫苗。

4.重组疫苗

采用基因工程生产的疫苗。重组疫苗分为三大类:①应用重组 DNA 技术从酵母菌生产疫苗:即将病毒的基因片断插入到酵母细胞的基因后进行克隆扩增产生的 DNA 重组疫苗,如乙肝疫苗和人乳头状瘤病毒疫苗。②消除和修饰病原微生物致病性基因制备疫苗:如轮状病毒疫苗、活伤寒疫苗和减毒流感活疫苗(在鼻咽部黏膜内有效繁殖)。③非致病性微生物:如病毒体内插入病原微生物某个基因,被修饰的病毒为携带者或载体表达病原微生物基因,诱导免疫反应。目前正用于人类免疫缺陷病毒疫苗研制。

(吴春梅)

第三节 疫 苗 应 用

一、应用疫苗分类

我国疫苗应用分为一类疫苗和二类疫苗。

(一)一类疫苗

一类疫苗包括预防传染力强、危害严重的 7 类疾病,国家免费强制性要求全部儿童注射,又称为"计划免疫类疫苗"。一类疫苗均为国内自己生产的疫苗,已使用较长时间、效果好、价廉。

1.卡介苗

卡介苗用活的无毒牛型结核分枝杆菌制成,接种 4~8 周产生免疫力,特异性免疫需要约 3 个月,但卡介苗的预防时间尚不清楚。卡介苗对结核性脑膜炎和播散性结核有较好预防作用。卡介苗为诱导机体 T 细胞免疫反应,新生儿细胞免疫发育成熟,接种卡介苗反应好。我国卡介苗有冻干制剂和注射剂,皮内注射接种。卡介苗接种前不需做结核菌素皮肤试验,不推荐卡介苗复种。接种后偶见局部淋巴结炎症、类狼疮反应、瘢痕形成等不良反应发生。世界卫生组织建议在结核病发病率高的地区与国家仍应在婴儿出生后尽早接种卡介苗。

2.乙肝疫苗

乙肝疫苗有血源乙肝疫苗及基因重组乙肝疫苗两种类型,目前我国多采用基因重组乙肝疫苗,有儿童和成人两种剂型,分别用于儿童和 20 岁以下的青少年及 11~19 岁的青少年和成人,肌内注射。新生儿应尽早接种乙型肝炎疫苗(<24 小时)。乙肝疫苗接种后反应轻微,一般 1~2 天消失。酵母重组乙肝疫苗可与 B 型流感嗜血杆菌疫苗、卡介苗、甲肝、脊髓灰质炎、麻疹、流行性腮腺炎、风疹、白喉疫苗等疫苗分不同部位同时接种。

3.脊髓灰质炎疫苗

有口服脊髓灰质炎减毒活疫苗与脊髓灰质炎灭活疫苗两种疫苗。我国目前使用的"糖丸"即脊髓灰质炎减毒活疫苗,是由减毒的活病毒株制成,多为 Ⅰ 型、Ⅱ 型、Ⅲ 型三价疫苗。脊髓灰质炎灭活疫苗是采用 Ⅰ 型(Mahoney 株)、Ⅱ 型(MEF-1 株)、Ⅲ 型(Saukett 株)脊髓灰质炎病毒经灭活后按比例混合制成的 3 价液体疫苗。脊髓灰质炎减毒活疫苗第 1 剂约 50% 儿童产生免疫,3 次全程基础免疫后大于 95% 儿童产生免疫。因为口服脊髓灰质炎疫苗遇热失效,应直接含服或凉开水溶化后服用;服疫苗后半小时内不要吸吮人乳(可用牛奶或其他代乳品);脊髓灰质炎灭活疫苗为大腿外侧或三角肌肌内注射。

4.百白破三联疫苗

百白破三联疫苗由百日咳疫苗、精制白喉和破伤风类毒素按比例配制。有全细胞百白破疫苗和无细胞百白破疫苗 2 种。全细胞百白破疫苗接种不良反应较多,严重者可出现皮疹,甚至神经血管性水肿或过敏性休克,神经系统异常反应或低张力低应答反应(休克样综合征)。全程白喉疫苗接种后(基础+加强)免疫力可持续维持超过 6 年。1~7 岁儿童延迟或中断接种白喉疫苗者需再接种 3 次,未接种白喉疫苗的 7 岁儿童宜接种白喉、破伤风疫苗。因母亲不能为婴儿提供足够的抗百日咳的抗体。

5.麻疹疫苗/麻风疫苗

麻疹减毒活疫苗用麻疹病毒减毒株接种鸡胚细胞经培养收获病毒液后冻干制成。麻疹风疹联合减毒活疫苗(麻疹、风疹二联疫苗)系用麻疹病毒减毒株和风疹病毒减毒株冻干制成。用于接种>8 月龄易感者,1 周后开始产生抗体,1 个月达高峰,阳转率>95%。少数儿童接种后 5~12 天出现发热(≥38.3 ℃)及皮疹。

6.流脑疫苗

流脑疫苗包括 A 群流脑疫苗和 A+C 群流脑疫苗,均为菌体提纯后的多糖疫苗。A 群流脑疫苗主要用于 6~18 月龄的儿童,A+C 群流脑疫苗用于>2 岁儿童及成年人。>2 岁儿童接种

1剂 A＋C 群多糖疫苗可提供至少 3 年的保护作用。

7.乙脑疫苗

乙脑疫苗有灭活疫苗和减毒活疫苗两种。乙脑减毒活疫苗是用流行性乙型脑炎病毒 SA14-14-2 减毒株接种原代地鼠肾细胞制成,灭活疫苗是由乙脑病毒灭活后制成,用于＞8 月龄健康儿童、非疫区进入疫区的儿童和成人。减毒活疫苗一次注射后中和抗体阳转率可＞80％,第二年加强后可达＞90％。灭活疫苗经 2 针基础免疫后中和抗体阳转率为 60％～85％,次年加强注射后阳转率可达＞90％,且可维持较长时间。

8.甲肝疫苗

甲肝疫苗有甲肝病毒减毒株制成的甲肝减毒活疫苗和灭活甲型肝炎病毒株制备甲肝灭活疫苗 2 种。甲肝减毒活疫苗又据保存时间和要求条件分为普通减毒活疫苗和冻干减毒活疫苗。1 岁以上儿童、成人的甲肝病毒易感者均应接种甲肝疫苗。接种后 8 周机体抗体阳性率可达 98％～100％;免疫力一般可维持 5～10 年后补种一针可获得长期免疫作用。

9.流行性出血热疫苗

流行性出血热疫苗有 I 型和 II 型两种灭活疫苗,有一定程度交叉保护。 I 型用 I 型(野鼠型)出血热 Z10 毒株感染沙鼠肾原代细胞或者直接取脑组织提取病毒囊膜糖蛋白和核蛋白等有效成分制备而成,保护率可达 90％左右。 II 型用 II 型(家鼠型)出血热病毒感染原代地鼠肾细胞培养后制备而成,接种后血清抗体阳转率＞90％。

10.炭疽疫苗

炭疽疫苗用炭疽弱毒株生产,为 50％甘泊芽孢悬液。划痕接种,如 24 小时划痕局部无任何反应(包括创伤反应)应重新接种。接种后 1 周产生免疫力,2 周达保护水平,约维持 1 年,故对高危人群者宜每年接种 1 次。因划痕疫苗剂量较皮下注射大(约 80 倍),故严禁注射。

11.钩端螺旋体疫苗

钩端螺旋体疫苗有钩端螺旋体流行菌株制成单价或多价疫苗的全菌体灭活疫苗与提取钩端螺旋体外膜抗原制成的外膜疫苗(亚单位疫苗)2 种。全菌体灭活疫苗保护率为 85.3％～100％,外膜疫苗的阳性率＞95％。适用流行地区 7～60 岁人群。

(二)二类疫苗

二类疫苗为"计划免疫外疫苗",政府不强制全部儿童接种,包括流感嗜血杆菌、水痘、肺炎球菌、流感及特殊情况应用疫苗等 10 余种。二类疫苗接种与疾病流行地域(如钩端螺旋体病疫苗)或某些疾病危害性较低(如风疹、水痘等)有关。少数疫苗价格较贵、产量有限(如肺炎疫苗),尚不能免费接种也属二类疫苗。二类疫苗还包括部分效果不确定、未普遍接种的疫苗(如伤寒、痢疾等疫苗)。

1.B 型流感嗜血杆菌疫苗

B 型流感嗜血杆菌疫苗由纯化的 B 型流感嗜血杆菌荚膜多糖与破伤风类毒素共价结合生产的结合疫苗。用于＞2 月龄儿童接种预防 B 型流感嗜血杆菌疫苗感染。基础免疫 1 个月后 95％～100％的婴儿产生免疫作用,加强免疫 1 个月后免疫保护达 100％。

2.水痘疫苗

可预防水痘和水痘带状疱疹病毒所致并发症。水痘疫苗用水痘-带状疱疹减毒活病毒制备。无水痘史的成人和青少年均应接种。接种 6 周后血清阳转率均＞98％,＞13 岁人群接种 2 剂(6～10 周)血清阳转率可达 100％;5 年后仍有 93％的儿童和 94％的成人可检测体内水痘-带状疱疹病毒抗体,87％儿童和94％成人具有细胞介导的免疫力。

3.轮状病毒疫苗

口服减毒活轮状病毒疫苗后可刺激机体产生对A群轮状病毒的免疫力,用于预防婴幼儿A群轮状病毒引起的腹泻,保护期＞1.5年。目前全世界有比利时的单价的轮状病毒疫苗、美国的五价的轮状病毒疫苗和中国兰州羔羊轮状病毒疫苗3种口服减毒活轮状病毒疫苗。国内主要用中国兰州羔羊轮状病毒疫苗。世界卫生组织建议所有国家的免疫计划中应包括减毒活轮状病毒疫苗,特别在发展中国家;适用于2～24月龄婴幼儿;婴儿6周龄后尽早口服减毒活轮状病毒疫苗。

4.流感疫苗

目前流感疫苗有三价灭活疫苗、减毒活流感疫苗。三价灭活疫苗包括2个甲型流感病毒和1个乙型流感病毒,有全病毒灭活疫苗、裂解疫苗和亚单位疫苗3型。多数国家采用裂解疫苗和亚单位疫苗。感疫苗适用于流感高危人群,特别是6～35月龄的婴幼儿。1～15岁儿童接种流感疫苗的免疫效力为77％～91％,＜65岁成人接种流感疫苗可减少87％流感相关疾病住院率。流感流行高峰前1～2个月接种流感疫苗,更有效发挥疫苗的保护作用。流感疫苗接种后2周内产生保护性抗体,持续1年。

5.肺炎球菌疫苗

肺炎球菌疫苗目前有2种肺炎球菌疫苗类型,23价肺炎双球菌多糖疫苗和肺炎结合疫苗PCV(PCV11和PCV13,PCV7已逐渐由PCV11所替代)。肺炎球菌疫苗覆盖了23种经常引起肺炎球菌感染的血清型,约90％的肺炎是由这23种血清型引起的。23价肺炎双球菌多糖疫苗对＜2岁的婴幼儿免疫效果较差。

6.狂犬疫苗

1882年法国化学家、微生物学家路易·巴斯德首次研制人用狂犬病疫苗。目前技术采用原代地鼠肾细胞、鸡胚细胞、人二倍体细胞和非洲绿猴肾细胞培养的纯化疫苗。狂犬疫苗的预防效果以中和抗体水平和保护率为主要指标。中国疾病预防控制中心参考世界卫生组织和美国疾控中心的技术指南制定《狂犬病预防控制技术指南(2016版)》建议通过检测中和抗体,监测暴露前抗体背景及暴露后疫苗注射的免疫效果。世界卫生组织建议接种者体内中和抗体水平≥0.5 IU/mL为有效保护能力;如中和抗体水＜0.5 IU/mL需加强免疫,至有效保护水平。如全程接种半年后再次被动物咬伤者需重新进行全程免疫。世界卫生组织推荐的暴露后免疫肌内注射程序包括"5针法"(Essen法)、"2-1-1"程序(Zagreb法),美国免疫实施顾问委员会推荐"简易4针法"。《狂犬病预防控制技术指南(2016版)》建议狂犬病疫苗的暴露后免疫程序包括"5针法"和"2-1-1"程序。狂犬病是致命性疾病,被有狂犬病毒感染的动物咬后无任何预防禁忌。

二、特殊人群接种

(一)早产儿和/或低出生体重儿

美国儿科学会和免疫工作咨询委员会建议按早产儿实际年龄接种,与正常同龄儿相同疫苗的常规剂量接种;体重不是影响接种的因素,但是出生体重＜2 000 g可能影响乙肝抗体产生,故建议2 000 g以上接种乙肝疫苗。

母亲HBsAg(一):早产儿生命体征稳定、出生体质量≥2 000 g时,按3针方案接种,最好1～2岁加强1次;如早产儿＜2 000 g,待体重达2 000 g后接种第1针(如出院前体重未达到

2 000 g,在出院前接种第 1 针);1～2 月后再重新按 3 针方案接种。母亲 HBsAg(＋):生后 12 小时内立即肌内注射乙型肝炎免疫球蛋白和乙肝疫苗;1 月龄注射 1 次乙型肝炎免疫球蛋白, 按 3 针方案接种乙肝疫苗。如生命体征稳定,尽快接种第 1 针疫苗。如生命体征不稳定,待稳定 后尽早接种第 1 针;体重达 2 000 g 后再重新按 3 针方案接种。

早产儿如住院超过 6 周,建议推迟轮状病毒疫苗。建议早产婴儿 6 月龄后接种两剂流感疫 苗,两剂间隔 1 个月;同时,建议接触早产婴儿的家庭成员也接受流感疫苗的接种。

(二)妊娠妇女

一般妊娠期常规接种疫苗是比较安全的,如白喉、破伤风、流感、乙型肝炎疫苗。

世界卫生组织建议妊娠妇女优先接种流感疫苗,可预防母亲与胎儿感染流感,三价灭活疫苗 可在妊娠如何阶段接种,但妇女妊娠接种减毒活流感疫苗的安全性资料不足。

麻疹、腮腺炎、风疹疫苗对胎儿有潜在的影响而不宜接种,如妇女孕前 3 个月与妊娠期不宜 接种麻疹减毒疫苗。育龄妇女在接种麻疹、腮腺炎、风疹三联疫苗后 1～3 个月受孕。妊娠妇女 慎用甲型肝炎疫苗,有感染甲型肝炎危险时注射免疫球蛋白。卡介苗对胎儿的有害作用尚不清 楚,但建议母亲妊娠期不接种卡介苗疫苗。水痘疫苗可能对胎儿有潜在的影响。

三、预防接种不良反应

预防接种对象主要是健康人群,公众对预防接种的期望值很高,一旦出现问题往往难以接 受。疫苗接种安全与国家控制疾病的项目一样重要,是各国家卫生行政部门重点关注问题。

(一)定义

世界卫生组织定义预防接种异常反应是"任何发生在预防接种后的不良医学事件,但不一定 与疫苗接种有因果关系"。不良事件可有任何不适或体征或一个症状与疾病、异常的实验室发 现。因是"事件",首先需要报告,其次需要调查原因(直接、间接或无法评估),确定存在的因果 关系。

(二)预防接种不良反应原因与程度分类

1.原因分类

(1)疫苗生产:由疫苗本身固有属性所致,与接种过程无关。

(2)疫苗质量:疫苗生产过程的质量缺陷,包括制造商提供的管理设备。

(3)接种错误:疫苗准备、操作或实施过程存在问题,可以预防。

(4)免疫焦虑:因焦虑、疼痛所致。

(5)巧合:发生在接种后的事件与疫苗接种无关,与其他情况巧合发生。

2.程度分类

(1)一般反应:症状一般轻微或自限性。预防接种后发生的一过性生理功能障碍反应,由疫苗 本身所固有的特性所致。一般反应主要有发热和局部红肿,同时可能伴有全身不适、倦怠、食欲缺 乏、乏力等综合症状。局部可出现注射局部红肿浸润,根据纵横平均直径分为弱反应(≤2.5 cm)、 中反应(2.6～5.0 cm)和强反应(>5.0 cm),伴局部淋巴管和/或淋巴结炎者为局部重反应。

(2)少见或严重反应:多由疫苗本身所固有的特性引起的相对罕见、严重的不良反应,常与疫 苗毒株、纯度、生产工艺、疫苗附加物(防腐剂、稳定剂、佐剂等)等有关。严重异常反应包括过敏 性休克、过敏性喉头水肿、过敏性紫癜、血小板减少性紫癜、局部过敏坏死反应、热性惊厥、癫痫、 臂丛神经炎、多发性神经炎、吉兰-巴雷综合征、脑病、脑炎和脑膜炎、疫苗相关麻痹型脊髓灰质炎、卡介苗骨髓炎、全身播散性卡介苗感染等。

（三）预防接种不良反应评估

世界卫生组织建议评估预防接种不良反应原因的步骤有4个,如多个疫苗同时接种需分别评估。

1.合格评估

确定符合预防接种异常反应原因评估的最低标准,即有明确诊断或事件与疫苗接种的因果关系的资料。

2.问题清单

问题清单包括与可能引起预防接种异常反应问题的相关信息。

3.流程

将问题汇总,发现原因。

4.分类

确定与预防接种异常反应相关的基础问题。

（吴春梅）

第四节　疾病状态下的预防接种

一、常见疾病的预防接种

（一）感染急性期

对上呼吸道感染时急性期患者,特别是伴高热者建议应暂缓接种疫苗。因有的疫苗可出现类似上呼吸道感染的症状,影响对呼吸道感染病情的正确判断。

（二）过敏性疾病

过敏性疾病包括变应性鼻炎、变应性皮炎、哮喘与食物过敏。一方面,患过敏性疾病的儿童需接种疫苗预防某些传染病,另一方面,过敏体质的儿童有对疫苗成分过敏或接种后发生变态反应的高危因素。因此,接种过程需兼顾二者。一般,有过敏性疾病的儿童应与正常儿童一样的常规预防接种。但对任何疫苗有变态反应者应禁忌同样疫苗的接种,需注意询问家长儿童既往疫苗相应成分的过敏史,特别是对于过敏体质的儿童。对曾发生疫苗引起的IgE介导的速发型变态反应者,基层儿科医师、儿童保健医师应请变态反应科医师评估儿童进行预防接种的安全性。如特别需要接种时,可进行有关成分的皮肤试验,必要时可采用分级剂量的方法进行分次注射。

1.易引起过敏的疫苗成分

易引起过敏的疫苗成分包括凝胶、鸡蛋、酵母、乳胶、新霉素和硫柳汞。含有凝胶的疫苗有无细胞百白破疫苗、流感、乙脑、麻疹、风疹、腮腺炎三联疫苗、狂犬病、伤寒、水痘、黄热病和单纯疱疹疫苗,特别是麻疹、风疹、腮腺炎三联疫苗、水痘和乙脑。乙肝疫苗和人乳头状瘤病毒疫苗含有酵母成分,但很少发生与酵母过敏有关的疫苗反应。疫苗安培的瓶塞或者注射器的柱塞可能有橡胶成分,对乳胶过敏的儿童可能有潜在风险。个别报道麻疹、风疹、腮腺炎三联疫苗和流感疫苗变态反应可能与新霉素和硫柳汞有关。

2 000 g,在出院前接种第 1 针);1～2 月后再重新按 3 针方案接种。母亲 HBsAg(+):生后 12 小时内立即肌内注射乙型肝炎免疫球蛋白和乙肝疫苗;1 月龄注射 1 次乙型肝炎免疫球蛋白,按 3 针方案接种乙肝疫苗。如生命体征稳定,尽快接种第 1 针疫苗。如生命体征不稳定,待稳定后尽早接种第 1 针;体重达 2 000 g 后再重新按 3 针方案接种。

早产儿如住院超过 6 周,建议推迟轮状病毒疫苗。建议早产婴儿 6 月龄后接种两剂流感疫苗,两剂间隔 1 个月;同时,建议接触早产婴儿的家庭成员也接受流感疫苗的接种。

(二)妊娠妇女

一般妊娠期常规接种疫苗是比较安全的,如白喉、破伤风、流感、乙型肝炎疫苗。

世界卫生组织建议妊娠妇女优先接种流感疫苗,可预防母亲与胎儿感染流感,三价灭活疫苗可在妊娠如何阶段接种,但妇女妊娠接种减毒活流感疫苗的安全性资料不足。

麻疹、腮腺炎、风疹疫苗对胎儿有潜在的影响而不宜接种,如妇女孕前 3 个月与妊娠期不宜接种麻疹减毒疫苗。育龄妇女在接种麻疹、腮腺炎、风疹三联疫苗后 1～3 个月受孕。妊娠妇女慎用甲型肝炎疫苗,有感染甲型肝炎危险时注射免疫球蛋白。卡介苗对胎儿的有害作用尚不清楚,但建议母亲妊娠期不接种卡介苗疫苗。水痘疫苗可能对胎儿有潜在的影响。

三、预防接种不良反应

预防接种对象主要是健康人群,公众对预防接种的期望值很高,一旦出现问题往往难以接受。疫苗接种安全与国家控制疾病的项目一样重要,是各国家卫生行政部门重点关注问题。

(一)定义

世界卫生组织定义预防接种异常反应是"任何发生在预防接种后的不良医学事件,但不一定与疫苗接种有因果关系"。不良事件可有任何不适或体征或一个症状与疾病、异常的实验室发现。因是"事件",首先需要报告,其次需要调查原因(直接、间接或无法评估),确定存在的因果关系。

(二)预防接种不良反应原因与程度分类

1.原因分类

(1)疫苗生产:由疫苗本身固有属性所致,与接种过程无关。

(2)疫苗质量:疫苗生产过程的质量缺陷,包括制造商提供的管理设备。

(3)接种错误:疫苗准备、操作或实施过程存在问题,可以预防。

(4)免疫焦虑:因焦虑、疼痛所致。

(5)巧合:发生在接种后的事件与疫苗接种无关,与其他情况巧合发生。

2.程度分类

(1)一般反应:症状一般轻微或自限性。预防接种后发生的一过性生理功能障碍反应,由疫苗本身所固有的特性所致。一般反应主要有发热和局部红肿,同时可能伴有全身不适、倦怠、食欲缺乏、乏力等综合症状。局部可出现注射局部红肿浸润,根据纵横平均直径分为弱反应(≤2.5 cm)、中反应(2.6～5.0 cm)和强反应(>5.0 cm),伴局部淋巴管和/或淋巴结炎者为局部重反应。

(2)少见或严重反应:多由疫苗本身所固有的特性引起的相对罕见、严重的不良反应,常与疫苗毒株、纯度、生产工艺、疫苗附加物(防腐剂、稳定剂、佐剂等)等有关。严重异常反应包括过敏性休克、过敏性喉头水肿、过敏性紫癜、血小板减少性紫癜、局部过敏坏死反应、热性惊厥、癫痫、臂丛神经炎、多发性神经炎、吉兰-巴雷综合征、脑病、脑炎和脑膜炎、疫苗相关麻痹型脊髓灰质炎、卡介苗骨髓炎、全身播散性卡介苗感染等。

（三）预防接种不良反应评估

世界卫生组织建议评估预防接种不良反应原因的步骤有4个，如多个疫苗同时接种需分别评估。

1.合格评估

确定符合预防接种异常反应原因评估的最低标准，即有明确诊断或事件与疫苗接种的因果关系的资料。

2.问题清单

问题清单包括与可能引起预防接种异常反应问题的相关信息。

3.流程

将问题汇总，发现原因。

4.分类

确定与预防接种异常反应相关的基础问题。

（吴春梅）

第四节　疾病状态下的预防接种

一、常见疾病的预防接种

（一）感染急性期

对上呼吸道感染时急性期患者，特别是伴高热者建议应暂缓接种疫苗。因有的疫苗可出现类似上呼吸道感染的症状，影响对呼吸道感染病情的正确判断。

（二）过敏性疾病

过敏性疾病包括变应性鼻炎、变应性皮炎、哮喘与食物过敏。一方面，患过敏性疾病的儿童需接种疫苗预防某些传染病，另一方面，过敏体质的儿童有对疫苗成分过敏或接种后发生变态反应的高危因素。因此，接种过程需兼顾二者。一般，有过敏性疾病的儿童应与正常儿童一样的常规预防接种。但对任何疫苗有变态反应者应禁忌同样疫苗的接种，需注意询问家长儿童既往疫苗相应成分的过敏史，特别是对于过敏体质的儿童。对曾发生疫苗引起的IgE介导的速发型变态反应者，基层儿科医师、儿童保健医师应请变态反应科医师评估儿童进行预防接种的安全性。如特别需要接种时，可进行有关成分的皮肤试验，必要时可采用分级剂量的方法进行分次注射。

1.易引起过敏的疫苗成分

易引起过敏的疫苗成分包括凝胶、鸡蛋、酵母、乳胶、新霉素和硫柳汞。含有凝胶的疫苗有无细胞百白破疫苗、流感、乙脑、麻疹、风疹、腮腺炎三联疫苗、狂犬病、伤寒、水痘、黄热病和单纯疱疹疫苗，特别是麻疹、风疹、腮腺炎三联疫苗、水痘和乙脑。乙肝疫苗和人乳头状瘤病毒疫苗含有酵母成分，但很少发生与酵母过敏有关的疫苗反应。疫苗安培的瓶塞或者注射器的柱塞可能有橡胶成分，对乳胶过敏的儿童可能有潜在风险。个别报道麻疹、风疹、腮腺炎三联疫苗和流感疫苗变态反应可能与新霉素和硫柳汞有关。

含有鸡蛋蛋白的疫苗有麻疹、风疹、部分狂犬病疫苗、流感和黄热病疫苗。其中麻疹、风疹和部分狂犬病疫苗是在鸡胚胎纤维细胞中培养,鸡蛋蛋白含量为纳克级,可正常接种。美国免疫实施咨询委员会、美国儿科学会、美国食物过敏指南专家组均认为鸡蛋过敏儿童,甚至有严重反应的儿童进行麻疹、腮腺炎、风疹或麻疹、风疹、腮腺炎三联疫苗+水痘接种是安全的单价水痘疫苗不含鸡蛋蛋白。过去因麻疹、风疹、腮腺炎三联疫苗中卵清蛋白诱发的不良事件,除非对疫苗中的成分过敏,如明胶。

关于流感疫苗接种尚存在争议。因流感疫苗和黄热病疫苗含有鸡蛋蛋白为微克级(流感疫苗鸡蛋蛋白 $1.2 \sim 42~\mu g/mL$),可能导致鸡蛋过敏儿童的变态反应。接种时需注意询问家长,儿童既往接种两种疫苗或者对鸡蛋的过敏史,包括对生鸡蛋过敏情况。因部分儿童食用熟鸡蛋不发生过敏,但对生鸡蛋过敏,疫苗中的鸡蛋成分未经加热,儿童可能发生过敏。如接种时有对生鸡蛋过敏的儿童,基层儿科医师、儿童保健医师应请免疫科医师对儿童发生过敏的可能性进行评估。

近年关于鸡蛋过敏儿童接种流感疫苗安全性有新的进展。美国疾病预防控制中心、美国儿科学会,美国过敏、哮喘和免疫学学院已不再认为鸡蛋过敏的儿童需禁止接种流感疫苗,也不需要先做皮肤筛查检测后再接种。有研究证实皮肤筛查检测(+)并不能预测发生疫苗反应,分2次接种证据不足,即使有鸡蛋严重过敏史的儿童1次接种仍是安全的。因现在疫苗中的卵清蛋白很少($<1~\mu g/mL$),较以前更低。较轻反应或局部反应者不是禁忌对象。

2.谨慎接种情况

活的减毒流感疫苗可能在鼻腔中复制而诱发哮喘发作,故<2岁婴幼儿、哮喘或反应性气道疾病,或者既往12个月内有喘息或哮喘发作的2~4岁的儿童均不用减毒活流感疫苗。患湿疹的儿童应尽量查找和避免接触变应原;急性期特别是伴有发热时不能接种疫苗,病情稳定时可尝试接种疫苗,但应密切观察皮疹情况。

(三)先天性心脏病

有文献分析近20年美国因疫苗接种发生儿童死亡的死因,未证实与先天性心脏病并发症有关。世界卫生组织认为澳大利亚、欧洲报道的心脏病疫苗接种后死亡很少,死亡可能与心肌病有关。美国心脏病学会认为有先天性心脏病的儿童不仅应常规接种疫苗,还应增加免疫接种,如流感疫苗。冬季应接种疫苗预防病毒感冒。

(四)糖皮质激素应用

美国儿科学会提出局部的类固醇治疗(如雾化吸入)不影响预防接种。一般短期采用糖皮质激素治疗不影响流感或肺炎球菌疫苗接种,除非用药数月。糖皮质激素治疗期儿童与减毒活疫苗接种情况与疾病、激素剂量、治疗时间等因素有关。患有免疫抑制疾病且接受激素治疗的儿童,禁忌所有活的病毒疫苗。

(五)惊厥

惊厥家族史和/或神经系统疾病家族史,不影响儿童常规免疫接种。儿科医师需与家长讨论有惊厥高危因素儿童的免疫接种风险-效益,接种前可采用抗惊厥药物预防;有惊厥家族史的儿童可适当给予解热镇痛药(如对乙酰氨基酚)。

二、慢性疾病的预防接种

慢性疾病状态的儿童预防接种较正常儿童复杂,儿科医师、儿童保健医师临床工作需正确处理。

（一）慢性肾脏病

慢性肾脏病患者存在细胞及体液免疫功能受损、免疫细胞活性下降、营养状况差等病理状况，接种疫苗后出现血清转化率低、抗体峰值浓度低、抗体浓度下降速度快及维持时间短等问题，故不适用常用的疫苗接种模式。美国疾病预防控制中心的免疫接种顾问委员会制订慢性肾脏病及透析患者疫苗接种指南。如无特别禁忌情况儿童慢性肾脏病患者应按年龄接种相应疫苗；但慢性肾脏病患者属于免疫低下人群，只能接种灭活疫苗，不能接种减毒活疫苗；强烈推荐慢性肾脏病患者接种乙肝、流感和肺炎球菌疫苗。如日本透析患者强制接种乙肝疫苗，且需每年测定乙肝表面抗体水平，当乙肝表面抗体水平<10 IU/L时需加强剂量接种；建议接种脊髓灰质炎灭活疫苗，无细胞百白破疫苗，水痘-带状疱疹疫苗，麻疹疫苗，麻疹、风疹、腮腺炎三联疫苗，甲肝疫苗，乙肝疫苗，B型流感嗜血杆菌疫苗、肺炎链球菌疫苗及流感疫苗。

（二）血液系统疾病

1.急性白血病与恶性肿瘤

对于急性白血病与恶性肿瘤原则上建议所有活疫苗均在结束化疗3个月后接种。部分灭活的疫苗在肿瘤化疗期间可按免疫计划接种，但因免疫功能抑制可能有效抗体保护不足。如化疗方案中有抗B细胞的抗体（如利妥昔单抗注射液），则化疗结束6个月病情稳定后接种疫苗。家庭成员可接种脊髓灰质炎灭活疫苗，禁止接种脊髓灰质炎减毒活疫苗，避免病毒泄露后导致儿童患病。

2.出血性疾病

出血性疾病接受抗凝治疗儿童避免肌内注射，可采用细针头皮内或皮下注射，按压2分钟；如采用凝血因子治疗者宜给凝血因子后尽快预防接种。

（三）原发性免疫缺陷病

中华医学会儿科分会免疫学组与中华儿科杂志编辑委员会参考美国感染疾病学会的《免疫功能低下宿主疫苗接种临床指南》撰写《免疫功能异常患者预防接种专家共识：原发性免疫缺乏病》。美国感染疾病学会指南建议原发性免疫缺陷病儿童禁忌接种活疫苗；免疫功能低下儿童接种灭活疫苗较安全，可常规接种，但免疫反应强度和持久性可降低；原发性补体缺乏症等轻度免疫抑制者按常规免疫接种。儿童免疫抑制治疗前≥4周接种活疫苗，避免免疫抑制治疗开始2周内接种；免疫抑制前≥2周接种灭活疫苗。联合免疫缺陷病儿童免疫球蛋白治疗前可常规接种灭活的疫苗，产生抗体的能力为评估免疫反应的参考指标。

（四）人类免疫缺陷病毒感染

人类免疫缺陷病毒感染可安全接种疫苗，所有灭活的疫苗原则上应按免疫计划常规接种。如人类免疫缺陷病毒儿童接种其他疫苗可预防疾病，应进行被动免疫预防治疗。人类免疫缺陷病毒感染的患者疫苗的免疫反应与 $CD4^+T$ 细胞的数量及血浆中的病毒载量明显相关，同时稳定的 cART 治疗对抗体的产生也很重要

1.一类疫苗

不建议接种口服的脊髓灰质炎糖丸，也不建议接种卡介苗。因人类免疫缺陷病毒患者接种乙肝疫苗后抗体很快下降，建议应完成3个剂量的接种后6～12个月检测相应抗体，如乙肝抗体<10 mIU/mL，建议进行第二次的3剂标准剂量的乙肝疫苗接种。>12岁的人类免疫缺陷病毒青少年可接种3剂甲乙肝联合疫苗（包含20 μg的乙肝表面抗原）。建议未接种B型流感嗜血杆

菌疫苗的＞59 月龄的人类免疫缺陷病毒患者接种一剂 B 型流感嗜血杆菌疫苗;临床上无症状,或症状较轻,且 CD4 阳性细胞＞15％者接种麻疹、风疹、腮腺炎三联疫苗;感染人类免疫缺陷病毒的 11～18 岁儿童、青少年至少间隔 2 个月接种两次流行性脑膜炎疫苗,如果第一剂流脑疫苗在 11～12 岁时接种,则 16 岁时接种第三剂流脑疫苗。

　　2.二类疫苗

　　建议接触或感染人类免疫缺陷病毒的婴儿接种轮状病毒疫苗;每年接种流感疫苗,但不接种活的增强流感疫苗(减毒活流感疫苗);建议临床上无症状,或症状较轻,CD4 阳性细胞＞15％者接种水痘疫苗,2 剂水痘疫苗至少间隔 3 个月,但不建议接种麻腮风水痘的联合疫苗。人类免疫缺陷病毒感染患者最好在 cART 治疗≥3 个月,特别是 CD4$^+$ T 细胞数量明显改善(≥15％),以及血浆病毒载量明显下降时再进行预防接种。

(吴春梅)

第 三 章

新生儿疾病

第一节　新生儿上呼吸道感染

新生儿上呼吸道感染由病毒、细菌、衣原体或其他病原体引起。主要侵犯鼻、鼻咽和咽部。

一、病因及发病机制

各种病毒及细菌均可引起上呼吸道感染,常见的病毒有呼吸道合胞病毒、流感和副流感病毒、巨细胞病毒和柯萨奇病毒;常见的细菌有葡萄球菌、溶血性链球菌、大肠埃希菌;衣原体和支原体。

新生儿由于呼吸系统的特点,鼻腔小,鼻道狭窄,鼻黏膜柔嫩,富于血管,炎症时黏膜易肿胀而出现严重的鼻腔阻塞和呼吸困难;由于新生儿对感染的局限能力较差,上呼吸道感染易发展成附近组织和器官的炎症。

二、诊断

(一)临床表现

轻重不一,轻者只有鼻塞、喷嚏、流涕,偶咳,重者发热,伴拒食、呕吐、不安和腹泻。有的新生儿可出现鼻炎、咽炎、结膜炎和喉咽的症状。

(二)并发症

1.中耳炎

症状不典型,表现为低热不退,烦躁。

2.颈(或下颌下)淋巴结炎

发热持续不退,颈部淋巴结肿大,有压痛。

三、治疗

(1)一般治疗:多喂水湿润和清洁口腔;不能吸吮时用小匙喂入。

(2)多由病毒感染引起。当有鼻炎时用 0.5% 利巴韦林滴鼻,每侧鼻孔 1 滴,1 天 4 次,连用 3～5 天。以咽炎为主时,可用利巴韦林雾化喷入,1 天 2 次。

(3)继发细菌感染时或发生并发症时选用适当抗生素,口服阿莫西林,30～50 mg/(kg・d),分 3～4 次;无效时改用其他适合的抗生素。

（4）鼻部阻塞严重，还可滴入生理盐水洗去分泌物，短期少量滴入地麻滴鼻剂。

四、预防

可应用相关的疫苗预防。

（王秀秀）

第二节　新生儿感染性肺炎

新生儿感染性肺炎为新生儿常见病，是引起新生儿死亡的重要原因，可发生在宫内、分娩过程中或出生后，由细菌、病毒或原虫等引起。发生在宫内、分娩过程中占活产新生儿的 0.5％，占新生儿尸解的 5％～35％。全世界每年约有 200 万儿童死于新生儿肺炎。

一、宫内感染性肺炎

宫内感染性肺炎是一个严重疾病，系通过羊水或血行传播发病，其病理变化广泛，临床表现与出生后肺炎不同，常与产科因素密切相关。

（一）病因

1.吸入污染的羊水

母亲孕期受细菌、病毒、原虫等感染，羊膜早破 24 小时以上或绒毛膜羊膜炎污染羊水，感染发生率高达 80％以上。孕母阴道内的细菌（如大肠埃希菌、克雷伯杆菌、李斯特菌、B 群溶血性链球菌（GBS）、金黄色葡萄球菌）和真菌、病毒、支原体、衣原体等上行感染羊膜，胎儿吸入污染的羊水而产生肺炎。诱因为早产、滞产、阴道指诊过多等。

2.血行传播至肺

孕母在妊娠后期受到病毒、原虫、支原体及梅毒螺旋体等感染，本人可无症状，但病原体可通过胎盘屏障，经血行传播给胎儿，使胎儿发生脑、肝、脾及肺等全身性多脏器感染。

（二）病理

由羊水及血行传播，引起广泛性肺泡炎，渗液中含多核细胞、单核细胞和少量红细胞。镜检下可见到羊水沉渣，如角化上皮细胞及胎儿皮脂及病原体等。

（三）临床表现

婴儿出生时常有窒息史，复苏后呼吸快，常伴呻吟、憋气、呼吸暂停、体温不稳、黄疸等，无咳嗽。体征：反应差，约半数可有啰音，呼吸音粗糙或减低。严重病例出现发绀、呼吸衰竭。有时抽搐，昏迷，但不一定有颅内病变，少数病例可有小头畸形，颅内钙化灶。合并心力衰竭者心脏扩大，心音低钝，心率快，肝脏增大。常并发弥散性血管内凝血、休克、新生儿持续肺动脉高压（PPHN）、肺出血等。

（四）X 线表现

出生后第一天肺部 X 线检查可无改变，随访中出现病灶：①以间质性肺炎为主；②双肺满布小片状或线状模糊影，从肺门向周围呈扇形扩展；③支气管壁增厚；④有时呈颗粒影伴支气管充气影及肺气肿，肋间肺膨出。

(五)实验室检查

周围血常规白细胞大多正常或减低或增高,多形核粒细胞不高,血 IgM 和 IgA 升高(早产儿可不增高)。血培养阳性率不高,出生后 1 小时内检查胃液涂片可发现白细胞与孕母阴道相同的病原体。生后 8 小时内气管内分泌物涂片及培养可提示肺炎致病菌。

采用血、尿、气管分泌物培养及涂片,对流免疫电泳、ELISA 等检查相关病原菌的特异性 IgG、IgM,聚合酶链反应(PCR)及 16 SrRNA 基因 PCR 加反相杂交检测细菌的 DNA,可快速诊断相关的病原细菌。血气分析判断有无呼吸衰竭;血液生化检查了解有无肝肾功能损伤、心肌酶谱异常及电解质紊乱。

(六)防治

对羊膜早破、绒毛膜羊膜炎孕妇在分娩前可用抗生素预防胎儿感染,婴儿娩出后孕妇仍继续 2～3 天;新生儿在儿童重症监护室(NICU)监护,一旦出现呼吸增快等症状,可先选用氨苄西林和/或头孢噻肟、甲硝唑、阿莫西林-克拉维酸等治疗。然后根据病原学结果调整抗生素。衣原体、支原体等感染用红霉素、阿奇霉素等治疗;病毒感染者根据病原体采用 α-干扰素、阿昔洛韦、更昔洛韦等治疗。常规进行心电监护、血压监测、24 小时尿量及血糖监测,保持内环境稳定。置于中性温度,加强营养,不能经口喂养者予肠外营养,保持液体和电解质平衡,纠正酸碱平衡紊乱。呼吸困难者给予机械通气,合并 PPHN 者给予一氧化氮吸入治疗。有低血压及心功能不全者给予多巴胺和/或多巴酚丁胺等血管活性药物治疗。

二、分娩过程中感染性肺炎

胎儿在分娩过程中吸入孕母阴道内被病原体污染的分泌物而发生肺炎,或因断脐不洁发生血行感染。

(一)病因

致病的微生物与宫内吸入污染羊水所致肺炎相仿,细菌感染以革兰阴性杆菌较多见,此外有 GBS、沙眼衣原体、解脲脲原体及巨细胞病毒、疱疹病毒(HSV)等病毒。

(二)临床表现

分娩时的感染须经过一定潜伏期才发病。如 II 型疱疹病毒感染在分娩后 5～10 天出现症状,开始为皮肤疱疹,后出现脑、肝、脾、肺等脏器受累症状与体征。肺炎的症状有呼吸暂停、肺部啰音等,严重者出现呼吸衰竭。衣原体肺炎常在生后 3～12 周发病。细菌感染发病多在生后 3～5 天,可伴有败血症。

(三)治疗

同宫内感染性肺炎的治疗。

三、出生后感染性肺炎

(一)病因

1.传播途径

出生后感染性肺炎发生率最高,其传播途径如下。

(1)接触传播:接触婴儿者患呼吸道感染时易传给新生儿,致新生儿发生肺炎。

(2)血行传播:脐炎、皮肤感染和败血症时,病原体经血行传播至肺而致肺炎。肺炎的病原体也可进入血液,引起败血症,但较前者少见。

（3）医源性传播：医用器械（如暖箱、吸引器、雾化吸入器、供氧用面罩、气管插管、呼吸机管道及湿化器等）消毒不严格，医护人员无菌观念不强、洗手不勤，输入含有巨细胞病毒、人类免疫缺陷病毒（HIV）等病毒的血制品等，均可致病。医源性感染的高危因素：①出生体重＜1 500 g；②长期住院；③病房过于拥挤、消毒制度不严；④护士过少；⑤医护人员无菌观念差；⑥滥用抗生素；⑦使用呼吸机交叉感染；⑧多种侵入性操作，气管插管72小时以上或多次插管。

2.病原体

（1）细菌：以金黄色葡萄球菌、大肠埃希菌为多见。许多机会致病菌如克雷伯杆菌、铜绿假单胞菌、枸橼酸杆菌、表皮葡萄球菌、不动杆菌在新生儿也可致病。我国近年来在肺炎和败血症新生儿中表皮葡萄球菌的阳性率不断增加。另外，厌氧菌、深部真菌感染呈上升趋势，亦应引起重视。

（2）病毒：以呼吸道合胞病毒、腺病毒感染多见，见于晚期新生儿。易发生流行，同时继发细菌感染。出生后亦可发生 CMV 感染，病情比宫内感染轻。

（3）其他：如卡氏肺孢子虫、解脲脲原体、衣原体都可致肺炎。

（二）病理生理

肺炎时，由于气体交换面积减少和病原体的作用，可发生不同程度的缺氧和感染中毒症状，如低体温，反应差，昏迷，抽搐及呼吸、循环衰竭。可由毒素、炎症细胞因子、缺氧及代谢紊乱、免疫功能失调引起。缺氧的发生机制如下。

1.外呼吸功能障碍

可由于下列因素引起：①小气道因炎症、水肿而增厚，管腔变小甚至堵塞。由于新生儿出生后肺尚未发育成熟，毛细支气管径小，气道阻力增高，再加出生时窒息，肺膨胀不全，更易堵塞。同时，由于呼气阻力高于吸气阻力，气流排出受阻，可引起肺气肿。如小支气管完全堵塞，则可引起肺不张。②病原菌侵入肺泡后损伤肺泡，促发炎症介质与抗炎因子的产生，两者平衡失调常产生抗蛋白溶解酶，结果加重组织破坏，使促纤维因子增加，使肺纤维化。③早产儿原发性 PS 生成少，炎症使 PS 生成减少，灭活增加，可致微型肺不张，使肺泡通气下降。上述因素引起通气性呼吸功能不全。④肺透明膜形成、肺泡壁炎症、细胞浸润及水肿，致肺泡膜增厚，引起换气性呼吸功能不全。

由于以上变化，可使肺泡通气量下降，通气/血流比例失调及弥散功能障碍，结果导致低氧血症，二氧化碳潴留。

2.内呼吸功能障碍

当细胞缺氧时，组织对氧的摄取和利用不全，加上新生儿胎儿血红蛋白高，2,3-DPG 低，易造成组织缺氧，以及酸碱平衡失调，胞质内酶系统受到损害，不能维持正常功能，可引起多脏器炎性反应及功能障碍，导致多器官功能衰竭。

（三）病理

以支气管肺炎和间质性肺炎为主，可影响一叶或数叶。有时小病灶融合成大片病变，肺不张和肺气肿较易发生。镜检各病灶存在不同阶段的炎症反应，由于病原不同，病变也不同。

（四）X 线表现

细菌性和病毒性肺炎在胸部 X 线片上不易区别，常见表现：①两肺广泛点状浸润影；②片状、大小不一、不对称的浸润影，常伴肺气肿、肺不张，偶见大叶实变伴脓胸、脓气胸、肺脓肿、肺大疱（图3-1）；③两肺弥漫性模糊影，阴影密度深浅不一，以细菌性感染较多见；④两肺门旁及内带肺野间质索条影，可伴散在的肺部浸润及明显肺气肿及纵隔疝，以病毒性肺炎较多见（图3-2）。

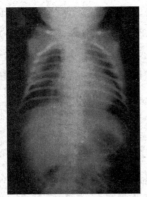

图 3-1　细菌性肺炎胸部 X 线表现

图示右肺内侧和右心后区斑片状、大小不一浸润影,伴两侧肺气肿,致横膈向下压低变平

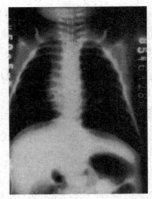

图 3-2　呼吸道合胞病毒肺炎胸部 X 线表现

图示两肺内带间质点状、条索状阴影伴两侧肺气肿

(五)预防

(1)育龄妇女在婚前应注射风疹疫苗及 GBS 荚膜多糖疫苗等。

(2)分娩过程中避免过多阴道指诊。羊水早破应严密监测,尽早结束分娩。有绒毛膜羊膜炎或胎盘炎症者应取脐血、羊膜、胎盘做相关检查,以便早诊早治。胎儿娩出后应在无菌操作下吸净胎粪及污染羊水。

(3)母婴同室、婴儿室、新生儿病房及 NICU,应严格执行隔离制度,护理新生儿前必须严格洗手,能引起流行的患者应予隔离,病房不应过度拥挤,患有呼吸道感染者严禁探视,有感染性疾病的医护人员应暂调离新生儿病房,给予相应治疗。

(六)治疗

1.加强护理及重症监护

保暖,保持适中环境温度。

2.供氧及加强呼吸管理

保持呼吸道通畅,必要时给予雾化吸入。供氧,使血 PaO_2 维持在 $6.7\sim10.7$ kPa($50\sim80$ mmHg),不高于 13.3 kPa(100 mmHg),以防氧中毒。氧需先加温($31\sim33$ ℃)、湿化后供给。一般用头罩供氧,氧流量需 $\geqslant5$ L/min 以防止二氧化碳潴留。当肺炎伴 Ⅰ 型呼吸衰竭用持续呼气末正压给氧(CPAP),病情严重或 Ⅱ 型呼吸衰竭做气管插管和机械通气,注意呼吸机并发症,适时停机。

3.胸部物理治疗

胸部物理治疗包括体位引流,胸部叩击/震动。

(1)体位引流:根据重力作用的原理,通过改变体位的方法,促使肺部分泌物从小支气管向大的支气管方向引流。肺部不同部位病变采用不同的姿势(表 3-1)。体位引流适用于呼吸道分泌物多及肺不张的患儿,每 2 小时更换体位 1 次,俯卧位有利于肺扩张及分泌物引流,改善氧合。

表 3-1　胸部理疗的部位

病变部位	体位引流	叩击/震动区域
上叶尖段	垂直位(扶坐位)	适于大于 1 个月的婴儿
上叶前段	仰卧位,床头抬高 30°	锁骨与乳头之间

续表

病变部位	体位引流	叩击/震动区域
右肺尖段	左侧卧位,右侧抬高30°	右锁骨与肩胛骨之间
左肺尖后段	右侧卧位,左侧抬高30°	左锁骨与肩胛骨之间
右上叶后段	俯卧位,右侧抬高45°,床头抬高30°	右侧肩胛骨上方
左上叶后段	俯卧位,左侧抬高45°,床头抬高30°	左侧肩胛骨上方
右肺中叶	侧仰卧位,右侧抬高45°,床头放低45°	右侧乳头上方
左上叶舌段	侧仰卧位,左侧抬高45°,床头抬高45°	左侧乳头上方
下叶上段	俯卧位	左侧或左侧肩胛骨下缘
下叶前基底段	仰卧,床头放低30°	最低的肋骨上方
下叶基底段	侧卧,床头放低30°	腋窝下方
下叶后基底段	俯卧,床头放低30°	肩胛骨下缘

(2)叩击/震动:胸部叩击是应用无创性的叩击器或以医护人员的手指手掌紧贴患儿胸壁(手指方向与肋间平行)。在婴儿呼气时,通过上肢和肩部肌肉有节奏的紧缩,引起手掌的震动,促使分泌物排出,创伤比叩击小,效果相似。叩击应在喂养或吸痰前30～45分钟时改变体位后进行,操作时可适当提高FiO_2 10%～15%,持续时间不超过10分钟。叩击器边缘均要接触胸壁,以免漏气。叩击速度为100～120次/分,每次提起叩击器2.5～5.0 cm,每次叩击1～2分钟,每部位反复6～7次。当叩击/震动治疗出现呼吸困难、发绀、呼吸暂停、心动过缓时应停止叩击,予以吸痰、吸氧,待症状消失后再予以叩击。但下列情况下不宜进行:①机械通气的前48～72小时及超低出生体重(ELBW)儿;②应用呼吸机高氧、高通气时,此操作会影响通气效果;③胃管喂养后30分钟内。

4.抗病原体治疗

细菌性肺炎以早用抗生素为宜,静脉给药疗效较佳。原则上选用敏感药物,但肺炎的致病菌一时不易确定,因此多先采用青霉素类和头孢菌素,根据病情选用其他药物,如红霉素、氯唑西林钠、头孢霉素等。病毒性肺炎可采用利巴韦林雾化吸入,或 α_1 干扰素,轻症 20×10^4 U/d,重症 100×10^4 U/d,肌内注射,疗程5～7天。

5.供给足够的营养及液体

喂奶以少量多次为宜。供应热量不足,可给予静脉营养。输液勿过多过快,以防心力衰竭、肺水肿。

6.对症治疗

脓气胸时立即抽气排脓或行胸腔闭式引流,其他并发症及并发症应对症治疗。

四、呼吸机相关性肺炎

随着机械通气在新生儿临床的广泛应用,呼吸机相关性肺炎(VAP)已是 NICU 主要获得性感染。国外文献报道新生儿 VAP 的发生率为28.3%～50%,每用机械通气1天,VAP 的发生率增加1%～3%。

(一)病因

NICU 收治的患者病情严重,免疫功能低下,侵入性操作多;气管插管损害患者气道的防御功能,口咽部寄植菌被吸入并繁殖;胃内容物反流;病室环境过度拥挤,消毒隔离不严,尤其是医务人员未按操作规程洗手;呼吸机及治疗器械污染,机械通气时间延长等都是造成 VAP 的原因。

病原菌:文献报道 VAP 的病原菌以革兰阴性杆菌为主,如大肠埃希菌、肺炎克雷伯杆菌、不动杆菌、铜绿假单胞菌等,对多种抗生素均耐药;革兰阳性球菌以葡萄球菌、肠球菌为主,对青霉素、头孢菌素也常耐药。因此临床医师必须熟悉并了解当地当前有关的细菌感染的流行病学和药敏资料,并根据自己医院的情况,建立本医院或本病房的抗生素应用指南。近年来,白色念珠菌在 VAP 中也有上升趋势,对氟康唑尚敏感。

(二)诊断

根据 Medun 提出的诊断标准如下。

(1)患者机械通气 48 小时后发生肺部炎症。

(2)体温>37.5 ℃,呼吸道吸出脓性分泌物,肺部可闻及湿啰音,外周血常规白细胞增多(大于 10×10^9/L)。

(3)胸部 X 线片检查示肺部有浸润阴影。

(4)支气管分泌物培养出病原菌。

(5)对考虑肺部已存在感染者,应在上机前和上机后 48 小时分别行痰培养,如病原菌不同可考虑 VAP 的诊断。

(三)治疗

除加强全身支持治疗,选用敏感抗生素外,积极防治其他并发症及脏器功能衰竭,尽早结束机械通气。

(1)最大限度减少机械通气所造成的肺损伤,包括降低吸气峰压、平均气道压和吸入氧浓度,给予低潮气量 5~8 mL/kg,并尽早撤机。

(2)给予规范化抗感染治疗,每 3 天复查气道分泌物细菌培养。

(3)合理的营养支持,除静脉营养外,尽早开始肠内微量喂养。

(4)规范化无菌操作,轻柔地拍背吸痰。

(5)监测重要感染指标,包括血常规、C 反应蛋白、血清前降钙素、胸片、体温、脉搏、呼吸、血压、血氧饱和度等。

(四)预防

预防 VAP 的发生是关键。

(1)严格执行消毒隔离制度,阻断交叉感染及感染暴发流行。

(2)加强呼吸道管理,缩短气管插管时间。

(3)定时监测院内及社区感染及真菌感染情况,防止滥用抗生素。

(4)改善患儿全身情况,及时供应肠内外营养。

(5)呼吸机管道应定期用环氧乙烷消毒。

(6)建立与健全一整套完善的院内感染监测体系,是预防 NICU 中 VAP 发生的关键。

五、不同病原体所致的新生儿感染性肺炎

(一)金黄色葡萄球菌肺炎

在新生儿室中常有发生,并可引起流行。金黄色葡萄球菌致病性强,能产生多种毒素和酶并

具有多种中毒表现,病理示有散在的浸润病灶和脓肿,易发生脓胸或脓气胸,有时空气沿血管至纵隔引起纵隔气肿。临床中毒症状重、体温不稳、神萎,面色苍灰,气促,呼吸困难,不规则,呼吸暂停,拒乳,反应差,肺部半数可有啰音,有时呼吸音减低或管样呼吸音,黄疸,肝脏≥2 cm,硬肿等。有时尚有呻吟、肌张力低下、脱水及心动过速等,常并发休克、化脓性脑膜炎、脓胸、肺脓肿、肺大疱、骨髓炎等。X线表现与支气管肺炎相似。肺脓肿时两侧肺野可有大小不等之播散病灶和云絮影。血常规白细胞可增多,减少或正常。血、脓液、气管吸取液、脑脊液、气管分泌物、肺穿刺液培养阳性有助于确诊。近年来用对流免疫电泳、质粒分析、限制性核酸内切酶及核酸分子杂交等对流行病学提供可靠方法。

治疗选用头孢呋辛、头孢硫脒和耐酶青霉素如苯唑西林、氯唑西林。万古霉素作为二线抗生素,主要针对耐甲氧西林葡萄球菌感染。新一代糖肽类抗生素替考拉宁疗效与万古霉素相同,而毒副作用小,新生儿第 1 天剂量 16 mg/kg,第 2 天 8 mg/kg,每天 1 次静脉滴注,且时间≥30 分钟,由于其脑脊液浓度低,故不用于化脓性脑膜炎的治疗。

(二)B 组溶血性链球菌肺炎

该病多发生于发达国家,国内少有报道。GBS 根据菌壁 S 抗原特异性又分为 8 个血清型,以Ⅲ型毒力最强,为发达国家 GBS 感染的主要血清型,发展中国家则以Ⅰ$_b$、Ⅰ$_a$及Ⅱ型感染为主。出生前感染者临床表现为出生时常有窒息,早产儿、低出生体重儿多见呼吸困难、发绀、吸气性三凹征等,两肺呼吸音减低,有时可有啰音,由于缺氧、高碳酸血症和酸中毒,脑和心肌受累,反应差,四肢松弛,体温不升。X线表现与肺透明膜病不易区别,后期呈大片磨玻璃影。在分娩过程中或生后感染者与细菌性肺炎相似。血、脑脊液、气管分泌物培养及对流免疫电泳、乳胶凝集试验可助快速诊断。治疗选用青霉素 G 20×10^4 U/(kg·d)静脉注射,氨苄西林 150～200 mg/(kg·d),疗程10 天;合并脑膜炎者青霉素 G 50×10^4 U/(kg·d),氨苄西林 300～400 mg/(kg·d),疗程14 天;亦可用头孢菌素。

(三)大肠埃希菌肺炎

大肠埃希菌感染在国内仅次于葡萄球菌,它具有多糖荚膜 KI 抗原,可由母亲垂直传播给婴儿,也可由医护人员水平传播。临床表现中毒症状重,神志萎靡,不吃、不哭、低体温、呼吸窘迫、黄疸与贫血。脓胸之脓液黏稠,有臭味,可有肺大疱及肺脓肿。治疗:近年来对氨苄西林耐药,虽对阿米卡星、环丙沙星敏感,但前者有耳、肾毒性,后者动物试验可影响软骨发育故不宜应用,可选用第三代头孢菌素或碳青霉烯类抗生素治疗。

(四)机会致病菌肺炎

1.表皮葡萄球菌肺炎

近年来国内报道的病例增多,表皮葡萄球菌占院内感染的 10%,NICU 中占 31%,近年来有增多趋势。表皮葡萄球菌有类 δ 毒素,可引起溶血,能产生黏液、介质或增加黏附力,能减弱抗生素渗透,干预宿主的防御作用,从而增加毒力。病情比金黄色葡萄球菌肺炎轻,常有发热或低体温、咳嗽等,病程迁延。但常是医院内感染的一个重要病原菌,且常耐药。治疗用头孢硫脒或万古霉素,耐药者可与利福平合用。

2.克雷伯杆菌肺炎

肺炎克雷伯杆菌为肺炎杆菌科细菌,革兰染色阴性,根据荚膜抗原成分的不同,肺炎克雷伯杆菌可分 78 型,引起呼吸道感染以 1～6 型为多。近年来发病率增加,占院内感染 69%。新生儿特别是早产儿使用污染的呼吸器、雾化器等可导致感染发病,急性者似支气管肺炎,慢性者病程长,肺组织坏死,形成脓肿和空洞,易发生脓胸、心包炎、支气管肺发育不良(BPD)及肺纤维化。X线表现呈大叶实变、小叶浸润和脓肿及空洞形成,治疗根据药敏选用头孢曲松,耐药株对亚胺培南、环丙沙星等敏感,但后者具有毒副作用,不作为首选。

3.铜绿假单胞菌肺炎

铜绿假单胞菌为假单胞菌属中对人类致病的主要病原菌,它具有许多种细胞外毒力,如黏附素、黏液外多糖、外毒素、溶血素等,是院内感染的一种严重肺炎,近年来有上升趋势,病死率高。由于长期应用抗生素、激素、免疫抑制剂,应用雾化器、暖箱等消毒不严,早产儿免疫功能低下易于感染。尤其是气管插管患者,其分泌物为绿色,皮肤溃疡坏死为本病特征。病理改变示肺泡壁坏死形成微脓肿及局部出血,小动脉壁坏死与动脉血栓形成。临床表现和一般细菌性肺炎相似。有败血症时常有口腔溃疡,眼睑溃疡,皮肤有坏死灶。病原诊断依靠鼻咽部拭子、气管分泌物培养。铜绿假单胞菌由于细胞壁的构造改变,使多种抗生素耐药。治疗用羧苄西林、头孢他啶或碳青霉烯类抗生素。

(五)呼吸道合胞病毒肺炎

由呼吸道合胞病毒(RSV)引起肺间质和毛细支气管炎,易发生在住房拥挤、早产儿、低出生体重儿。院内继发RSV感染高达30%～50%。病理变化主要为肺泡间隔增宽及单核细胞浸润为主的间质渗出,肺泡腔水肿可见透明膜形成,亦可见肺实质坏死区水肿导致肺泡阻塞实变和萎缩。病情常较严重,常有呼吸暂停,且可发生BPD。患儿常有喘憋,咳嗽,无热,肺部听诊有哮鸣音,有时有湿啰音。X线表现为散在小斑片影和两肺过度膨胀和条索影、肺气肿。气管分泌物及鼻咽部洗液可分离到合胞病毒,酶联免疫吸附试验,血清查特异性IgM抗体,可以作为敏感、特异性指标,帮助快速诊断。RSV可引起新生儿室流行,必须隔离患者。治疗可选用利巴韦林雾化吸入或用干扰素100×10^4 U/d,肌内注射5～7天。

(六)巨细胞病毒肺炎

巨细胞病毒(CMV)常侵犯多脏器,孕母CMV感染后经胎盘或污染羊水感染胎儿,出生后亦可由母乳、输血感染,约1/3发生肺炎。病理改变镜下可见双侧或单侧肺泡细胞变大,部分肺泡细胞有核内包涵体,间隔壁上有局限性或弥散性单核细胞或浆细胞浸润,呈间质性肺炎。患儿除肺炎症状外,常有黄疸、皮疹、肝脾大、发育落后、小头畸形及神经行为异常等。尿沉渣涂片、鼻咽分泌物或肺吸取液做病毒分离,可找到核内或胞质内含有包涵体的巨大细胞。荧光抗体间接染色法、酶联免疫吸附试验和放射免疫法可测得CMV特异性IgM抗体,检测血CMV特异PP65抗原,DNA杂交检测及聚合酶链定量法可快速、敏感检测CMV-DNA等做病原诊断。治疗可用更昔洛韦。

(七)腺病毒肺炎

本病占新生儿病毒性肺炎的10%～35%,近年来新生儿腺病毒性肺炎并不少见,这可能与新生儿白细胞产生干扰素少有关。新生儿腺病毒肺炎多在出生后获得,亦可发生于宫内或产程中经胎盘或产道上行感染所致。我国流行以血清3型(3Ⅰ、3Ⅱ、3Ⅲ)、7型(7b、7d)及11型多见。其中7b型常发生重型肺炎,且中毒症状重,病程长,病死率高。而7d、3Ⅰ型引起的肺炎较轻,临床表现为低热、轻咳、咽结合膜炎、口唇发绀。新生儿重症常有喘憋,中毒症状重,体温不稳,常合并多脏器功能衰竭,病死率高。病理特征为小支气管、毛细支气管及肺泡内见严重的坏死性炎症,在坏死病灶内可找到大量核内包涵体为特征。鼻咽部洗液及气管分泌物可分离到腺病毒,酶联免疫吸附试验和血清查特异性IgM抗体有助于早期诊断,治疗除对症和支持疗法外,

可用利巴韦林或 α 干扰素雾化吸入。

（八）卡氏肺孢子虫肺炎

卡氏肺孢子虫肺炎（PCP）是由卡氏肺孢子虫所引起的肺炎。由于近年来获得性免疫缺陷病（艾滋病，AIDS）增多，PCP 的发病率随之上升，在未感染 HIV 但免疫力低的人群中亦显著上升，可高达 80%。主要见于：①早产儿和新生儿；②先天性免疫缺损或继发性免疫力低下患儿；③恶性肿瘤患儿；④器官移植接受免疫抑制治疗的患儿；⑤艾滋病患儿。传播方式为人与人之间的传播。病理示肺肿大、质硬；镜检：肺气肿明显，肺间质纤维增生，细胞浸润以浆细胞为主，故又称为浆细胞肺炎。临床上多在生后 3～5 周发病，起病慢，气促或呼吸困难，发绀，咳嗽，体温正常或低热。偶有湿啰音，可并发气胸。X 线表现示广泛肺间质浸润，呈间质性肺炎，有时肺野有弥漫性颗粒状浸润影，结节，空洞。病因诊断可从气管吸取物或肺活检组织切片染色发现原虫，用乌洛托品硝酸银染色可见 6～8 μm 的黑褐色圆形或椭圆形囊体可确诊。或用交叉免疫电泳法测特异性抗体。治疗可用复方磺胺甲噁唑（SMZ Co）100 mg/(kg·d)，疗程 2 周，减半量再用 2 周，后用 1/4 量连用 2 个月，有效率 75%。

（九）解脲脲原体肺炎

解脲脲原体（UU）是泌尿生殖道中常见的支原体之一。在性成熟无症状的妇女宫颈或阴道定植率为 40%～80%。国内报道非孕期妇女下生殖道的定植率为 52.3%，孕期妇女可达 72.6%，孕母胎盘分离到解脲脲原体 26%～71%。由孕母垂直传播发生的足月儿为 45%～66%，早产儿为 58%。国外有研究报告在生后 12～24 小时气管内分泌物分离到解脲脲原体为 14%。孕妇可发生绒毛膜羊膜炎，导致流产、早产、死产、羊膜早破、低出生体重儿和肺、脑部感染；早产儿病死率高于足月儿的 40 倍，发病占出生婴儿的 8%～10%。UU 阳性孕妇新生儿出生时口腔分泌物 UU 阳性率为 14.3%，肺炎发生率为 48%。先天性肺炎常由 UU 绒毛膜羊膜炎所致。UU 在体内产生特异抗体形成免疫复合物激发免疫效应。患儿生后常有严重窒息，复苏后呼吸窘迫，呼吸暂停，发绀，反应差，体温低下，肺部呼吸音减低，偶有啰音，常合并 PPHN，早产儿可发生 BPD。X 线表现似间质性肺炎。检测特异 IgM 抗体；PCR 法检测解脲脲原体 DNA；分泌物、羊水、胎盘、羊膜培养阳性或免疫荧光、电镜检测到解脲脲原体可确诊。治疗首选红霉素，体重＜1.2 kg，0～4 周，20 mg/(kg·d)分成 2 次，每 12 小时 1 次；体重≥1.2 kg，0～7 天，20 mg/(kg·d)分成 2 次，每 12 小时 1 次；＞7 天，30 mg/(kg·d)，分成 3 次，每 8 小时 1 次，共 14 天。红霉素耐药者可用阿奇霉素，10 mg/(kg·d)，静脉注射，3～5 天。预防：对 UU 定植于下生殖道孕妇进行口服大环内酯类抗生素，对清除下生殖道有一定的作用。

（十）衣原体肺炎

据调查孕妇宫颈沙眼衣原体（CT）定植率为 2%～47%。宫颈衣原体感染阴道产儿 25%～60% 可被感染，17%～46% 发生结膜炎，14%～23% 发生肺炎。孕妇感染后未治疗者常早期破水，在低出生体重儿中有较高的发生率。患婴生后 5～14 天少数可发生衣原体结膜炎，多数在生后 3～12 周发病，起病缓慢，先有上呼吸道感染症状，气促，呼吸窘迫，喘憋，断续的咳嗽，无热或低热，肺部有哮鸣音及湿啰音，病程可达数周至 1 个月以上。X 线表现两肺呈过度膨胀与弥漫性间质浸润；有时有肺膨胀不全及网状影。嗜伊红细胞增多，血清 IgM 及 IgG 增高。诊断可取鼻咽部或气管吸取物标本做 MeCoy 细胞培养；直接荧光抗体法检测 CT 特异性抗体；酶联免疫试验检测 CT 抗原等。血清特异性 IgM 常＞1∶64；IgG 特异性抗体对诊断价值不大。治疗首选红霉素，剂量同上。红霉素耐药者可用阿奇霉素 10 mg/(kg·d)，共 3 天。预防：对有衣原体宫颈炎孕妇口服红霉素 0.25 g 每天 4 次,连服 14 天。

(十一)真菌性肺炎

近年来由于新生儿 NICU 的发展,广谱抗生素的广泛应用,中心静脉置管、机械通气等有创治疗技术的应用,加之新生儿处于免疫发育未成熟阶段,侵袭性真菌感染已成为极低出生体重儿院内感染的主要原因。真菌的来源大部分来自医务人员及各种诊疗用具,部分由于内源性感染,由血行或消化道侵入肺。引起侵袭性真菌肺炎的病原菌较多,其中主要致病菌有念珠菌属、曲霉菌属、隐球菌属等。白色念珠菌则是新生儿肺炎最主要的致病菌。念珠菌入侵组织后即转为菌丝型,并大量繁殖,且有芽生孢子形成。菌丝型念珠菌对抗吞噬作用的能力较一般念珠菌强,毒力大,可引起以多核白细胞浸润为主的急性炎症反应,在急性播散性病变中产生凝固性坏死和多发性小脓肿,慢性感染可出现纤维组织增生,肉芽肿形成而发生 BPD。新生儿真菌性肺炎临床表现呈非特异性,可表现为发热或低体温,反应差,呼吸增快或呼吸暂停增多,腹胀或胃肠不耐受,胸部 X 线片出现病变或肺炎加重,且更换抗生素治疗无效。怀疑真菌感染时应做痰、血、脑脊液、中心静脉或周围静脉插管尖端培养。确诊应根据临床表现,镜检、培养或组织病理检查阳性。必要时可作肺、脑、肝、肾等部位 CT 扫描以确定肺部感染或肺外脏器的感染。抗原检测如乳胶颗粒凝集试验和 ELISA 检测可用于早期诊断。巢式聚合酶链反应(巢式 PCR)具有良好的灵敏度和特异性可作早期诊断,但应注意污染,以防假阳性。

在治疗新生儿真菌性肺炎时应强调综合治疗,包括全身支持治疗,如 IVIG、血浆的应用。在治疗原发病的同时,注意防治并发症和多脏器功能衰竭,此外应治疗合并的细菌及病毒感染。关于抗真菌治疗可选用:①氟康唑是一种新型的三唑类抗真菌药,适用于全身性念珠菌病,隐球菌病。剂量 3～6 mg/(kg·d)口服或静脉注射。脑脊液中浓度为血浓度的 60%,可治疗脑膜炎,需监测肝功能。氟康唑是治疗新生儿、早产儿、极低出生体重儿真菌感染的首选的安全有效药物。②两性霉素 B 脂质体,能安全有效的治疗新生儿及极低出生体重儿侵袭性真菌感染。国内使用的是两性霉素 B,适用于包括念珠菌、曲霉菌、毛霉菌、隐球菌和球孢子菌。不良反应有高热、畏寒恶心、呕吐,可有谷丙转氨酶(ALT)升高和低钾血症,但均为一过性。治疗剂量:第 1 天 0.5 mg/(kg·d),第 2 天 1.0 mg/(kg·d),第 3 天 2.0 mg/(kg·d),第 4 天 2.0～4.0 mg/(kg·d),5 天以上 2.0～4.0 mg/(kg·d),每天滴注 6～8 小时,需监测肾功能。该药价格昂贵。

(十二)厌氧菌肺炎

近年来有增高趋势,为社区或隐性感染的常见病原菌。革兰阴性厌氧菌以脆弱类和产黑素类杆菌为常见,革兰阳性厌氧球菌以消化球菌属和消化链球菌属为主,革兰阴性厌氧球菌主要为产碱韦荣球菌;革兰阳性厌氧杆菌中包括产芽孢的艰难梭菌、产气荚膜杆菌、不产气的放线菌属、真杆菌属。这些细菌入侵后可引起肺间质炎症,轻中度单核细胞反应并发化脓性坏死,呈脓肿,脓胸,痰液有恶臭。送培养时避免接触空气。重症选用甲硝唑,治疗剂量每次 7.5 mg/kg;<1 200 g者每48 小时 1 次;<2 000 g者 0～7 天每 24 小时 1 次;>7 天每 12 小时1 次;≥2 000 g者每 12 小时 1 次或用碳青霉烯类抗生素,治疗 2～4 周。

(王秀秀)

第三节 新生儿食管裂孔疝

新生儿食管裂孔疝是指胃通过发育异常宽大的食管裂孔突入到胸腔内。像其他部位疝一样也可以伴有疝囊、回纳,甚至于发生嵌闭现象。儿童阶段可以发生在各年龄组,往往在食管下端病损为主。

一、病理

按手术所见与病理研究,最重要的异常是裂孔本身即裂孔宽大,肌肉环薄细、无力,胃突入到横膈以上胸腔内,绝大多数病例并不伴有疝囊。贲门往往位于横膈以上,呈现各种不同病理类型,某些病例其迷走神经表现为不适当的松弛状态。一般形成裂孔疝须有 3 个因素:①膈肌的结构改变;②支持结构上有萎缩变弱;③腹腔压力增加失去平衡。儿童裂孔疝多为先天性膈裂孔发育不全所致。

病理类型主要是按裂孔疝本身疝入情况而定,一般分为滑动性食管裂孔、食管旁疝和巨大食管裂孔疝伴短食管。

据报道大多数新生儿及婴儿裂孔疝是一种滑动性疝。一般无须手术,多可以采用体位治疗。另一类型为非常大的疝,多见女性患儿,贲门常在胸腔内,频繁呕吐更是作为一种主要症状,可能是疝内胃血管出血(充血)之故。胸腔内胃可以有一个小的憩室,也可以发生食管狭窄合伴各种类型的消化性溃疡,形成一个局部狭窄环。

二、临床表现

由于许多新生儿仅伴有小裂孔疝,症状不典型,往往在临床上呕吐频繁或在 X 线检查中才发现有裂孔疝的存在,据文献报道似乎有地区差别,男女之比约为 3:1。

典型病史即是自出生后出现呕吐,其中 80% 病例是在出生后第一周内,另约 15% 病例小于 1 个月。一般呕吐量大、剧烈,大多数病例呕吐物含血性物,往往患儿母亲描述呕吐是棕褐色或巧克力色。大出血少见,呕吐为胆汁样亦罕见。

在无症状裂孔疝中,吞咽困难症状不太常见。当大量呕吐以后反而十分愿意摄入食物,吞咽中出现不适和烦躁通常提示在食管有狭窄与溃疡形成。一半以上患儿诉上腹部与剑突区有疼痛感。

贫血可以是由于出血及营养不良而致,贫血程度往往与食管炎严重程度有关。合并其他先天性畸形情况如下。

(1)先天性幽门肥厚性狭窄据英国资料统计 150 例儿童食管裂孔疝中,新生儿、婴儿组 5 例手术中发现有先天性幽门肥厚性狭窄。

(2)偏头痛和周期性发作综合征 Bonham-Carter 提出一组中有 12 例裂孔疝发生症状典型伴头痛和周期性呕吐。

(3)声门或气管异常少数文献报道有这种异常情况。

(4)智力发育延缓据一组资料分析 150 例中有 12 例合伴有智力发育障碍,其中 2 例苯丙酮尿症、3 例糖尿病和 7 例伴 Down 症。除上述情况外,因食管裂孔疝可以合伴食管下端炎性改变,又可因呕吐可误吸入肺部而导致吸入性肺炎。极个别严重病例可发生纳入胸腔的胃或肠管嵌闭梗阻甚至组织坏死。

三、诊断

临床上十分可疑病例往往行 X 线检查即可获得明确诊断,但有时需要反复多次。当胃内充满气体和咳嗽时,有一定量的反流,这在出生后初几个月中是正常的。如持续性反流则十分怀疑是否有裂孔疝可能,可做 X 线检查。

放射学检查主要是提示部分胃组织通过食管裂孔进入到胸腔,在某些患儿,甚至可见腹腔其他脏器组织也可随疝入胸腔。

也有一些征象可作为滑动性食管裂孔疝的参考,如胃食管反流、食管胃角变钝、胃食管前庭上移和增宽、胃食管前庭段呈尖幕状、贲门以上管道黏膜纹增粗、扭曲和存在食管炎等。如出现这些征象,应做仰卧头低足高位检查,以提高检出率。

此外,食管动力学检查及食管 pH 24 小时监测、食管内窥镜等也是辅助了解病况的检查方法。

四、治疗

新生儿期大多数滑动性食管裂孔疝(约占 90%),可以经非手术治疗而得到缓解,包括半卧坐位、少量多次喂养及增加营养等方法。而食管裂孔旁疝、经非手术治疗未得到缓解且伴严重症状的滑动性食管裂孔疝则往往需要外科手术加以纠治。

非手术治疗原则是降低腹压、防止反流和药物治疗,后者主要包括抗酸、抗胆碱药物及镇痛解痉药等。儿童食管裂孔疝除一部分轻中型滑动性食管裂孔疝外,均需要行手术修补纠治。

(1)手术适应证:①有并发症的裂孔疝,如严重的食管炎、溃疡、出血、狭窄、脏器嵌顿和膈部并发症;②食管旁疝和巨大裂孔疝;③经内科正规治疗无好转者等。

(2)手术选择的原则。手术必须要求做到:①贲门复位,使腹段食管回复到膈下正常位,且保留一段正常腹段长度,一般随儿童年龄而长度不一(1~3.5 cm),达到能对抗腹内压,这是贲门关闭的重要机制之一;②胃固定在腹腔,固定方法多种多样,例如 Hill 提出的背侧胃固定术;③建立和/或恢复抗胃食管反流机制,除了上述膈下腹段食管有足够长度外,还要有锐性 His 角,甚至有一部分学者提出加做 Nissen 胃底折叠术,以达到抗反流目的;④将扩大的裂孔缩小,主要缝合左右膈肌脚。

目前常用手术方法是经腹裂孔疝修补术,其优点不但可达到上述原则的要求,还可以探查腹腔内其他脏器有否畸变病损,在护理上也较经胸径路术方便一些。

(3)手术结果:裂孔疝修补术后应随访,除了临床症状有无缓解外,还应做 X 线检查,特别注意有无反流,要做食管动力学测定和 pH 24 小时监测,对比术前检查情况,以明确裂孔疝修补术抗反流的改善。据文献统计术后复发率在 0.98%~4%。儿童裂孔疝修补术的早期术后并发症主要是肺部并发症,包括肺炎、肺不张、肺脓肿和哮喘病等及其他处感染,如切口感染、脓胸、膈下脓肿和腹膜炎等。晚期并发症除了疝复发和胃食管反流外,常见的是气胀综合征,即不能打嗝和呕吐,其原因可能与手术中损伤迷走神经有关。故在手术中对做食管下端分离折叠术时,有相当一部分临床医师喜欢再加做幽门成形术,减少胃排空阻力,有利症状缓解。当出现复发时,需再次手术回复脏器及裂孔疝修补,复发大多数由于裂孔未能关闭到适当程度或缝合线撕裂。出现食管胃连接处狭窄,可望通过食管扩张得以解决。

严重的难扩性食管狭窄可做狭窄段切除食管-食管端端吻合、食管狭窄松解补片(结肠补片、人工生物合成补片)、代食管手术等。

(王秀秀)

第四节　新生儿胃食管反流病

新生儿胃食管反流(gastroesophageal reflux,GER)是指胃内容物,包括从十二指肠流入胃的胆盐和胰酶等反流入食管的一种常见临床症状,分为生理性和病理性。前者是由于哭闹、吸吮、胃胀气引起食管下括约肌反射性松弛,而使食物进入食管内或胃内过多气体通过食管排出体外,往往发生在喂奶时或喂奶后。后者是由于食管下括约肌的功能障碍和/或与其功能有关的组织结构异常,以致食管下括约肌压力低下而出现的反流,可引起一系列临床症状,长期反流导致反流性食管炎,支气管、肺部并发症,营养不良等成为胃食管反流病(GERD)。

一、病因及发病机制

其发病与下列因素有关。

(1)食管下括约肌防反流屏障功能低。

(2)食管廓清能力降低。

(3)食管黏膜的屏障功能破坏。

(4)胃、十二指肠功能失常。

胃食管反流时由于酸性胃液反流,食管长期处于酸性环境中,可发生食管炎、食管溃疡、食管狭窄、反流物吸入气管可引起反复发作的支气管肺炎、肺不张,也可引起窒息、猝死综合征。

二、诊断

(一)临床表现

85%的患儿生后1周内即出现呕吐症状,表现为溢乳、轻度呕吐或喷射性呕吐,呕吐较顽固。80%的患儿出现体重不增,以致营养不良。并发反流性食管炎时可出现呕血。呕吐物被吸入可致肺部并发症。常与其他先天性疾病伴发,如食管裂孔疝、先天性食管闭锁等。

(二)辅助检查

(1)食管钡剂造影。

(2)食管24小时pH监测。

(3)胃食管放射性核素闪烁扫描。

(4)消化道B超检查。

(5)其他:食管抗阻检测、食管内镜检查、食管测压等。

三、治疗

(一)内科治疗

1.体位

体位是一种有效而简单的治疗方法,以抬高床头 30°为宜,俯卧位或左侧卧位,通过食物重力作用使反流物的量减少,而且反流物容易被清除。

2.饮食及喂养

少食多餐、喂稠厚食物可减少胃内容物,减少反流机会,减少呕吐,减少哭闹时间,延长睡眠时间。

3.药物治疗

当保守治疗不能缓解时,可以考虑药物治疗,目前多采用增加食管下括约肌张力、抑制胃酸分泌、增加食管蠕动、加速胃排空等方面药物。

4.促胃肠动力药

(1)多巴胺 D_2 受体阻滞剂:如多潘立酮,每次 0.3 mg/kg,每天 2～3 次,奶前 30 分钟口服,连续 7～10 天。

(2)红霉素及其衍生物:为非肽类胃动素受体兴奋剂,一般用小剂量 3～6 mg/(kg·d),分 3 次口服或静脉给药。

(3)5-羟色胺受体 4(5-HT$_4$ 受体)激动剂:属苯酰胺类药物,如西沙比利,可通过兴奋肠道肌间神经丛 5-HT$_4$ 受体起作用,能释放乙酰胆碱,促进全胃肠道的动力,小剂量西沙比利每次 0.09～0.25 mg/kg,每 6 小时 1 次经肠给药,与西咪替丁合用可增加其生物利用度,但忌与红霉素合用。

5.抑酸药

(1)抑制胃酸分泌:H$_2$ 受体阻滞剂,如西咪替丁每次 3～5 mg/kg,日服 2～4 次;雷尼替丁每次 3～4 mg/kg,日服 2 次;法莫替丁每次 1～2 mg/kg,日服 2 次。质子泵抑制剂有奥美拉唑 0.5～0.8 mg/(kg·d),埃索美拉唑 0.5～1.0 mg/(kg·d),日服 1 次。

(2)中和胃酸:铝碳酸镁,较少用于新生儿。

6.黏膜保护剂

能增加黏膜对酸的抵抗力及促进黏膜上皮修复,常用蒙脱石散,每次 1/3 袋,日服 3 次。磷酸铝 10～15 mg/(kg·d),分 3～4 次服用。

(二)外科治疗

绝大多数 GER 经内科治疗症状可以改善,仅不足 1% 的患儿需抗反流外科手术。手术指征包括:内科保守治疗 6 周无效;有严重并发症(消化道出血、营养不良、生长迟缓),严重食管炎或缩窄形成,有反复呼吸道并发症等。经腹腔镜行胃底折叠术有效率达 94%,且并发症少。

(王秀秀)

第五节　新生儿腹泻病

新生儿腹泻病是新生儿时期常见疾病之一,易导致水、电解质紊乱,对新生儿健康威胁甚大。

其中感染性腹泻可引起新生儿病室内暴发流行。

一、病因及发病机制

(一)感染性

1.细菌性

大肠埃希菌是引起新生儿腹泻最常见的细菌,致病性大肠埃希菌(EPEC)及肠毒素性大肠埃希菌(ETEC)是新生儿腹泻的常见病原体,侵袭性大肠埃希菌(EIEC)引起的腹泻多为散发性。

2.病毒性

以轮状病毒为多见。

3.真菌性

多发生在长期应用抗生素后,以白色念珠菌为多见。

4.寄生虫

滴虫、梨形鞭毛虫都可引起新生儿腹泻。

(二)非感染性

(1)喂养不当或肠道外感染。

(2)吸收不良。

(三)抗生素相关性腹泻

抗生素相关性腹泻是指由于应用抗生素导致肠道菌群失调,而继发的腹泻。多发生于应用抗菌药物后 5～10 天,早在用药第 1 天迟至停药后 6 周发病,症状多为水样、糊状便,轻重不等,轻微自限性腹泻至播散性结肠炎,严重者可合并电解质紊乱和酸碱平衡失调,甚至发生假膜性肠炎。

二、诊断

(一)临床表现

1.消化道症状

轻症表现为一般消化道症状,一天腹泻次数多在 10 次以下,偶有呕吐、食欲缺乏,全身情况尚好,可有轻度脱水及酸中毒。重者可急性起病,也可有轻型病例发展而成,腹泻一天 10 次以上,呕吐频繁,短时间内即可出现明显脱水、酸中毒及电解质紊乱。

2.全身情况

重症患儿可出现全身症状。如高热或体温不升、精神萎靡、腹胀、尿少、四肢发凉、皮肤发花等。部分病例可并发坏死性小肠结肠炎。也有的病例可先以全身症状起病,然后出现消化道症状,类似败血症表现。

3.脱水、酸中毒

新生儿失水程度的估计与婴儿一样,分为轻度、中度和重度。新生儿酸中毒症状不典型,常表现为面色灰暗、唇周发绀、鼻翼翕动和/或唇色樱红、呼吸深快等。

(二)实验室检查

(1)细菌性腹泻早期大便培养阳性率较高,疑有败血症或其他部位感染者应及时作相应的检查、培养及药物敏感试验。病毒性腹泻可在病程 5 天内做粪便病毒分离,或双份血清病毒抗体测定,直接检测大便标本中轮状病毒抗原的酶免疫试验是最敏感的方法。真菌性腹泻大便镜检可见真菌孢子及菌丝,大便真菌培养可获阳性结果。

(2)血气及血生化测定:新生儿电解质紊乱或酸碱失衡缺乏典型的临床表现,故应及时测定血气、血电解质或心电图。

(3)肠道吸收功能的试验。

(4)变应原测试。

三、治疗

预防脱水,纠正脱水,继续饮食,维持肠黏膜屏障功能。

(一)饮食及营养维持

一般腹泻只需继续喂母奶,或用新生儿配方奶,稀释成 1∶1 或 2∶1(奶∶水),奶量从少量开始逐步增加。对于慢性迁延性腹泻多有乳糖不耐受,可用替代食品。

1.无乳糖婴儿配方奶粉

以麦芽糖糊精或葡聚糖类替代乳糖的无乳糖婴儿配方奶,其他成分不变。

2.豆奶

以黄豆为基础的经特殊制造的配方奶,黄豆不含乳糖、蛋白质以黄豆蛋白为主,但不宜长期服用。

(二)液体疗法

1.预防脱水

口服补液盐(ORS)。每包内含氯化钠(食盐)3.50 g+碳酸氢钠(苏打)2.5 g+氯化钾1.5 g+葡萄糖粉 20 g,加水 1 000 mL 稀释,为2/3张液,张力过高,新生儿应慎用。如需用应稀释到1/2张为妥,凡频繁呕吐或出现脱水症状者均应静脉补液。

2.第一天补液

(1)液体总量(表 3-2):应包括累积损失量、生理需要量和异常继续丢失量(新生儿细胞外液多,体表面积大,累积损失量和维持量均相对较多。胎龄、日龄越小,需要量相对越多)。

(2)液体配制及输液速度:新生儿腹泻常用液体及张力见表3-3。

表 3-2　第一天补液总液量

脱水程度	累积损失	继续丢失	生理需要	24 小时补液总量(mL/kg)	24 小时补钠量(mmol/L)
轻度	50	10	80~100	120~150	5~10
中度	80~100	20	80~100	150~200	10~15
重度	100~120	40	80~100	200~250	15~20

注:体重<2 500 g 者补液总量增加 50 mL/kg,光疗或远红外辐射热暖床者,补液总量可增加 15~20 mL/kg。

表 3-3　所需液体的张力

脱水程度	总张力	累积损失	继续丢失	生理需要
等渗	1/2~2/3	1/2	1/2~1/3	1/5
低渗	2/3~等张	2/3	2/3~1/2	1/5
高渗	1/3~1/5	1/3	1/3	1/5

2∶3∶1 液(0.9%氯化钠∶5%或 10%葡萄糖∶1.4%碳酸氢钠)为 1/2 张液。

2∶1液(0.9％氯化钠∶1.4％碳酸氢钠)为等张液。

1∶1液(0.9％氯化钠∶5％或10％葡萄糖)为1/2张液。

10％葡萄糖维持液(0.9％氯化钠 20 mL、5％或10％葡萄糖 80 mL、15％氯化钾 1 mL),为1/3张液。

速度:以均匀速度于前8小时内输入总液量的1/2(每小时 8～10 mL/kg),后16小时输入剩余液量(每小时 5～6 mL/kg)。

重度脱水或有明显周围循环障碍者,先以 2∶1 等渗(0.9％ NaCl∶1.4％ NaHCO₃)20 mL/kg于1小时内静脉快速滴入扩容,并从总液量中扣除,有条件者可输血浆 10 mL/kg。

新生儿在输注葡萄糖时要注意速度,以每分钟 8～12 mg/kg 为宜(所以糖的浓度以 5％～7.5％为宜)。

(3)钾的补充:见尿补钾。按 0.15％～0.2％KCl 加入输注液内(每 100 mL 液体中加 10％KCl 1.5～2 mL)时间不应短于 6 小时,停止输液后给予口服补钾,10％KCl 1～2 mL/(kg·d),分6次口服(每天 3～4 mmol/kg),连续 4～5 天,有明显低钾血症者按低血钾处理。

(4)纠正酸中毒:轻度酸中毒不需另加碱性药物,中重度酸中毒可酌情先以 1.4％碳酸氢钠(代替2∶1等渗液)20 mL/kg 扩容。

5％碳酸氢钠(mL)＝－BE×体重(kg)×0.5 或
$$＝(22－所测 HCO_3^- \text{ mmol/L})×体重(kg)×0.5$$

先给 1/2 量以 2.5 倍注射用水稀释成等渗液,快速静脉滴注(其输入量应从总液量中扣除)。5％碳酸氢钠 1.7 mL＝1 mmol,以后根据临床及血气酌情补充余量。

(5)异常继续丢失量:过多者可酌情增加补液量和速度,反之可适当减少。

(6)补钙:重度脱水酸中毒纠正后可给予 10％葡萄糖酸钙 2 mL/kg 加等量的葡萄糖液静脉快速滴注,每天 1 次,连续 2 天。

3.第2天以后的补液

如脱水已经基本纠正,只需要再补充异常继续损失量(宜用1/2张含钠液)及生理维持量(宜用1/5张含钠液),可混合配成1/3～1/4张含钠液(所含的1/3～1/4张含钠液中 0.9％氯化钠占2/3,1.4％碳酸氢钠占 1/3),一般按 120～150 mL/kg(包括口服入量)补给,氯化钾浓度仍为0.15％～0.2％。

补液期间每天记出入量及体重,有条件者可监测血 pH、HCO₃⁻、血细胞比容及电解质。

(三)控制感染

1.细菌感染性腹泻

针对不同病原,选用高效窄谱抗生素,达到杀灭病原菌而又避免破坏其他肠道菌群,以起到间接保护肠黏膜屏障的目的。有条件可根据便培养细菌药敏试验,选用敏感抗生素,否则可选用氨苄西林、阿莫西林、多黏菌素 E、小檗碱或庆大霉素,但后者对小儿有一定的肾和耳毒性等不良反应,虽口服吸收量较少,但其用药剂量不应过大、疗程不宜过长。严重者可选用三代头孢菌素(头孢他啶、头孢哌酮、头孢噻肟、头孢呋肟)或新型喹诺酮类药物。

2.病毒性肠炎

不必使用抗生素。

3.真菌性肠炎

应停用抗生素,给予制霉菌素,每次(12.5～25)×10⁴ U,每天 2～3 次口服;或克霉唑 20～

30 mg/(kg·d)分 3 次口服;或咪康唑 10~20 mg/(kg·d)分 3 次口服或静脉滴注。

4.抗生素相关性腹泻

应停用抗生素,如病情不允许也应换用抗生素,选用对梭状芽孢杆菌敏感的药物,如甲硝唑、万古霉素。

(四)肠黏膜保护剂的应用

作用为吸附病原体和毒素,维持肠细胞的吸收和分泌功能,使腹泻水分减少,还可与肠道黏液糖蛋白相互作用,增强其屏障作用。蒙脱石散每次 0.5 g,第一天 3 次,以后每天 2 次。

(五)微生态疗法

目的在于恢复肠道正常菌群,重建肠道天然生物屏障保护作用,常见有双歧杆菌乳杆菌三联活菌(金双歧)、地衣芽孢杆菌活菌(整肠生)等。

四、预防

(1)一旦发现腹泻病例,必须立即隔离,以免造成感染的蔓延。

(2)健全消毒隔离制度,认真做到接触每个患儿前认真洗手。

(3)提倡母乳喂养。

(王秀秀)

第六节 新生儿高胆红素血症

一、概述

正常成人血清胆红素水平是<1 mg。成人当血清胆红素水平>34 μmol/L 时可以出现黄疸。新生儿胆红素>34 μmol/L 时才出现黄疸。接近 85% 以上的足月新生儿和大多数早产儿在新生儿期均会出现黄疸。广义上讲,当新生儿血清胆红素高于 34 μmol/L 时即被称为新生儿高胆红素血症。狭义上讲,新生儿血清胆红素超过同日龄胆红素水平第 95 百分位时,被称为新生儿高胆红素血症。

出生一周内血清胆红素水平过高或存在某些形成胆红素脑病的高危因素时,易形成急性胆红素脑病。应特别警惕和预防胆红素脑病的形成。胆红素毒性作用引起的慢性和永久性的损害称为核黄疸。

新生儿高胆红素血症按照形成的机制不同分为新生儿生理性高胆红素血症和新生儿非生理性高胆红素血症。

二、病因

(一)新生儿生理性高胆红素血症常见病因

(1)新生儿出生第 1 周红细胞的容积增加。因胎儿在宫内和出生早期处于低氧状态,红细胞代偿性增多。新生儿出生时红细胞以胎儿红细胞为主,比较成人红细胞寿命减少。红细胞大量破坏使胆红素生成增多。

（2）新生儿出生早期肝脏未成熟，肝脏摄取胆红素的 Y、Z 蛋白极少，将未结合胆红素转化成结合胆红素的葡萄糖醛酸转移酶含量极低，不能及时地将未结合胆红素转化成结合胆红素。胆红素排泄的能力有限，导致血清未结合胆红素增高。

（3）由于出生早期肠道细菌较少，肠道内葡萄糖醛酸苷酶水平较高，将结合胆红素转变为未结合胆红素，使胆红素的肠肝循环增加，血清胆红素水平增加。

（4）新生儿出生早期肠内摄入奶量较少，胎便排出延迟，胎便中的胆红素被重新吸收，使血清胆红素增加。

（二）新生儿非生理性高胆红素血症常见病因

1.新生儿溶血病

如母婴血型不合性溶血（ABO、Rh 溶血）；G-6-PD 酶缺乏；丙酮酸激酶缺乏症；遗传性球形红细胞增多症等。

2.感染性疾病

各种细菌、病毒和其他微生物的感染。包括宫内感染和出生后的感染。

3.代谢和内分泌疾病

如先天性甲状腺功能减退，Crigler-Najjar 综合征，Gilbert 综合征，Lucey-Driscoll 综合征等。

4.先天畸形

先天性胆道闭锁，先天性胆总管囊肿，先天性胃肠道畸形等。

5.其他

新生儿红细胞增多症，头颅血肿、母乳性黄疸、新生儿用药等。

三、诊断

无论何种原因使新生儿期胆红素水平＞34 μmol/L 均可以称为新生儿高胆红素血症。新生儿高胆红素血症包括生理性高胆红素血症和非生理性高胆红素血症。由于新生儿胆红素代谢特点导致的血清胆红素水平增高，在生理性高胆红素血症范围内，称为新生儿生理性高胆红素血症。超出新生儿生理性高胆红素血症范围者，称为新生儿非生理性高胆红素血症。在国际疾病分类中能够明确诊断病因即可按照病因诊断。如新生儿溶血病。暂时不能明确病因者可诊断为新生儿高胆红素血症。

（一）新生儿生理性高胆红素血症

大多数新生儿在出生后的第 1 周血清胆红素水平均＞34 μmol/L。以下几点为新生儿生理性高胆红素血症的诊断要点如下。

（1）一般情况好：在出生后 2～3 天开始出现皮肤黄染。正常足月新生儿生后 5～7 天胆红素水平达到高峰，血清胆红素峰值尚未达到高胆红素血症的光疗水平。早产儿为依据胎龄、出生体重和日龄的干预值以下的胆红素水平。

（2）足月儿：人工喂养者黄疸大多在 2 周左右消退。母乳喂养或混合喂养以母乳为主者黄疸消退时间需要更长。黄疸消退后不再反复。

（3）在出生一周内胆红素上升期间，每天胆红素水平上升＜85 μmol/L 或每小时＜8.5 μmol/L。

（4）结合胆红素＜34 mmol/L。

（二）新生儿非生理性高胆红素血症

新生儿非生理性高胆红素血症是由于非生理因素产生的黄疸或生理因素产生的黄疸在某些

潜在的病理因素影响下使胆红素水平高出第95百分位(图3-3),包括病理性黄疸和需要干预的生理性黄疸及母乳性黄疸。

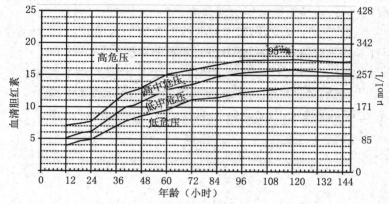

图 3-3 新生儿小时胆红素列线图

非生理性黄疸的诊断主要依据以下几点:①皮肤黄染在生后24小时内出现。②足月儿胆红素高峰值高于日龄/时龄干预值,或具有相关危险因素的干预值。③每天胆红素水平上升>85 μmol/L或每小时>8.5 μmol/L。④黄疸持续时间过长,人工喂养的足月儿>2周,早产儿>4周(母乳喂养者黄疸消退时间可以更长)。⑤黄疸退而复现(一定要积极寻找病因)。⑥结合胆红素>34 μmol/L。

非生理性高胆红素血症常见病因的诊断要点如下。

1.新生儿溶血病

主要指新生儿Rh或ABO血型不合的溶血。诊断要点:①有母子Rh血型不合或ABO血型不合;②新生儿出生早期黄疸出现早,胆红素水平上升快;③血红蛋白或血细胞比容下降快;④直接Coombs试验阳性或抗体释放试验阳性。

2.新生儿葡萄糖-6-磷酸酶(G-6-PD)缺乏病诊断要点

(1)祖籍为高发地区(地中海沿岸国家和我国华南地区),有可疑或阳性家族史的新生儿高胆红素血症应该警惕。

(2)有明显的血清胆红素水平升高和血红蛋白或血细胞比容下降。

(3)G-6-PD活性检测满足1项可以诊断:①筛选试验中1项明显缺乏;②活性测定定量值<40%以上;③筛选试验中1项中间型伴变性珠蛋白小体试验阳性;④筛选试验中1项中间型伴明确家族史;⑤筛选试验中2项中间型。

3.新生儿丙酮酸激酶缺乏症

(1)临床上有重度黄疸、贫血、肝大、脾大。

(2)产前可表现为非免疫性胎儿水肿。

(3)外周血涂片可见靶型、皱缩、棘状、不规则的红细胞和有核红细胞。

(4)确诊需要丙酮酸激酶活性测定。

4.新生儿球形红细胞增多症

(1)临床表现急性溶血性贫血、严重高胆红素血症和脾大。

(2)外周血涂片可见明显的小球形红细胞(>10%)。

(3)红细胞平均血红蛋白浓度增加,网织红细胞增多,红细胞脆性增加。

(4)有阳性家族史有助于诊断。

5.感染性高胆红素血症

(1)有各种病原菌(或微生物)感染的证据,确诊需要相应的血清学证据和/或病原学证据。

(2)宫内感染和生后感染均可表现为黄疸出现早,峰值较高,消退延迟。

(3)出生后新生儿晚期感染可表现黄疸退而复现。

(4)在感染控制之前光疗效果不满意。

(5)依据病因可表现为不同程度的结合胆红素增高。

6.母乳性黄疸

(1)出生后纯母乳喂养。

(2)生长发育良好。

(3)血清胆红素水平峰值时间相对较晚,消退时间延迟。

(4)大便颜色金黄,小便颜色基本不黄。

(5)除外其他非生理性黄疸的可能。

(6)改变喂养方式胆红素水平有所下降(必须在保证足够摄入量的前提下)。

7.Crigler-Najjar 综合征

(1)先天性葡萄糖醛酸转移酶缺乏,如果有酶学检测证据可确诊。

(2)Ⅰ型常染色体隐性遗传,酶完全缺乏,酶诱导剂苯巴比妥治疗无效。Ⅱ型多为常染色体显性遗传,酶部分缺乏,苯巴比妥治疗有效。

8.Gilbert 综合征

(1)常染色体显性遗传。

(2)葡萄糖醛酸转移酶缺乏,确诊需要酶学或基因诊断。

(3)亚洲人群常见基因外显子 G71R 基因突变。

(4)临床上主要表现胆红素峰值高,以及胆红素消退延迟。多为慢性良性经过。

9.Lucey-Driscoll 综合征

(1)有严重高胆红素血症家族史,或前一胎严重高胆红素血症史。

(2)出后 48 小时内出现严重高胆红素血症。

(3)出生早期高胆红素血症较严重,但 2～3 周可自然消退。

(4)如能检测到葡萄糖醛酸转移酶活性暂时被抑制有助于诊断。

10.先天性甲状腺功能减退

(1)有甲状腺功能检测证实甲状腺功能减退。

(2)黄疸出现时间与生理性黄疸重叠,峰值较高。

(3)大多表现为黄疸消退延迟。

11.先天性胆道闭锁

(1)新生儿出生早期总胆红素增高,以未结合胆红素为主,随日龄增加结合胆红素逐渐增加。

(2)大便颜色逐渐变淡直至灰白色,小便颜色逐渐加深。

(3)胆道超声、核素扫描、CT 及 MRI 等影像学检查有助于诊断。

(4)先天性胆道闭锁多有甲胎蛋白明显增高。

四、鉴别诊断

新生儿高胆红素血症的鉴别诊断可以从以下几方面入手(表 3-4)。

表 3-4　新生儿期不同时间高胆红素血症可能的原因

出生日龄	未结合胆红素增高	结合胆红素增高
第 1 天	新生儿溶血病	新生儿肝炎
	积极寻找病因	风疹病毒宫内感染
		CMV 宫内感染
		梅毒宫内感染
第 2～5 天	新生儿溶血病	同上
	生理性黄疸	
	严重感染(败血病)	
	血管外出血(如头颅出血)	
	新生儿红细胞增多症	
	葡萄糖-6-磷酸酶缺乏症	
第 5～10 天	球形红细胞增多症	同上
	严重感染(败血病)	
	母乳性黄疸	
	半乳糖血症	
	新生儿甲状腺功能减退	
	药物	
第 10 天以上	严重感染(败血症)	胆道闭锁
	泌尿系统感染	新生儿肝炎
		胆总管囊肿
		幽门肥厚性狭窄

五、治疗

新生儿高胆红素血症治疗的目的是降低血清胆红素水平,预防和治疗新生儿胆红素脑病。尤其是在出生第 1 周内应严密监测血清胆红素水平,达到干预标准时及时给予治疗。

(一)光照疗法(简称光疗)

1.光疗指征

(1)各种原因所致的高未结合胆红素达到光疗标准时均应及时光疗。

(2)结合胆红素(结合胆红素)>34 μmol/L 不应光疗。

(3)极低和超低出生体重儿可采取预防性光疗。

2.光疗标准

新生儿高胆红素血症的光疗标准很难用一个标准界定。不同胎龄、不同日龄,以及不同围产期并发症及是否存在胆红素脑病的影响因素,其光疗标准也不同。

(1)推荐出生胎龄 35 周以上的晚期早产儿和足月儿美国儿科学会推荐的光疗标准。其优点在于该标准是依据不同胎龄及可能形成胆红素脑病的危险因素制定的标准,最大限度地减少了过度光疗和延误光疗的可能(图 3-4)。

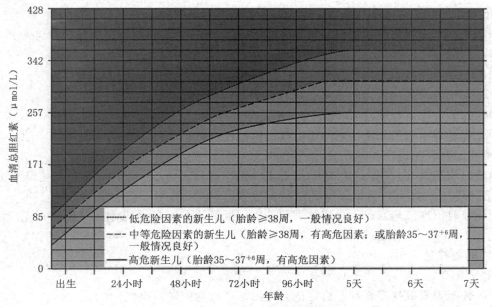

图 3-4　胎龄 35 周以上光疗推荐标准

注:高危因素包括新生儿溶血病、G-6-PD、窒息、缺氧、酸中毒、高热、低体温、严重感染、高碳酸血症、低血糖、低蛋白血症等尚未具备密切监测胆红素水平的医疗机构建议放宽光疗标准

(2)产儿的光疗标准应以胎龄、日龄作为主要界定标准,如果合并高胆红素脑病的危险因素,光疗标准应进一步放宽。早产儿依据胎龄的光疗标准(表 3-5)。

表 3-5　早产儿光疗与换血标准

体重	TSB(μmol/L)											
	<24 小时		<48 小时		<72 小时		<96 小时		<120 小时		≥120 小时	
BW	光疗	换血	光疗	换血	光疗	换血	光疗	换血	光疗	换血	光疗	换血
<1 000 g	68	137	86	171	106	205	120	205	137	256	137	256
1 000~1 249 g	86	171	106	205	120	256	154	256	171	308	171	308
1 250~1 999 g	106	171	120	205	154	256	171	256	205	308	205	308
2 000~2 299 g	120	205	137	256	171	308	256	342	222	342	234	342
2 300~2 499 g	154	205	205	308	234	342	274	376	291	393	308	393

3.光疗设备与方法

(1)光疗设备可采用光疗箱、光疗毯和光疗灯。

(2)光疗方法有单面光疗、双面光疗和多面光疗。光疗的效果与光疗的面积、光疗的强度和光疗时间有关。对于血清胆红素水平接近换血标准者建议使用双面强光疗或多面光疗,以增加光疗面积,保证光疗效果。强光疗是指光疗强度>30 μW/(cm² · nm)。当胆红素水平下降后可以选用单面光疗。光疗强度可用辐射计量器监测。

(3)光疗时间在接近换血标准时建议采用持续光疗,当血清胆红素下降至光疗标准以下因仍有反弹的可能,可在密切监测胆红素情况下选择间断光疗,间断光疗的时间及光疗的频率依据患儿的需要选择。

4.光疗中应注意的问题

(1)因光疗时患儿的皮肤需要暴露在光照下,所以光疗时必须有适合的保暖设施。夏季室温过高时注意散热。

(2)因光疗时采用的光波波长为425～510 nm,最易对黄斑造成伤害。光疗时应用黑色眼罩遮住双眼,生殖器最好用遮光的尿布遮盖。

(3)光疗时应注意补充液体,保证有足够的尿量排除。

(4)光疗过程中仍需要密切监测胆红素。监测间隔时间依据胆红素水平决定。胆红素水平越高监测间隔时间越短。

(5)长时间持续光疗,建议补充维生素 B_2(光疗时每天 3 次,每次 5 mg;光疗结束后每天 1 次,连服 3 天)。

(6)光疗时出现发热、腹泻、皮疹依据程度决定继续光疗或停止光疗。轻者停止光疗后可自行缓解。

(二)换血疗法

1.换血指征

(1)各种原因所致的高胆红素血症达到换血标准时均应进行换血。

(2)产前新生儿 Rh 溶血症诊断明确,出生时脐血胆红素＞68 μmol/L,血红蛋白＜120 g/L,伴有水肿、肝大、脾大和心力衰竭。

(3)在生后 12 小时内每小时胆红素上升＞12 μmol/L。

(4)接近换血标准,光疗失败者,即光疗 4～6 小时,血清胆红素仍上升 86 μmol/L。

(5)已有急性胆红素脑病的临床表现者。

2.换血标准

(1)推荐美国儿科学会新生儿高胆红素血症管理指南中胎龄 35 周以上早产儿和足月儿依据不同胎龄不同日龄及是否存在胆红素脑病的高危因素的换血参考标准(图 3-5)。

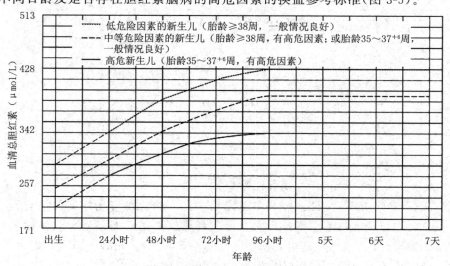

图 3-5 胎龄 35 周以上早产儿及足月儿换血标准

注:高危因素包括新生儿溶血病、G-6-PD、窒息、缺氧、酸中毒、高热、低体温、严重感染、高碳酸血症、低血糖、低蛋白血症等

（2）早产儿换血应依据胎龄和日龄的参考标准（表3-5）。

3.换血方法

（1）血源的选择：Rh 溶血病换血选择 Rh 血型同母亲，ABO 血型同患儿，紧急情况下也可选择 O 型血。ABO 溶血病如母亲 O 型血，子为 A 型或 B 型，首选 O 型红细胞和 AB 型血浆的混合血。紧急情况下也可选择 O 型血或同型血。有严重贫血和心力衰竭者，血浆量减半的浓缩血。

（2）换血量：为新生儿血容量的 2～3 倍或 150～180 mL/kg。

（3）换血途径：可选用脐静脉和较大的静脉换血。也可选用脐动脉和静脉同步换血或外周静脉换血。

4.换血中应注意的问题

（1）换血过程中应注意监测生命体征（体温、心率、血压和氧饱和度），并做好记录。

（2）注意监测血气、血糖、电解质、血钙、血常规。

（3）换血时依据体重决定抽出和输入的速度（表3-6）。

表 3-6　换血时抽出和输入的速度

新生儿体重（kg）	一次抽出和输入的速度（mL）
>3	20
2～3	15
1～2	10
0.85～1	5
<0.85	1～3

（4）换血后可发生血清胆红素反弹约 30%，应继续光疗，并每 2 小时监测胆红素直至胆红素下降后可延长监测的间隔。如监测胆红素超过换血前水平应再次换血。

（5）换血后需禁食 6～8 小时，以后酌情喂养。

（6）换血术后酌情选用抗生素预防感染。

（三）药物治疗

1.静脉注射丙种球蛋白（IVIG）

诊断新生儿溶血病者可采用 IVIG1 g/kg 于 6～8 小时静脉持续输注。必要时可 24 小时重复使用。

2.清蛋白

（1）当血清胆红素水平接近换血值。

（2）血清胆红素与清蛋白的比值接近换血标准。

（3）清蛋白水平较低的早产儿，可选用清蛋白 1 g/kg，以增加胆红素和清蛋白的联结，减少游离胆红素，预防急性胆红素脑病。

六、预防

（1）任何分娩机构在新生儿出院前或生后 5 天内至少要检测 1 次胆红素。依据检测日龄和检测胆红素水平所在的百分位决定再次监测的时间。患儿一般情况好，在胆红素峰值达到之前，建议达到第 75 百分位者出院后 1～2 天监测一次胆红素，第 40～75 百分位 2～3 天监测一次胆红素,直至胆红素峰值水平下降。

（2）不能及时监测胆红素的医疗机构应放宽光疗标准。

（3）母乳喂养的新生儿,要给予充分的母乳喂养指导,在出生早期确实保证母乳的摄入量和吸吮频次。用体重增长,大、小便量作为母乳摄入量的判断依据。

（王秀秀）

第七节　新生儿坏死性小肠结肠炎

一、概述

新生儿坏死性小肠结肠炎(necrotizing enterocolitis,NEC)是新生儿特别是早产儿常见消化系统急症。临床以腹胀、呕吐、腹泻、便血为主要表现,腹部 X 线平片以肠壁囊样积气为特征,病理以回肠远端和结肠近端坏死为特点。随着 NICU 的建立发展及机械通气的应用,发病率近几十年有增加趋势,与早产儿存活增加有关,是新生儿尤其是早产儿死亡的重要原因。存活者常留有短肠综合征。

二、病因

NEC 的确切病因和发病机制目前还不肯定,但普遍认为该病是多因性疾病,主要与下列因素有关。

（一）感染及炎症

感染是 NEC 的主要原因之一,大多为克雷伯杆菌、大肠埃希杆菌、铜绿假单胞菌等肠道细菌。

（二）早产

NEC 的重要发病因素,因免疫功能差,肠蠕动差,加之出生时易发生窒息,造成肠壁缺氧损伤,使细菌侵入。

（三）缺氧和再灌注损伤

各种原因使肠壁缺血缺氧,如在新生儿窒息、呼吸系统疾病、休克等缺氧缺血情况时肠壁血管收缩,导致肠黏膜缺血缺氧、发生坏死,随着恢复供氧,血管扩张充血,扩张时的再灌注会增加组织损伤。

（四）喂养

加奶速度过快,奶液渗透压过高,高渗药物溶液进入胃肠道等。

三、临床诊断及分期

本病多见于早产、低体重儿,男多于女,发病时间与病因和孕周有关。通常生后 2～3 周发病,<28 周早产儿由于开奶迟多在生后 3～4 周发病,最迟可至生后 2 个月。当围产期窒息是主要因素时,常在生后很快发生。典型症状是腹胀、黏液血便和呕吐。

（1）腹胀:首发症状,先有胃排空延迟,后全腹胀,肠鸣音减弱或消失。

（2）呕吐、血便：呕吐可有胆汁或咖啡样物,腹泻、血便。

（3）病情进展迅速、感染中毒症状严重。

（4）隐匿发生者表现非特异性症状,早期表现类似新生儿败血症。

改良的 Bell 分期标准是目前国际上公认的 NEC 临床分期(表 3-7)。

表 3-7 改良 Bell 分期标准

分期	分度	全身表现	胃肠道表现	X线特点
ⅠA	早期 NEC	体温不升,呼吸暂停,心动过缓,嗜睡	胃潴留,轻度腹胀呕吐,便潜血阳性	正常或肠扩张轻度,肠梗阻征象
ⅠB	早期 NEC	同ⅠA	鲜血便	同ⅠA
ⅡA	典型 NEC-轻度	同ⅠA	同ⅠA＋肠鸣音小时伴或不伴腹部压痛	肠扩张,肠梗阻征象,肠壁积气
ⅡB	典型 NEC-中度	同ⅠA＋轻度代谢性酸中毒,轻度血小板减少	同ⅠA＋肠鸣音消失,明确的压痛,伴或不伴腹壁蜂窝织炎或右下腹包块	同ⅡA＋门静脉积气伴或不伴腹水
ⅢA	进展 NEC-重度(肠损伤)	同ⅠA＋弥漫性腹膜炎征象,明显的压痛和腹胀	同ⅡB＋明确腹水	
ⅢB	进展 NEC-重度(肠穿孔)	同ⅢA	同ⅢA	同ⅡB＋气腹

四、辅助检查

(一)大便潜血

早期大便潜血阳性。

(二)血小板和 C 反应蛋白

血小板降低和 C 反应蛋白升高对判断病情很有帮助。

(三)X 线检查是确诊 NEC 的重要条件

一旦怀疑本病立即拍腹部 X 线,每隔 6～12 小时动态观察其变化。拍片的体位主要是仰卧、立侧、水平侧位。禁做钡餐或钡灌肠,有肠穿孔的危险。肠穿孔常发生在诊断后的最初 2 天内。

典型的 X 线早期改变为胃泡扩张,轻或中度肠管胀气,肠间隙增厚,肠黏膜粗厚、模糊,部分病例有肠管内气液平面,如果有少量或局限性肠壁积气则可确诊。病变进展时肠腔积气加重,部分肠管形态不规则,僵直固定,肠管内可有气液平面。继而腹腔出现渗液并逐渐增多,腹部密度增高。部分病例可见门静脉积气,提示预后不良。如果出现肠袢固定扩张,提示肠道全层坏死,动力消失。

(四)超声检查

NEC 时腹部超声可见肠壁增厚、肠壁积气、门静脉积气、腹水和胆囊周围积气。其中门静脉积气和腹水的诊断敏感性优于 X 线。近年彩色多普勒超声检测和定量肠壁血流应用可发现有患儿肠壁局部或多处血流灌注不良,是评价肠道血液循环状况的手段。

(五)磁共振成像(MRI)

MRI 可看到泡沫样肠壁、肠腔中异常气液平面等现象,可作为肠坏死的非损伤性诊断手段,有助于 NEC 手术时机的选择。

五、诊断

(一)疑似 NEC

腹胀,突然出现喂养不耐受,但 X 线检查没有肠壁积气、门静脉积气、膈下游离气体等。

(二)明确 NEC

腹胀伴有 X 线检查肠壁积气或门静脉积气,或两者同时存在。X 线检查其他征象可有肠祥固定扩张,肠梗阻,肠壁穿孔有膈下游离气体等。

六、鉴别诊断

(一)中毒性肠麻痹

原发病为腹泻或败血症时,易将坏死性小肠结肠炎误诊为中毒性肠麻痹,但后者无便血,X 线平片上无肠壁间积气等。

(二)机械性肠梗阻

X 线腹平片上气液平面的跨度较大,肠壁较薄,无肠壁间隙增宽模糊,无肠壁积气,结合临床不难区别。

(三)肠扭转

机械性肠梗阻症状重,呕吐频繁,腹部 X 线平片示十二指肠梗阻影像,腹部阴影密度均匀增深,并存在不规则多形气体影,无明显充气扩张的肠曲。

(四)先天性巨结肠

有腹胀,X 线平片上有小肠、结肠充气影,需与早期坏死性小肠结肠炎鉴别。前者有便秘史,无血便,X 线平片动态观察无肠壁积气征。

(五)自发性胃穿孔

多由于先天性胃壁肌层缺损引起,常见于胃大弯近贲门处。患儿生后 3～5 天突然进行性腹胀,伴呕吐、呼吸困难和发绀,X 线平片腹部仅见气腹,无肠壁积气或肠管胀气。

七、治疗

(一)禁食

怀疑本病时即开始禁食,腹胀明显者同时行胃肠减压,禁食时间 7～10 天。恢复胃肠道喂养指征为一般情况好转,腹胀消失,肠鸣音恢复,大便潜血阴性。

(二)支持疗法

全胃肠道外营养和足量液体。

(三)抗生素应用

一旦出现 NEC 应静脉给予抗生素 10～14 天。

(四)腹膜引流与外科手术治疗

NEC 单纯合并气腹也可先采用腹膜引流,需手术病例生命体征稳定后进行。有报道对极低出生体重儿发生 NEC 合并穿孔、不能耐受手术者,可做腹膜引流。

八、预防

(一)合理喂养

对极低体重儿首选母奶,早期微量喂养,不应增奶过快。不能喂母乳者可选用早产儿专用奶粉进行喂养。避免过度及高渗喂养。

(二)益生菌

口服益生菌可抑制肠内致病菌的过度繁殖,使异常的肠通透性、失衡的肠微生态系统恢复正常。还可提高肠道屏障免疫功能、减低炎症反应。

(三)表皮生长因子

近年发现补充外源性 EGF 对于 NEC 患者十分重要,临床尚未普遍开展。

(四)糖皮质激素

产前应用激素对 NEC 预防作用还需进一步临床研究。

九、预后

本病病死率高,特别是胎龄<28 周,出生体重<1 000 g 者。有败血症、弥散性血管内凝血、持续腹水者预后差。5%~30%的存活者有肠狭窄。切除回肠终端可以导致维生素 B_{12} 缺乏和贫血,肠切除广泛者引起短肠综合征和营养不良。严重 NEC 存活后可以留有残疾,需要进行长期神经发育的随访。

(王秀秀)

第八节 新生儿血小板减少性紫癜

新生儿时期,由血小板生成减少和/或破坏增加所致的紫癜称为新生儿血小板减少性紫癜。其特征是皮肤广泛性瘀点、瘀斑,甚至出现胃肠道出血和颅内出血,血小板减少、毛细血管脆性试验阳性、出血时间延长和血块收缩时间延长且不完全,而凝血时间正常。

导致新生儿血小板减少性紫癜发生的原因有多种,可分为免疫性、感染性、先天性或遗传性等。其中免疫因素(同族或自身免疫)占 20%~30%。

一、免疫性血小板减少性紫癜

免疫性血小板减少性紫癜是一组由体液免疫反应引起血小板减少性疾病。由于母亲血中存在抗血小板抗原的免疫性抗体 IgG 经胎盘进入胎儿体内,从而加速血小板的破坏。新生儿除血小板减少外,无肝脾大、溶血性贫血、胎儿生长受限或其他全身性疾病等异常情况。轻者可自愈,重者常因消化道和/或颅内出血死亡。

(一)同族免疫性血小板减少性紫癜

发病机制与 Rh 或 ABO 血型不合所致溶血病相似,即由于母、儿的血小板抗原性不合所致。新生儿出生时,血小板数常低于 $30×10^9$/L,故易发生出血,表现为皮肤、黏膜紫癜,甚至伴有严重的胃肠道和/或颅内出血。

1.诊断

(1)临床表现:新生儿血小板减少及出血,而母亲血小板正常且无出血倾向是本病的特征之一。典型的临床表现:健康产妇分娩的新生儿在无感染或弥散性血管内凝血等情况下,于生后数分钟至数小时内可迅速出现广泛性瘀点和瘀斑。严重病例可同时有呕血、便血、尿血、脐带残端出血、针刺孔渗血、较大的头颅血肿或颅内出血(呼吸困难、发绀、抽搐和脑膜刺激症状等),常伴有较严重黄疸。出血不多者数天后好转,重症病例的病程2周至2个月不等。

(2)实验室检查:动态监测新生儿外周血血小板参数可评估疾病的严重程度、病情变化和治疗效果,而测定父母、患儿血小板抗原和/或抗体可为本病提供确诊依据。①外周血常规:新生儿血小板计数可见不同程度的降低($<100\times10^9/L$)。母亲血小板计数正常。②凝血系统:出血时间延长、血块收缩时间延长且不完全,而凝血时间正常。③血小板抗原(human platelet antigen,HPA)与抗体(HPA-IgG):一般情况下,同族免疫性血小板减少性紫癜患儿的母亲 HPA-1a 阴性,而父亲 HPA-1a 阳性;如果父母双亲 HPA-1a 均阳性,则应检测其他不常见的 HPA。母、儿血清 HPA-IgG 阳性可以确诊新生儿血小板减少性紫癜是由于同族免疫引起。④骨髓细胞学检查:骨髓巨核细胞数增加或正常,粒细胞系统一般无改变,出血严重者红细胞系统增生活跃。⑤其他:患儿血清 Coombs 试验阴性;出血严重者血清胆红素升高。

(3)影像学检查:严重的同族免疫性血小板减少性紫癜易发生脑室旁组织和脑室内出血,超声或 CT 等检查可早期发现相应的影像学表现。

2.治疗

因本病为自限性疾病,如血小板在 $30\times10^9/L$ 以上、出血不严重,可不做特殊治疗,但应予以严密监护,每天检测血小板计数。一般血小板减少持续数天至2个月后自然恢复正常;如血小板 $\leqslant30\times10^9/L$,为防止发生颅内出血,在未得到实验室证实之前即应开始治疗,措施如下。

(1)肾上腺皮质激素应用:泼尼松用量为 $1\sim2$ mg/(kg·d),重症可先用 $2\sim3$ mg/(kg·d),再逐渐减量,疗程约1个月。

(2)静脉注射免疫球蛋白(IVIG)输注:常用剂量为 0.4 g/(kg·d)×5 天,或 1 g/(kg·d)×$(1\sim3)$天,也可用至血小板达$(50\sim100)\times10^9/L$时停药。

(3)血小板输注:当血小板计数$<30\times10^9/L$时,应立即输注血小板,以防止发生颅内出血和肺出血等;当血小板计数在$(30\sim50)\times10^9/L$并有明显出血时,也应及时输注血小板;血小板计数在$(50\sim100)\times10^9/L$时,不必输注血小板。浓缩血小板每次输注量为 $0.1\sim0.2$ U/kg,输注时间 $30\sim60$ 分钟;由于血小板半衰期仅 $1\sim2$ 天,故常需 $2\sim3$ 天输注1次;每次输注血小板1小时后复查血小板计数以观察疗效,直至稳定于$100\times10^9/L$以上。若新生儿有发热、严重感染、弥散性血管内凝血等破坏血小板的因素存在时,应放宽血小板输注的指征并加倍剂量使用。

(4)新鲜血输注:输入与患儿血小板同型的新鲜全血,有利于病情恢复。

(5)换血疗法:仅在重症患儿应用。

3.预防

产前准确地预测高危儿并采取适当措施,对于防止胎儿宫内颅内出血、新生儿出生后发生血小板减少性紫癜十分重要。在适当的时期选择适当的分娩方式可明显降低颅内出血的发生率。

(二)先天被动免疫性血小板减少性紫癜

本病特点是抗体既破坏母亲的血小板,又破坏胎儿血小板。按病因的不同,可分为以下两类。

1.与母亲特发性血小板减少性紫癜相关的新生儿血小板减少性紫癜

患有活动性特发性血小板减少性紫癜的妇女如果怀孕,其血中的抗血小板抗体可通过胎盘进入胎儿血液循环,破坏胎儿血小板。临床表现与同族免疫血小板减少性紫癜相似,只是母亲具有特发性血小板减少性紫癜的病史或正在患此病。本病血小板减少的持续时间比同族免疫血小板减少性紫癜要长,平均为1个月,个别延至4~6个月。

2.与母亲系统性红斑狼疮(SLE)相关的血小板减少性紫癜

轻症先天性被动性血小板减少性紫癜患儿不需特殊治疗;如血小板≤30×10^9/L或出血较重,可应用肾上腺皮质激素。若血小板<10×10^9/L或出血严重,危及生命,可考虑输注血小板、新鲜血或换血。病程4~8周,一般患病1周后出血征象明显减少。

二、感染性血小板减少性紫癜

由宫内和生后感染所致的新生儿血小板减少性紫癜不少见。宫内感染相关的血小板减少性紫癜常于出生后数小时皮肤出现广泛性蓝色瘀点、瘀斑,1周左右消退,但血小板减少可延至数周才恢复正常。

引起新生儿血小板减少的生后感染则以细菌感染为主。败血症、化脓性脑膜炎等重症感染中,50%~70%在感染初期即有血小板减少,有助于感染的早期诊断。

三、先天性或遗传性血小板减少性紫癜

先天性或遗传性血小板减少性紫癜包括先天性巨核细胞增生不良及遗传性血小板减少性紫癜等,临床少见。其中先天性巨核细胞增生不良引起的血小板减少可以是单纯的,也可以合并某些先天畸形如骨骼畸形、小头畸形、18三体综合征、心血管畸形等。

(王秀秀)

第九节 新生儿败血症

一、概述

新生儿败血症指新生儿期细菌侵入血液循环并在其中生长繁殖,产生毒素所造成的全身性感染。出生体重越轻,发病率越高。败血症与菌血症有区别,后者指细菌短暂侵入血液循环(如抽吸气管内分泌物、气管插管、插动静脉导管等医疗操作,有时可造成黏膜损伤,或细菌绕过皮肤屏障引起),立刻被机体免疫系统所清除,并无毒血症等任何临床表现。但若机体的免疫功能弱于细菌的致病力,则可发展为败血症。

二、病因

新生儿败血症有许多易感因素:国外一项多中心病例对照研究显示,49%的GBS败血症79%的其他细菌败血症婴儿的母亲至少有一个下列主要的危险因素:绒毛膜羊膜炎、胎膜早破(PROM)>18小时和GBS阴道定植。产时多次接受阴道检查、有创胎儿监护、母亲的细菌性阴

道病及低 Apgar 评分需要复苏者也是其易感因素,然而接受硬膜外麻醉产妇单靠体温升高提示所生新生儿感染是不可靠的,因为 14.5％的这类产妇有发热而非感染。早产与逆行感染有关,与孕母产道微生物有关,自发性早产发作的羊膜腔内 10％～15％发现致病微生物,早产胎膜早破(PPROM)则更多(占 32％～35％),因为早产常常与绒毛膜羊膜炎有关。羊水胎粪污染有时也是新生儿败血症的危险因素,如早产伴发羊水胎粪污染,以李斯特菌感染多见。胎儿或新生儿本身的因素也很多,如多胎、宫内窘迫、小于胎龄儿、长期动静脉置管、气管插管、外科手术、对新生儿的不良行为如挑"马牙"、挤乳房、挤痈疖等,新生儿皮肤感染如脓疱病、臀炎及脐部感染等也是常见病因。

新生儿免疫功能发育不完善是其发生的内因,早产儿更不完善,且母亲经胎盘输注的免疫球蛋白不足,皮肤、黏膜、血-脑屏障难阻止细菌的入侵。

三、病原学

新生儿败血症随着抗生素的应用及新的医疗干预,病原菌有很大的改变。在美国很多新生 NICU 表葡菌败血症已成为最常见的院内感染;国内以葡萄球菌、大肠埃希菌等肠道细菌为最多,GBS 感染有增加趋势,对于长期住院的早产儿凝固酶阴性葡萄球菌(CoNS)等条件致病菌仍是主要致病菌,尤其是深静脉置管者。气管插管机械通气所致的新生儿败血症则以克雷伯菌属、铜绿假单胞菌、不动杆菌属和沙雷菌属为多见,L 型细菌以金葡菌为主。

四、诊断

(一)病史

早发败血症(EOS)指生后＜3 天发病,常有母亲的病史、孕期及产时的感染史、产道特殊细菌的定植及异常产科因素等。晚发败血症(LOS)指生后≥3 天发病,常有长期动静脉置管、气管插管、洗口腔、挑"马牙"、挤乳房、挤痈疖、皮肤、脐部感染等。

(二)全身表现

(1)体温改变(发热或低体温)。

(2)少吃、少哭、少动、面色欠佳、四肢凉、体重不增或增长缓慢。

(3)黄疸:有时是败血症的唯一表现,严重时可发展为胆红素脑病。

(4)休克表现:四肢冰凉,伴花斑,股动脉搏动减弱,毛细血管充盈时间＞3 秒,血压降低,严重时可有弥散性血管内凝血,常常是病程发展到全身炎症反应综合征(SIRS)和/或多系统器官功能衰竭(MOD)的表现。

(三)各系统表现

(1)皮肤、黏膜:硬肿症,皮下坏疽,脓疱疮,脐周或其他部位蜂窝织炎,甲床感染,皮肤烧灼伤,瘀斑、瘀点,口腔黏膜有挑割损伤。

(2)消化系统:厌食、腹胀、呕吐、腹泻,严重时可出现中毒性肠麻痹或坏死性小肠结肠炎,后期可出现肝大、脾大。

(3)呼吸系统:气促、发绀、呼吸不规则或呼吸暂停。

(4)中枢神经系统:易合并化脓性脑膜炎。表现为嗜睡、激惹、惊厥、前囟张力及四肢肌张力增高等。

(5)血液系统:可合并血小板减少、出血倾向。

（6）泌尿系统感染。

（7）其他：骨关节化脓性炎症及深部脓肿等。

新生儿败血症中 60％发生在生后头 1 周内，但只有 10％出生时有临床表现。上述任一表现则提示为新生儿败血症。其敏感度为 87％，特异度为 54％。同时发现多数患儿不存在发热，如果联合发热与其他任何一项指标进行判断，则其敏感度降低为 25％。

（四）实验室检查

1.细菌学检查

包括细菌培养，尽量在应用抗生素前严格消毒下采血（1 mL）做血培养，疑为肠源性感染者应同时作厌氧菌培养，有较长时间用青霉素类和头孢类抗生素者应送 L 型细菌培养。怀疑产前感染者，生后 1 小时内取胃液及外耳道分泌物培养，或涂片找多核细胞和胞内细菌。晚发者可耻骨上膀胱穿刺（SPA）取清洁尿培养。脑脊液、浆膜腔液及所有拔除的导管头均应送培养。也可检测病原菌抗原，对 GBS 和大肠埃希菌 K1 抗原可采用对流免疫电泳，乳胶凝集试验及酶链免疫吸附试验（ELISA）等方法，检测病原菌 DNA 可用 16S rRNA 基因的聚合酶链反应（PCR）、DNA 探针等分子生物学技术。疑为产时感染者，出生后 1 小时内即抽胃液和/或外耳道拭子作培养和涂片镜检，发现细菌或中性粒细胞≥4/高倍视野即有诊断意义。

2.非特异性检查

（1）白细胞（WBC）计数：出生 12 小时以后采血结果较为可靠。WBC 减少（$<5\times10^9$/L），或 WBC 增多（≤3 天者 WBC$>25\times10^9$/L；>3 天者 WBC$>20\times10^9$/L）。

（2）白细胞分类：未成熟中性粒细胞/中性粒细胞（I/T 比率）≥0.16。然而死于该病者中 13％没有血白细胞异常。

（3）C 反应蛋白：炎症发生 6～8 小时后即可升高，≥8 μg/mL，注意，新生儿非感染性疾病如窒息、肺透明膜病、胎粪吸入综合征均可增高，正常新生儿有报告平均 8％增高。一项前瞻性研究，EOS 第 1 天阳性率只 35％，第 2、3 天分别升到 78.9％和 88.9％，阴性预测值 99.7％，提示特异性很高。

（4）血清前降钙素（PCT）：生后 18～36 小时应<10ng/mL，72 小时<0.5ng/mL。

（5）血小板≤100×10^9/L。

（五）诊断标准

1.确诊

具有临床表现并符合下列任一条：①血培养或无菌体腔内培养出致病菌；②如果血培养出条件致病菌，则必须与另一份血、无菌体腔内或导管头培养出同种细菌。

2.临床诊断

具有临床表现且具备以下任一条：①非特异性检查≥2 条；②血标本病原菌抗原或 DNA 检测阳性。

五、与新生儿败血症相关的其他名词

（一）菌血症

血培养阳性，但没有任何异常临床表现。

（二）脓毒症

可表现为败血症样的全身多系统异常临床表现，实验室非特异性检查项目≥2 条阳性，是包括败血症在内的广义概念,细菌学检查可阴性,可以是除细菌以外的其他微生物感染引起,有时尽管是细菌感染,但因种种原因不能培养出来,或暂时未得到培养结果,就泛称脓毒症。

(三)全身炎症反应综合征

也可表现为败血症样的全身多系统异常临床表现,实验室非特异性检查项目≥2条阳性,表明机体有全身炎症反应,但除了败血症可以引起以外,外伤包括大面积烧伤、全身免疫变态反应性疾病等非感染性疾病也可引起。

六、治疗

(一)抗菌药物应用一般原则

(1)临床诊断败血症,在使用抗生素前收集各种标本,不需等待细菌学检查结果,即应及时使用抗生素。

(2)根据病原菌可能来源初步判断病原菌种,病原菌未明确前可经验性地选择既针对革兰阳性菌又针对革兰阴性菌的抗生素,可先用两种抗生素,不同地区、不同时期有不同优势致病菌及耐药谱。

(3)一旦有药敏结果,应作相应调整,尽量选用一种针对性强的抗生素;如临床疗效好,虽药敏结果不敏感,亦可暂不换药。

(4)一般采用静脉注射,疗程 7～14 天。GBS 及革兰阴性菌所致化脓性脑膜炎(简称化脑)疗程14～21 天。

(二)针对性选抗菌药物

根据药敏试验,使用有针对性的抗生素。

(三)清除感染灶

脐炎局部用 3％过氧化氢(双氧水)、2％碘酒及 75％乙醇消毒,每天 2～3 次,皮肤感染灶可涂抗菌软膏。口腔黏膜亦可用 3％过氧化氢或 0.1％～0.3％雷佛尔液洗口腔,每天 2 次。如果为 CoNS 引起的 LOS,怀疑是导管生物膜感染,则需拔出导管。

(四)保持机体内、外环境的稳定

如注意维持营养、保暖、供氧、纠酸、电解质平衡、血液循环稳定等。

(五)增加免疫功能及其他疗法

根据 meta 分析,对 EOS,早产儿可用单一剂量静脉注射免疫球蛋白(IVIG)750 mg/kg,足月儿 1 g/kg 对所有重型败血症辅助治疗是合理的。严重感染者尚可行换血疗法。

七、预防

(一)出生前预防

国外孕期常规宫颈 GBS 筛查,阳性者有一套青霉素预防用药方案。近分娩期孕母如发热、患绒毛膜羊膜炎及细菌性阴道病者,可预防性用抗菌药物。

(二)摈除陋习

禁忌挑"马牙"、挤乳房、挤痈疖等,如患脓疱病、臀炎及脐部感染,及时局部及全身用抗菌药物。

(三)预防院内感染

尽早肠内喂养,以减少肠源性感染。尽早拔除各种导管,以防导管相关性感染。强化洗手,防止交叉感染。在病情允许的情况下尽早出院。然而对 LOS,有关 IVIG 的 meta 分析 19 篇文献,虽然可降低 3%～4% 的 LOS,但与降低死亡率或其他严重预后不良无关,故不常规推荐使用。

（王秀秀）

第十节　新生儿破伤风

新生儿破伤风是由破伤风杆菌由脐部侵入引起的一种急性感染性疾病,由于接生人员的手或所用的剪刀、纱布未经消毒或消毒不严密,或出生后不注意脐部的清洁消毒。常在生后 7 天左右发病,临床上以全身骨骼肌强直性痉挛、牙关紧闭为特征。

一、临床表现

潜伏期 3～14 天,多为 4～7 天,此期越短,病情越重,病死率也越高。早期症状为哭闹、口张不大、吃奶困难。随后发展为牙关紧闭、面肌紧张、口角上牵、呈"苦笑"面容,伴有阵发性双拳紧握。上肢过度屈曲,下肢伸直,呈角弓反张状。呼吸肌和喉肌痉挛可引起发绀、窒息。痉挛发作时患儿神志清楚为本病的特点,任何轻微刺激即可诱发痉挛发作。早期尚无典型表现时,可用压舌板检查患儿咽部,若越用力下压,压舌板反被咬得越紧,也可诊断。经合理治疗 1～4 周后痉挛逐渐减轻,发作间隔时间延长,能吮乳,完全恢复需 2～3 个月。病程中常合并肺炎和败血症。

二、诊断

（一）诊断标准
(1)有不洁接生史。
(2)牙关紧闭、"苦笑"面容、痉挛反复发作。
（二）按病情分轻度和重度
1.轻度
(1)潜伏期＞7 天。
(2)开始期＞24 小时。
(3)牙关紧闭、无频繁发作的全身痉挛。
2.重度
(1)潜伏期≤7 天。
(2)开始期≤24 小时。
(3)入院时体温≥39 ℃或体温不升者(腋温)。
(4)频繁自发痉挛发作发绀、角弓反张和/或呼吸异常(不规则、暂停)。
(5)合并败血症、肺炎、硬肿症等。
具备其中 3 条为重度[(4)为必要条件]。

三、治疗

控制痉挛、预防感染、保证营养是治疗中的三大要点,疾病初期的控制痉挛尤为重要。

(一)中和毒素

只能中和尚未与神经节苷脂结合的毒素。破伤风抗毒素(TAT)2×10^4 U,其中 1×10^4 U 肌内注射,1×10^4 U 加入 10%葡萄糖液 50 mL 中,缓慢静脉滴入。之前一定要做皮试。若皮试阳性需脱敏。

(二)止痉

首选地西泮。重度首次缓慢静脉推注地西泮 2～3 mg,止痉后,插鼻胃管并保留胃管,给予地西泮计划治疗,轻度 2.5～5.0 mg/(kg·d),重度 7.5～10.0 mg/(kg·d),分 6 次鼻饲(与鼻饲牛乳同步),达到地西泮化。"地西泮化"的标准,即患儿浅睡、咳嗽、吞咽反射存在,体检时无抽搐,仅在注射、穿刺或吸痰时出现短暂肌强硬,但无明显发绀,使患儿处于深睡状态。大剂量维持4～7 天,逐渐减量,直至张口吃奶。痉挛解除才停药。用药期间注意观察药物不良反应,如四肢松弛、呼吸浅表、反复呼吸暂停,及时调整剂量。在地西泮计划治疗过程中,再出现痉挛者,则临时辅用苯巴比妥钠、水合氯醛。

1.苯巴比妥钠

首次负荷量为 15～20 mg/kg,缓慢静脉滴注;维持量为每天 5 mg/kg,分 4～8 小时 1 次,静脉滴注。可与地西泮交替使用。

2.10%水合氯醛

剂量每次 0.5 mL/kg,胃管注入或灌肠,常作为发作时临时用药。

(三)控制感染

选用青霉素,每次(20～40)$\times 10^4$ U,加入 10%葡萄糖液中静脉滴注,每天 2 次。甲硝唑7.5～15.0 mg/kg/次加入葡萄糖液滴注,每天 2 次。合并其他细菌感染者,采用有效抗生素。

(四)维持营养

鼻饲母乳/牛奶及多种维生素,乳量每次 20～30 mL,逐渐增加 40 mL。如痉挛窒息发作者,停止鼻饲、止痉后恢复鼻饲。供给热量 60～80 kcal/(kg·d),不足部分静脉输注葡萄糖、复方氨基酸或血浆,维持水及电解质平衡。

(五)其他对症治疗

有呼吸衰竭表现:采用东莨菪碱每次 0.03～0.05 mg/kg,间隔 10～30 分钟,病情好转后延长使用时间,直至呼吸平稳、面色红润、循环情况良好停用。合并脑水肿用脱水剂或利尿剂。

(六)护理

保持环境清洁安静,禁止一切不必要的刺激,保持呼吸道通畅,必要时吸痰;频繁痉挛发作、面色发绀给氧。做好脐部皮肤护理,预防硬肿及皮肤感染(如尿布性皮炎)。鼻饲药物及奶液时严格按操作程序进行,一切操作和治疗集中进行。

四、预防

(1)严格执行新法接生,接生时必须严格无菌。

(2)接生消毒不严的新生儿,争取在 24 小时内剪去残留脐带的远端再重新结扎,近端用碘酒消毒,并注射 TAT 1 500 U 预防注射。

(3)对不能保证无菌接生的孕妇,于妊娠晚期注射破伤风类毒素。

(王秀秀)

第十一节 新生儿鹅口疮

新生儿鹅口疮是由白色念珠菌所致的口腔黏膜炎症,又称口腔念珠菌病。新生儿时期常见本病。

一、病因

(1)乳具消毒不严,乳母乳头不洁,或喂奶者手指污染。

(2)出生时经产道感染。

(3)长期使用广谱抗生素或肾上腺皮质激素。

(4)慢性腹泻。

(5)经医护人员手的传播,院内交叉感染。

(6)接触感染念珠菌的食物、衣物和玩具。

二、诊断

(一)临床表现

本病特征是在口腔黏膜上出现白色如凝块样物,常见于颊黏膜、上下唇内侧、齿、牙龈、上颚等处,有时波及咽部。白膜不易拭去,强行剥落后,局部黏膜潮红、粗糙,并可有出血,白膜又迅速生成。患处无疼痛感,不影响吸吮,无全身症状,偶可表现拒乳。

当全身抵抗力下降时,病变可蔓延至咽后壁、食管、肠道、喉头、气管、肺等处,出现呕吐、呛奶、吞咽困难、声音嘶哑、呼吸困难等症状。

(二)实验室检查

可取白膜少许置玻璃片上,加 10% 氢氧化钠一滴,在显微镜下可见到念珠菌菌丝及孢子。或通过念珠菌培养确诊。

三、治疗

健康新生儿一般可自限。轻症治疗可用 2% 碳酸氢钠(小苏打)溶液,清洁口腔。再用制霉菌素鱼肝油涂口腔黏膜,每天 3～4 次,2～3 天便可治愈。切忌用粗布强行揩擦或挑刺口腔黏膜,以免局部损伤,加重感染。

四、预防

新生儿的用具要严格消毒,护理人员接触婴儿前要洗手,母亲喂奶前应洗净乳头。

(王秀秀)

第十二节　新生儿脐炎

新生儿脐炎是因断脐时或出生后处理不当,脐残端被细菌侵入、繁殖所引起的急性炎症,也可由于脐血管置保留导管或换血时被细菌污染而导致发炎。

一、病因

新生儿脐炎可由任何化脓菌引起。常见的化脓菌是金黄色葡萄球菌,其次为大肠埃希菌、铜绿假单胞菌、溶血性链球菌等。脐带创口未愈合时,爽身粉等异物刺激可引起脐部慢性炎症而形成肉芽肿。

二、诊断

(一)临床表现

(1)轻者脐轮与脐周皮肤轻度红肿,伴脓性分泌物。

(2)重者脐部及脐周明显红肿发硬,脓性分泌物较多。向周围扩散可致蜂窝织炎、皮下坏疽、腹膜炎及深部脓肿。

(3)慢性脐炎常形成脐肉芽肿。

(二)鉴别诊断

脐部具有炎症表现即可诊断。注意与脐肠瘘(卵黄管未闭)、脐窦和脐尿管瘘进行鉴别。

三、治疗

(1)轻者局部用2%碘酒及75%乙醇清洗,每天2~3次。

(2)脐周有扩散或有全身症状者,除局部消毒处理外,还需应用抗生素。

(3)慢性肉芽肿可用硝酸银涂擦,大肉芽肿可用电灼、激光治疗或手术切除。

四、预防

断脐应严格无菌,生后勤换尿布,保持脐部清洁、干燥。护理治疗要无菌操作。

(王秀秀)

第四章

循环系统疾病

第一节　先天性心脏病

一、室间隔缺损

室间隔缺损是胎儿期室间隔发育不完全而造成的室间隔某一部分的缺失,形成左右心室间的异常交通,导致左心室腔内的血液向右心室分流。室间隔缺损可单独存在,也可合并其他心脏畸形。

胎儿早期,原心腔开始分隔,原始心室间孔的下方沿心室壁的前缘和后缘向上生长形成肌部及窦部室间隔。同时,房室管的前、后、背侧心内膜垫及圆锥嵴在生长发育中汇合,并与窦部间隔融合形成膜部室间隔。若室间隔各部分在交界处发育不好或融合不好,即可形成缺损。若肌部室间隔本身发育不完善,即可形成较小的肌部室间隔缺损。若窦部和膜部均发育不良而缺如,则形成较大的混合型室间隔缺损。

(一)分型

根据解剖形态学特征将室间隔缺损大体分为 3 种类型。

1.膜部缺损

(1)单纯膜部缺损:为局限于膜部间隔的小缺损,缺损四周均有白色纤维组织,有时三尖瓣隔瓣瓣膜缺损,周围的纤维组织将缺损遮盖,遮盖的纤维组织突向右心室,形成瘤样膨出,其上的缺损并非为实际的室间隔缺损。

(2)膜部嵴下型缺损:室上嵴下方较大的膜部缺损,后上方紧邻主动脉瓣右叶。

(3)膜周窦部型缺损:缺损累及膜部及窦部室间隔,缺损常较大。

(4)左心室右心房通道型缺损:由于室间隔的膜部后上缘位于左心室与右心房之间,此部位缺损时造成左心室右心房通道型缺损,临床较为少见。

2.漏斗部缺损

(1)干下型缺损:位于肺动脉瓣下,缺损上缘为肺动脉瓣环,经缺损可见主动脉瓣叶,缺损较大时,主动脉瓣因失去支持而脱垂造成主动脉瓣关闭不全。

(2)嵴内型缺损:位于室上嵴内,缺损四周为肌性组织。

3.肌部缺损

缺损位于肌部室间隔的光滑部或小梁化部,位置较低。临床比较少见。

(二)临床表现

室间隔缺损较小的患儿常无症状,或仅在运动时呼吸急促。室间隔缺损较大的患儿体重增加迟缓,喂养困难,发育不良,多汗,呼吸急促,易患呼吸道感染及心力衰竭。在小婴儿,心室水平左向右分流量较大时,呼吸道感染及心力衰竭不易控制。

(三)诊断及鉴别诊断

大部分室间隔缺损患儿根据体征、心电图、X线检查结果及超声心动图检查结果做出明确诊断。合并其他心脏畸形尤其是复杂畸形时应做心导管检查及心血管造影以明确室间隔缺损的位置及大小,为手术治疗提供重要的参考。

1.全身检查

缺损较小的患儿,生长发育多为正常。缺损较大的患儿,营养发育状况较差。中度以上肺动脉压力增高的患儿哭闹后出现发绀,重度肺动脉高压的患儿安静时可见口周发绀。

2.心脏检查

缺损较小的患儿,心脏大小多为正常,心尖冲动并不剧烈。缺损较大的患儿,心脏扩大明显时,望诊可见心前区膨隆,心尖冲动点在锁骨中线外侧,搏动剧烈。触诊于胸骨左缘第3、4肋间可扪及收缩期震颤,叩诊心界范围扩大。典型的室间隔缺损杂音在胸骨左缘第3、4肋间,可听到较为响亮而粗糙的全收缩期杂音。分流量较大者,肺动脉瓣区第二心音均有不同程度的亢进,二尖瓣听诊区可听到舒张期隆隆样杂音。肺动脉压力重度增高时,收缩期杂音减弱或消失,肺动脉瓣第二心音明显亢进。干下型缺损的震颤及杂音位置较高且震颤的感觉较为表浅。

3.X线检查

缺损较小者的胸部X线平片上心肺显示基本正常或肺纹理稍增多。缺损较大者肺纹理明显增粗增多,肺动脉段突出,左右心室增大。合并重度肺动脉高压者,肺动脉段明显突出呈瘤样扩张,肺门血管呈残根状而肺野外围血管纤细。

4.心电图检查

缺损较小者的心电图表现为正常或仅有左心室高电压。中等缺损者的心电图显示左心室肥厚。缺损较大者,心电图由左心室肥厚转为双心室肥厚或右心室肥厚,提示肺动脉压已明显增高。

5.超声心动图检查

其可直接探测到室间隔缺损的大小及各心腔扩大的程度。缺损较小者各心腔改变不明显。缺损较大者左心房、左心室明显扩大。肺动脉高压时右心室腔也扩大伴有右心室壁增厚。通过测量室间隔回声脱失的距离可得知较为准确的心室间隔缺损直径及缺损的部位。

6.心导管检查

右心导管检查在较大的室间隔缺损继发肺动脉高压症时,对测量肺动脉高压的确切程度、评估是否有手术适应证及判断治疗预后有较重要的参考意义。大多数室间隔缺损患儿经超声心动图检查即可确诊,一般不需要心导管检查术。疑有合并其他心脏畸形时也应考虑做心导管检查确诊。

7.心血管造影检查

单纯室间隔缺损者通常不需要做心血管造影检查。左心室造影可显示室间隔缺损的确切位置及大小，对于可疑的病例及合并其他心脏畸形，必要时可根据条件施行心血管造影术进行鉴别诊断。

本病需与以下疾病相鉴别：①动脉导管未闭听诊室间隔缺损为收缩期或伴有舒张期杂音，动脉导管未闭则为连续性杂音，后者 X 线显示主动脉结粗大，一般经超声心动图检查可予以鉴别；②房间隔缺损杂音较为柔和，且位于胸骨左缘第 2、3 肋间，一般经心脏超声波及多普勒检查可予以鉴别；③肺动脉瓣狭窄听诊肺动脉瓣区第二心音减弱，X 线显示肺血减少，肺动脉干狭窄后扩张。

（四）治疗方案及原则

1.内科治疗

内科治疗的目的是治疗并发症，为手术做准备。分流量较大的患儿，常反复患呼吸道感染合并心力衰竭，应给予积极的抗炎及强心剂抗心力衰竭治疗。合并重度肺动脉高压的患儿，除积极控制肺部的感染及强心治疗之外，还应辅以血管扩张药物及吸氧，以改善肺循环状况。

2.外科治疗

绝大部分室间隔缺损患儿需外科手术治疗。缺损较小的病例最佳手术年龄在 2 岁左右。左向右分流量较大、症状比较严重的病例，在诊断明确后应立即接受闭合室间隔缺损的治疗，不受年龄限制，尤其对反复患肺炎及心力衰竭且经内科治疗不奏效的小婴儿，应考虑为其施行急诊手术治疗。症状不明显的病例若有要求，可以适当延缓治疗时间。重度肺动脉高压已伴有心室水平右向左分流的病例，闭合室间隔缺损常伴有较高死亡率并且不能改善症状。

外科手术治疗常规在低温体外循环下闭合室间隔缺损。室间隔缺损直径较小者可直接缝合，直径较大者需补片修补闭合心室间隔缺损。

（五）预后

室间隔膜部较小的缺损可自行愈合。愈合的室间隔缺损并非缺损边缘的生长发育而汇合，而是缺损周围瓣膜组织的增生粘连遮盖或缺损边缘心内膜纤维结缔组织增生，从而粘连形成的假性愈合，临床中前者较为常见。

缺损较大的患儿随着年龄的增长，肺血管病变逐渐加重，肺动脉压力重度增高，心内分流转为右向左的逆向分流，临床出现发绀，形成艾森门格综合征。最终因右心衰竭而死亡。

一些室间隔缺损很大的婴儿，在婴儿早期即可出现重度肺动脉高压，临床表现为顽固性肺炎及心力衰竭。这类患儿若不及时手术治疗，在早期即可丧失手术机会，自然死亡率极高。

二、房间隔缺损

房间隔缺损是一种常见的先天性心脏病。房间隔缺损可位于房间隔的不同部位。可以是单发的，也可合并其他畸形。缺损大小各异。房间隔缺损对心功能的影响取决于缺损的部位、大小，以及有无合并其他畸形。

房间隔缺损分为继发孔型房间隔缺损和原发孔型房间隔缺损。

（一）继发孔型房间隔缺损

占先天性心脏病发病率的 7%～24%，女性多于男性，为（1.6～2）：1。

1.病因

胚胎期第 4～8 周,由于内因或外因影响房间隔发育,使第一隔(原发隔)吸收过多,或第二个隔生长停顿而成继发孔型房间隔缺损。内因为遗传因素如单基因突变、多基因突变或染色体异常等。外因为病毒感染、药物、放射性物质、宫内缺氧及代谢性疾病。

2.病理

根据房间隔缺损发生的部位,可分为中央型(或卵圆孔)房间隔缺损,下腔型房间隔缺损,上腔型房间隔缺损(静脉窦型缺损)和混和型房间隔缺损四型。

典型的中央型(或卵圆孔)房间隔缺损位于卵圆窝及其边缘的区域,其四周房间隔组织完整。缺损大小差异很大。房间隔缺损多为单发,也可多发,多发时房间隔可呈筛孔状。此型占 76%。

下腔型房间隔缺损位于房间隔的后下方,缺损和下腔静脉入口相延续,左心房后壁构成缺损的下缘,下腔静脉的下端和缺损的边缘相连。常存在后缘发育不良或右肺静脉异位引流。此型占 12%。

上腔型房间隔缺损(静脉窦型缺损)位于房间隔后上方与上腔静脉口没有明确的界限,常合并有右上肺静脉异位引流。此型占 3.5%。

混合型房间隔缺损通常合并有上述两种以上的缺损,缺损通常较大。此型占 8.5%。另外还有冠状窦缺损,其特征是部分或完全缺乏冠状窦顶部与左心房之间的共同壁,也称为无顶冠状窦。这类患者多有左上腔静脉残存。房间隔缺损的分流量不仅与缺损的大小有关,与左右心室的充盈阻力亦有关,新生儿期,左、右心室的顺应性差别很小,分流量也很少,随着年龄的增长,右心室的壁变薄,右心室充盈阻力下降,而左心室的充盈阻力增加,左向右分流量逐渐增加。小缺损时多无明显的血流动力学变化。中到大缺损时肺循环血流量/体循环血流量大于 2：1,心房水平的左向右分流,使右心血容量增加,早期表现为右心室扩大。肺循环血流量进一步增多,肺血管扩张,肺动脉压力升高,产生动力性肺动脉高压;晚期肺小动脉内膜增厚,中层平滑肌增生,肺血管阻力增加而发生阻力型肺动脉高压。此时,右心后负荷增加,使右心室心肌肥厚。右心房压力高于左心房,产生右向左分流,患者出现艾森门格综合征表现,但病程进展较缓慢。中至大分流的房间隔缺损,因左向右分流,体循环血流量减少,可影响生长发育。

3.临床表现

小缺损可无明显症状,查体时可发现杂音。中到大分流,可有反复肺炎甚至心力衰竭病史。

中到大量分流的患儿身高和体重常低于正常,大分流的患者可有心前区膨隆。新生儿期可有轻度发绀,主要是右心房压力高于左心房,产生房水平右向左分流所致。下腔静脉型房间隔缺损也可出现发绀,是因为下腔静脉与右心房的连接稍偏向左缘,下腔静脉血流易通过房间隔缺损直接进入左心房。偶见一个大的下腔静脉瓣突向房间隔缺损,将下腔静脉血流直接引入左心房。

中到大量左向右分流房间隔缺损在肺动脉区(胸骨左缘第 2～3 肋间)可闻收缩期杂音,这个杂音开始于第一心音稍后,高峰在收缩早到中期。通常不伴震颤。出现震颤常常是因大分流或者合并肺动脉瓣狭窄。大的左向右分流、肺动脉压正常的房间隔缺损患者可闻及固定的第二心音分裂。部分型肺静脉异位引流伴房间隔完整的患者无第二心音固定分裂,大的房间隔缺损通常可闻及高血流量通过三尖瓣而产生的柔和的舒张期杂音。

房间隔缺损患者合并肺动脉高压时,三尖瓣高流量杂音消失,第二心音的肺动脉成分增强而第二心音分裂缩短,也可出现肺动脉关闭不全的舒张期杂音及三尖瓣关闭不全的全收缩期杂音。

心电图检查可见房间隔缺损患者电轴右偏 95°～135°,P 波可高尖,QRS 时间轻微延长,V_1

导联 QRS 波呈 rsr'或 rsR',即不完全性右束支传导阻滞。合并肺动脉高压时 rSr'波形消失,出现一个单一的高 R 波伴深的倒 T 波。

X 线检查可见左向右分流大的患者心影扩大,呈梨形心。肺血管增粗、增多,肺动脉主干扩张。

超声心动图检查可见右心室扩大,室间隔反向运动。二维超声可观察到房间隔断端及右心房、右心室和肺动脉的大小。也可探查到肺静脉的连接,通过多普勒的证实以明确有无肺静脉异位引流。彩色多普勒通过缺损的方向可了解血流的方向及分流大小。食管超声能获得更满意的房间隔缺损图像。

心导管及造影检查时心导管较易从右心房通过房间隔进入左心房,可从导管过隔的位置,初步了解缺损的类型。心房水平较腔静脉水平平均血氧含量高 2 vol%,提示房水平由左向右分流。通过公式可算出分流量及肺循环血流量/循环血流量。右上肺静脉造影,可见造影剂从左心房进入右心房,以了解缺损的大小及部位。

4.诊断及鉴别诊断

根据临床症状、体征、心电图、胸部 X 线片及超声心动图可明确诊断,尤其是超声心动图可了解缺损的部位、大小及是否合并畸形。还可了解肺动脉高压的情况。一般单纯的房间隔缺损不需要做心导管及造影检查,在怀疑合并肺静脉异位引流或阻力性肺动脉高压,做心导管及造影检查,可帮助明确诊断或了解肺阻力。

应注意与肺动脉狭窄及室间隔缺损的鉴别诊断。另外要注意房间隔缺损合并其他畸形的诊断,如合并部分肺静脉异位引流、动脉导管未闭、肺动脉狭窄、室间隔缺损及二尖瓣关闭不全或狭窄。

5.治疗方案及原则

直径小于 5 mm 的房间隔缺损可不必治疗,定期随诊,如有引起体循环栓塞的可能应闭合房间隔缺损;中等以下的缺损可于学龄前采取手术或介入治疗;缺损较大有明显症状者应尽早行根治术。

中央型房间隔缺损直径从 3～30 mm 均可用 Amplatzer 栓堵器栓堵,安全可靠,但费用较高。

在中低温体外循环下行心内直视房间隔缺损修补术,小缺损可直接修补,大缺损需用补片修补。

6.预后

少数直径小于 5 mm 的房间隔缺损在 1 岁以内有自行闭合的可能。

房间隔缺损 1 岁以内症状不多,多不影响生长发育。随着年龄的增长,心力衰竭发病率增加。尤其是 30 岁以后,房性心律失常(房颤、房扑及房速)发病率增高,以房颤最常见。其发病率与右心增大有关,而与肺动脉高压无明显关系。房性心律失常是发病和死亡的主要原因。

肺血管阻力随年龄的增加而升高,这种病理改变在房间隔缺损发展很慢,一般在青少年或中年以后才出现,但有很大的年龄差异,有报道大分流的房间隔缺损患者到 60～70 岁也不出现动力性或阻力性肺动脉高压,也有 2 岁的婴儿发展到阻力性肺动脉高压的。女性阻力性肺动脉高压发病率明显高于男性。细菌性心内膜在单纯的房间隔缺损中很少见。年龄大的,尤其长期卧床的房间隔缺损患者及有房颤者可发生体静脉血栓通过房间隔缺损进入体循环引起栓塞。

（二）原发孔型房间隔缺损

单纯的原发孔型房间隔缺损发病率很低。在胚胎发育时第一房间隔未能与心内膜垫连接形成原发孔型房间隔缺损。

原发孔型房间隔缺损临床表现与继发孔型房间隔缺损相似，但心电图电轴左偏，一度房室传导阻滞及右心室肥厚的特征，易与继发孔型房间隔缺损鉴别。

治疗需手术，手术方法同继发孔型房间隔缺损。术中注意避免损伤传导束。

原发孔型房间隔缺损很少单独存在，多合并房室瓣病变。

三、动脉导管未闭

动脉导管未闭（PDA）是常见的先天性心脏病之一，可单独存在，也可与其他疾病或先心病合并存在。此病不经治疗可引起充血性心力衰竭、反复呼吸道感染、生长发育迟滞、肺动脉高压。当前治疗动脉导管未闭的经验已较为成熟，包括手术、导管介入、胸腔镜、药物等，效果良好。故应尽早明确诊断，及时治疗。

（一）病因

动脉导管在出生后数小时至数天内功能性闭合，1～2个月内解剖性闭合。如此时导管仍保持开放，并伴有左向右的分流，即为本病。

（二）病理

动脉导管多在左侧，主动脉弓右位时，也可能在右侧。分型包括管型、漏斗型、窗型、哑铃型及动脉导管瘤。管型、漏斗型较常见。

病理变化包括：①动脉水平左向右分流分流量依导管粗细及肺循环阻力而不同；②左心室负荷增加分流导致体循环血流减少，左心室代偿做功，同时由于肺循环血流增多，左心回血增多导致左心室容量负荷增多，引起左心室肥厚、扩大，最终可致左心衰竭；③双向分流或右向左分流随病程发展，肺动脉压力增高，接近或超过主动脉压力时，可产生双向或右向左分流，即艾森门格综合征。

（三）临床表现

1.症状

依导管的粗细、分流量的大小及是否合并有其他畸形或疾病及有无发绀而不同。较细的动脉导管未闭可无症状，可有或无反复呼吸道感染史。

2.体征

（1）杂音：胸骨左缘第2肋间可及连续性、机械样、收缩晚期增强并向左锁骨上窝传导的杂音。

（2）震颤：胸骨左缘第2肋间可及收缩期震颤，并可延至舒张期。

（3）周围血管征：肺压增宽，脉压增大，毛细血管搏动征，水冲脉，股动脉枪击音。

（4）差异性发绀：仅见于肺动脉高压晚期，有双向或右向左分流者。

（5）胸部X线片：肺供血增多或明显增多，肺动脉段可无凸出或轻、中度凸出，导管粗者可见明显凸出，主动脉结可正常、增宽或明显增宽，心室可正常、左心室大或双室或右心室增大。

（6）心电图：可正常，或左心室肥大、双室或右心室肥大。

（7）B超：可明确诊断并了解动脉导管的粗细、长短、形状。

（8）右心导管：可由肺动脉经导管进入降主动脉，并测出肺动脉内血氧含量高于右心室水平

0.5 vol%,以及肺动脉压力和阻力的增高。

(9)升主动脉造影:主动脉、肺动脉同时显影,显示动脉导管未闭,并可能发现其他心血管畸形。

(四)诊断及鉴别诊断

1.诊断

临床表现典型,可根据体检、胸部 X 线片、心电图、超声波及彩色多普勒检查明确诊断。必要时有条件者可施行右心导管或升主动脉造影以排除合并畸形。

2.鉴别诊断

(1)主肺动脉窗发病率低,但极易与动脉导管未闭混淆。由于主肺动脉窗缺损大,分流量大,故易较早引起肺动脉高压,脉压增宽却不多见。其杂音多为收缩期,也有连续性或双期杂音,杂音更靠近胸骨左缘并略偏低。超声心动图或升主动脉造影可明确诊断。

(2)室间隔缺损合并主动脉瓣关闭不全以收缩期杂音加上主动脉瓣关闭不全的舒张期杂音,有时难与动脉导管的连续杂音区分,而且该病也有脉压增宽的表现。行超声心动图检查可明确诊断。

(3)其他需鉴别诊断的还有佛氏窦瘤破裂,冠状动静脉瘘及动脉导管未闭合并其他心血管畸形的。

(五)治疗方案

一般而言,动脉导管未闭一经明确,即可开始治疗。

1.手术治疗

手术治疗导管未闭,简单、安全、经验成熟,但损伤较大。

2.介入治疗

介入治疗损伤小、安全,不常用全麻,但费用略高。

(六)预后

手术或介入治疗效果好,死亡率约 1%。动脉导管瘤预后差。成人或合并肺动脉高压者死亡率较高,约占死亡人数的 3/4。合并肺动脉高压者术后也有不明原因的死亡可能。

四、肺动脉瓣狭窄

先天性肺动脉瓣狭窄是指室间隔完整的肺动脉狭窄。发生率约占先心病的 10%,是一种进展性的疾病,进展速度与狭窄程度相关。大约有 15% 在出生后 1 个月内死亡,主要死于严重低氧血症及心力衰竭。婴幼儿重度肺动脉瓣狭窄常伴有漏斗部肌肉肥厚,加重右心室流出道梗阻,出现发绀。2 岁以上严重肺动脉狭窄患儿右心室肥厚加重,纤维化增生,心室收缩力下降,顺应性减低,直接影响手术效果及预后。对于儿童期肺动脉瓣狭窄患儿很少出现症状,病情进展缓慢。

(一)病理

肺动脉瓣狭窄导致右心室排血受阻,右心室压力升高,右心房压力亦升高,而肺动脉压力降低,右心室与肺动脉之间存在不同程度的压力阶差。约 25% 病例伴有卵圆孔未闭或房间隔缺损。当右心房压力升高明显时,心房水平存在右向左分流,临床出现发绀。长期右心室后负荷增加将引起右心室向心性肥厚,内膜下缺血、心肌劳损,严重者出现充血性心力衰竭、右心室扩大甚至死亡。

右心室与肺动脉干之间的收缩期压力阶差的大小取决于肺动脉瓣口的狭窄程度,一般分为三类:轻度狭窄其收缩期压力阶差<6.7 kPa(50 mmHg),中度狭窄为 6.7~10.7 kPa(50~80 mmHg),重度狭窄>10.7 kPa(80 mmHg)。

(二)临床表现

1.症状

症状与狭窄程度、是否有卵圆孔未闭、右心室功能状况、心肌纤维化程度、是否有三尖瓣反流及右心室腔的大小有关。重度肺动脉瓣狭窄在新生儿期已存在有发绀、心脏扩大,甚至发生心力衰竭。发绀与卵圆孔未闭有关,活动后或哭闹后存在心房水平的右向左分流,安静时消失。部分患儿可以出现呼吸困难、乏力、心悸、胸痛,偶见昏厥、心律失常等原因引起猝死。

2.体征

肺动脉瓣听诊区可闻及特征性喷射性收缩期杂音,向左上方传导,并伴有震颤。轻度狭窄或极重型可无震颤。在收缩期可听到喀喇音,狭窄严重时喀喇音消失,肺动脉第二心音减弱或不能闻及肺动脉第二心音分裂。严重狭窄患儿生长发育较差,心前区隆起明显并有抬举感。如发展至右心力衰竭竭,则可见肝大、腹水及水肿,但因肺内血流量减少并不出现肺充血现象。

3.心电图

显示右心室肥大,电轴右偏或出现不完全右束支传导阻滞。右心室肥大程度与狭窄轻重往往成正比。

4.X 线检查

心脏大小随狭窄加重而逐渐加大。轻度狭窄时心脏可不增大、肺血大致正常,重度狭窄时右心室增大明显而左心室不大,肺纹理纤细、减少,肺动脉主干因狭窄后扩张而突出且搏动明显,左肺门搏动增强而右肺门搏动相对较弱或呈静止状态。

5.超声检查

二维超声及多普勒检查可以精确评估狭窄部位及严重程度,并可检测右心室收缩压与肺动脉收缩压的阶差。

6.心导管及造影

经心导管及造影检查可以确切评估狭窄程度,并可根据经肺动脉至右心室连续测定压力曲线判断狭窄部位及压力阶差。

(三)诊断及鉴别诊断

1.诊断

根据临床表现、特征性心电图、X 线检查、超声检查、心导管及造影检查可明确诊断。

2.鉴别诊断

房间隔缺损可于肺动脉瓣区闻及的收缩期杂音较柔和,P_2 有固定分裂,或 P_2 亢进,很少触及震颤;心电图表现以不完全性右束支传导阻滞为主;胸部 X 线片表现为肺充血;超声检查提示房间隔缺损,心房水平左向右分流,右心室与肺动脉干之间无明显压力阶差。

婴儿期三尖瓣下移(Ebstein 畸形)常可合并肺动脉瓣狭窄,重度肺动脉瓣狭窄伴有右心衰竭时右心明显扩大,甚至出现周围型发绀时更难以鉴别。但是三尖瓣下移心电图表现无右心室肥大,可见高大 P 波;胸部 X 线片示右心房极大;右心导管检查右心房压增高而右心室压力正常;超声检查、心导管及造影都可见特征性三尖瓣下移及右心室房化。

法洛四联症患儿中不典型者,右心室流出道梗阻不明显,其表现类似于肺动脉瓣狭窄,但心电图表现的右心室肥厚不如肺动脉瓣狭窄严重,超声、心导管和造影检查有助于明确诊断。

(四)治疗方案及原则

1.手术适应证

(1)重度肺动脉瓣狭窄婴幼儿合并发绀或心力衰竭需要急诊手术。

(2)右心室收缩压接近或超过体循环收缩压,尽管无症状也需尽早手术。

(3)当右心室与肺动脉压力阶差>6.7 kPa(50 mmHg)时,可选择 3~4 岁时手术。

(4)当压力阶差<6.7 kPa(50 mmHg)时,外科治疗与内科治疗效果相仿,但若存在较明显的继发性漏斗部肌肉肥厚,或瓣环发育不良者,则必须手术治疗。

(5)当压力阶差<3.3 kPa(25 mmHg)时,可采用经皮球囊导管肺动脉瓣整形术。

2.手术方法

常用常温平行循环辅助下肺动脉瓣交界切开术。术中切开融合的肺动脉瓣交界直到瓣环,再适度扩张到最大允许口径。如果瓣环发育不良,瓣环小,应考虑用心包做右心室流出道跨环补片。

3.并发症

常见低氧血症、残余梗阻、心律失常、心力衰竭。

(五)预后

肺动脉瓣狭窄是一种进展性疾病,进展速度和预后与狭窄程度密切相关。约有 15% 在出生 1 个月内死亡,其中将近 50% 死亡者伴有右心室发育不良。

2 岁以上肺动脉瓣狭窄患儿,随着右心室肥厚、纤维化增生,心室收缩力下降,顺应性减低,直接影响手术效果及预后。

1.近期结果

单纯肺动脉瓣狭窄手术疗效佳,伴有右心室发育不良或充血性心力衰竭者预后较差。

2.远期结果

肺动脉瓣狭窄手术后解除了瓣膜狭窄后,长期随访结果甚佳。但是,伴有右心室发育不良者远期效果欠佳。

五、法洛四联症

胎儿时期心室漏斗部间隔发育旋转不良形成本症,主要有肺动脉狭窄、主动脉右移骑跨、室间隔缺损、右心室肥厚四种病理解剖改变。

(一)病因

先天性心脏病是由于胎儿时期心脏发育缺陷所致,其根本原因目前尚未彻底了解。主要原因为遗传因素及环境因素所致。环境因素中比较确定的是母亲妊娠 3 个月内患某些病毒感染性疾病从而影响胎儿心脏发育。在此期间由于右心室漏斗部或圆锥发育不全导致法洛四联症。

(二)病理

由于肺动脉狭窄、右心室内高压导致血液通过室间隔缺损分流至左心室,左心室内的全部血液及右心室的部分血液同时进入主动脉,而肺内循环血流量减少,造成全身氧和血量不足,形成发绀。

(三)临床表现

患儿出生时症状可不明显,随年龄增长出现发绀,常为全身性,并进行性加重。活动耐力减小,稍活动即呼吸困难,发绀加重。部分患儿有缺氧发作史及蹲踞现象。

(四)诊断

1.体征

心脏大小多正常。胸骨左缘第2~4肋间可听到粗糙的喷射性收缩期杂音,有时伴有收缩期震颤。肺动脉瓣第二心音减弱。指(趾)呈杵状改变,甲床发绀明显。

2.X线检查

典型的心外形呈靴状,肺动脉段凹陷或平直。心尖圆钝上翘。肺门血管细少,肺野透亮度增高。

3.心电图检查

电轴右偏、右心室肥厚、右心房肥大。

4.超声心动图检查

可见主动脉根部位置前移,骑跨于室间隔之上。肺动脉发育不良,可累及肺动脉瓣及瓣环、主肺动脉直至分支肺动脉。右心室流出道肌束增生肥厚造成肌性狭窄。常可探及巨大的膜部室间隔缺损。

5.心导管检查

大多数法洛四联症患儿经超声心动图检查即可确诊,一般不需要心导管检查术。合并肺动脉严重发育不良,对合并肺动脉瓣闭锁或肺动脉缺如的病例应施行心血管造影术,以了解肺血管发育情况,供选择手术方法时参考。

(五)鉴别诊断

1.室间隔缺损合并肺动脉狭窄

可根据心脏超声波显示主动脉是否骑跨及室间隔缺损的位置予以鉴别。

2.其他心脏复杂畸形

如右心室双出口合并肺动脉狭窄、永存动脉干及各种类型的大动脉转位等,则可行心导管检查及心血管造影术予以鉴别。

(六)治疗

本症自然转归较差,所有患者均需手术治疗,治疗效果满意。对发绀严重、缺氧发作频繁的病例应尽早施行手术治疗,可于婴儿期施行根治手术。症状较轻的病例也应在2岁以内接受根治手术治疗。

根治手术需在低温体外循环下施行,手术方法包括解除右心室流出道狭窄,采用人造血管补片及自体心包片分别修补加宽右心室流出道及肺动脉,补片修补室间隔缺损。鉴于目前国情,一期根治手术易于为患儿家属接受。

对于肺血管发育极差的患儿,可施行姑息手术治疗,即在大的主动脉与肺动脉之间建立通道以增加肺血流量,以缓解症状并可促进肺血管的发育,为二期根治手术做准备。

(七)预后

本症的自然预后很差,即使存活至成人年龄,生活质量也很差。近年来随着婴幼儿心脏外科的发展,本症的手术死亡率已低于5%,技术设备条件好的心脏病治疗中心则低于3%。而且可于婴儿期施行一期矫治手术并获得了很好的手术效果。

(李秀敏)

第二节 感染性心内膜炎

感染性心内膜炎(IE)是指由于微生物的侵入,引起心瓣膜、心内膜及大动脉内膜的感染及炎症。以往称为细菌性心内膜炎,并根据病原菌毒力、发病时间长短及临床特点而有急性(一般发病持续 8 周以内)和亚急性之分。近年来,由于致病微生物的改变,除细菌外,真菌、立克次体、病毒等亦可引起心内膜炎,故目前统称为感染性心内膜炎。

一、病因

(一)病原体

约 50%的患儿由草绿色链球菌致病。近 20 多年来,葡萄球菌性心内膜炎已较常见,现几乎占患者的 1/3。革兰阴性细菌所致者也渐增多。真菌中以白色念珠菌占绝大多数,常见于早期心脏病术后或小婴儿。由病毒和立克次体感染者很少见。约 10%病例血培养阴性。

(二)基础心脏疾病

IE 患儿绝大多数均有原发性心脏病变,而以先天性心脏病最多见,约为 2/3。其中室间隔缺损居首位,约占 50%,其他依次为法洛四联症、主动脉狭窄、主动脉瓣二叶畸形、动脉导管未闭、肺动脉瓣狭窄等。后天性心脏病中以风湿性瓣膜病最常见,约占 1/3,通常为主动脉瓣及二尖瓣关闭不全。这些心脏病变的共同特点是在心室或血管内有较大的压力阶差,产生高速喷射的血流,受累部位常在压力低的一侧,如室间隔缺损感染性赘生物在缺损的右缘、三尖瓣隔叶及正对缺损的右室壁;动脉导管在肺动脉一侧;二尖瓣关闭不全在左房;主动脉瓣关闭不全在左室等。房间隔缺损时两侧心房间压力阶差小,通过缺损的血流速度慢,故很少发生 IE。

(三)诱因

大约 30%的 IE 患儿可确认其诱发因素,主要为纠治牙病及扁桃体摘除术。此外,长期使用抗生素、皮质激素、免疫抑制剂、静脉高营养输液、心导管检查、安装心脏起搏器及心内手术等都可为病原体侵入心内膜提供条件。

二、病理

本病的基本病变为心瓣膜、心内膜及大血管内膜表面附着疣状赘生物。显微镜下赘生物主要由血小板栓子、纤维蛋白、细菌和坏死的心瓣膜组织形成。心瓣膜的赘生物可造成瓣膜溃疡、穿孔及破坏,且可累及腱索和乳头肌窦感染性动脉瘤等,巨大的赘生物可堵塞瓣膜口。这些病理改变可导致急性血流动力学障碍,引起顽固性心力衰竭,是本病的主要致死原因。

赘生物受血流冲击常有细栓子脱落。由于栓子的大小及栓塞的部位不同,可发生不同器官栓塞的症状并引起不同的后果。左心脱落的栓子可引起体循环器官的栓塞,最常见者为肾、脑、脾,其次为肢体和肠系膜动脉。右心脱落的栓子则引起肺循环的栓塞。微小栓子栓塞毛细血管产生皮肤瘀点,在小动脉引起内皮细胞增生及血管周围炎症反应,形成皮肤的欧氏小结(Osler nodes)。

肾脏的病理改变为:①肾动脉栓塞引起梗死病灶;②局灶性肾小球肾炎;③弥漫性肾小球肾

炎。后两种病变可能是微小栓塞或血管免疫性损伤所致。

神经系统的病变广泛,涉及脑动脉、脑膜、脑室膜、脑实质、脑神经和脊髓。主要病理改变为血管损害。感染性微小栓子可引起弥漫性脑膜脑炎、脑出血、脑水肿、脑软化及脑脓肿。颅内感染性动脉瘤破裂后可致脑内出血、脑室出血或蛛网膜下腔出血。

三、临床表现

临床症状归纳为 3 个方面:①全身感染症状;②心脏症状;③栓塞及血管症状。同时具备以上 3 方面症状的典型表现者不多。2 岁以下婴儿常呈急性经过,多由败血症、感染性皮肤病、肺炎、肠炎、脓胸、骨髓炎等引起。表现为高热、多汗及与发热不成比例的心动过速,可出现心脏杂音,脾常易扪及。肺栓塞多见,但其他部位的栓塞现象较少。病情渐趋恶化,病程可持续 3 天至 3 周,常经尸检才明确诊断。

一般病例多呈亚急性经过,表现为发病缓慢,病初常仅有低热、食欲低下、面色苍白、盗汗、周身不适,新出现心脏杂音或易变性杂音或难以解释的心力衰竭。2/3 患儿出现皮肤黏膜斑点、脾大、进行性贫血,部分可有杵状指。典型的皮肤表现有 Osler 小结(趾指尖红色疼痛性如青豆大结节)、Janeway 损害(手掌或足跟无痛性小红斑或出血)及指甲下条纹状出血。脾栓塞时可出现左上腹疼痛,少数发生脑血管栓塞,可引起头痛、呕吐、甚至偏瘫、失语及昏迷等。葡萄球菌感染者可引起心肌脓肿或破入心包。

四、诊断

原有心脏病的患儿如有一周以上不明原因的发热,即应考虑 IE 的可能。血培养是诊断的关键,应于药物治疗前进行,48 小时内抽血至少 3 次,每次取血 6~10 mL,寒战或体温骤升时取血可提高阳性率。用过青霉素者培养液内应加入青霉素酶;用过磺胺类药物者应加入对氨苯甲酸以利细菌生长。即使采取上述措施仍约有 10% 病例血培养阴性,如做骨髓血培养,可增高阳性率。细菌培养疑为草绿色链球菌者,培养标本需保留 2 周。

其他实验室检查包括周围血常规示进行性贫血,白细胞轻至中度升高,血沉增快。尿液检查常见蛋白、显微镜下血尿。

近年来采用超声心动图检查可确定赘生物的有无、大小(赘生物>2 mm 可检出)、位置及变化,尚可了解心瓣膜破损情况及心脏血流动力学的变化,为 IE 的诊断和治疗,尤其心脏手术的采用与否,提供了重要依据。

对本病的诊断需保持高度警惕性。具有以下数点者提示本病存在:①有心脏病或近期心脏手术病史;②明显的栓塞症状;③难以解释的发热及进行性贫血;④新出现的心脏杂音或原有心脏杂音发生变化。血培养阳性者可确诊。本病需与风湿热、结核、伤寒等鉴别。

中华医学会儿科分会心血管学组、中华儿科杂志编委会共同拟定了《小儿感染性心内膜炎的诊断标准》。

(一)临床指标

1.主要指标

(1)血培养阳性:分别 2 次血培养有相同的感染性心内膜炎常见的微生物(如草绿色链球菌、金黄色葡萄球菌、肠球菌等)。

(2)心内膜受累证据:应用超声心动图检查心内膜受累证据,有以下超声心动图征象之一。

①附着于瓣膜或瓣膜装置,或心脏、大血管内膜、或置植人工材料上的赘生物;②心内脓肿;③瓣膜穿孔、人工瓣膜或缺损补片有新的部分裂开。

(3)血管征象:重要动脉栓塞、脓毒性肺梗死或感染性动脉瘤。

2.次要指标

(1)易感染条件:基础心脏疾病,心脏手术,心导管术,或中心静脉内插管。

(2)较长时间的发热(≥38 ℃),伴贫血。

(3)原有心脏杂音加重,出现新的反流杂音,或心功能不全。

(4)血管征象:瘀斑,脾大,颅内出血,结膜出血,镜下血尿或 Janeway 斑。

(5)免疫学征象:肾小球肾炎,Osler 结,Roth 斑,或类风湿因子阳性。

(6)微生物学证据:血培养阳性,但未符合主要指标中的要求。

(二)病理学指标

(1)赘生物(包括已形成的栓塞)或心内脓肿经培养或镜检发现微生物。

(2)存在赘生物或心内脓肿,并经过病理检查证实伴活动性心内膜炎。

(三)诊断依据

具备以下(1)～(5)项任何之一者可诊断为感染性心内膜炎。

(1)临床主要指标 2 项。

(2)临床主要指标 1 项和次要指标 3 项。

(3)心内膜受累证据和临床次要指标 2 项。

(4)临床次要指标 5 项。

(5)病理学指标 1 项。

五、预后及并发症

抗生素问世之前本病的病死率几乎为100%。20 世纪50 年代后有明显改善,存活的百分率继续上升,但速度很慢。目前病死率仍在 20%～25%。50%～60%确诊为 IE 的患儿有并发症,常见的有心力衰竭、脑栓塞、感染性动脉瘤、主动脉窦破裂、巨大赘生物破坏心瓣膜、获得性室间隔缺损及心脏传导系统受累导致心脏传导阻滞。

六、预防

应注意保护小儿牙齿及口腔卫生,积极治疗败血症和局部感染。心脏手术和心导管检查时注意无菌操作。心脏病患儿进行拔牙、扁桃体摘除等手术时必须于术前1～2 小时及术后48 小时内注射青霉素 G,每天 $8×10^5$ U。行泌尿道手术时除青霉素外还需加用氯霉素或庆大霉素。

七、治疗

应针对病原菌及早治疗。药物选择以细菌对药物的敏感性为依据,一般于抽血行血培养后立即选用杀菌力强,并能穿透纤维素的抗菌药物,大剂量、长疗程(4～6 周)。剂量及用法见表 4-1。

其他治疗包括休息、营养丰富的饮食、铁剂等,必要时输血。并发心力衰竭时应用洋地黄、利尿剂等。对严重主动脉瓣或二尖瓣受累而致顽固性心力衰竭者,可行感染病灶切除术并行心瓣膜修补或人工瓣膜置换术。感染性动脉瘤或主动脉窦破裂者需紧急手术。真菌性心内膜炎常见于严重病残或免疫抑制患儿行心脏手术之后,预后不良,首选药物为两性霉素 B,并尽可能切除受感染的组织。

表 4-1　感染性心内膜炎的治疗方案

病原体	药物	剂量	途径	疗程（周）
草绿色链球菌	青霉素	每天 3×10^6 U/kg 分 6 次,每 4 小时 1 次	静脉注射	4～6
	＋			
	链霉素	每天 30 mg/kg 分 2 次,每 12 小时 1 次	肌内注射	2
粪链球菌	青霉素	每天 3×10^6 U/kg 分 6 次,每 4 小时 1 次	静脉注射	6
	或			
	氨苄西林	每天 200 mg/kg 分 6 次,每 4 小时 1 次	静脉注射	6
	＋			
	庆大霉素	每天 4～6 mg/kg 分 2～3 次,每 8～12 小时 1 次	静脉注射	6
金黄色葡萄球菌				
青霉素敏感	青霉素	每天 3×10^6 U/kg 分 6 次,每 4 小时 1 次	静脉注射	6～8
抗青霉素	苯唑西林钠	每天 200 mg/kg 分 4～6 次,每 4～6 小时 1 次	静脉注射	6～8
	或			
	新青霉素Ⅲ	每天 50～100 mg/kg,分 4～6 次	肌内注射或静脉注射	
	或			
	新青霉素Ⅰ	每天 50～100 mg/kg,分 4～6 次	肌内注射或静脉注射	
	＋			
	利福平	每天 10 mg/kg 分 2 次,每 12 小时 1 次,不超过 600 mg/d	口服	6～8
	或			
	庆大霉素	每天 4～6 mg/kg 分 2～3 次,每 8～12 小时 1 次	静脉注射	2
抗新青霉素Ⅰ	万古霉素	每天 50 mg/kg 分 4 次,每 6 小时 1 次	静脉注射	8
	＋			
	利福平	每天 10 mg/kg 分 2 次,每 12 小时 1 次,不超过 600 mg/d	口服	6～8
病原未知	青霉素	每天 3×10^6 U/kg 分 6 次,每 4 小时 1 次	静脉注射	6～8
	＋			
	苯唑西林钠	每天 200 mg/kg 分 4～6 次,每 4～6 小时 1 次	静脉注射	6～8
	＋			
	庆大霉素	每天 4～6 mg/kg 分 2～3 次,每 8～12 小时 1 次	静脉注射	6～8
	或			
	庆大霉素			
	＋	剂量同上		
	万古霉素			

（李秀敏）

第三节 病毒性心肌炎

一、概述

病毒性心肌炎是由病毒侵犯心肌,引起的心肌细胞变性坏死和间质炎症。能够引起心肌炎的病毒很多,像柯萨奇、埃可、脊髓灰质炎、流感、副流感、腮腺炎、麻疹、风疹、疱疹病毒及腺病毒、鼻病毒甚至乙肝病毒等。以往认为,轮状病毒不易引起肠道外损伤,但新近也有报道可以引起心肌炎。在上述病毒中,以柯萨奇病毒为代表的微小核糖核酸病毒最具亲心肌性。在细菌感染(尤其是链球菌)、营养不良、运动过度、精神创伤、药物毒物等条件下更容易使体内潜伏或静止的病毒繁殖增加,心肌病变加速引起发病。在疾病早期,心肌的损害主要是由病毒在心肌细胞内的复制直接引起的,但在心肌炎的发生和发展(尤其是慢性)过程中,免疫机制的参与更为重要。

二、诊断

(一)病史

年龄越小越不典型,在新生儿,尤其是母亲感染柯萨奇病毒者,多在 2 周内发病,重者可以在生后数小时发病,而且可以累及多个脏器。病初可以有腹泻、食少或骤然起病,突现发热、烦躁、拒乳,迅速出现面白、嗜睡、气急、发绀、有时伴有黄疸。进而出现昏迷、惊厥或休克。临床酷似重症败血症。年长儿轻者可以无症状,仅体格检查时发现心律失常,约 50% 患者在心肌炎症状出现之前数天就可以出现前驱症状,轻者表现为感冒样症状或胃肠道样症状,可自诉头晕、心悸、胸闷、心前区不适或胸痛,周身不适或全身肌肉酸痛,但在暴发性心肌炎,很少以此为主诉,而多以上腹痛、伴或不伴有头痛、呕吐为主诉就诊。

(二)查体

新生儿可有心脏增大、心动过速、心音低钝,可以呈奔马律,一般无杂音,肝、脾多有增大。脑脊液细胞数及蛋白质增高,如进展迅速,可于数小时内死亡。体格检查时,重者可以发现有水肿、气急、心脏增大、第一心音低钝和心动过速、奔马律,有时可以听到Ⅰ~Ⅲ级收缩期杂音、肝脏增大及活动受限等急性心功能不全的表现,有心包炎这可以听到心包摩擦音,重者可以有心源性休克或脑缺氧综合征。如果有明显的心律不齐尚不至于漏诊,如果仅有心动过速尤其伴有发热时,有可能漏诊。

(三)辅助检查

1.实验室检查

急性期周围血白细胞和中性粒细胞可以明显升高,血沉增快,心肌酶可以有改变,其中以肌钙蛋白最为敏感,急性期可成百乃至上千倍升高,CK-MB 因检查方法不同其特异性各异,α-羟丁酸乳酸脱氢酶虽然敏感但不特异,病原学检查因心肌活检很难被患儿及家长接受而不能开展,而大量心包积液量者较少,故心包穿刺术受限。因此,血清病毒学检查便被认为是较有参考意义的病原学检查方法之一,尤其在恢复期其同型病毒效价比急性期增高 4 倍以上更有说服力。其次是急性期咽拭子检查,再次为粪便中分离出病毒。

2.心电图

主要表现 ST 段偏移、T 波低平、双向或倒置,其次出现各种心律失常如期前收缩,阵发性心动过速,QT 间期延长,心房扑动和心房纤颤,房室传导阻滞,暴发性者多有低电压、束支传导阻滞。运动试验阳性。

3.X 线检查

心脏大小正常或呈不同程度增大,多呈普大心,拨动减弱,常伴有肺淤血或肺水肿,较少见到心包积液和胸腔积液。

4.超声心动图

如有心力衰竭可见左心室增大,二、三尖瓣环扩大,瓣膜关闭不全,少量心包积液,重者可以有心室壁运动不协调,心脏收缩和/或舒张功能减低。

(四)诊断要点

1.临床诊断依据

(1)心功能不全、心源性休克或心脑综合征。

(2)心脏扩大(X 线、超声心动图检查具有表现之一)。

(3)心电图改变:以 R 波为主的 2 个或 2 个以上主要导联(I,II,aVF,V_5)的 ST-T 改变(持续 4 天以上,伴有动态变化),窦房传导阻滞,房室传导阻滞,成联律、多型、多源、成对或并行期前收缩,非房室结及房室折返引起的异位性心动过速,低电压(新生儿排除)及异常 Q 波。

(4)CK-MB 升高或心肌肌钙蛋白(cTnL 或 cTnT)阳性。

2.病原学诊断依据

(1)准确指标:自心内膜、心肌、心包(活检、病例)或心包穿刺液检查发现以下之一者可确诊。①分离到病毒;②用病毒核酸探针查到病毒核酸;③特异性病毒抗体阳性。

(2)参考依据:有以下之一者结合临床表现可考虑心肌炎由病毒引起。①自粪便、咽拭子或血液中分离到病毒,且恢复期血清同型抗体滴度较第一份血清升高或降低 4 成以上;②病程早期血中特异性 IgM 抗体阳性;③用病毒核酸探针自患儿血中查到病毒核酸。

确诊依据:具备临床诊断依据两项,可以临床诊断。发病同时或发病前 1~3 周有病毒感染的证据支持诊断者。①同时具备病原学确诊依据之一者,可确诊为病毒性心肌炎;②具备病原学参考依据之一者,可临床诊断为病毒性心肌炎;③凡不具备确诊依据,应给予必要的治疗或随诊,根据病情变化,确诊或排除心肌炎;④应排除风湿性心肌炎、中毒性心肌炎、先天性心脏病、由风湿性疾病及代谢性疾病(如甲状腺功能亢进症)引起的心肌损害、原发性心肌病、原发性心内膜弹力纤维增生症、先天性房室传导阻滞、心脏自主神经功能异常、受体功能亢进及药物引起的心电图改变。

(3)心电图示明显的心律失常或运动试验阳性。①明显的心律失常包括除频发、偶发、良性期前收缩以外的异位节律;窦停搏、一度以上的房室、窦房及左束支、完全右及双、三束支传导阻滞。除此和 ST-T 改变以外为轻度异常;②一度房室传导阻滞、二度 I 型房室窦房传导阻滞、不完全右束支传导阻滞,以往认为是迷走神经张力增高所致,目前认为如果以往没有此改变,现在又有除此心电图以外的心肌炎临床诊断依据者,这种改变就有意义。

三、治疗

(一)药物治疗

1.以营养心肌治疗为主

(1)10.0％～12.5％维生素C 100～200 mg/kg用葡萄糖稀释至10.0％～12.5％浓度,静脉缓慢注射,重症病例每6～8小时1次,病情好转后改为每天1次,连用2～4周。

(2)1,6-二磷酸果糖100～200 mg/kg,每天1～2次,15～20分钟内静脉滴注,2～4周为1个疗程。

(3)磷酸肌酸钠(里尔统)每次0.5～1 g,溶于3～6 mL注射用水中。缓慢静脉推注,推注时间2分钟,每天1～2次,疗程2～4周。

(4)三磷腺苷(ATP)20～40 mg、辅酶A 50～100 U静脉滴注,每天1次,疗程2～4周。

2.抗心律失常治疗

(1)单源偶发期前收缩,可不加抗心律失常药物。

(2)单源频发但没有自觉症状,尤其活动后减少者,可先观察,如果营养心肌后不减少或增多者或为多源、并行心律尤其有短阵室速或成对出现者:①首选普罗帕酮(心律平),按照5～8 mg/(kg·次),每8小时一次口服,最大量每次200 mg,如期前收缩很快控制住,可连服3个月以后逐渐停药,注意监测心电图;②如果普罗帕酮(心律平)不耐受(如严重的昏迷、恶心、呕吐);或出现传导阻滞或出现新的心律失常可换用胺碘酮(乙胺碘呋酮),按照5～10 mg/(kg·d),分3次口服。该药7天左右达到有效浓度,10天以后需减至原量的1/2维持用药,总疗程最好不超过4个月。注意皮肤改变并监测心电图、胸部X线片、甲状腺功能、角膜及肝功能;③高度房室传导阻滞者可在急性期静脉滴注异丙基肾上腺素,按照0.05～2 μg/(kg·min),如果仍不能有效提升室性心率,可安装临时起搏器,如经食管右心房起搏(因局部过热可引起物理损伤,故建议不超过3天),如果时间较长可经股静脉下临时右心室起搏器(为减少局部感染,不应超过半个月),多数急性心肌炎在半月内能够恢复到有效的室率。如仍不恢复可安装永久起搏器。

3.抗心力衰竭治疗

静脉及口服给药方法同室间隔缺损,但因心肌损伤时,对洋地黄类比较敏感,常规剂量容易引起中毒,故洋地黄的应用比较慎重,应该减至常规剂量的2/3或1/2。卡托普利(开搏通)不必减量。

4.免疫疗法

大剂量丙种球蛋白按照2 g/kg,分2～3天静脉滴注以减轻心肌细胞损害。

5.心源性休克的治疗

心源性休克是心脏射血功能障碍,而非明显的血容量减少,如果过分扩容会增加心脏负担,因此全日的入液量不应超过50 mL/kg,多巴胺可以扩张肾动脉减轻心脏后负荷,同时收缩皮肤等血管提升血压,可按照2～5 μg/(kg·min)静脉滴注维持血压;维生素C可按照前面剂量静脉推注,30～60分钟内可重复应用1次,24小时内按急性期给药;激素在病毒性心肌炎中的应用一直存在争议,但在心源性休克、重度房室传导阻滞和室性心动过速或心肌活检证实为慢性自身免疫性心肌炎症反应者是绝对适应证(有报道称在肺炎支原体性心肌炎效果更好),可按照氢化可的松5～10 mg/(kg·d)或者地塞米松0.2～0.5 mg/(kg·d)静脉滴注,症状减轻后改为泼尼松

1 mg/(kg·d)口服,逐渐减量停用,疗程4～8周。

(二)快速处理

如果出现严重的心律失常,可根据不同类型加以处理。

1.室性阵发性心动过速

静脉推注普罗帕酮,按每次1 mg/kg;或利多卡因,按每次1 mg/kg静脉滴注。

2.严重的房室传导阻滞

静脉滴注阿托品,按0.1 mg/(kg·次),或静脉滴注异丙基肾上腺素,按照每次0.1 mg/kg,三度AVB者可加激素静脉滴注。如有条件可行临时起搏器右心室起搏。

四、预后

心肌炎是后天性心脏病,不遗传。由于有免疫机制的参与,一旦患上心肌炎,又没有特效的抗病毒药物来中止疾病的进程,因此休息就显得格外重要。营养心肌对心肌酶升高及心电图心肌缺血改变较敏感,如果经济条件允许,应用营养心肌的药物要比抗病毒更有意义。对心律失常的患者因为心肌本身有一个自我修复的能力,一些传导阻滞经过休息、营养心肌多能修复,但修复时间由数月到数年不定,除三度AVB以外,多可恢复。应坚持动态随访,坚定信念。心肌是泵血器官,因此心肌炎时就有可能出现一过性泵血功能障碍,因此在急性期,尤其有完全性束支阻滞者,预后均较差。

(李秀敏)

第四节 肺动脉高压

肺动脉高压是一组以肺动脉压和肺血管阻力升高伴进行性右心力衰竭竭为主要特征的综合征。正常肺动脉压力为2.0～4.0/0.7～1.3 kPa(15～30/5～10 mmHg),平均肺动脉压为1.3～2.7 kPa(10～20 mmHg)。静息时平均肺动脉压＞3.3 kPa(25 mmHg),或运动时平均肺动脉压＞4.0 kPa(30 mmHg)即可诊断肺动脉高压。10余年前,一旦诊断为原发性肺动脉高压,仍认定为不治之症。近几年来,对肺动脉高压的基础理论和临床研究进展很快,医学治疗手段取得重大突破,使肺动脉高压患者的生存率和生活质量有了明显的改观。

一、病因和发病机制

按照世界卫生组织新的病因分类方法可将肺动脉高压分为肺动脉高压、伴左心疾病的肺动脉高压、与肺疾病和/或低氧血症有关的肺动脉高压、慢性血栓/栓赛性疾病导致的肺动脉高压、其他(如结节病)五大类。小儿肺动脉高压以特(原)发性肺动脉高压,左向右分流先天性心脏病(以下简称先心病)继发肺动脉高压及新生儿持续性肺动脉高压较多见。

肺动脉高压的发病机制迄今尚未完全阐明,血管收缩、血管重构和原位血栓形成是肺动脉高压发生发展的重要病理生理基础。目前认为多种因素参与了肺动脉高压的发病机制。

(一)低氧

急、慢性低氧均可引起肺动脉高压,但其确切机制尚不明了。急性低氧可使体循环血管扩张而使肺血管收缩。急性低氧后,血管收缩物质上调,肺动脉低氧敏感性钾通道活性增加,导致平滑肌细胞膜去极化,胞质内钙离子水平增加,从而导致肺血管收缩。慢性低氧可直接干预细胞的生长,可导致血管平滑肌细胞迁移和增殖,抑制内皮细胞生长,从而发生血管重构。

(二)内皮功能障碍

血管内皮在维持正常肺血管张力及肺循环病理状态(如先心病肺动脉高压)的发生中起关键作用。由内皮细胞释放的前列腺素类和一氧化氮(NO)是血管扩张的重要介质。这种扩血管作用被几种缩血管物质如内皮素-1(ET-1)、血栓素及细胞色素 P450 途径的产物所对抗(图 4-1)。当内皮受损时,可导致血管反应性及平滑肌增殖的改变,从而引起肺动脉高压病理状态的发生。

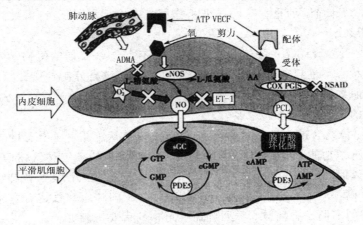

图 4-1　肺动脉内皮细胞依赖性扩血管的机制

内皮性 NO 合酶(eNOS)和环氧合酶(COX)受生理性激动剂 ATP 和血管内皮生长因子(VEGF)的刺激,并受氧和剪力应激的直接刺激。NO 和 PGI₂ 弥散到平滑肌,在该处分别激活可溶性鸟苷酸环化酶(sGC)和腺苷酸环化酶,使 cGMP 和 cAMP 浓度增加,这些环核苷酸使平滑肌松弛。特异性磷酸二酯酶(PDE)使环核苷酸降解。精氨酸类似物,不对称性二甲基精氨酸(ADMA),超氧阴离子自由基(O₂⁻)和内皮素(ET-1)减少 NO 的释放并使血管收缩。AA:花生四烯酸;NSAID:非甾体抗炎药物;PGIS:依前列醇合成酶

(三)血管活性物质及离子通道的改变

参与肺动脉高压形成的血管活性物质主要包括两大类:一类是收缩血管/促进血管平滑肌细胞增生的因子,如内皮素(ET)、5-羟色胺(5-HT)、前列腺素 $F_{2\alpha}$、血管内皮生长因子(VEGF)、血小板衍生性生长因子(PDGF)等;另一类是舒张血管/抑制血管平滑肌细胞增殖的因子,如依前列醇(PGI₂)、心钠素、肾上腺髓质素(ADM)及气体信号分子 NO、CO 等。这些活性物质的产生、分泌平衡失调是肺动脉高压发生的重要机制,也是当前多种药物的作用靶点。

1.PGI₂

PGI₂ 通过 cAMP 依赖途径,发挥扩张血管、抑制平滑肌细胞增生和血小板聚集的作用。肺动脉高压患者花生四烯酸代谢失衡,中小肺动脉 PGI₂ 合成酶表达减少,从而促使肺动脉高压的形成。

2.ET

内皮素家族由三种密切相关的肽类即 ET-1、ET-2 和 ET-3 组成。ET-1 是在心血管系统中产生的主要异构体,ET-2 主要在肾和肠内生成,而 ET-3 主要发现于中枢神经系统内。目前对 ET-1 的了解最多,而 ET-2 和 ET-3 的作用,除在胚胎发育中的作用外,尚不清楚。ET 的作用主

要由 ET_A 和 ET_B 两种受体介导,可引起血管收缩和平滑肌细胞增生。研究发现,肺动脉高压患者血浆ET-1水平明显升高。

3.气体信号分子

内源性 NO 和 CO 在肺动脉高压的形成中有重要的调节作用。在内皮细胞中,L-精氨酸在 NO 合酶(NOS)的作用下生成 NO,NO 从肺血管内皮细胞释放后,迅速弥散进入血管平滑肌细胞,激活可溶性鸟苷酸环化酶(sGC),该酶催化三磷酸鸟苷(GTP),产生环磷鸟苷(cGMP)。cGMP增多可激活 cGMP 依赖性蛋白激酶,抑制钙离子从肌浆网释放和细胞外钙离子内流,细胞内游离钙离子浓度降低,肌球蛋白轻链膜磷酸化,从而使肺血管平滑肌松弛。此外,大量研究证实,NO 及其供体对肺血管的重构有明显抑制作用。在病理情况下,内源性 NO 生成减少,将促使肺动脉高压的形成。

CO 是继 NO 之后发现的又一种气体信号分子,具有与 NO 类似的生物学效应,能够调节机体多种生理和病理状态。近年来研究还提示,内源性 CO 通过自分泌和旁分泌作用在肺循环局部抑制肺血管平滑肌细胞增殖,从而抑制肺血管的重构,但对其是否参与高肺血流所致的肺动脉高压和肺血管重构的形成,尚有争论。

硫化氢(H_2S)是体内含硫氨基酸代谢产物,过去一直被认为是一种有毒的气体,但近年来发现它具有重要的生物学功能,推测可能是 NO 和 CO 之外机体的第三种气体信号分子。H_2S 具有与 NO 和 CO 相似但不同的生物学效应。新近的研究发现,在大鼠低氧性肺动脉高压时,机体内源性 H_2S 体系下调,补充 H_2S 对低氧诱导的肺动脉高压和肺血管重构有明显的缓解作用,提示内源性 H_2S 体系的下调是肺动脉高压及肺血管重构的重要机制之一。

4.5-HT

在临床肺动脉高压患者中,血小板和血浆中的 5-HT 均明显升高。研究发现,5-HT 可引起人类肺动脉平滑肌细胞的增殖和肥厚,也有加强促有丝分裂的作用。5-HT 还可与 PDGF、EGF 和 FGF(成纤维细胞生长因子)等生长因子协同刺激细胞的增殖,比单独一种因素刺激的效果要强许多。在 5-HT 诱导的细胞增殖中,似乎是5-HT转运体(5-HTT)而不是细胞表面的受体起了关键作用。使用基因敲除技术去掉5-HTT后的小鼠,在缺氧合肺血管的中层肥厚程度、血管重构的速度均明显弱于对照组,也进一步证实了5-HTT的作用。

5.ADM

ADM 具有扩张血管、降低血压和利尿排钠、抑制血管平滑肌细胞迁移增生等多种生物学作用。低氧肺动脉高压大鼠肺组织 ADM 及其受体表达上调,血浆 ADM 含量增高。持续给予低氧大鼠 ADM 能缓解肺血管重构和肺动脉高压的形成,提示 ADM 有望成为治疗肺动脉高压的新型药物。

6.钾通道

通过电压门控的钾离子通道进入细胞的钾离子电流可抑制这些钾离子通道引起的细胞膜去极化,调节肺动脉平滑肌细胞的静息电位,并增加细胞内钙离子浓度。现已证实,细胞内钙离子浓度的水平不仅能影响细胞的收缩,而且可直接干预细胞的增生状态。原发性肺动脉高压患者细胞内基本的钙离子水平及静息电位要显著高于正常细胞对照组和继发性肺动脉高压细胞对照组,因为这些细胞的钾离子通道表达降低及功能损害导致钾离子流减少,且细胞内钙离子对钾通道阻断所反应的水平也相应下降。此外,钾通道对缺氧也很敏感,缺氧后钾通道的表达和活性均明显下降,随后的去极化导致电压依赖性钙离子通道的开放,细胞内钙水平增加,细胞内信号传导途径被启动,促进血管收缩和增殖,并抑制细胞的凋亡。

(四)遗传学基础

大多数家族性肺动脉高压病例及高达 20％的散发性 IPAH 的儿童患者与骨形成蛋白受体-2(BMPR-2)基因突变有关。当前已知道超过 50 个功能丧失性突变发生在 BMPR-2 基因。BMPR-2 是与调节细胞生长和分化的有关蛋白质和受体转移生长因子(TGF-β)超家族中的一员。骨形成蛋白(BMP)是许多细胞包括血管内皮细胞和平滑肌细胞释放的配体。这些配体与 BMPR-1 和 BMPR-2 结合导致称为 Smad 的下游信号分子的激活。BMP-Smad 信号使血管平滑肌的增殖增加和凋亡减少。相反,BMP-Smad 信号使内皮细胞的凋亡增加以维持内皮对蛋白质屏障和脂质屏障的完整性,这有助于保存具有薄壁低阻力的肺动脉。信号瀑布中 BMPR-2 的丧失有可能导致内皮损伤,使蛋白质逸漏到基质并引起血管平滑肌细胞的肥大(图 4-2)。

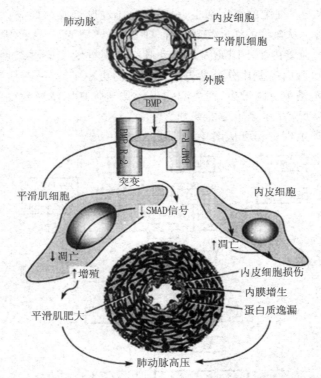

图 4-2 基因突变使骨形成蛋白受体-2(BMPR-2)信号丧失引起的肺动脉高压的机制

骨形成蛋白(BMP)与膜受体 BMPR-1 和 BMPR-2 结合可激活 Smad 信号。正常时,该信号抑制平滑肌细胞的生长和保持内皮完整。该信号的丧失导致不能控制的平滑肌细胞增殖和内皮细胞损伤,从而使蛋白质漏入基质并进一步刺激平滑肌细胞的生长。BMPR-2 突变等位基因的外显率低,并需要信号系统或环境因素中另一种突变才能启动损伤和肺动脉高压

除 BMPR-2 突变外,在 IPAH 中已确定另外几种与维持血管张力有关的信号分子基因表达有突变,这些包括 5-HTT、类激活素激酶-1(ALK-1)和内皮糖蛋白(endoglin),血管电压门控的钾通道和 eNOS,从而进一步支持 TGF-B 信号转导在 IPAH 发病中可能起重要作用。

由于临床肺动脉高压仅出现于有潜在 BMPR-2 突变可能的一小部分疾病基因携带者家庭内(10％~20％),因此,BMPR-2 突变是致病所必需的,但还不是独立的发病因素。因而有人提出"第二次打击"学说,即 BMPR-2 突变的存在是前提(患者对该症易感的遗传素质),在有其他

基因和基因产物等各种内在刺激和/或病毒感染、细菌感染、慢性低氧及服用食欲抑制剂(如右旋芬氟拉明)等外在刺激的再次打击下,诱致肺动脉高压的发生。

二、病理生理

肺动脉高压的病因多种多样,但肺血管的重构是其基本特征。所谓肺血管重构是指肺动脉在受到各种损伤或缺氧等刺激之后,血管壁组织结构及其功能发生病理改变过程,包括内皮损伤、增殖,平滑肌细胞增殖,从而导致血管中层增厚、胶原蛋白过度沉积、小血管闭塞等。此过程一般起始于外周阻力血管,随着整个肺循环阻力持续上升到一定阶段,近端的大血管-主肺动脉壁等也开始发生重构。肺血管的重构包括:①正常无平滑肌的小肺动脉肌化;②肌型肺动脉进一步肌化;③新生内膜的形成;④丛样病变的形成。所谓丛样病变是严重肺动脉高压血管的一种重要表现形式,是肺动脉内皮细胞的无序增生,最后在小肺动脉管腔内形成一些实际没有血流通过的很多微小的无效血管。从血管的切面病理来看,即呈"丛样病变"。这种丛样病变最常发生于直径为 $200\sim400\ \mu m$ 的小血管内。不同原因的肺动脉高压丛样病变有些细微的差别,如 IPAH 患者丛样病变所发生的血管内径要比分流性先心病患者的更小。此外,有研究发现 IPAH 患者丛样病变的内皮细胞增殖是单克隆增生,而先心病患者肺动脉高压丛样病变的内皮细胞增殖呈多克隆样,这也是二种肺动脉高压最重要的差别之一。

肺动脉高压的病理生理过程可从图 4-3 略以证明。

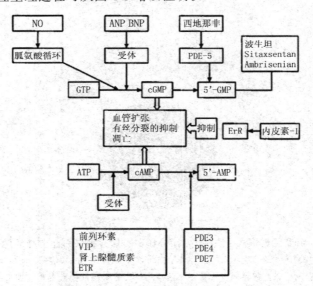

ANP:心房利钠肽;cAMP:环磷腺苷;ATP:三磷酸腺苷;BNP:脑利钠肽;GTP:三磷酸鸟苷;cGMP:环磷鸟苷;NO:一氧化氮;PDE:磷酸二酯酶;ETR:内皮素受体;VIP:血管活性肠多肽

图 4-3　肺动脉高压病理生理及与治疗的关系

三、临床表现

(一)症状

儿童肺动脉高压的症状与成人不同。婴儿常表现为低心排血量、食欲缺乏、发育不良、出汗、呼吸急促、心动过速和易激惹。此外,婴儿和年长儿由于卵圆孔未闭导致右向左分流,出现劳累后发绀。无明显卵圆孔未闭分流的患儿常表现为用力后晕厥。儿童期之后,其症状与成人相同,最常见的为劳累后呼吸困难,有时有胸痛。右心力衰竭竭常见于 10 岁以上有长期严重肺动脉高压的患儿,年幼儿罕见。所有年龄段的儿童均可有恶心、呕吐,这反映了心排血量的下降。胸痛可能是由于右心室缺血所致。

(二)体征

除原发病的征象外,可出现与肺动脉高压和右心力衰竭竭有关的体征(表 4-2)。

表 4-2　肺动脉高压的主要体征

与肺动脉高压有关的体征	右心力衰竭竭体征
P2 亢进并分裂	外周静脉淤血
右心室肥大	右心房压力高
"a"波增强	右心室第三、第四心音
"v"波增强	三尖瓣反流
舒张期杂音(肺动脉瓣反流)	肺动脉瓣区喷射性收缩期杂音
全收缩期杂音(三尖瓣反流)	

四、诊断

(一)胸部 X 线片

胸部 X 线片可见右心室增大,肺动脉段突出,外周肺野的情况取决于肺血流量。肺血管阻力增加导致肺血流量减少,外周肺野纹理进行性减少。末端肺血管的稀疏"截断"现象在成人常见,而儿童则罕见。

(二)心电图

可出现右心室、右心房肥厚,电轴右偏,心肌劳损,R_{V1} 明显增高,P 波高尖,P-R 间期正常或稍延长。

(三)多普勒超声心动图

多普勒超声心动图是最常用、最有意义的无创性影像诊断方法。超声心动图在寻找儿童先天性或获得性心脏病中的作用极其重要。典型的儿童肺动脉高压超声心动图表现与成人相似:右心室、右心房扩大,左心室大小正常或缩小。多普勒可估计肺动脉压力,常用的方法有 3 种。

1.测量三尖瓣反流血流速度

肺动脉高压者常伴三尖瓣反流。在心尖部位应用连续多普勒超声可测到三尖瓣反流的最高流速,根据公式计算肺动脉收缩压(PAP):$PAP = 4V^2 \times 1.23$(V 为三尖瓣反流的最高流速)。

2.测量肺动脉瓣反流速度

大部分先天性心脏病及几乎所有合并肺动脉高压的患儿伴肺动脉瓣反流。测量舒张末期的反流速度可估计肺动脉舒张末期压力。根据舒张末期血流速度(V)可算得肺动脉与右心室的舒张期压差,然后按回归方程 $4V^2 = 0.61PADP - 2.0$ 直接计算肺动脉舒张压(PADP)。

3.右室收缩时间间期估测肺动脉压力

用超声多普勒血流频谱测量右室射血前期(RPEP)、右室射血时间(RVET)和加速时间(AT),计算出 RPER/RVET、RPEP/AT 的比值,进行估算肺动脉平均压(PAMP)及肺动脉收缩压(PASP)。估测公式为 $PASP = 5.5 \times RPEP/AT - 0.8$，$PAMP = 43.2 \times RPEP/AT - 4.6$，当 $RPER/RVET > 0.3$ 时提示肺动脉高压。

(四)放射性核素显像

经心血池显像，通过测定右心室射血分数(RVET)等估测肺动脉压力，此指标与肺动脉压力呈负相关。若 $RVET \leqslant 40\%$，则认为有肺动脉高压的存在。此外，还可通过心肌灌注显像、肺显像方法估测肺动脉压力。

(五)磁共振成像(MRI)

MRI能清晰地显示心脏和大血管的结构并可进行功能和代谢分析。通过主肺动脉内径及右心室壁厚度及大血管内信号强度的时相变化可估测肺动脉压力。

(六)右心导管术

右心导管术是测定肺动脉压力最可靠的方法，可直接测定肺动脉的压力，同时还可进行药物急性扩血管试验以评价肺血管的反应性并指导药物治疗。

采用血管扩张剂进行急性扩血管试验常用药物有：①静脉用 PGI_2，剂量为 $2 \sim 12$ ng/(kg·min)，半衰期 $2 \sim 3$ 分钟；②吸入 NO，剂量为 $(10 \sim 80) \times 10^{-6}$，半衰期 $15 \sim 30$ 秒；③静脉用腺苷，剂量为 $50 \sim 200$ ng/(kg·min)，半衰期 $5 \sim 10$ 秒。急性药物试验的阳性标准尚无统一意见，可接受的最低反应为 PAMP 降低 $15\% \sim 20\%$ 或较前下降 1.3 kPa(10 mmHg)，心排血量不变或略有增加。试验阳性者往往能通过长期口服钙通道阻滞剂取得满意疗效，而试验阴性者则治疗无效且有害。

(七)肺活检

通过上述检查诊断困难者，对先天性心脏病患者术中行肺活检有助于对其预后的判断。重度肺动脉高压患者不仅使手术治疗的并发症和死亡率增高，而且也是决定手术远期疗效的主要因素。然而常规肺活检并不能完全代表肺小血管病理改变的真实情况，这是由于肺血管病变在各个肺野分布不均匀，且所获得的组织范围有限。

诊断肺动脉高压后可按 WHO 的建议对肺动脉高压进行功能性分级(表 4-3)。

表 4-3　WHO 肺动脉高压功能性分级

分类	症状
Ⅰ级	患者有肺动脉高压，日常活动不受限。日常活动不会引起呼吸困难或疲劳、胸痛或晕厥
Ⅱ级	患者有肺动脉高压，日常活动轻微受限，休息后可缓解。日常活动可能会引起呼吸困难或疲劳、胸痛或晕厥
Ⅲ级	患者有肺动脉高压，日常活动明显受限，休息后可缓解。轻微日常活动就会引起呼吸困难或疲劳、胸痛或晕厥
Ⅳ级	患者有肺动脉高压，日常活动完全受限，并有右心功能不全，甚至休息时也会引起呼吸困难或疲劳。任何日常活动均引起不适

五、治疗

(一)病因治疗

许多小儿肺动脉高压属继发性，积极去除病因可从根本上解决肺动脉高压，如早期关闭大的左向右分流、去除左心病变等。有些单纯畸形如室间隔缺损、动脉导管未闭者在早期即可发生严重的肺动脉高压，推测这些患儿在遗传学上有易于发生肺动脉高压的倾向，但其确切机制尚不清楚。建议在 1 岁以内行修补术以防止不可逆肺血管病变(即艾森门格综合征)的发生。1 岁以内手术通常可使肺血管阻力降至正常。2岁以后手术肺血管阻力也会下降,但不能降到正常水平。

(二)一般治疗

1.吸氧

对慢性肺实质性疾病引起的肺动脉高压,低流量供氧可改善动脉低氧血症,减轻肺动脉高压。而大多数艾森门格综合征或原发性肺动脉高压患儿并无肺泡缺氧,因此氧疗的益处不大,但对某些睡眠中动脉血氧过低的肺动脉高压患儿,夜间吸氧可能有益,且可减慢艾森门格综合征患儿红细胞增多症的进展。有严重右心力衰竭竭及静息低氧血症的肺动脉高压患儿,应给予持续吸氧治疗。

2.强心药和利尿剂

联合使用强心苷和利尿剂可减轻心脏前后负荷,增加心排血量。但目前认为强心药用于治疗肺动脉高压是否确有疗效,尚不清楚,且与钙通道阻滞剂联用时有可能抵消后者的扩血管作用。利尿剂用于右心力衰竭竭时,虽能减少已增加的血容量和肝淤血,但严重肺动脉高压时,右室功能主要依赖前负荷,因此需注意避免过多的利尿,因为这可导致血容量降低,心排血量减少,另外还干扰其他药物(如血管扩张剂)的治疗效果。

3.抗凝

抗凝剂主要用于IPAH患儿,因其有微血栓形成的机制,亦可用于右心功能不全或长期静脉药物治疗者。常用药物为华法林,其最佳剂量尚未明确,一般可给予华法林至INR为1.2~2.0国际标准化比值。对特别好动的患儿,如初学走路的儿童,INR应控制在1.5国际标准化单位以下。

(三)钙通道阻滞剂(CCB)

使用CCB前应做急性药物扩血管试验,该试验阳性的轻中度肺动脉高压患者可长期口服钙通道阻滞剂以改善症状和血流动力学,提高生存率。相反,如该试验为阴性,若使用CCB是危险的,可出现显著的体循环血管扩张和低血压而不是肺血管的扩张。常用CCB为硝苯地平[心率较慢者,可舌下含服2.5~10 mg/(kg·d),吸收迅速]。心率较快者可用地尔硫革。

(四)PGE_1和PGI_2

两者是血管内皮细胞花生四烯酸的代谢产物,与前列腺素受体结合后,激活腺苷酸环化酶,增加细胞内cAMP浓度,从而发挥扩血管作用。

1.PGE_1

静脉剂量20 ng/(kg·min),最大剂量可用到100 ng/(kg·min),每天滴注5~6小时,7~10天为1个疗程。雾化剂量为每次15~35 μg/kg。

2.PGI_1

为人工合成的PGI_2,是最早应用于临床的PGI_2静脉制剂。早在20世纪80年代就开始用于治疗肺动脉高压,长期应用对急性药物试验阴性者也有效。该药半衰期短(2~5分钟),且pH较高(10.2~10.8),故需建立一个中心静脉通路持续静脉泵入。初始剂量为2~4 ng/(kg·min),在此基础上以1~2 ng/(kg·min)逐渐加量直到临床症状明显改善或出现明显不良反应。突然停药可致部分患儿肺动脉高压反弹,使症状恶化甚至死亡。主要不良反应包括面部潮红、恶心、厌食、头痛、下颌痛、腹泻、腿痛、静脉注射部位的相关感染和血栓形成等。

由于依前列醇用药的特殊要求且价格昂贵(长期大剂量注射使用每年费用约10万美元),故限制了其临床应用。因此近年来已研制出一系列依前列醇衍生物,代表性的药物包括以下几种。

①曲罗尼尔(treprostinil):又称为 Uniprot(UT-18),商品名为Remidulin。对血流动力学的影响与依前列醇相似,半衰期可达 3～4 小时,主要给药途径是皮下注射,也可静脉给药,其参考剂量为 1.25 ng/(kg·min)。皮下注射可在局部出现疼痛和红斑,儿童应用尤其受到限制。②伊诺前列素(iloprost):是一种化学性质稳定的 PGI_2 类似物,半衰期为 20～30 分钟,可作为依前列醇的替代品。给药途径包括静脉、雾化吸入及口服。静脉剂量为 0.5～5.5 ng/(kg·min);雾化剂量为每次 20 ng/mL,每次吸入 5～7 分钟。缺点是作用时间短,每天必须吸入 6～12 次。不良反应有咳嗽、皮肤潮红、下颌痛等。③贝前列素(beraprost):是一种化学性质稳定的口服 PGI_2 类似物,半衰期为 30～40 分钟,初始参考剂量为 1 μg/(kg·d),每天 3～4 次,逐渐增至 2 μg/(kg·d)或最大耐受量。一般用于病情较轻的肺动脉高压患儿。主要不良反应包括面部潮红、头痛、颌骨疼痛、腹泻和心悸等。

(五)一氧化氮(NO)及其前体和供体

吸入 NO 通过鸟苷酸环化酶(cGMP)途径使肺血管扩张,还可扩张通气较好部位的肺血管,促使血液氧合,改善通气/灌注比值。NO 是一种自由基,在体内半衰期极短仅 3～6 秒,在血管内很快失活,产生局部的肺血管效应。因此可选择性扩张肺血管,降低肺动脉压,而对体循环无明显影响,其效果与 PGI_2 相仿。常用吸入剂量为 20～40 ppm(1 ppm＝10^{-6})。

由于吸入 NO 在氧合过程中具有高反应性和不稳定性,操作较复杂需气管插管和借助呼吸机,专用监控设备昂贵,且有一定不良反应等,使其临床广泛应用受到限制。故近几年来已研究出一些 NO 的供体或前体来代替 NO 治疗肺动脉高压。目前较常用的药物如下。①硝酸甘油:将该药稀释浓度为 1 mg/mL,每次 10 分钟雾化吸入,每天 1 次,共 3 周。②硝普钠:将该药 5～25 mg 溶于 2 mL 0.9％氯化钠溶液中,吸入到呼吸机环路的吸气支,流速 2 L/min,每次 20 分钟,也可不经呼吸机直接雾化吸入。③左旋精氨酸:是 NO 合成的前体,可以口服或静脉注射,但其治疗肺动脉高压的作用还需进一步大规模、双盲对照的临床研究。

(六)内皮素受体阻滞药(ERA)

波生坦是一种能口服的非选择性 ERA,具有 ET_A 和 ET_B 双重抗作用。已证实该药能有效降低肺动脉压力和肺血管阻力,增加运动耐受性。在 2001 年已核准用于治疗心功能 NYHA Ⅲ 和早期 Ⅳ 级的肺动脉高压患者。成人用量为每次 62.5 mg,每天 2 次,4 周后改为每次 125 mg,每天 2 次。小儿剂量尚未确定,Rosenzweig 等用波生坦长期口服治疗小儿肺动脉高压,体重 10～20 kg 者,剂量为 31.25 mg;体重 24～40 kg 者,剂量为 62.5 mg;体重＞40 kg 者,剂量为 125 mg,每天 2 次,结果发现波生坦可降低肺动脉压力和肺血管阻力,使肺动脉高压患者 1～2 年的生存率达 98％,且对心功能 Ⅰ/Ⅲ者较心功能 Ⅲ/Ⅳ级者更显著降低肺动脉高压恶化的发生率。波生坦的不良反应主要是肝功能损害,用药期间需每月复查肝功能一次。此外,选择性 ET_A 受体阻滞药如西他生坦和安贝生坦治疗肺动脉高压的研究正在进行 Ⅲ 期临床试验中。

(七)磷酸二酯酶(PDE)抑制剂

西地那非是特异性 PDE_5 抑制剂,通过抑制 cGMP 降解使细胞内 cGMP 水平增高,引起血管平滑肌松弛,肺血管扩张。此外还可增强和延长 NO 和 PGI_2 及其类似物的扩血管作用。2002 年以来,大量非随机对照研究已证实西地那非对各种原因所致的肺动脉高压均有效,儿童中也有不少应用该药治疗肺动脉高压的报道。西地那非剂量为 0.25～2 mg/kg,口服,每 6 小时 1 次,最高血药浓度可维持 60～120 分钟,主要经肝内细胞色素 $P_{450}3A4$ 异构酶代谢并转化为有活性的代谢产物,半衰期 4 小时。不良反应有头痛、脸红、消化不良、视觉障碍等。

米力农是 PDE_3 抑制剂,通过抑制 cAMP 的降解使细胞内 cAMP 水平增高,使血管扩张。该药常用于左向右分流先心病并肺动脉高压的围术期处理,剂量为 0.5～0.75 $\mu g/(kg \cdot min)$,静脉泵入,共 5～7 天。不良反应可有头痛、失眠、肌无力、室性心律失常加重等。

(八)血管紧张素转换酶抑制剂(ACEI)

ACEI 类药物通过抑制血管紧张素 I 转换为血管紧张素 II,使血管扩张,同时可抑制缓激肽的降解,进一步促使血管松弛,并可抑制交感神经末梢释放去甲肾上腺素,故可用于治疗肺动脉高压。常用药物为卡托普利,剂量为 0.5～2 $mg/(kg \cdot d)$,口服。但该类药物治疗左向右分流先心病并肺动脉高压时应谨慎使用。对肺血管阻力无明显增高而又伴心力衰竭时,应用 ACEI 最合适。对仅有肺动脉高压而无心力衰竭者不宜使用,因此时肺循环阻力高,但体循环阻力不高,ACEI 不仅不能减少左向右分流和改善血流动力学,而且可能会使病情恶化。当左向右分流先心病发展到梗阻性肺动脉高压阶段(艾森门格综合征),则更不宜使用 ACEI,此时 ACEI 会导致右向左分流,血氧饱和度降低而加重缺氧。

(九)药物的联合应用

当上述单独一种药物治疗无效时,可考虑 2 种或 2 种以上药物联合应用。迄今只少数前瞻性试验探讨了不同作用类型的药物联合应用治疗肺动脉高压。现有可联用的方法有 4 种,即 ERA 和前列腺素类,ERA 和 PDE_5 抑制剂,PDE_5 抑制剂和前列腺素类,或以上 3 种药物同时使用。

(十)新的治疗药物及展望

除上述药物的联合应用外,目前还有一些动物试验及初步临床研究结果提示未来的治疗方法。

1.抗氧化剂

越来越多的研究证明反应性氧族在肺动脉高压的形成中参与了肺血管收缩和重构。超氧阴离子自由基(O_2^-)是肺血管压力负荷增加时,肺动脉产生的一种氧自由基,它在超氧化物歧化酶(SOD)作用下转变为过氧化氢,或在 NO 作用下转变成氧化亚硝酸盐。这两种物质在血管内弥散,引起平滑肌细胞增生肥大和血管重构,最终导致肺动脉高压。重组人超氧化物歧化酶(rhSOD)可减轻实验性胎粪吸入性肺损伤的程度。新生儿持续性肺动脉高压的动物试验也已证明气管中应用 rhSOD(2.5～10 mg/kg)后能显著降低肺动脉压力和改善氧合。

2.弹性蛋白酶抑制剂

Rabinovitch 等研究提示,弹性蛋白酶抑制剂活性增强可能在肺血管疾病的病理生理机制中起重要作用,野百合碱诱发的小鼠重度肺血管病变可被逆转。这一研究支持了弹性蛋白酶和肺血管疾病间的因果联系。弹性蛋白酶的抑制引起基质金属蛋白酶活性下降,黏蛋白-C 的下调,β_3-整合素和 EGF 受体的解离。这些研究结果提示即使在重度肺血管疾病阶段,给予弹性蛋白酶抑制剂治疗,肺血管病变仍有可能完全逆转。

3.辛伐他汀

辛伐他汀为一种有效的降脂药物,有研究表明该药可阻断 Rho 激酶介导的一系列细胞内信号通路,最终抑制平滑肌细胞的增殖、迁移,而发挥对肺动脉高压的治疗作用。目前有关辛伐他汀治疗肺动脉高压的大样本、随机对照研究正在进行中。

4.内皮祖细胞(EPC)

内皮祖细胞是一种起源于骨髓原始细胞,类似于胚胎期的成血管细胞,在一定条件下可定向分化为成熟的内皮细胞。研究表明 EPC 在体内可募集、归巢到血管损伤区,促进血管损伤后内皮的修复,减少内皮的增生。

5.血管活性肠肽(VIP)

VIP 能抑制血小板活性和血管平滑肌细胞的增殖,可作为肺血管扩张剂。研究证明吸入 VIP 可改善原发性肺动脉高压患者的血流动力学。

6.选择性 5-HT 重吸收抑制剂

如氟西汀(fluoxetine)对肺动脉高压有保护作用,目前正在进行肺动脉高压治疗的临床试验。

7.基因疗法

在鼠韵肺动脉高压模型中,静脉滴注载有血管内皮生长因子或 eNOS 基因的同源平滑肌细胞的基因疗法可逆转肺动脉高压,且已证明,使用新的信号分子——免死蛋白以选择性减少平滑肌细胞凋亡的基因疗法可逆转小鼠已建立的肺动脉高压。

以上这些研究结果,目前尚不能用于人类肺动脉高压的治疗,但提示将来进一步的策略有可能纠正血管重构并降低肺动脉压力,为治疗肺动脉高压开辟了新的思路。

(十一)心房间隔造口术(AS)

肺动脉高压患者的生存主要受右心室功能的影响,复发性晕厥或严重右心力衰竭竭的患儿预后很差。一些实验和临床观察提示,房间隔缺损在严重肺动脉高压中可能是有益的,有卵圆孔未闭的肺动脉高压患者比无心内分流者活的更长。采取刀片球囊心房间隔造口术(BBAS)或最近报道的逐级球囊扩张心房间隔造口术(BDAS),人为地在房间隔处造口,允许血液右向左分流,虽以体循环动脉氧饱和度降低为代价,但可增加体循环输出量,提高体循环的氧转运。尽管手术本身存在风险,但对于选择后的严重肺动脉高压病例,AS 仍可能是一种有用的替代疗法。AS 的指征为:①尽管给予最大限度的药物治疗,包括口服钙通道阻滞剂或持续静脉注射依前列醇,仍然反复发生晕厥或右心室衰竭;②作为保持患者到移植的干预措施;③没有其他选择时。

(十二)肺或心肺移植

对长期扩血管疗法无效及继续有症状或右心力衰竭竭的患者可做肺或心肺移植术,以改善肺动脉高压患者的生活质量和生存率。心肺联合移植可用于原发性肺动脉高压、心脏瓣膜病所致的肺动脉高压、复杂性心脏畸形导致的艾森门格综合征和复杂性肺动脉闭锁的患者。单纯肺移植可应用于肺部疾病导致的肺动脉高压而心脏正常的患者。国际心肺移植登记协会公布,肺移植的生存率 1 年为 70%,5 年为 50%。

(李秀敏)

第五节 心 肌 梗 死

近年来,小儿心肌梗死(MI)实际发病率及检出率均较前显著增加,已成为小儿猝死的重要病种之一。从出生后第一天至青少年期,健康儿或有基础疾病者,均可发生 MI。有资料表明,未经手术的先天性心脏病患儿尸解证实近 75% 有 MI 的证据,无先天性心脏病小儿尸检发现冠状动脉病变为主要死因者占总数的 2% 以上。

一、病因

病因与年龄相关。

(一)新生儿期

先天性心脏病,特别是冠状动脉起源异常是此期致 MI 最重要的因素。冠状动脉起源异常发生率 1%～2%,多数患儿无临床表现。Lipsett 等分析 7 857 例重要冠状动脉异常(ACAS)死亡小儿后指出,最常见的 ACAS 为冠状动脉异位起源于主动脉(43%)与冠状动脉左前降支发自肺主动脉(ALCAPA,Bland-White-Garland 综合征)(40%),ALCAPA 小儿常在出生后第 1 年内发生充血性心力衰竭,多于出生后 14 年内死亡。ACAS 死亡病例中 45% 为猝死,部分存活至青少年期者遗留陈旧性 MI,全部病例均有前外侧壁近端的铊 201(TL-201)灌注异常。右冠状动脉异常以先天性瘘管多见。

次常见原因有肺动脉闭锁而室间隔完整者、永存动脉干、大动脉转位及修复后等;少见原因如心内膜弹力纤维增生症、冠状动脉中层钙质沉着。日本 1970－1995 年全国 105 755 例川崎病患儿中 1%～2% 猝死,猝死主要原因为 MI,尸检证明为冠状动脉血栓性脉管炎和动脉瘤破裂,年龄≤30 天龄者 6 例,最小发病日龄为 20 天。

(二)1 岁至青春期前

川崎病很可能是此期 MI 的最重要病因,亚裔小儿更易罹患。发病的第 7 天起即可检出冠状动脉异常扩张,其中的 15%～25% 患儿发展为冠状动脉瘤,近 70% 小儿的动脉瘤在 1～2 年消退。MI 发生率为 1.9%,通常发生于患病后第一年(72.8%),其中 39.5% 发生在患病后 3 个月内。63% 于休息或睡眠时发病,14% 于玩耍、活动、走路时发病。22% 的患者在第一次 MI 期间死亡。发病 10 天内大剂量免疫球蛋白联合阿司匹林治疗较单用阿司匹林使冠状动脉病变发生率由 20% 降至 4%,10% 的个体对该方案无效应。日本全国范围的调查发现,本病复发率约 3%,12.2% 的复发者伴心脏并发症,以男性、首次发病有心脏并发症者为主,但复发者无一例为 MI。

其他非外科病因常见有心肌病、心肌炎(含风湿性心肌炎)、胶原血管性疾病(特别是系统性红斑狼疮、高安病、结节性动脉炎);次常见者包括肾病综合征、隐伏的恶性肿瘤(尤其是淋巴瘤纵隔放疗后)、败血症、William 综合征(主动脉瓣上狭窄)、感染性心内膜炎、同型半胱氨酸血症,以及甲型血友病以凝血酶原复合物浓缩剂或Ⅷ因子抑制物旁路活性(FEIBA)治疗者、特发性心内膜下 MI。某些非常罕见的病因有遗传性疾病如早老症、弹性纤维假黄瘤、黏多糖病、Fabry 病、尿黑尿酸症、Hurler 综合征、糖原累积病Ⅱ型及冠状动脉肌纤维发育不良、主动脉瓣乳头肌弹性纤维瘤继发 MI、衣原体肺炎、幽门螺杆菌感染,有报道一名 11 岁西班牙裔男童因痉挛性喉炎吸入消旋肾上腺素后 20 分钟发生 MI。

部分手术或创伤后导致 MI 的原因包括在体外循环时冠状动脉灌注不良、心脏移植并发症如排异、钝性胸部创伤。曾报告一接受骨髓移植的 7 岁小儿发生曲菌性全心炎,其冠状动脉见曲菌栓塞而继发急性大面积 MI。

(三)青少年

MI 的病因除下列三点外与儿童类似:①川崎病在该年龄组发病较少;②应考虑有无吸食可卡因或嗅吸胶水的可能;③冠状动脉粥样硬化是否致小儿 MI 仍有争议,但已知纯合子型家族性高胆固醇血症(发病率为 1/100 万)、家族性混合性高脂血症、低密度脂蛋白血症、高载脂 B 脂蛋白血症者,其冠状动脉病变早发,并在 20 岁前即可发生 MI。对青少年(平均 16 岁)杂合子型高胆固醇血症(发病率 1/500)患者以 TL-201 扫描提示 22% 的病例伴 MI。某些烟雾病患儿也可发生 MI。

二、临床表现

常见症状如哭闹、难以哺喂、呼吸困难、呕吐、绞痛、易激惹、休克等。4 岁以下患儿 17%、而 4 岁以上 83% 主诉有胸痛、胸部压榨感。研究发现小儿胸痛部位及放射较疼痛性质对心绞痛诊断有帮助,因为小儿往往将疼痛描述为锐痛,且对此复述时有出入。疼痛放射至左肩者则更可能是心源性。摩擦音、颈静脉扩张被认为是有高度特异性的体征,而发绀、大汗、灌注不良、心动过速、啰音、焦虑等提示 MI 的敏感程度尚难确定。MI 小儿常伴发心律失常,可有上腹痛、腹部压痛、晕厥及易疲劳等不同的表现形式。由于移植后的心脏已失去神经支配,故缺血不表现为胸痛,而是咳嗽、充血性心力衰竭、心律失常或猝死。

三、辅助检查

(一)心电图检查

小儿 MI 的心电图表现与成人并无大异,但正常变异时的 T 波改变、先天性心脏病者的心电图可类似于 MI。小儿 MI 的心电图诊断指标:①除 aVR 外任一导联,尤其是 I、aVL、V_5、V_6 导联,ST 段改变大于 2 mV,ST 在任一导联抬高,其对应导联 ST 段压低;②异常 Q 波;③异常 T 波倒置;④室性心律失常,特别是室性心动过速;⑤QTc>0.48 秒;⑥心肌肥厚可能提示先天性心脏病,且是 MI 的一个危险因子。

川崎病小儿 MI 的 Q 波振幅和持续时间(≥0.04 秒)对诊断特异性为 97%~100%,Q 波振幅单项指标有 86% 的特异性,Q 波间期因 MI 发生部位不同其灵敏度及特异性有差异,如下壁者较低,前壁则可高达 88%。但要与非缺血的病理状态时的 Q 波改变相鉴别,如"容量负荷过重"所致左室肥厚者的 V_5~V_6 导联、所致右室肥厚者的 V_1~V_2 导联均可有宽大 Q 波。婴幼儿 I、aVL 或 V_5~V_7 任一导联出现宽大 Q 波均提示左冠状动脉的起源异常,其他 Q 波>0.12 秒者尚须考虑心肌炎、心肌纤维化、肥厚型心肌病、Duchenne 肌营养不良性心肌病、心内膜弹力纤维增生症,尤其是特发性主动脉下闭锁等。

ST 段除 aVR 导联抬高大于 2 mV 应考虑急性 MI,小儿急性 MI,ST 段与 T 波前肢形成弓背向上抬高 ST 段压低通常特异性较低,但出现与对应导联呈近乎 180°相反方向"镜像"关系时对确定梗死部位有重要意义,强烈提示 MI。后壁心梗可无 ST 段抬高,而仅有 V_{4R}~V_2 导联的 ST 段压低。

Ⅱ、Ⅲ、aVF 倒置对下壁心梗诊断有很高的特异性和敏感性,如在同时见深的 Q 波,伴或不伴 T 波倒置,亦能提示 MI。

小儿 MI 室性心律失常较之成人并发症的发生更为常见,以室性心动过速、心室颤动为主,死亡率为 80%。

应用信号平均心电图后电位技术评价小儿心肌缺血及 MI,应用 VCM-3000 系统,用一频带为 40~300 Hz 的滤波器,将 200 次电位叠加、平均与记录,检查经 TI-201 心脏扫描证实的有无心肌缺血及 MI 的滤波后 QRS 间期(f-QRSd,ms)、滤波后均方根电压(RMS,μV)和 QRS 终末 40 μV 以下低振幅的间期(LAS,ms),按体表面积(BSA,m^2)分成 4 组。发现当 BSA<0.3 m^2 时如

f-QRSd>95 ms,RMS<30 μV,LAS>25 ms;当 BSA0.3～0.5 m² 时 f-QRSd >110 ms,RMS<251 μV,LAS>30 ms;当 BSA0.5～1.2 m²时 f-QRSd>115 ms,RMS<20 μV,LAS>30 ms;当 BSA≥1.2 m² 时 f-QRSd>125 ms,RMS<20 μV,LAs>30 ms时,均可认为是阳性后电位。其阳性率在无冠脉损害组为 0,缺血组为56.3%,陈旧性 MI 组为 69.2%,特异性及灵敏度远高于以成人标准用于小儿者,且重复性为 100%。对难以行心血管造影检查的婴幼儿患者不失为替代方法之一。

(二)实验室检查

1.心肌酶谱(CK-MB、SGOT、LDH)

CK-MB 在评估 MI 有一定参考价值。有报道 CK-MM3/MM1 异构体在 MI 胸痛发作时即升高,2～6 小时达峰值,且易于检测。

2.心肌钙蛋白Ⅰ及心肌钙蛋白 T

均有显著升高,尤以前者更特异、更灵敏(两者均近乎 100%)、窗口期更长。

(三)器械检查

(1)TL-201 闪烁照相或 TL-201 单光子发射体层成像(SPECT)即使在小婴儿亦能提示心脏某部位的灌注或摄取缺欠、心肌坏死,且可鉴别充血性心肌病的病因。若由 AL-CAPA 所致者,则有灌注异常;若为其他因素所致,则灌注正常或造影剂不规则广泛分布。宫川等提出双嘧达莫-TI-201SPECT 对川崎病心脏并发症(含 MI)的诊断与长期随访安全、有效。

(2)磁共振电影成像通过快速连续放映,可了解心脏及瓣膜的活动情况。MRI 亦可作出 MI 诊断。

(3)二维/三维心脏超声:借以了解心室壁的运动情况及是否存在室壁瘤、二尖瓣反流。仔细观察也可发现冠状动脉的异常和乳头肌梗死。

(4)心血管造影能提示冠状动脉有无栓塞、闭锁、扩张及冠状动脉瘤和心脏的情况,儿科尤其是婴幼儿应用有一定局限性。

四、诊断与鉴别诊断

目前尚无小儿 MI 统一的诊断标准,根据文献,宜从以下诸方面考虑本病的诊断。①病史:有无提示 MI 的基础疾病,如既往有心力衰竭样表现,既往如有胸部创伤及创伤后心电图表现,免疫紊乱及是否服用肾上腺皮质激素或免疫抑制剂,是否接受过雄激素治疗,有无相关手术史(如房室分流术后引流管闭塞致颅内压增高),有无毒蜘蛛(如黑寡妇蜘蛛或棕色寡妇蜘蛛)叮咬史。②家族史:有无心血管病危险因素(脂蛋白异常、高血压、肥胖、Ⅰ级亲属心绞痛、MI 病史等)。③症状、体征。④相关检查:心电图、心肌酶谱、心肌钙蛋白、心脏超声、TL-201 及心血管造影。

符合 1～3 者可拟诊,结合 4 中至少 2 项以上阳性可确诊,注意排除假性 MI。

屡有报道病毒性心肌炎临床、心电图、甚至 TL-201 结果与 MI 近似而误诊为 MI。但前者胸痛较轻,心血管造影无异常。其他假性 MI 有肥厚性心肌病、Duchenne 型肌营养不良等。

五、治疗

对小儿治疗的研究不多,故治疗多模仿成人,包括静脉补液及多巴酚丁胺、保证心排血量、给氧、纠正电解质紊乱、缓解疼痛、溶栓(华法林、链激酶)。及时处理呼吸衰竭、心律失常、心源性休克、充血性心力衰竭等并发症。有学者对 15 例川崎病并发巨大冠状动脉血管瘤患儿,以尿激酶 8 000~10 000 U/kg 行冠脉内插管溶栓治疗,10 分钟给药完毕,结果 3 例完全、5 例部分溶栓,最快者给药完毕即部分溶栓。15 例中 4 例再栓,随访 2~8 年(平均 3.3 年)无一例再发 MI 及死亡。禁食以保护缺血肠管。治疗中,尚应探寻小儿的病因以便针对性治疗。

六、预后

小儿 MI 后康复的概率大于成人,预后与心肌损伤及治疗措施、治疗效果有关。小儿 MI 尚难确定与基础心脏疾病类型的关系。Johnsrude 对 96 例心脏病伴发 MI 的存活者,平均随访 4.9 年,无一例表现严重的复发性室性心律失常及猝死。Celermajer 对 1979 年—1989 年 10 年的资料研究发现,17 例中有 8 例死于诊断后的 3 天至 3 年(总死亡率 47%)。其余 9 例 MI 后存活儿即使左室射血分数仅 21%~66%,仍能较好耐受运动,其中一例需长期服药,但无猝死病例。24 小时 Hoher 9 例中有 7 例正常,有 1 例轻微异常。

再梗死的死亡率很高,加藤对 152 例 MI 存活者观察,24 例再发 MI,再发死亡 15 例(死亡率 62.5%),再发后存活的 9 例中又有 6 例第三次发 MI,仅 1 例幸存(死亡率 83.3%)。提示预防再梗死是 MI 后长期存活的关键。治疗与小儿 MI 相关的基础疾病可能更有效地预防 MI。

(李秀敏)

第六节　心力衰竭

心力衰竭(HF)是临床上的一个综合征,指因心肌收缩或舒张功能下降,导致心排血量绝对或相对不足而不能满足机体组织代谢需要的病理状态,是各种心脏病的严重阶段,也是儿童时期危重症之一。各个年龄均可发生,以 1 岁内发病率最高。

一、诊断步骤

(一)病史采集要点

1.病史

先天性心脏病、心肌炎、心肌病、风湿性心脏病、感染性心内膜炎、川崎病、严重心律失常、心脏手术后、甲状腺功能亢进、急性肾炎等常是简称心力衰竭,的病因。心力衰竭往往有诱发因素,注意了解有无以下常见诱因:①感染;②过度劳累或情绪激动;③贫血;④心律失常;⑤摄入钠过多;⑥停用洋地黄过早或洋地黄过量。

2.主要临床表现

依年龄、病因、起病缓急而有所不同。新生儿表现可不典型,应注意有无嗜睡、淡漠或烦哭、吃奶费力困难、呕吐、呼吸浅速、呼吸困难、哭声弱、面色灰白、皮肤冷湿。婴儿起病常较急,发展迅速,可突然出现烦躁哭闹、呼吸急促费力、发绀、肢端冷,起病稍缓者喂养困难,吸乳费劲气促、体重不增、多汗、哭声变弱或声嘶。年长儿与成人相似,乏力、体力活动能力减退、头晕、心慌、气促、呼吸困难、端坐呼吸、食欲缺乏、长期咳嗽、体重短期内增加、少尿、下肢水肿、发绀等。

（二）体格检查要点

1.一般表现

慢性心力衰竭患儿生长发育迟缓,体格瘦小、疲乏、面色苍白。患儿烦躁、多汗、哭声低弱。

2.心血管体征

心界增大,心率增快,婴儿160次/分以上,学龄儿童100次/分以上,心音减弱,呈奔马律,心前区可闻2/6级收缩期杂音。血压偏低、脉搏细弱、奇脉、皮肤花纹、四肢冷、口唇、肢端发绀。

3.其他系统

呼吸急促、浅表,三凹征,端坐呼吸,叹息,肺部喘鸣音、湿性啰音,颈静脉充盈或怒张,肝大、边缘较钝,双下肢水肿,重者有胸腔积液、腹水。

（三）门诊资料分析

1.血常规

可有贫血改变。

2.尿常规

可有轻度蛋白尿和镜下血尿。

3.血心肌酶谱

可升高,提示心肌缺血征象。

4.心电图

除原发性心脏病心电图改变外,心力衰竭无特异性改变,可有左右心室肥厚和ST-T改变,心电图改变不能表明有心力衰竭,但对心律失常及心肌缺血引起的心力衰竭有诊断及指导治疗意义。

5.胸部X线片

心尖冲动减弱,心影多增大,心胸比例增大,1岁内超过0.55,1岁后超过0.5。可见肺淤血或肺水肿、胸腔积液表现。

（四）进一步检查项目

1.补充门诊未做的项目

心肌肌钙蛋白、肝、肾功能、电解质生化。

2.超声心动图

超声可估量心腔的大小和左室射血分数。心力衰竭者射血分数(EF)降低,左室短轴缩短率(FS)下降,左室每搏量减少,心排血指数减低,心室内径增大。超声心动图对心力衰竭的病因诊断有重要作用,如诊断先心病的结构,彩超可显示心内分流、瓣膜反流及狭窄,还可估量狭窄前后的压差,体、肺循环的流量比及心排量等。

3.血气分析

心力衰竭时不同血流动力学改变可有相应的血气及pH变化。容量负荷增加,肺静脉充血,影响肺内通气,氧分压降低;心排血量绝对或相对不足,组织灌注不足致组织代谢异常,易导致血氧降低、代谢性酸中毒及电解质紊乱。血气分析可反映病情严重的程度。

4.中心静脉压

与右室舒张末压一致,正常$0.6\sim1.2$ kPa($6\sim12$ cmH$_2$O),增高提示右心衰竭或补液过多过快。低于0.6 kPa(6 cmH$_2$O)说明血容量不足。

5.肺动脉楔压

正常 0.6～1.2 kPa(6～12 cmH₂O),反映左心房压,左心房压一般反映左室舒张末压。主要反映心脏前负荷,压力增高提示左心衰竭。高于 2.0 kPa(20 cmH₂O)显示轻、中度肺淤血,高于 2.5 kPa(25 cmH₂O)为重度,高于 3.0 kPa(30 cmH₂O)提示肺水肿。

6.记录 24 小时出入量

避免液体入量过多而加重心脏负担。

二、诊断对策

(一)诊断要点

1.具备以下四项考虑心力衰竭

(1)呼吸急促:婴儿 60 次/分以上;幼儿 50 次/分以上;儿童 40 次/分以上。

(2)心动过速:婴儿 140 次/分以上;幼儿 140 次/分以上;儿童:120 次/分以上。

(3)心脏扩大:体检、X 线或超声心动图证实。

(4)烦躁、哺喂困难、体重增加、尿少、水肿、多汗、发绀、呛咳、阵发性呼吸困难(2 项以上)。

2.具备上述 4 项加以下 1 项或上述 2 项加以下 2 项即可确诊心力衰竭

(1)肝大:婴幼儿在肋下不小于 3 cm,儿童不小于 1 cm,有进行性肝大或伴有触痛者更有意义。

(2)肺水肿。

(3)奔马律。

(4)周围循环障碍。

3.心功能评级

Ⅰ级:仅有心脏病的体征(如杂音),但体力活动不受限制。

Ⅱ级:一般体力活动无症状,但较重的劳动后可引起疲乏,心悸及呼吸急促。

Ⅲ级:能耐受较轻的体力活动,短程平路尚能健步而行,但步行时间稍长,快步或常速登三楼时,发生呼吸急促,心悸等。

Ⅳ级:体力活动能力完全丧失,休息时仍有心力衰竭的症状和体征,如呼吸困难,水肿和肝大等,活动时症状加剧。

对婴儿心功能评价按以下分级。

0 级:无心力衰竭表现。

Ⅰ级:即轻度心力衰竭。其指征为每次哺乳量少于 105 mL,或哺乳时间需 30 分钟以上,呼吸困难,心率超过 150 次/分,可有奔马律,肝大肋下 2 cm。

Ⅱ级:即中度心力衰竭。指征为每次哺乳量少于 90 mL,或哺乳时间需 40 分钟以上,呼吸超过 60 次/分,呼吸形式异常,心率超过 160 次/分,肝大肋下 2～3 cm,有奔马律。

Ⅲ级:即重度心力衰竭。指征为每次哺乳量少于 75 mL,或哺乳时间需 40 分钟以上,呼吸超过 60 次/分,呼吸形式异常,心率超过 170 次/分,肝大肋下 3 cm 以上,有奔马律。并有末梢灌注不良。

(二)鉴别诊断要点

婴儿心力衰竭应与毛细支气管炎、支气管肺炎相鉴别。后两病有感染史,表现发热、咳嗽咳痰、气促气喘症状,肺部满布湿性啰音、胸片表现肺部有片状阴影,血常规有炎症改变支持肺部炎症改变。吸氧后发绀可以减轻或消失,血氧分压升高,氧饱和度正常;抗感染治疗有效。但病情严重可出现心力衰竭,可进行心脏超声检查,按心力衰竭治疗。

(三)临床类型

1.按起病急缓

其分为急性和慢性心力衰竭。

2.按受累部位

分为左、右心及全心衰竭。

3.按心排血量

分为高排血量和低排血量心力衰竭。

4.按心脏收缩或舒张功能

分为收缩功能衰竭和舒张功能衰竭。

三、治疗对策

(一)治疗原则

主要有:①消除病因及诱因。②减轻心脏负荷,改善心脏功能,改善血流动力学。③保护衰竭心脏。④对症治疗。

(二)治疗计划

1.一般治疗

保证患儿休息、防止躁动,必要时用镇静剂。严重心力衰竭患儿常不能平卧,年长儿可取半坐位,年小婴儿可抱起,使下肢下垂,减少静脉回流。供给湿化氧,并做好护理工作,避免便秘及排便用力。婴儿吸吮费力,宜少量多次喂奶。给予营养丰富、易于消化的食品。急性心力衰竭或严重水肿者,应限制入量及食盐,每天入液量大约为 1 200 mL/m² 或 50～60 mL/kg。

2.洋地黄类药物

迄今为止洋地黄类仍是儿科临床上广泛使用的强心药物,其作用于心肌细胞上的 Na^+-K^+-ATP 酶抑制其活性,使细胞内 Na^+ 浓度升高,细胞内 Ca^{2+} 升高,增强心肌收缩。强心苷通过正性肌力作用、负性传导作用及负性心率作用而起效应,以往强调洋地黄对心肌的正性肌力作用,近年认识到它对神经内分泌和压力感受器的影响。心力衰竭时,洋地黄能改善压力感受器的敏感性和功能,亦可直接抑制过度的神经内分泌活性,降低去甲肾上腺素的分泌,降低血浆肾素活性,减少血管紧张素Ⅱ的量等。洋地黄的治疗量与正性肌力作用呈线性关系,小剂量小作用,大剂量大作用。

(1)洋地黄制剂的剂量及用法。①地高辛:有口服和静脉制剂。口服负荷量早产儿 0.02 mg/kg,足月儿0.02～0.03 mg/kg,婴儿及儿童 0.025～0.04 mg/kg;维持量为 1/5～1/4 负荷量,分 2 次,每12 小时/次。②毛花苷 C:仅有静脉剂型。负荷量小于 2 岁 0.03～0.04 mg/kg,2 岁以上者 0.02～0.03 mg/kg。

急性心力衰竭常用快速洋地黄类制剂,常用毛花苷 C0.02～0.03 mg/kg(2 岁以上),先给半量,余下半量分2 次给予(间隔 4～6 小时),第二天开始用地高辛维持量。慢性心力衰竭可直接用慢饱和法强心治疗,即每天口服地高辛维持量(1/4 饱和量),分 2 次口服,经 5～7 天后达到稳定的血浓度。必须注意洋地黄的不良反应,密切观察临床表现并定期查心电图和/或地高辛浓度。用药前应了解患儿近 2 周内洋地黄使用的情况,用药时根据具体情况使用合理剂量,并注意个体化。

(2)洋地黄中毒的治疗:首先应立即停药,并测定患儿血清地高辛、钾、镁浓度及肾功能,建立静脉输液并监测心电图。若中毒较轻,血清钾正常,一般在停药后12~24小时后中毒症状消失。若中毒较重可给以下药物:①静脉滴注氯化钾,以每小时0.3~0.5 mmol/kg的速度缓慢滴注,浓度不超过0.3%,总量不超过2 mmol/kg;有二度以上房室传导阻滞者禁用。②苯妥英钠(大仑丁)1~2 mg/kg,缓慢注射(>20分钟)。

3.利尿剂

利尿剂可改善心力衰竭的临床症状,是心力衰竭治疗的重要措施之一。利尿剂主要通过作用于肾小管不同部位,阻止钠和水的再吸收而产生利尿作用,可减轻水肿,减少血容量,降低回心血量;降低左室充盈压,减轻心脏前负荷。使用利尿剂应根据病情轻重、利尿剂的作用机制及效应力,合理选择或联合应用。急性、重症心力衰竭可静脉用袢利尿剂如呋塞米,利尿作用强大迅速。慢性心力衰竭可用噻嗪类利尿剂如氢氯噻嗪(HCT),对改善症状有益。需注意利尿后可能发生电解质失衡,尤其是低钾血症,一般联合保钾利尿剂如螺内酯、氨苯蝶啶等口服,必要时补充钾剂并调整利尿药物的种类和剂量。用法用量:①呋塞米静脉注射每次1~2 mg/kg,口服每次1~2 mg/kg,每天2~3次。②氢氯噻嗪口服每次1~2 mg/kg,每天2~3次。③螺内酯(安体舒通)口服每次1~2 mg/kg,每天2~3次。

4.血管紧张素转换酶抑制剂(ACEI)类药物

ACEI类药物具有阻断肾素-血管紧张素系统及抑制缓激肽分解的作用,从而逆转心肌重构及减轻心脏前后负担,改善心功能,是治疗慢性心力衰竭的基本用药。儿科常用药物如下。①卡托普利(开搏通):1~6 mg/(kg·d),分2~3次;从小剂量开始,根据情况调整剂量,一般隔3~5天加量,逐渐增加至合适剂量。②贝那普利:长效制剂,初始剂量0.1 mg/kg,每天1次口服,每周递增1次,每次增加0.1 mg/kg,最大耐受量0.3 mg/(kg·d)。③依那普利:长效制剂,初始剂量0.05 mg/(kg·d),每天1次口服,根据患儿情况增量,最大耐受量0.1 mg/(kg·d)。

5.血管紧张素Ⅱ受体拮抗剂

可以阻断来自不同途径的血管紧张素Ⅱ(AngⅡ)作用,用于患者对ACEI不耐受或效果不佳者,常用氯沙坦、缬沙坦,口服有效,高选择性。

6.血管扩张药物

通过扩张静脉容量血管和动脉阻力血管,减轻心室前后负荷,提高心排血量;并使室壁应力下降,心肌耗氧减低而改善心功能。

(1)硝普钠:剂量为每分钟0.2 μg/kg,以5%葡萄糖稀释后静脉点滴,以后每隔5分钟,可每分钟增加0.1~0.2 μg/kg,直到获得疗效或血压有所降低。最大剂量不超过每分钟3~5 μg/kg。如血压过低则立即停药,并给去氧肾上腺素0.1 mg/kg。

(2)硝酸甘油:增加一氧化氮的产生和输送,主要对静脉血管有扩张作用,作用较硝普钠弱,但对肺静脉作用明显。常用剂量0.25~10 μg/(kg·min)。

(3)酚妥拉明:是α_1受体阻滞剂。在组织内产生一氧化氮,使动静脉血管扩张,以扩张小动脉为主,减轻心脏前后负荷,常与多巴胺类药物合用。常用剂量2~10 μg/(kg·min),用5%葡萄糖稀释后静脉点滴。

7.非洋地黄类正性肌力药物

(1)β受体激动剂:洋地黄药物治疗效果不好时,可用肾上腺素能受体(β受体)激动剂如多巴胺及多巴酚丁胺。多巴胺和多巴酚丁胺可增加心肌收缩力、扩张血管。常常是多巴胺和多巴酚丁胺各7.5 $\mu g/(kg \cdot min)$联合应用,取得较好效果,一般主张短期内使用。常用于低输出量性急性心力衰竭及心脏手术后低心排血量综合征。①多巴胺:常用剂量 5～10 $\mu g/(kg \cdot min)$;②多巴酚丁胺:2～5 $\mu g/(kg \cdot min)$。

(2)磷酸二酯酶抑制剂:通过抑制磷酸二酯酶,减少细胞内 cAMP 降解,增加钙浓度,加强心肌收缩力,同时扩张外周血管,减轻心室前后负荷。①氨力农:静脉注射,首剂负荷量为0.5 mg/kg,继以 3～10 $\mu g/(kg \cdot min)$输入。②米力农:静脉注射,首剂负荷量50 $\mu g/kg$,继以0.25～1 $\mu g/(kg \cdot min)$输入。

8.β受体阻滞剂

经镇静、洋地黄、利尿、血管扩张药物治疗后,症状改善不明显,可用 β 受体阻滞剂。β 受体阻滞剂可以阻断交感神经系统过度激活,减少心肌耗氧,改善心脏舒张功能,可使 β 受体密度上调,恢复心脏对 β 受体激动剂的敏感性,并可抑制心肌肥厚及细胞凋亡和氧化应激反应,改善心肌细胞生物学特性,从而增强心脏功能,是治疗慢性心力衰竭的重要药物。常用药物如下。①倍他洛克:初始量为 0.5 mg/(kg · d),分 2 次口服,根据情况调整剂量,最大耐受量 3 mg/(kg · d),持续至少 6 个月,直至心脏缩小接近正常。②普萘洛尔:1～4 mg/(kg · d),分 2～3 次用。③卡维地洛:为非选择性 β 受体阻滞剂,并有 α 受体阻滞作用,故兼有扩血管作用,可降低肺动脉楔压。初始剂量为0.1 g/(kg · d),分 2 次口服,每周递增 1 次,每次增加0.1 mg/(kg · d),最大耐受量0.3～0.8 mg/(kg · d),分 2 次口服。

9.抗心律失常药物

心力衰竭时常伴有心律失常如室性期前收缩、室性心动过速等,应抗心律失常治疗,抗心律失常药多有负性肌力作用,可加重心力衰竭。一般认为胺碘酮较安全有效,但用量宜小。

10.护心药物

(1)1,6-二磷酸果糖(FDP):可调节葡萄糖代谢,促进磷酸果糖激酶活性,刺激无氧糖酵解,增加心肌组织磷酸肌酸及 ATP 含量;改善心肌细胞线粒体能量代谢;稳定细胞膜和溶酶体膜,保持其完整性;通过抑制中性粒细胞氧自由基生成,减轻心力衰竭所致的组织损伤。静脉滴注FDP 用量每次 100～250 mg/kg,1～2 次/天,静脉注射速度为 10 mL/min,7～10 天为 1 个疗程。

(2)肌酸磷酸钠:是一种高效供能物质,外源性肌酸磷酸钠可维持心肌细胞的磷酸水平,稳定细胞膜,保护心肌细胞免受氧自由基的过氧化损害。婴幼儿 1 g/d,年长儿 2 g/d。

(3)中成药:如参麦注射液或黄芪注射液,每天 10～20 mL 加入葡萄糖中点滴。

(4)辅酶 $Q_{10}(CoQ_{10})$:能增强线粒体功能,改善心肌的能量代谢,改善心肌的收缩力。口服剂量为1 mg/(kg · d),大多数患者在 3 个月内显效。

(5)能量合剂:ATP 20 mg＋维生素 C 100～200 mg/(kg · d),加入葡萄糖液中滴注。

(6)其他:γ 脑钠肽等。

11.肾上腺皮质激素

用于急性重症心力衰竭。可改善心肌代谢,降低周围血管张力,降低毛细血管通透性,解除支气管痉挛改善通气。常用静脉滴注地塞米松,每次 0.3～1 mg/kg,短期使用。

12.病因治疗

手术根治先天性心脏病,抗生素控制感染性心内膜炎,纠正贫血,抗心律失常治疗,治疗甲状腺功能亢进、心肌炎、心肌病、风湿性心脏病等。并注意祛除诱因。

13.心脏移植

心脏移植是心力衰竭终末期的治疗方法。对各种心脏病所致心力衰竭,药物不能控制时,均可做心脏移植,改善生命质量,延长生命。近年来小儿心脏移植的治疗效果显著提高,5年存活率超过80%,10年存活率超过60%。供体来源困难、排斥反应及费用昂贵是其重要缺点。

(三)治疗方案的选择

(1)所有心力衰竭患儿都要作病因治疗及对症治疗。

(2)急性心力衰竭的治疗重点是循环重建和挽救生命,慢性心力衰竭还应包括提高运动耐量,改善生活质量。

(3)心脏移植是心力衰竭终末期的治疗方法。

(李秀敏)

第七节　严重心律失常

心律失常是因心脏激动产生和/或传导异常,致使心脏活动变为过慢、过快、不规则或各部分活动的顺序改变,或在传导过程中时间延长或缩短。在小儿心律失常中,窦性心律失常最为多见,期前收缩等异位心律亦较常见,其次是传导阻滞。

严重心律失常是指那些引起心排血量降低、心功能不全等血流动力学紊乱并导致或有可能导致严重后果乃至心脏停搏的心律失常。

一、严重心律失常的分类

心律失常按其发生原理主要分为冲动起源失常和冲动传导失常两大类。而从治疗角度可将严重心律失常分为三类。

(一)致死性心律失常(应立即治疗)

包括心室颤动或扑动,极缓慢心律(<30次/分,极缓慢心室自主心律和极缓慢窦性心动过缓),心脏停搏等。

(二)严重警告性心律失常(应尽快治疗)

这类心律失常容易转变为致死性心律失常,包括频发多源性室性期前收缩,形态方向相反的成对室性期前收缩或室性期前收缩发生在T波上(R-on-T现象),室性心动过速(包括尖端扭转型室性心动过速),严重窦房传导阻滞,高度或完全性房室传导阻滞,三束支传导阻滞及心室率<40次/分的心律失常等。这类心律失常易引起严重血流动力学改变和阿-斯综合征。

(三)警告性心律失常(应积极治疗)

这类心律失常向致死性心律失常发展的危险性相对较小,包括心房颤动或扑动、频发期前收缩、阵发性室上性心动过速、二度Ⅱ型房室传导阻滞和双束支阻滞等。

R-on-T现象被认为是室性期前收缩的一个危险征兆,易引起持续快速性室性心律失常。但最近有人通过动物试验及临床观察指出,该现象并非一定是引起快速室性心律失常的原因。只有当R波落在T波易损期且这一个室性期前收缩的电流较大时,才容易诱发持续快速性室性心动过速或心室颤动。

二、心律失常的心肌电生理基础及发生机制

(一)心肌电生理特性有

1.自律性

自律性是心肌在无外来刺激的条件下能自动而规律地发放冲动并使心脏收缩和舒张的特性。这种自律性来源于心脏传导系统的起搏细胞。在动作电位舒张期4位相时,静息电位不稳定,发生自动缓慢除极,当静息电位(约为$-90\ mV$)一旦达到阈值(约为$-60\ mV$),即可发生自发的除极过程而产生冲动。自律性是窦房结、特殊心房肌纤维、房室交界区等组织中起搏细胞所具有的特性。在正常情况下,窦房结产生冲动的频率最高,控制整个心脏活动,从而形成窦性心律。

2.应激性、兴奋性

应激性、兴奋性是心肌细胞受到一定强度的刺激能引起反应的特性。心肌在一次激动后对接踵而来的刺激不产生反应,此期为不应期,初始阶段为绝对不应期,其后一段很短时间内,只有强刺激才能引起微弱的反应,称为相对不应期。但在病理情况下,于心室相对不应期开始之后,大约相当于T波顶峰,其应激性异常增强,如室性期前收缩发生在T波顶峰,易引起室性心动过速。

3.传导性

传导性是指心肌可将冲动传导到邻近组织的能力。心肌的传导性与应激性密切关联,在心肌的绝对不应期中传导中断,在相对不应期中传导速度明显减慢。如传导异常延长或中断,则发生传导阻滞。当心肌细胞受到有效刺激而兴奋时,细胞膜中对Na^+、Cl^-、K^+、Ca^{2+}等离子的通道发生暂时性改变,产生了有关离子的跨膜运动,形成动作电位,它包括心肌细胞的除极过程。心室肌动作电位0时相即相当于心电图QRS波;1时相,Na^+通道关闭,Cl^-内流,形成缓慢复极期;2时相相当于ST段;3时相,细胞膜对K^+通透性增高,K^+迅速外流,膜内电位进一步下降直至静息电位水平,3时相相当于心电图的T波;4时相,通过三磷酸腺苷及三磷酸腺苷酶的作用,细胞膜的离子主动转运机制增强,使细胞膜内外离子浓度差逐渐恢复,维持稳定的静息电位(图4-4)。

(二)心肌细胞类型

根据心肌电生理特性将心肌细胞作以下分类。①快反应细胞(纤维):包括心房肌细胞、心室肌细胞、房室束及浦肯野纤维。快反应细胞的静息电位为$-90\ mV$,动作电位幅度大,传导快,具有较高的安全性,一般不易发生传导障碍或折返激动。②慢反应细胞:有窦房结和房室交界区自律细胞。静息电位为$-60\sim70\ mV$。兴奋时只有慢通道被激活,靠Ca^{2+}的内流形成动作电位,并形成4时相去极化的坡度。慢反应细胞常因传导缓慢,不应期较短,容易发生传导障碍和/或折返激动。当心肌缺血、梗死、炎症、缺氧、药物中毒(洋地黄等)及离子浓度变化(高血钾等)时,快反应细胞的快通道失活,钠离子流入发生障碍,快速反应除极受阻,而细胞激活仅依赖于缓慢的钙离子流入而出现慢反应。此时传导速度大大减慢,容易发生传导阻滞、折返激动及异位节律等心律失常。这种快反应细胞转变为慢反应细胞的特点,对了解心律失常的发生非常重要。

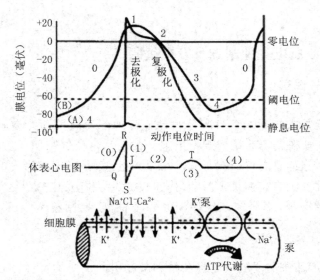

图 4-4 心室肌细胞(A)和浦氏纤维(B)的动作电位、体表心电图和径膜离子流

(三)心律失常的发生机制

其可分为:①快速型心律失常主要系折返与自律性增高所致。折返是由于心脏组织的传导性和不应期失去平衡,当心脏内小冲动抵达处于不应期的组织时,这一冲动会偏离方向,通过双重传导途径,再次进入邻近心肌组织。此外,某一部位心肌的传导性不一致,可发生单向传导阻滞,亦可形成折返激动。自律性增高可能系正常自动调节机制发生变化或由于心肌缺血、损伤、低血钾、低血钙、缺氧等产生了自律性异常的病灶所致。尤其是这些原因造成了窦房结以外的起搏点自律性增高,超过窦房结而控制部分或整个心脏活动,即形成期前收缩或异位心动过速。②缓慢型心律失常主要是心脏传导系统有不同程度的传导阻滞所致。由于窦房结或房室结病变引起起搏与传导功能低下可发生病态窦房结综合征。

三、严重心律失常的病因及诱因

严重心律失常多发生于心脏疾病。先天性心脏病中三尖瓣下移畸形易并发阵发性室上性心动过速、心房扑动。大血管错位常并发完全性房室传导阻滞。发生室性心动过速最常见的心瓣膜病是主动脉瓣狭窄和二尖瓣脱垂,亦见于已行外科矫正的法洛四联症。单纯的心脏传导系统发育畸形可引起先天性完全性房室传导阻滞。Q-T 间期延长综合征易发生室性期前收缩、室性心动过速,尖端扭转型室性心动过速及心室颤动。后天性心脏病中以风湿性心肌炎、风湿性心瓣膜病和感染性心肌炎最为多见,可引起室性期前收缩、室上性心动过速、心房颤动及房室传导阻滞。室性心动过速还可发生于所有类型的心肌病及急性心肌梗死或无心肌梗死的急性心肌缺血。心脏以外的原因引起严重心律失常常见的有电解质紊乱、药物反应或中毒、内分泌代谢疾病等,其中低钾血症、高钾血症、低镁血症最为常见。几乎任何一种抗心律失常药物都可直接引起或加重心律失常,其发生率为 5.9%~15.8%。奎尼丁、普鲁卡因胺、丙吡胺、吩噻嗪类药物可引起室性心动过速、尖端扭转型室性心动过速。静脉注射维拉帕米、胺碘酮甚至可造成心脏停搏。洋地黄中毒可致房室传导阻滞及室性期前收缩。有机磷农药中毒的心脏毒性表现可有窦性心动过速、房室传导阻滞、Q-T 间期延长,甚至为尖端扭转型室性心动过速,这类心律失常是有机磷农药中毒猝死的重要原因。中枢神经系统病变，尤其是颅内出血亦可发生心律失常。此外，心脏手术、心导管检查、喉镜显露气管插管过程中均可能出现严重心律失常。

四、诊断

严重心律失常主要是通过心电图检查确定，但一般通过病史、临床症状及物理检查即可作出初步诊断（图 4-5）。

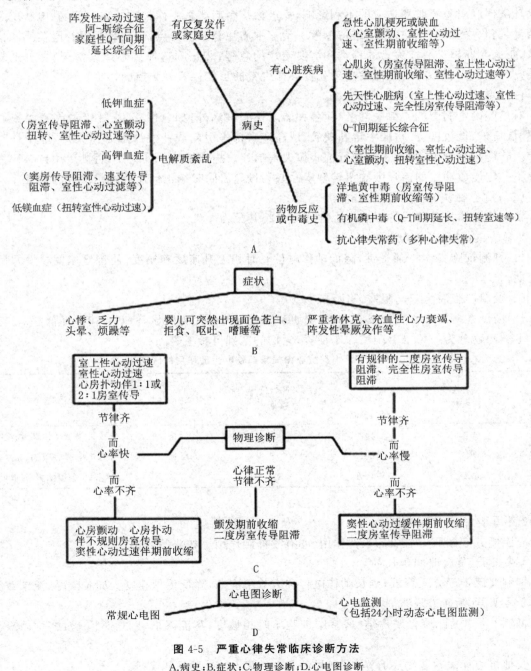

图 4-5 严重心律失常临床诊断方法
A.病史；B.症状；C.物理诊断；D.心电图诊断

107

如有条件,可进行临床电生理检查,这对于病态窦房结综合征、阵发性室上性心动过速、室性心动过速及房室传导阻滞具有重要的诊断价值。

五、治疗

治疗严重心律失常的目的在于终止致死性心律失常并促使其向非严重心律失常转化,恢复并维持窦性心律,对不能转为窦性心律者使心室率接近正常范围。迅速纠正严重心律失常造成的循环障碍和对重要脏器造成的不利影响,积极治疗引起严重心律失常的各种疾病、电解质及酸碱紊乱、药物中毒等,预防复发,维持疗效。治疗中需注意以下几点:①熟练掌握心电监测和描记方法,正确判断严重心律失常的种类和需要治疗的急缓;②正确选择抗心律失常药物、电击复律等治疗方法;③判断疗效,预测发生致死性心律失常的可能性及预防措施。

(一)病因治疗

对已能确定病因的心律失常者,除各种器质性心脏病外,如急性感染、呼吸功能衰竭或心力衰竭、低血钾、低血镁、严重酸中毒和缺氧、地高辛中毒等引起或并发严重心律失常,应予针对性治疗。若能完全除去,则不一定进行抗心律失常治疗。病因治疗十分重要,否则单用抗心律失常治疗不一定能成功。如治疗尖端扭转型室性心动过速需同时纠正低血钾就是最好的例证。

(二)抗心律失常药物及其分类

根据抗心律失常药物的主要电生理作用可将其分为 4 类。

1.第 I 类(钠通道抑制剂)

(1)抑制细胞膜 Na^+ 通透性,降低动作电位 0 时相上升速度和幅度,使传导速度减慢并延长不应期。

(2)变单向阻滞为双向阻滞,阻断折返。

(3)减低起搏细胞 4 时相坡度,对心房肌和异位起搏点尤为明显,使其自律性降低。

I 类药物分为 I A、I B、I C 3 个亚类,它们的区别可参考表 4-4。

表 4-4　第 I 类抗心律失常药物电生理作用的区别

分类	动作电位时程	对 0 相上升速度及振幅的抑制	减慢传导速度	有效不应期	药物
I A	延长	显著	++	延长	奎尼丁、普鲁卡因胺、丙吡胺
I B	缩短	轻度	+	延长	利多卡因、苯妥英钠、美西律
I C	无影响	很显著	++++		恩卡尼、普罗帕酮、氟卡尼

2.第 II 类(β受体阻滞剂)

有阻断儿茶酚胺对心肌的兴奋作用,亦有膜抑制作用。如普萘洛尔。

3.第 III 类(复极时间延长剂)

抑制交感神经介质释放,延长动作电位和有效不应期,降低传导速度。如胺碘酮、溴苄铵等。

4.第 IV 类(钙通道阻滞剂)

抑制 Ca^{2+} 内流,降低窦房结、房室结细胞 4 时相坡度,从而降低其自律性。如维拉帕米、地尔硫䓬等。

其他抗心律失常药物还有洋地黄、异丙肾上腺素、ATP 及阿托品等。

（三）电击复律与起搏疗法

（1）电复律用于终止异位快速性心律失常发作,如对心室颤动的非同步电除颤及持续室性或房性心动过速的同步电击复律。但不适用于反复短阵发作的异位心动过速。

（2）电起搏可采用超速抑制中断快速性心律失常发作或用人工起搏治疗严重缓慢性心律失常。

（四）其他治疗方法

如采用潜水反射法,强烈地兴奋迷走神经或静脉注射三磷酸腺苷,抑制房室传导而终止阵发性室上性心动过速。对预激综合征所致的室上性心动过速,如药物治疗无效并反复发作时还可手术治疗。

（李秀敏）

第八节　高血压急症

小儿血压超过该年龄组平均血压的2个标准差以上,即在安静情况下,若动脉血压高于以下限值并确定无人为因素所致,应视为高血压(表4-5)。

小儿高血压主要为继发性,肾脏实质病变最常见。其中尤以各种类型的急慢性肾小球。肾炎多见,其次为慢性肾盂肾炎、肾脏血管性疾病。此外,皮质醇增多症、嗜铬细胞瘤、神经母细胞瘤及肾动脉狭窄等亦是小儿高血压常见的病因。高血压急诊是指血压(特别是舒张压)急速升高引起的心、脑、肾等器官严重功能障碍甚至衰竭,又称高血压危象。高血压危象发生的决定因素与血压增高的程度、血压上升的速度及是否存在并发症有关,而与高血压的病因无关。危象多发生于急进性高血压和血压控制不好的慢性高血压患儿。如既往血压正常者出现高血压危象往往提示有急性肾小球肾炎,而且血压无须上升太高水平即可发生。如高血压合并急性左心衰竭、颅内出血时即使血压只有中度升高,也会严重威胁患儿生命。

表 4-5　各年龄组血压正常值

年龄组	正常值(mmHg)	限值(mmHg)
新生儿	80/50(10.7/6.7 kPa)	100/60(13.4/8 kPa)
婴儿	90/60(12.1/8 kPa)	110/70(14.7/9.4 kPa)
≤8 岁	90～100/60～70(12.1～13.4/8～9.4 kPa)	120/70(16.1/10.2 kPa)
>8 岁	100～110/70～80(13.4～14.7/9.4～10.2 kPa)	130/90(17.4/12.1 kPa)

高血压急症处理原则:①处理高血压急症时,治疗措施应先于复杂的诊断检查。②对高血压脑病、高血压合并急性左心衰竭等高血压危象应快速降压,旨在立即解除过高血压对靶器官的进行性损害。恶性高血压等长期严重高血压者需维持比正常略高的血压方可保证靶器官最低限度的血流灌注,过快过度地降低血压可导致心、脑、肾及视网膜的血流急剧减少而发生失明、昏迷、抽搐、心绞痛或肾小管坏死等严重持久的并发症。故对这类疾病患儿降压幅度及速度均应适度。③高血压危象是因全身细小动脉发生暂时性强烈痉挛引起血压急骤升高所致。因此,血管扩张

剂如钙通道阻滞剂、血管紧张素转换酶抑制剂及 α 受体和 β 受体抑制剂的临床应用,是治疗的重点。这些药物不仅给药方便(含化或口服)、起效迅速,而且在降压同时还可改善心、肾的血流灌注。尤其是降压作用的强度随血压下降而减弱,无过度降低血压之虑。④高血压急症常用药物及高血压危象药物的选择参考见表 4-6 和表 4-7。

表 4-6　高血压危象常用药物

药物	剂量及用法	起效时间	持续时间	不良反应	相对禁忌
硝苯地平(NF)	0.3～0.5 mg/kg	含化 5 分钟,口服 30 分钟	6～8 小时	心动过速,颜面潮红	
卡托普利(CP)	1～2 mg/(kg·d)	口服 30 分钟	4～6 小时	皮疹、发热高血钾症	肾动脉狭窄
拉贝洛尔(LB)	20～80 mg 加入糖水中 2 mg/min 静脉滴注(成人剂量)	5～10 分钟			充血性心力衰竭、哮喘、心动过速、AVB 二度以上
硝普钠(NP)	1 μg/(kg·min) 开始静脉滴注,无效可渐增至 8 μg/(kg·min)	即时	停后 2 分钟	恶心,精神症状,肌肉痉挛	高血压脑病
二氮嗪	每次 5 mg/kg,如静脉注射无效,30 分钟后可重复	1～2 分钟	4～24 小时	高血糖、呕吐	
肼屈嗪(HD)	每次 0.1～0.2 mg/kg,静脉注射或肌内注射	10 分钟	2～6 小时	心动过速,恶心,呕吐	充血性心力衰竭、夹层主动脉瘤

表 4-7　高血压急症药物选择

高血压危象	药物选择	高血压危象	药物选择
高血压脑病	NF、CP、LB、diazoxide、NP	急性左心衰竭	NP、CP、NF
脑出血	LB、CP、NF	急进性高血压	CP、NF、HD
蛛网膜下腔出血	NF、LB、CP、diazoxide	嗜铬细胞瘤	PM(酚妥拉明)、LB

在儿童期高血压急症的主要表现为:①高血压脑病;②急性左心衰竭;③颅内出血;④嗜铬细胞瘤危象等。现分述如下。

一、高血压脑病

高血压脑病为一种综合征,其特征为血压突然升高伴有急性神经系统症状。虽任何原因引起的高血压均可发生本病,但最常见为急性肾炎。

(一)病理生理

当血压急速升高时,可引起脑血管过度自动调节反应,发生弥漫性小动脉痉挛、缺血,继而出现小动脉缺氧缺血性扩张、渗出和继发性脑水肿。这是高血压脑病病因中最重要的因素。

(二)临床表现

临床表现为头痛,并可伴有恶心、呕吐,出现精神错乱、定向障碍、谵妄、痴呆,亦可出现烦躁不安、肌肉阵挛性颤动、反复惊厥甚至呈癫痫持续状态;也可发生一过性偏瘫,意识障碍如嗜睡、昏迷;严重者可因颅内压明显增高发生脑疝。眼底检查可见视网膜动脉痉挛或视网膜出血。脑脊液压力可正常亦可增高,蛋白含量增加。

本症应与蛛网膜下腔出血、脑肿瘤、癫痫大发作等疾病相鉴别。蛛网膜下腔出血常有脑膜刺激症状,脑脊液为血性而无严重高血压。脑肿瘤、癫痫大发作亦无显著的血压升高及眼底出血。临床确诊高血压脑病最简单的办法是给予降压药治疗后病情迅速好转。

(三)急症处理

一旦确诊高血压脑病,应迅速将血压降至安全范围 17.4/12.1 kPa(130/90 mmHg)左右为宜,降压治疗应在严密的观察下进行。

1.降压治疗

常用的静脉注射药物如下。①拉贝洛尔:是目前唯一能同时阻滞 α 和 β 肾上腺素受体的药物,不影响心排血量及脑血流量。因此,即使合并心脑肾严重病变亦可取得满意疗效。本品因独具 α 和 β 受体阻滞作用,故可有效地治疗中毒性甲亢和嗜铬细胞瘤所致的高血压危象。②二氮嗪:因该药可引起水钠潴留,可与呋塞米并用增强降压作用。又因本品溶液呈碱性,注射时勿溢到血管外。③硝普钠:亦颇为有效,但对高血压脑病不作为首选。该药降压作用迅速,维持时间短,应根据血压水平调节滴注速度。使用时应避光并新鲜配制,溶解后使用时间不宜超过 6 小时,连续使用不要超过 3 天,担心硫氰酸盐中毒。

常用的口服或含化药物如下。①硝苯地平:通过阻断细胞膜钙离子通道,减少钙内流,从而松弛血管平滑肌使血压下降。神清合作患儿可舌下含化,意识障碍或不合作者可将药片碾碎加水0.5～1 mL 制成混悬剂抽入注射器中缓慢注入舌下。②卡托普利:为血管紧张素转换酶抑制剂,对于高肾素恶性高血压和肾血管性高血压降压作用特别明显,对非高肾素性高血压亦有降压作用。

2.保持呼吸道通畅,镇静,制止抽搐

可用苯巴比妥(8～10 mg/kg,肌内注射,必要时 6 小时后可重复)、地西泮(0.3～0.5 mg/kg,肌内注射或静脉缓注,注射速度＜3 mg/min,必要时 30 分钟后可重复)等止惊药物,但须注意呼吸。

3.降低颅内压

可选用 20％甘露醇(每次 1 g/kg,每 4 小时或 6 小时一次)、呋塞米(每次 1 mg/kg)及 25％血清蛋白(每次 20 mL,每天 1～2 次)等,减轻脑水肿。

二、颅内出血

(一)临床表现及诊断

蛛网膜下腔出血起病突然,伴有严重头痛、恶心、呕吐及不同程度意识障碍。若出血量不大,意识可在几分钟到几小时内恢复,但最后仍可逐渐昏睡或谵妄。若出血严重,可以很快出现颅内压增高的表现,有时可出现全身抽搐。颈项强直是很常见的体征,甚至是唯一的体征,伴有脑膜刺激征。眼底检查可发现新鲜出血灶。腰椎穿刺脑脊液呈均匀血性,但发病后立即腰穿可不会发现红细胞,要等数小时后红细胞才到达腰部的蛛网膜下腔。1～3 天后可由于无菌性脑膜炎而发热,白细胞增高似与蛛网膜下腔出血的严重程度呈平行关系,因此,不要将诊断引向感染性疾病。CT 脑扫描检查常无改变。

脑实质出血起病时常伴头痛、呕吐,昏迷较为常见,腰椎穿刺脑脊液压力增高,血性者占

80%以上。除此之外,可因出血部位不同伴有如下不同的神经系统症状。①壳核-内囊出血:典型者出现"三偏征",即出血对侧肢体瘫痪和中枢性面瘫,出血对侧偏身感觉障碍,出血对侧的偏盲。②脑桥出血:初期表现为交叉性瘫痪,即出血侧面瘫和对侧上、下肢瘫痪,头眼转向出血侧。后迅速波及两侧,出现双侧面瘫和四肢瘫痪,头眼位置恢复正中,双侧瞳孔呈针尖大小,双侧锥体束征阳性。早期出现呼吸困难且不规则,常迅速进入深昏迷,多于24～48小时内死亡。③脑室出血:表现为剧烈的呕吐,迅速进入深昏迷,瞳孔缩小,体温升高,可呈去大脑强直,双侧锥体束征阳性。四肢软瘫,腱反射常引不出。④小脑出血:临床变化多样,但步态不稳是最常见的症状。常出现眼震颤和肢体共济失调症状。

颅内出血可因颅内压增高发生心动过缓,呼吸不规则,严重者可发生脑疝。多数颅内出血的患儿心电图可出现巨大倒置T波,Q-T间期延长。血常规可见白细胞升高。尿常规可见蛋白、红细胞和管型,血中尿素氮亦可见升高。在诊断中尚须注意,颅内出血本身可引起急性高血压,即使患儿以前并无高血压史。此外,尚须与癫痫发作、高血压脑病及代谢障碍所致昏迷相区别。

(二)急症处理

1.一般治疗

绝对卧床,头部降温,保持气道通畅,必要时做气管内插管。

2.控制高血压

对于高血压性颅内出血的患儿,应及时控制高血压。但由于颅内出血常伴颅内压增高,因此,给予降压药物时应避免短时间内血压下降速度过快和幅度过大,否则脑灌注压将受到明显影响。一般低压不宜低于出血前水平。舒张压较低,脉压过大者不宜用降压药物。降压药物的选择以硝苯地平、卡托普利和拉贝洛尔较为合适。

3.减轻脑水肿

脑出血后多伴脑水肿并逐渐加重,严重者可引起脑疝。故降低颅内压,控制脑水肿是颅内出血急性期处理的重要环节。疑有继续出血者可先采用人工控制性过度通气、静脉注射呋塞米等措施降低颅内压,也可给予渗透性脱水剂如20%甘露醇(1 g/kg,每4～6小时一次)及25%的血清蛋白(每次20 mL,每天1～2次)。短程大剂量激素有助于减轻脑水肿,但对高血压不利,更不宜长期使用。治疗中注意水电解质平衡。

4.止血药和凝血药

止血药对脑出血的疗效尚有争议,但对蛛网膜下腔出血,氨甲苯酸(对羧基苄胺)及氨基己酸能控制纤维蛋白溶酶原的形成,有一定疗效,在急性期可短时间使用。

5.手术清除血肿

经检查颅内有占位性病灶者,条件允许时可手术清除血肿,尤其对小脑出血、大脑半球出血疗效较好。

三、高血压合并急性左心衰竭

(一)临床表现及诊断

儿童期血压急剧升高时,造成心脏后负荷急剧升高。当血压升高超过左心所能代偿的限度时就出现左心衰竭及急性肺水肿。急性左心衰竭时,动脉血压,尤其是舒张压显著升高,左室舒张末期压力、肺静脉压、肺毛细血管压和肺小动脉楔压均升高,并与肺淤血的严重度呈正相关。当肺小动脉楔压超过4.0 kPa(30 mmHg)时,血浆自肺毛细血管大量渗入肺泡,引起急性肺水肿。急性肺水肿是左心衰竭最重要的表现形式,患儿往往面色苍白、口唇发绀、皮肤湿冷多汗、烦躁、极度呼吸困难,咳大量白色或粉红色泡沫痰,大多被迫采取前倾坐位,双肺听诊可闻及大量水泡音和哮鸣音,心尖区特别在左侧卧位和心率较快时常可闻及心室舒张期奔马律等。在诊断中应注意的是,即使无高血压危象的患儿,急性肺水肿本身可伴有收缩压及舒张压升高,但升高幅度不会太大,且肺水肿一旦控制,血压则自行下降。而急性左心衰竭肺水肿患儿眼底检查如有出血或渗出时,可以考虑并有高血压危象存在。

(二)急症处理

1.体位

患儿取前倾坐位,双腿下垂(休克时排除),四肢结扎止血带,止血带压力以低于动脉压又能阻碍静脉回流为度,相当于收缩压及舒张压之间,每 15 分钟轮流将一肢体的止血带放松。该体位亦可使痰较易咳出。

2.吗啡

吗啡可减轻左心衰竭时交感系统兴奋引起的小静脉和小动脉收缩,降低前、后负荷。对烦躁不安、高度气急的急性肺水肿患儿吗啡是首选药物,可皮下注射盐酸吗啡 $0.1\sim0.2$ mg/kg,但休克、昏迷及呼吸衰竭者忌用。

3.给氧

单纯缺氧而无二氧化碳潴留时,应给予较高浓度氧吸入,活瓣型面罩的供氧效果比鼻导管法好,提供的 FiO_2 可达 $0.3\sim0.6$。肺水肿时肺部空气与水分混合,形成泡沫,妨碍换气。可使氧通过含有乙醇的雾化器,口罩给氧者乙醇浓度为 $30\%\sim40\%$,鼻导管给氧者乙醇浓度为 70%,一次不宜超过 20 分钟,但乙醇的去泡沫作用较弱且有刺激性。近年来有报道用二甲硅油消泡气雾剂治疗,效果良好。应用时将瓶倒转,在距离患儿口腔 $8\sim10$ cm 处,于吸气时对准咽喉或鼻孔喷雾 $20\sim40$ 次。一般 5 分钟内生效,最大作用在 $15\sim30$ 分钟,必要时可重复使用。如低氧血症明显又伴二氧化碳潴留,应使用间歇正压呼吸配合氧疗。间歇正压呼吸改善急性肺水肿的原理,可能由于它增加肺泡压与肺组织间隙压,降低右心房充盈压与胸腔内血容量,增加肺泡通气量,有利于清除支气管分泌物,减轻呼吸肌工作,减少组织氧耗量。

4.利尿剂

宜选用速效强效利尿剂,可静脉注射呋塞米(每次 $1\sim2$ mg/kg)或依他尼酸钠(1 mg/kg,20 mL液体稀释后静脉注射),必要时 2 小时后重复。对肺水肿的治疗首先由于呋塞米等药物有直接扩张静脉作用,增加静脉容量,使静脉血自肺部向周围分布,从而降低肺静脉压力,这一重要特点在给药 5 分钟内即出现,其后才发挥利尿作用,减少静脉容量,缓解肺淤血。

5.洋地黄及其他正性肌力药物

对急性左心衰竭患儿几乎都有指征应用洋地黄。应采用作用迅速的强心剂如毛花苷 C 静脉注射,一次性注入洋地黄化量的 $1/2$,余 $1/2$ 分为 2 次,每隔 $4\sim6$ 小时一次。如需维持疗效,可于 24 小时后口服地高辛维持量。如仍需继续静脉给药,每 6 小时注射 1 次$1/4$洋地黄化量。毒毛花苷 K 一次静脉注射$0.007\sim0.01$ mg/kg,如需静脉维持给药,可$8\sim12$小时重复一次。使用中应注意监护,以防洋地黄中毒。

多巴酚丁胺为较新、作用较强、不良反应较小的正性肌力药物,用法:静脉点滴$5\sim10$ $\mu g/(kg\cdot min)$。

6.降压治疗

应采用快速降压药物使血压速降至正常水平以减轻左室负荷。硝普钠为一种强力短效血管扩张剂,直接使动脉和静脉平滑肌松弛,降低周围血管阻力和使静脉贮血。因此,硝普钠不仅降压迅速,还能减低左室前、后负荷改善心脏功能,为高血压危象并急性左心衰竭较理想的首选药物。一般从 1 μg/(kg·min)开始静脉滴注,在监测血压的条件下,无效时每 3～5 分钟调整速度渐增至 8 μg/(kg·min)。此外,也可选用硝苯地平或卡托普利,但忌用拉贝洛尔和肼屈嗪,因拉贝洛尔对心肌有负性肌力作用,而后者可反射性增快心率和心排血量,加重心肌损害。

四、嗜铬细胞瘤危象

本病因肾上腺髓质、交感神经节等部位的嗜铬组织肿瘤间断或持续产生并释放大量儿茶酚胺,引起阵发或持续性高血压。

(一)临床表现及诊断

临床表现为阵发性血压升高,以收缩压升高为著,可达 26.7 kPa(200 mmHg)以上,舒张压相应增高。有搏动性头痛、面色苍白、大汗、心动过速、抽搐、手足发凉。有时恶心呕吐,视物模糊,甚至发生急性肺水肿、心律失常或脑血管意外。可发生暂时性高血糖和糖尿。发作可持续数分钟至一天以上,一天数次或数天一次。

持续性血压升高者怕热多汗,心动过速,基础代谢高而非"甲亢"。一般降压治疗无效,用β受体阻滞剂后,血压反可上升呈高血压危象。持久的高血压使心脏肥大,尤以左室肥厚明显,引致高血压性心脏病及充血性心力衰竭。

皮肤或结合膜毛细血管扩张,腹部可能有肿块。疑诊者可作苄胺唑啉或称酚妥拉明试验,即经静脉迅速注射此药 3～5 mg(一般用 0.1 mg/kg)之后 3～5 分钟内,使血压下降4.7/3.3 kPa(35/25 mmHg)并持续 3～5 分钟则呈阳性。由于此项试验假阳性容易发生,故试验前要停用镇静药 48 小时,停用降压药物最少 2 周。近年来主要依赖尿化学检查如尿中儿茶酚胺、尿香草基杏仁酸(VMA)、尿中 3-甲氧基肾上腺素测定。应用 B 型超声扫描及 CT 对嗜铬细胞瘤的定位,特别是对肾上腺外嗜铬细胞瘤有很大帮助,是一种无创诊断方法。此外,腹膜后充气造影及静脉肾盂造影对较大肿瘤仍有一定价值,但有引起高血压危象的危险。

(二)急症处理

首先静脉注射酚妥拉明(每次 0.1 mg/kg)以控制血压,必要时可重复。待血压降至 18.7/12.0 kPa(140/90 mmHg)左右时,找出一个使血压正常或接近正常的维持量静脉滴注,稳定后改口服酚妥拉明(苯氧苄胺),儿童维持量一般可为 30～40 mg/d。该药适于长期使用。心动过速者在用酚妥拉明后加用普萘洛尔,剂量为 1 mg/(kg·d),分 3 次口服,但普萘洛尔绝不可单独使用。待临床情况改善后再考虑手术治疗。

(李秀敏)

第五章

呼吸系统疾病

第一节　气管、支气管异物

气管、支气管异物是儿科的急症，可以造成儿童的突然死亡。1岁以内的意外死亡病例中40%是由于呼吸道异物所致。在我国，呼吸道异物的发病率比较高。本病多见于学龄前儿童，以婴幼儿最多见。男孩高于女孩。5岁以下患者占80%～90%。

一、发病机制与分类

（一）发病机制

小儿白齿未萌出，咀嚼功能差；喉头保护性反射功能不良；进食时爱哭笑打闹；学龄前儿童喜欢将一些小玩具、笔帽、珠子等含于口中玩耍，当受到惊吓、哭闹或深吸气时极易将异物吸入呼吸道。重症或昏迷的患者，由于吞咽反射减弱或消失，会将呕吐物、食物或牙齿呛入气道；临床也有昏迷患者消化道蛔虫上行进入呼吸道者。

（二）分类

1. 外源性

外源性多见。种类繁多，可分为固体性、液体性，又可分为植物性、动物性、矿物性、药物等。临床常见有瓜子、花生、黄豆、果核、笔帽、哨、骨头渣等。近年来消化道造影时钡剂的误吸需要引起重视。

2. 内生性

内生性较少见。如肉芽、假膜、分泌物栓、塑形性支气管炎和破溃的支气管淋巴结结核破溃等。小儿内源性异物因原发病不同发病机制各异。吉兰-巴雷综合征患者由于病变累及呼吸肌咳嗽无力，加之气管切开后气道湿化不足，使分泌物黏稠，尤其左上叶易形成痰痂阻塞。气道化学腐蚀伤或烧伤可使咽喉、气管黏膜坏死而形成假膜。急性喉气管支气管炎因黏膜充血水肿，分泌物多且黏稠造成气管支气管阻塞，病变严重者可形成大块或管型痂皮。

二、临床表现

气道异物根据病程临床可分为吸入期、安静期、症状期及并发症期。

（一）吸入期

异物误吸通过声门进入气管时,因黏膜受到刺激产生剧烈的刺激性呛咳合并憋气,部分病例异物被咳出,之后引起反射性呕吐及呼吸困难,片刻后症状减轻或缓解。如异物嵌于声门区可发生严重呼吸困难,甚至窒息死亡。较小或尖锐的异物嵌顿于喉头后除引起吸气性呼吸困难和喉鸣外,大部分有声音嘶哑或失声的症状。异物停留时间长导致疼痛和咯血等症状。异物如被直接吸入更深的支气管内,可仅出现轻度呼吸或憋气等症状。

（二）安静期

异物被吸入支气管后,可滞留于与异物大小及形状相应的气管或支气管内,此时可不出现症状或仅出现轻度咳嗽、呼吸困难,且易被忽视,又被称为"无症状的安静期"。该期持续时间长短不定,短者可即刻发生支气管阻塞及炎症感染而进入症状期。

（三）症状期及并发症期

异物吸入气管或支气管后,会引起局部刺激及继发炎症,部分或全部阻塞支气管而引起相应部位病变,临床可出现发热、咳嗽等反应性症状,合并肺气肿、反复和部位相对固定的肺炎和肺不张。一般异物都停留在支气管中,少数细小异物如大头针等可进入分段支气管如中叶及下叶各基底支。小的矿物性异物,不足以阻塞支气管,可无显著症状,经过数周或数月后,肺部发生病变,小儿反复发热、咳嗽、咳痰,出现慢性支气管炎、慢性肺炎、支气管扩张或肺脓肿等症状。

若未及时取出异物,则轻者引起支气管炎及肺炎,重者可酿成肺脓肿或脓胸。临床上可出现反复发热、咳嗽、脓性痰、呼吸困难、胸痛、咯血及身体消瘦等。其症状随异物滞留时间、性质、大小、形状及患者体质及年龄等因素而定。随着抗生素的广泛及大量应用,临床症状可较轻且不典型。查体患侧呼吸音减低或消失,局部可有固定的啰音或哮鸣音。

由于部分气管内的异物会随呼吸运动和体位变化而移动而引起剧烈的阵发性咳嗽,睡眠时咳嗽和呼吸困难均减轻。呼吸困难多为吸气性的,但如果异物较大而嵌在气管隆嵴之上,则表现为混合性呼吸困难,吸气呼气均有呼吸困难,并伴有呼气相喘鸣音,极似支气管哮喘,应注意鉴别。一般气管异物有以下三个典型特征。①气喘哮鸣:因空气经过异物阻塞的狭窄处而产生,于张口呼吸时更清楚。②气管拍击音:异物随呼出气流拍击声门下而产生,以咳嗽时更明显,异物固定后无此音。③气管撞击感:触诊气管可有撞击感。

三、实验室检查

支气管异物停滞于呼吸道内,造成局部气流阻塞,继发感染后外周血白细胞增多,C反应蛋白增加。

四、影像学表现

气道异物大多为可透过X线的植物性食物。异物停留的部位取决于异物的大小、形态和气流情况。较大或重量轻的扁平状异物多停留在气管内,较小的颗粒状异物位于主支气管、叶支气管,甚至段支气管开口处,由于解剖关系,异物多位于右支气管。

仔细地透视检查为气管、支气管植物性异物X线诊断的主要方法,因透视时,可反复观察纵隔、心脏和横膈等器官的运动情况。若需摄胸部X线片时,必须同时拍摄吸气时及呼气时的照片。

对不透X线的异物,可确定其部位、大小及形状,以区别气管或食管异物。扁平异物,在气管内者为矢状位,在食管内者为冠状位;其他形状的异物难于鉴别。故除拍正位片外,应摄侧位片,以确定异物在气管内或在食管内。对透X线的异物,可以观察呼吸道梗阻情况,如肺气肿、肺不张及纵隔移位等而确定诊断。

对于非创伤性影像学检查,过去常用的诊断方法是根据平片发现阻塞性肺炎或肺气肿,通过透视观察纵隔摆动而确定。纵隔摆动的最大优点是能动态地反映病理生理的改变,是X线诊断异物最重要的证据,但纵隔摆动并不只见于气道异物,气道阻塞导致两侧胸膜腔内压差加大者(如支气管被肿大的淋巴结或肿块压迫、腔内炎性分泌物郁积等)均可出现纵隔摆动。而且普通X线只是间接征象,由于患者不合作,对轻度肺气肿、纵隔摆动常难发现。有文献报道,在气道异物患者中,纵隔摆动的出现率不足40%。如果异物位于气管内或异物较小未造成呼吸道阻塞时,阳性率甚低,常导致临床误诊。

螺旋CTMPR技术作为计算机在临床医学应用方面发展的一项新技术,它的高分辨率和直观的三维成像为小儿气道异物的诊断提供了可靠的影像资料和应用前景。MPR是通过计算机技术将不同层面像素重新排列完成的,异物表现为圆柱形、椭圆形、半圆形或不规则形软组织密度影位于气管或支气管腔内。体积较小的异物附着于腔内壁,形成局部充盈缺损;体积较大者则嵌顿于气道,导致气道明显狭窄,甚至完全闭塞。螺旋CTMPR检查尤其适合于有可疑异物史,但症状、体征不明显的小儿患者,可作为纤维支气管镜检查前的筛选,从而在短期内明确异物是否存在及异物的确切部位,并对气道异物患者的纤维支气管镜操作起引导作用。更具诊断价值的是能直接显示出气道异物的大小、形态、活动度。

(一)气管异物

在透视下可表现双侧肺透亮度增高,横膈位置低平。因气管有阻塞,呼气终了时肺变暗及横膈上升不明显,心影有反常大小(正常小儿吸气时心影缩小,呼气时心影增大;此类患者呼气时心影横径反较吸气时缩小,即所谓心影有反常大小)。

(二)支气管异物

(1)患侧有阻塞性肺气肿者,透视时可见患侧肺透亮度高,横膈低平,活动度受限,纵隔向健侧移位。吸气时纵隔向患侧摆动,随即回到原位。

(2)支气管异物患侧有阻塞性肺不张者,透视时可见患侧肺透亮度减低,横膈上升,健侧有代偿性肺气肿;纵隔向患侧移位。吸气时纵隔向患侧摆动。

(三)钡剂吸入

钡剂误吸的胸片主要表现为气管,支气管,肺的广泛高密度影,其范围和程度与吸入的量、浓度、吸入时的体位有关。以肺的中内带明显,立位吸入者两肺下叶为著;多数呈细小颗粒影,严重者可融合呈结节状、团块状高密度影。

由于支气管异物对不同肺叶的堵塞情况不同,各肺叶可发生不同的病理变化。例如右支气管异物,X线检查时可见右上叶肺不张,而右中叶则为肺气肿。

近年随着螺旋CTMRI的临床应用,在儿童呼吸道异物的判断和定位中具有重要的价值。通过三维重建的仿真支气管镜可以显示出异物所在的部位及大小,对于难以诊断的和形态特异的异物的手术具有指导意义。

五、诊断

对急性期典型病例,根据病史、症状、体征即可诊断。支气管异物表现为慢性病例往往误诊为肺炎,必要时可做胸部 X 线透视或 CT,必要时支气管镜检查。

（一）误吸异物的病史

病史为诊断呼吸道异物的重要依据,一般家长多能详述。少数家长事后遗忘,或未目睹,需反复询问。如无上呼吸道感染而突然无故剧咳,必须排除异物。有些患者不能诉说吸入异物及健康小儿忽然剧烈呛咳的病史,但肺内确有病变,既不像肺结核,又不像典型的支气管肺炎或其他肺部疾病,这类病例应怀疑异物,做支气管镜检查可以明确诊断。

（二）胸部体征

因病例不同,须视梗阻的部位及性质而定。活动于气管的异物,除咳嗽时可闻拍击音之外,两肺有不同程度的呼吸音降低及痰鸣。若异物梗阻一侧支气管,可表现一侧或某叶肺不张或肺气肿的体征,患侧肺部叩诊或浊音或鼓音,视肺部病变而异,但呼吸音均减低,如有继发感染则可闻痰鸣或喘鸣音。由于脂酸性异物所致的支气管炎,取出异物后,则可闻中小水泡音,这是因潴留的分泌物排出所致。一般术前多不易听到。

（三）影像学检查

对不透 X 线的异物,可确定其部位、大小及形状,以区别气管或食管异物。对于不透光的异物需要螺旋 CT 和三维重建的仿真支气管镜显示出异物所在的部位及大小。

（四）支气管镜检查

支气管镜检查是确诊气管支气管异物的最直接准确的方法。如疑有气管、支气管异物时,应做支气管镜检查。

六、鉴别诊断

（一）支气管哮喘

支气管哮喘常有喘息发作史。有喘鸣性呼气性呼吸困难,重者端坐呼吸,两肺可闻广泛喘鸣音。经氨茶碱或激素治疗后,症状大都在短时期内即可缓解。此类药物对呼吸道异物所致的呼吸困难则无效。

（二）支气管炎及肺炎

支气管异物极易误诊为肺炎,但肺炎常有上呼吸道感染史及发热等症状。肺部常有粗、细干湿啰音,而无明显的单侧呼吸音降低。

（三）支气管内膜结核

气管支气管淋巴结结核感染后,由于压迫、浸润和腐蚀可引起穿孔。穿孔较大者,有大块干酪样组织或肉芽突入气管或支气管阻塞气道。通过患者有结核接触史,结核菌素试验阳性,结核中毒症状,胸部 X 线表现,痰液和支气管灌洗液的结核菌培养等诊断,支气管镜检查是确诊的关键。

（四）塑形性支气管炎

塑形性支气管炎是指内生性异物局部或广泛性堵塞支气管,导致肺部分或全部通气功能障碍的临床病理异常综合征的一种疾病,其临床表现和肺部 X 线放射检查结果差异很大,无特征性的诊断标准,主要视气道阻塞程度而定。可以呈双侧或单侧支气管堵塞,可以累及局部肺段或肺叶,也可以为广泛性堵塞。内生性堵塞物主要成分为黏液蛋白和纤维素混合,有炎性细胞浸润及脱落上皮细胞,炎性细胞主要为中性粒细胞、淋巴细胞,有些病例有嗜酸性粒细胞浸润,有些则主要为黏液蛋白和纤维素。本病诊断主要依靠支气管镜检及支气管腔内塑形性异物病理组织学切片进行诊断。

Seear 等提出本病分两型：Ⅰ型为炎症型，与呼吸疾病有关，如哮喘、支气管炎、肺泡不张和纤维性变等。病理切片见大量炎性细胞，特别是中性和嗜酸性粒细胞浸润，病理机制主要是呼吸道梗阻引起的缺氧导致的病理生理改变。取出异物及雾化吸入糖皮质激素疗效好，抢救成功率高。Ⅱ型为非细胞型，主要与先天性心脏病有关，特别是肺动脉下心室旷置术后。病理组织学主要是黏液和纤维素，偶见单核细胞，病理机制有肺静脉压高、心功能不全等。由于原发病较严重，治疗难度大，抢救成功率低。治疗原则与治疗急性纤维蛋白喉气管支气管炎相同，因广泛性堵塞，异物钳出时较细的部分中断，远端支气管仍处于堵塞状态，因此要通过冲洗、排出异物及刺激咳嗽将深部异物排向较大气道，从而解除气道梗阻。还要加强术后护理、吸痰及胸部理疗，包括拍背、电按摩震荡等辅助疗。

七、治疗

异物已进入气管或支气管，自然咳出的概率只有 1% 左右，因此必须设法将异物取出。

(一)气管和支气管镜治疗

气管、支气管镜检查是非常有效的即刻诊断，又有治疗意义的方法。手术可以采用全身麻醉、局部表面麻醉或无麻醉。对于体积较大，位置在气管和左右主支气管的异物，像笔帽、骨片、铁钉等特殊类型的气管支气管异物应在全身麻醉下进行，并选择尽量大号的硬式气管镜取出，这样可以较好地保护异物顺利出声门。全身麻醉时尽量避免单独使用氯胺酮，尽管该药可较好地镇静镇痛，但很容易引起喉痉挛。对于像图钉、大块橡皮等异物从声门取出时容易被声带刮脱引起窒息，应考虑做气管切开，从气管切开口处取出。像玻璃球和某些大的光滑的玩具在气管镜下难以钳出，可以开胸切开气管、支气管取出。也有采用纤维支气管镜下用胆道取石篮套住异物取出的方法。

对于体积小，位置深的异物，需要使用软式支气管镜取异物，麻醉方式可以采用局部麻醉。针对不同性质的异物应采用不同的取出方法：对于硬的不易脆碎或松散破碎的宜应用异物钳或活检钳钳取；对于腐烂松散的植物性异物宜用支气管内局部冲洗加吸引的方法；对于粉末状固型物宜用先支气管冲洗再支气管、肺泡冲洗的方法。冲洗由浅入深，应避免因灌注冲洗液将异物带到深部气管或肺泡。对迁延性或慢性支气管异物可采用的方法：①对化脓性局部进行冲洗、消炎，清理管壁及炎性肉芽以暴露及确定异物的形态及确切位置；②根据异物的性质确定取异物的方法，并将异物取出；③异物取出后要继续治疗异物远端支气管、肺的化脓性感染、闭塞或不张。

某些小的异物已进入到上叶开口内或基底支深部，可在纤维支气管镜下用小异物钳取出。气管镜在气管、支气管内下行时，如果发现有肉芽而未见明显异物影时，异物有可能就位于肉芽下方，取出肉芽或越过肉芽后可见到异物将其取出。

(二)手术治疗

对于异物位置深、嵌塞时间长、局部肉芽增生包裹明显、周围局部支气管压迫严重的情况，采用气管镜取异物难度大，容易造成支气管的撕裂、大出血等危险，此时应采取胸外科手术治疗。

(三)并发症及处理

严重并发症包括气胸、纵隔气肿、心力衰竭等并发症，需立即处理。但若不考虑全身状况急于钳取异物，会导致严重后果。

对严重心力衰竭患者，首先应改善心功能达Ⅱ级以上，否则术中或术后极有可能因心力衰竭死亡。

对于伴有纵隔气肿的患者,轻度可以全麻下直接进行异物取出术;若呼吸困难较严重,有胸腔压迫症状,不能平卧的患者有必要进行胸骨旁穿刺,抽出气体,对心肺功能的恢复有利。对气胸患者,术中需注意查找支气管损伤部位,一般发生在异物同侧,如果损伤不是很大,可不予特殊处理,异物取出后,气体可以在几天内吸收;若内膜损伤很大,积气较多,异物取出后呼吸困难仍不缓解,需要胸腔闭式引流 1~2 天,促进气体吸收。

用硬质气管镜取异物后有可能损伤喉部而发生喉水肿,术后应给以抗生素及肾上腺皮质激素治疗,严重者可适当延长用药时间,喉梗阻严重者应行气管切开术。

八、预后

此病非常危险,当异物嵌顿于声门或气管而致完全性梗阻时,可突然死亡。若诊断不及时,拖延了治疗时间,可致支气管炎、支气管扩张、肺气肿、肺不张、肺炎、肺脓肿,也可发生自发性气胸、纵隔、皮下气肿等严重并发症。若能早期诊断,及时取出异物,则气管与肺部病变很快恢复。如果异物存留时间较长,虽经取出,其破坏性病变则需经过一段时间才能完全恢复。

呼吸道异物是完全可以预防的,应广泛地向父母及保育员开展宣教,3 岁以下的小儿臼齿尚未萌出者,不应给以花生、瓜子、豆类及其他带核的食物。在小儿进食时不要乱跑乱跳,以免跌倒时将食物吸入。进食时不可惊吓、逗乐或责骂,以免大哭大笑而误吸。教育儿童要改掉口含笔帽、哨及小玩具等坏习惯。对于幼儿可能吸入或吞下的物品,均不应作为玩具。危重及昏迷患者进食时,应特别注意,以防误吸。

(张洪社)

第二节　支气管扩张

支气管扩张在儿童并非少见,但近年来随着有效抗生素的不断出现、麻疹等传染病的减少、对肺不张等的有效治疗,儿童支气管扩张似有下降的趋势。

一、病因

支气管扩张可分为先天性和后天性两大类。先天性支气管扩张较少见,可因支气管软骨发育缺陷所致。临床常见的支气管扩张为后天性支气管扩张。常见的病因有免疫功能缺陷、重症肺炎、结核、原发纤毛运动障碍、支气管异物等引起的慢性肺组织及支气管损伤。

原发免疫功能缺陷为近年支气管扩张的常见病因。其中最多见于体液免疫缺陷,如普通变异型免疫缺陷病、X 连锁低丙种球蛋白血症,IgG 亚类缺陷也是支气管扩张的原因之一。

感染如麻疹、百日咳可致支气管扩张,重症肺炎尤其是腺病毒肺炎常致支气管扩张,其中以 7 型、3 型和 21 型最多见。近年重症支原体肺炎后遗支气管扩张的也不罕见。

结核肿大的淋巴结压迫或支气管异物引起的肺不张长期存在可致支气管扩张。原发纤毛运动障碍的黏液纤毛清除功能降低和反复呼吸道感染最后必然导致支气管扩张。

二、发病机制

感染和支气管阻塞是两个基本致病因素,而且呈恶性循环。由于支气管阻塞,腔内淤滞的分泌物造成对支气管壁的压力,日久造成其远端的扩张。此外,肺实变或肺不张长期存在造成支气管的牵拉、扭曲和移位,也是造成支气管扩张的因素。支气管扩张一旦形成,由于分泌物的堆积,反复感染是必然的结果。

三、病理变化

支气管壁弹力组织、肌层及软骨均被破坏,为纤维组织所代替。管腔扩张,纤毛上皮细胞被破坏,纤毛缺失或排列混乱,支气管上皮下的毛细血管扭曲变形最后扩张形成动脉瘤,则是造成咯血的原因。

支气管扩张的形态可分为两大类:圆柱状和囊状。柱状比较局限,见于轻症,具有可逆性;囊状见于重症,一般不可逆。支气管扩张部位多在两肺下叶,其次为右中叶。

四、临床表现

(1)症状咳嗽、咳痰,尤以晨起为重,痰量较多、黏稠。在成人常表现为咯出痰液呈分层状,可分三层,上层为泡沫,中层为痰液,下层为脓性物或坏死组织。但小儿由于不会主动咳痰常不易表现。另外,患者易患呼吸道感染,常有反复的同一部位的肺炎,有的可发生咯血。

(2)体格检查大多数在肺底可闻湿啰音,病史长的患者可出现生长发育落后、营养不良。杵状指(趾)的出现早晚不一,最早1~2个月即可发生,但杵状指(趾)并不是必然出现,在国内病例报道中出现率为30%,而在国外的相关报道中杵状指(趾)的出现率只有3%。另外,支气管扩张合并鼻窦炎的也较多见。

(3)影像学检查胸部X线平片在轻度时肺纹理粗重,病变严重时可见卷发影或呈蜂窝状,常伴肺不张及炎症浸润影。X线平片易遗漏部分支气管扩张的病变,而肺部CT,尤其是高分辨CT能细致地显示病变,不会造成漏诊,有研究将CT结果与术后结果相比较,166例均符合。故临床高度怀疑支气管扩张时建议做肺CT协助诊断。在CT上支气管扩张的特点主要是支气管的宽度是伴行的血管宽度的1.5倍以上。近年来,高分辨CT已经代替了支气管造影,具有简便性和安全性,结果准确,已经不用再做支气管造影。

(4)对反复感染的病例,应收集合格痰液,进行病原学检查,以便明确感染病原予以合理的抗菌药物治疗。

五、诊断

根据持续性咳嗽、大量脓痰及咯血等症状,双肺底湿啰音等体征,结合肺CT的影像特点,即可做出支气管扩张的诊断。支气管扩张的诊断不难,关键需进一步确定其病因,以便确定治疗方案。如先天免疫功能缺陷引起,或腺病毒、麻疹等重症肺炎后引起,再或是由异物及结核引起,有必要对引起支气管扩张的病因进行深一步的分析。

六、治疗

(一)去除呼吸道的梗阻

主要指尽量排出呼吸道的分泌物。支气管扩张的痰量多,最有效的方法是顺位排痰法,对不同的区域采取不同的姿势进行体位引流,每天进行 2 次,每次 20 分钟,之前可用氨溴索等药物雾化,稀释痰液并湿化气道,之后拍背吸痰,以利于痰液的排出。对于支气管扩张的患者,体位引流加强排痰是至关重要的。有研究利用电子支气管镜进行支气管肺泡灌洗,对深部分泌物的去除有很好的效果。研究发现有瓜子异物导致支气管扩张,经电子支气管镜取出异物并进行多次支气管肺泡灌洗,6 个月后支气管扩张完全消失。物理治疗之外,可应用一些化痰药物,如桃金娘油胶囊、氨溴索、鲜竹沥等化痰类中西药。另外还有支气管异物造成的梗阻,通过取出异物解除梗阻。结核肿大淋巴结压迫可通过抗结核治疗解除梗阻。

(二)抗生素治疗

在急性感染期,需应用抗生素控制感染。如何选用抗生素需根据病原来决定。一般说来,铜绿假单胞菌、肺炎链球菌、流感嗜血杆菌在支气管扩张的患者中是比较常见的病原,有研究发现,从支气管肺泡灌洗液中培养出的细菌,铜绿假单胞菌最多见,占 29.4%,其次为肺炎链球菌和嗜血流感杆菌,均为 3.3%;也有相关文献报道支气管扩张患者感染的病原依次为流感嗜血杆菌、铜绿假单胞菌、肺炎链球菌,比例分别为 29%~42%、13%~31%、6%~13%。故依经验性治疗,可选用阿莫西林、二代或三代头孢类抗生素,确定病原后再依据药敏结果调整抗生素。抗生素的疗程不定,至少 7~10 天,使用原则是:低剂量、短疗程、窄谱,一旦产生耐药,及时换药。

(三)丙种球蛋白

支气管扩张最常见的病因是原发免疫缺陷病,主要包括普通变异型免疫缺陷病、X 连锁低丙种球蛋白血症、IgG 亚类缺陷,均可进行丙种球蛋白替代治疗,每月 1~2 次,每次每千克体重 200~400 mg,使血中 IgG 水平保持在 5 g/L 以上,能够比较有效地防止呼吸道感染,可减缓支气管扩张的进展或防止支气管扩张的发生,但也有学者对免疫缺陷儿童进行随访,发现即使在用丙种球蛋白替代且无反复呼吸道感染的情况下,患者肺部的病变仍可进展。

(四)手术治疗

切除患肺对于病变较为局限的患者是适用的,但对于双侧肺部弥漫性支气管扩张则不适用。一般说来,原发纤毛运动障碍及原发免疫缺陷病易于出现弥漫性支气管扩张,而肺炎、结核后肺不张、支气管异物等之后易于形成局限性病变。手术的适应证为如下。

(1)经内科治疗 9~12 个月仍然无效。

(2)重症病例限于一个肺叶或一侧者。

(3)反复咯血,不易控制。

(4)病变部位反复发生严重感染,且药物不易控制。

(5)对顺位排痰不合作的患者。

(6)患者的一般健康状况日趋恶化。切除部位为肺叶或肺段,在儿童时期切除较好,因小儿的肺代偿能力较强,可继续生长,填补切除后的空间。

(五)肺移植

对于肺部病变严重而广泛的患者,肺移植可能是最后的手段。

(六)一般支持疗法

由于反复感染,常导致生长发育迟缓,支持疗法包括加强营养、纠正贫血等,防止交叉感染。

七、预后

局限性病变远期预后好,而双侧弥漫性病变的远期预后差。一次重症肺炎后出现的局限性支气管扩张或支气管异物去除后预后较好,而有纤毛运动障碍及先天免疫缺陷病等基础病变的预后不好,即使行肺叶切除术后,也可在其他部位继续出现支气管扩张。

支气管异物后出现的支气管扩张与异物的性质和停留时间相关,无机异物一般不会出现支气管扩张,而有机异物后支气管扩张是否出现与确诊的早晚有关,据统计,30 天以后才确诊的出现并发症的概率是 60%,其中有 25% 为支气管扩张,而 30 天之内确诊的多不会发生支气管扩张。即使发生了支气管扩张,在异物取出以后也是可以逐渐恢复的。

八、预防

应认真随访肺炎患者直至完全康复为止,尤其对于重症肺炎,如腺病毒肺炎等;做好麻疹和百日咳的自动免疫;支气管异物尽早确诊并取出;及时治疗支气管淋巴结结核,解除因淋巴结压迫而引起的肺不张;对于低丙种球蛋白血症的患者给予免疫球蛋白替代治疗,并注意避免呼吸道感染,这些都是预防支气管扩张的措施。

(张洪社)

第三节 支气管哮喘

支气管哮喘是由多种细胞(如嗜酸性粒细胞、肥大细胞、T 细胞、中性粒细胞及气道上皮细胞等)和细胞组分共同参与的气道慢性炎症性疾病。这种慢性炎症导致气道高反应性,当接触多种刺激因素时,气道发生阻塞和气流受限,出现反复发作的喘息、气促、胸闷、咳嗽等症状,常在夜间和/或清晨发作或加剧,多数患者可经治疗缓解或自行缓解。

流行病学研究数据显示不同国家被监测人群的哮喘患病率为 1%~18%,小儿哮喘患病率为 0~30%。哮喘的患病率在全球范围内呈上升趋势,以每十年呈 10%~50% 的速度增加。造成哮喘患病率差异的因素包括种族、遗传因素、性别、年龄、环境、社会经济状况等。

一、病因

哮喘病因复杂,哮喘发病是遗传因素和环境因素共同作用的结果。对于儿童期哮喘而言,遗传和环境因素二者交互作用,可能影响机体先天免疫反应及后天获得性免疫反应,因此儿童哮喘的发生和转归有明显的异质性特征。

遗传因素在很大程度上影响着哮喘发病。哮喘发病具有家族聚集性,Sibbald 对哮喘儿童的研究发现哮喘患者家属的患病率为 13%,对照组则为 4%,母亲患有哮喘增加其子女患哮喘的风险要高于父亲患有哮喘,可能由于母亲免疫系统对胎儿免疫系统发育具有更为直接的影响。双生子女研究表明在不同个体间遗传因素对哮喘发病的风险作用可达 36%~75%。特应性哮喘患者家属的患病率较非特应性哮喘患者的家属明显高。所谓特应性,是个人和/或其家族在对通常暴露的变应原产生 IgE 抗体反应的倾向。特应性是发生持续哮喘和重度哮喘危险因素之一。20 世纪初 Cooke 进行的 2 个大规模的特应性遗传学研究发现,在特应性个体中,其家庭成员特应性的发生率分别为 48.4% 和 58.4%,而非特应性个体家庭成员特应性发生率仅为 7%。迄今所发现的哮喘易感基因中,一些基因定位与哮喘和特应性关联,另一些基因定位与支气管舒张剂反应性变异相关或与支气管高反应性相关联。哮喘的表型受多种因素影响,不同的基因在不同种族对哮喘起不同的作用,但各种基因型在何种程度上决定哮喘的临床表型尚不清楚。

流行病学研究提示不同地区和人群哮喘患病率有很大的变异性,而且近二十年来哮喘患病率在全球很多区域呈显著上升趋势。单纯用遗传因素和基因变异难以解释哮喘患病率骤增,因此环境因素与哮喘发生的关系可能更为密切。大量研究表明许多环境因素与哮喘发病相关,包括膳食、感染、微生物及变应原暴露、香烟暴露、免疫接种、室内外环境污染、社会经济状况等。

(一)膳食

有研究显示哮喘症状和植物性食物摄入水平间存在持续的负相关关系,提示摄取植物性食物对于哮喘发生具有潜在的保护性效应。另一些研究发现食用新鲜蔬菜和水果可能通过维生素 A、C、E 及 β 胡萝卜素的抗氧化作用,来保护儿童免于发生哮喘。有研究提示食物防腐剂、微量杀虫剂和食物添加剂诸如重硫酸盐等与哮喘急性加重有关。

(二)感染

呼吸道病毒感染是诱发儿童反复喘息的重要病因,婴幼儿以呼吸道合胞病毒常见。一项研究发现:对 472 例<3 岁喘息性下呼吸道疾病的婴幼儿病原检测显示检出呼吸道合胞病毒 207 例(占 43.9%),副流感病毒 68 例(占 14.4%),其他病原 68 例(占 14.4%,包括腺病毒、流感病毒、衣原体、巨细胞病毒、鼻病毒、细菌、混合感染),未检出病原 129 例(占 27.3%)。对呼吸道合胞病毒感染的患者随访显示,总体上看,在 10 岁之内喘息发生的危险性显著增加,并且随年龄增加喘息发生的危险性呈降低趋势,到 13 岁时与对照儿童比较喘息危险性不再增加。呼吸道合胞病毒感染增加喘息的危险性主要与感染所致气道上皮损伤及炎症介质释放增加有关,如白三烯等。没有发现呼吸道合胞病毒下呼吸道感染与致敏的关系,呼吸道合胞病毒感染后至 13 岁的持续喘息似乎并非与过敏增加相关。无论家族哮喘史与否,有呼吸道合胞病毒感染病史的儿童比无呼吸道合胞病毒感染病史者更易产生支气管舒张剂的反应。美国 Lemanske 等的研究表明生后第一年因鼻病毒感染所致下呼吸道喘息性疾病的患者,将显著增加 3 岁时发生喘息性疾病的危险性,相对危险度超过了呼吸道合胞病毒。另有研究表明,在儿童和成人哮喘患者中检出呼吸道病毒感染阳性者,有三分之二为鼻病毒。这些证据表明,鼻病毒对肺部的感染与 IgE 增高强烈相关。

除病毒外,其他如支原体、衣原体、细菌等可能造成哮喘发作。

(三)变应原

环境因素中另一大类诱发哮喘的因素为变应原。早在 17 世纪就有了变应原暴露导致哮喘的概念,直至 20 世纪初期进行相关临床研究。与哮喘相关的主要变应原存在地区差异,并且随气候、季节、居室和卫生不同而不同。许多研究显示持续哮喘与暴露室内环境的变应原有关。例如在温和潮湿地区,尘螨过敏是哮喘最强的危险因素。在城市家庭中,蟑螂也是与哮喘相关的优势变应原之一。花粉过敏可以成为急性哮喘加重的触发因子。某些干燥气候条件下最强的危险因素是对链格孢属真菌过敏。居室宠物是否影响临床哮喘的发生尚无一致的研究结果。多数研究显示致敏的危险性与变应原暴露程度相关。变应原在维持哮喘气道慢性炎症和气道高反应性方面起慢性作用,少数急性哮喘发作显示直接与变应原暴露增加有关。建议对于那些已经对尘螨、宠物或蟑螂致敏的年幼儿童,应该减少暴露来预防过敏性疾病的发生。对室内变应原如尘螨、蟑螂、动物皮屑过敏的哮喘患者,应该消除或减少暴露来改善症状和控制及预防急性加重。有研究对临床诊断的哮喘儿童血清特异性 IgE 检测发现近 75% 的患者对吸入性变应原和/或食物变应原检出阳性,其中婴幼儿期哮喘儿童以食物性变应原过敏多见,4 岁以上哮喘儿童对吸入性变应原过敏增加。吸入性变应原中阳性检出率从高至低分别为户尘螨58.7%、粉尘螨58.1%、屋尘54.1%、猫毛发皮屑53.8%、狗毛发皮屑46.7%、混合真菌41.3%、秋季混合草花粉26.2%、春季混合树木花粉15.8%,提示尘螨、屋尘和真菌是哮喘儿童主要的变应原;在猫、狗暴露因素的哮喘儿童中,约半数对相应的变应原过敏。另对3~14岁变应性鼻炎患者经皮肤变应原点刺试验发现尘螨、真菌、夏秋季花粉和宠物是主要的吸入性致敏原,两病具有相似的致敏原分布特征,但尘螨及真菌过敏多见于哮喘患者,夏秋花粉多见于变应性鼻炎患者。4岁以下临床诊断的哮喘患者经体外检测显示约四分之一存在吸入变应原致敏;此外多因素回归分析发现父母哮喘史、患者食物变应原致敏、初次喘息年龄在2岁以后和高IgE水平诸项临床特征对吸入性变应原致敏的影响有显著性意义。

（四）环境污染

甲醛是许多挥发性有机混合物之一在西方环境的家中很常见。来源有particle板,夹板,纤维板,镶嵌板,尿素甲醛发泡绝缘材料,一些地毯和家具,一些家用化学剂。频繁使用化学制剂的产品与学龄前儿童持续喘息相关。

对于空气污染和哮喘的关系有大量的问题有待阐明。城市空气污染由多种可能导致呼吸道疾病的因素组成,如臭氧、二氧化氮、二氧化硫、酸性气溶胶、颗粒物。许多有哮喘的儿童都有与室外空气污染相关的症状恶化的经历。但是,没有证据表明空气污染增加引起哮喘患病率增加。

（五）香烟暴露

吸烟暴露毫无疑问是哮喘一个重要的危险因子。母亲吸烟与婴儿出生后最大呼气流率减少相关,并且与儿童期肺功能减少相关。除了对肺体积和肺功能外,暴露香烟对于支气管高反应性也有影响。哮喘患者母亲停止吸烟,其哮喘的严重程度减低。暴露于被动吸烟环境增加了婴儿在生后第一年发生喘息的危险性,但是对于特应性的进展影响不大。全世界大约一半的儿童可能暴露于被动吸烟环境,其中20%哮喘儿童有急性加重哮喘的症状。

（六）母乳喂养

尚无研究证明母乳喂养是否减低哮喘发病的危险性,但是母乳喂养对儿童健康有其他益处,因此建议鼓励母乳喂养至4~6个月。

（七）微生物暴露

农场环境和动物接触与哮喘发展有关引起了众多关注。在农场生活的儿童、家中养猪狗或猫的儿童、很小就入托的儿童及生活在大家庭的儿童中发现变应原致敏和IgE介导疾病减少。已知细菌内毒素导致Th1相关的细胞因子产生,因此潜在地减少了变应原致敏。但至今尚无证据支持内毒素能减少特应性的临床表现。

（八）免疫接种

迄今研究尚无证据表明生命早期免疫接种促进或抑制哮喘的进展。但多数研究显示哮喘症状和国家的百白破、麻疹和卡介苗免疫接种率之间无关。

（九）其他

儿童哮喘的诱因还包括运动、情绪及心理因素、药物、食物添加剂等。

儿童期哮喘存在很大的可变性,早年发生喘息的儿童有60%~70%在青少年或成年阶段喘息症状不再发生,遗传因素的表型在诊断年幼儿童哮喘中具有重要价值。儿童期喘息的不同类型与随后哮喘不同的危险性相关。在美国Tucson出生队列研究中,纳入研究的儿童48%在6岁之前有喘息。喘息的类型很明显:在生后3年内有喘息但随后没有(占喘息患者的40%),生后 3 年内有喘息并持续(约 30%),6 岁喘息但是 3 岁之前没有喘息(约 30%)。有 30%~70%的儿童期哮喘或喘息在转入成年生活后进入缓解。大约三分之二的哮喘儿童,在成年期前症状消失。但是,40%~50%明显缓解的儿童哮喘将在成年早期又出现症状。进一步研究显示,生后 3 年内有喘息的儿童,如果存在湿疹或父母有哮喘史,或两项因素均有,或有其他更多因素如变应性鼻炎,嗜酸性粒细胞增多,或上呼吸道感染以外的喘息,那么在 6~13 岁内有症状性哮喘的危险性增加 4~10 倍。21 世纪初期,提出在反复喘息的年幼儿童中,诊断哮喘的主要指标包括湿疹、父母哮喘史、吸入性变应原检出阳性。低出生体重是早期儿童喘息的危险因素,这有可能是通过宫内营养不足所致气道小来介导的。

与儿童持续哮喘或成人哮喘复发相关的危险性增加的因素包括父母哮喘病史、湿疹、早期哮喘病情严重、儿童期更多的发作和低峰流速、气道高反应、儿童时期对尘螨变应原皮试反应阳性。喘息发病的年龄越早,复发的危险性越大。

二、病理表现及发病机制

(一)病理表现

目前已得到共识,哮喘是气道慢性炎症性疾病。病理表现如下。

(1)气道黏膜大量炎细胞浸润,主要为嗜酸性粒细胞、肥大细胞、中性粒细胞、嗜碱性粒细胞等。上述细胞能合成并释放多种炎性介质,如白三烯、血小板活化因子、组胺、前列腺素及嗜酸性粒细胞阳离子蛋白等。

(2)气道上皮损伤与脱落,纤毛细胞有不同程度的损伤,甚至坏死。气道损伤引起气道高反应性。

(3)气道壁增厚,黏膜水肿,胶原蛋白沉着,基膜中的纤维粘连蛋白,Ⅲ型和Ⅳ型胶原沉着,基膜增厚。

(4)气道黏液栓形成:哮喘患者的黏液腺体积较正常人增大近 2 倍,气道炎症使血管通透性增高,大量炎性渗出造成气道黏膜充血、水肿、渗出物增多、黏液滞留,形成黏液栓。

(5)气道神经支配:局部轴反射传入纤维的刺激引起神经肽类释放,可刺激气道平滑肌收缩,黏膜肿胀,黏液分泌增加。

(6)哮喘患者的平滑肌存在功能性改变及缺陷。气道炎症与损伤、平滑肌功能变化等共同导致气道高反应性,这是哮喘病理生理又一重要特征。

(二)发病机制

哮喘发病机制多被解释为"卫生假说"。1989 年 Strachan 首次提出"卫生假说",该假说认为:过敏性疾病可能被儿童早期的感染性疾病、与年长同胞间不洁接触造成的感染传播或生前获得的感染所抑制。最初提出这一假说是因为观察到花粉症(但不是哮喘)的发病与家中儿童数量呈负相关。这个假说认为,现代社会的过度清洁减少了微生物对婴儿免疫系统的刺激,使得非成熟免疫应答持续存在,结果引起 Th1 和 Th2 免疫失衡,最终导致特应性。卫生假说虽然被广泛用于解释哮喘发病机制,但是迄今仍然只获得有限的证据。在芬兰的一项横断面研究显示麻疹感染与哮喘的相关性,但是尚无其他研究重复这一现象。在日本的一项纵向儿童研究中发现结核菌素皮试反应与哮喘症状有负相关关系。有研究显示在埃塞俄比亚高发的寄生虫感染可能抑制特应性人群的哮喘症状。但是在拉丁美洲的研究则表明哮喘症状的高患病率地区具有地方性寄生虫感染的高负荷。一项有关儿童预防接种是否和哮喘相关的观察性荟萃结果表明,无论是全细胞百日咳疫苗预防接种,还是卡介苗预防接种,与儿童及青少年时期哮喘发生率之间均无相关性。近期一项哮喘和呼吸道感染的综述提出,呼吸道病毒性疾病是否直接导致哮喘,或者使潜在的哮喘急性加重,抑或两者同时存在,目前的研究结果尚不清楚。

三、临床表现

(一)症状

5岁以上儿童哮喘临床表现通常比较典型,如反复喘息、气促、胸闷或咳嗽。以上症状呈反复发作性,常在夜间和/或清晨发作、加剧;或可追溯与某种变应原或刺激因素有关,时有突发突止现象;发作前常伴有流清水样鼻涕、打喷嚏、鼻痒、眼痒、鼻塞等变应性鼻炎症状或感冒样症状;或有多种诱发因素包括室内外变应原、冷空气、物理或化学性刺激、病毒性上、下呼吸道感染、运动、药物或食物添加剂、吸烟或过度情绪激动、胃食管反流等。

严重发作的患者因气促而不能整句说话,行走和平卧均表现困难,多端坐呼吸,病情危重者可出现呼吸暂停、谵妄甚至昏迷。

但是有相当部分的哮喘患者缺乏典型的哮喘发作症状,往往反映在体育运动或体力活动时乏力、呼吸急促或胸闷,或在食入过甜或其他刺激性食物后咳嗽剧烈,或仅在夜间和清晨咳嗽,以呼吸道感染予以抗生素或镇咳药物治疗无效。部分患者喘息症状不典型,但反复发生的感冒样症状深入到下呼吸道超过10天,或多次发生呼吸道感染。这些患者可以伴有或不伴有过敏症状。应注意哮喘的可能,尤其对于那些使用了支气管舒张剂或其他抗哮喘治疗的药物后症状改善者,常支持哮喘的诊断。

5岁以下儿童尤其是婴幼儿发作喘息常常伴有呼吸道感染,但是喘息症状多次反复者中部分患者可有湿疹、喷嚏、揉鼻、揉眼等表现;部分患者安静时呼吸平静,但在哭闹、玩闹后出现喘息和喘鸣声;有些婴幼儿在生后早期最初表现湿疹或食物不耐受的胃肠道症状,后期皮肤和消化道症状改善后又逐渐表现喘息现象,所谓过敏性疾病进程的表现。

(二)体征

急性发作期查体可见呼吸频率增快,心率加快;重度发作表现三凹征、发绀等缺氧体征。发作时双肺闻及以呼气相为主的哮鸣音,呼气相延长。非急性发作期无明显体征,但在相当一部分合并过敏体质的学龄前儿童表现为眼周皮肤发青,俗称"熊猫眼",或常年流涕,形象称为"鼻涕虫"。慢性重度持续患者可出现桶状胸、杵状指等或生长发育受限。

(三)实验室检查

1.外周血

嗜酸性粒细胞可增高6%以上,有特应性体质的患者可高达20%～30%,直接计数在(0.40～0.60)×10^9/L,有时可高达(1.0～2.0)×10^9/L。

2.痰液检查

在急性发作时多呈白色泡沫样,有时可见到半透明且有弹性的胶冻样颗粒的"哮喘珠"。痰涂片显微镜检查可见库什曼螺旋体及夏科-莱登结晶;痰细胞学检查有较多的嗜酸性粒细胞(通常＞2.5%),并可见到嗜酸性粒细胞脱颗粒的现象。合并感染时,嗜酸性粒细胞的比例降低,而中性粒细胞比例增高。

3.肺功能检查

肺功能检查用以评价气流受限及其可逆性和变异性。

（1）肺容量变化：哮喘发作期残气容积、肺总量和残气容积/肺总量均增大，但在缓解期可恢复正常。肺活量可能正常，但用力肺活量可减低。因而出现用力肺活量＜肺活量现象。

（2）肺通气功能：以测定最大呼气流量-容积曲线反映肺通气功能。发作期哮喘患者流速容量曲线（F-V曲线）的特点是降支凹向横轴。第一秒用力肺活量（FEV1）实测值/预计值降低。相应的VCMAX参数如FEF50、FEF75显著低于正常值。缓解期患者大多数肺通气功能正常或有小气道通气功能障碍。

（3）气道阻力：近年来应用脉冲振荡方法测定气道阻力在哮喘诊断的应用较多，发作期可出现各类型气道阻力增高（儿童以外周弹性阻力增高多见），非发作期可检出潜在性气道阻力增高。

（4）潮气呼吸分析：婴幼儿哮喘可采用该法评价肺功能，以小气道阻塞性通气功能障碍多见。

（5）支气管舒张试验：反映可逆性气流受限程度。受试者基础FEV1＜70％预计值，然后吸入$200\sim400\ \mu g$ β_2受体激动剂，或用空气压缩泵雾化吸入β_2受体激动剂，吸入后15分钟重复测定FEV1，计算FEV1改善率≥12％则认为试验阳性。支气管舒张试验阳性有助于哮喘诊断，阴性不足以否认哮喘诊断。

4.支气管激发试验

支气管激发试验是了解气道高反应性的重要方法，哮喘患者气道对某些药物和刺激物的反应程度，可比正常人或患有其他肺与支气管疾病的人高出数倍甚至数十倍，气道反应性的高低与气道炎症的严重程度密切相关。可以根据不同测试目的选择不同的激发物，临床常用组织胺、醋甲胆碱、蒸馏水、高张盐水或运动激发，必要时可用可疑致敏原激发。气道反应性测定应在哮喘的缓解期进行，至少一周内无哮喘发作，FEV1不得低于预计值的70％。并应在停用支扩剂12小时，停用抗组胺药和吸入激素48小时，停用口服激素72小时后，才能进行。

5.特异性变应原诊断

通过皮肤试验或血清特异性IgE测定检出哮喘患者特应性变应原致敏分布，识别危险因素或触发因子及推荐适宜的环境控制措施。

（1）体内试验：常用皮肤点刺试验，变应原包括吸入性变应原（如室尘、螨、花粉、真菌、动物皮毛等）和食物性变应原。将常见变应原浸出液点于前臂皮肤，用点刺针刺破皮肤，并用组胺及抗原溶媒或生理盐水作阳、阴性对照。点刺实验前3天停用抗组胺类药物。

（2）体外试验：血清特异性IgE测定。常采用CAP-system检测方法对变应原特异性IgE定量检测。

6.非侵入性气道炎症标志物检查

支气管哮喘的病理基础是气道慢性炎症，通过支气管镜做支气管黏膜活检是判断气道炎症的可靠指标，但在临床上应用困难。近年来非侵入性气道炎症标志物的研究有一定进展，呼出气一氧化碳或一氧化氮水平、痰嗜酸性粒细胞等可作为非侵入性的哮喘气道炎症标志物，哮喘患者（未经ICS治疗）比非哮喘人群呼出气一氧化氮水平增高。

7.影像学检查

无并发症的哮喘患者中，肺部X线大多无特殊发现。但在重症哮喘和婴幼儿哮喘急性发作时，较多见两肺透亮度增加或肺气肿表现。肺部X线在儿童反复喘息性疾病的鉴别诊断中有重要意义，如先天畸形（心、肺、血管）、支气管肺发育不良、结核、支气管扩张等，尤其对于婴幼儿反复喘息应列为常规检查。

四、诊断

儿童处于生长发育过程,各年龄段哮喘儿童由于呼吸系统解剖、生理、免疫、病理特点不同,哮喘的临床表型不同,对药物治疗反应和协调配合程度等的不同,哮喘的诊断和治疗方法也有所不同。

(一)诊断标准

(1)反复发作喘息、咳嗽、气促、胸闷,多与接触变应原、冷空气、物理、化学性刺激、呼吸道感染及运动等有关,常在夜间和/或清晨发作或加剧。

(2)发作时在双肺可闻及散在或弥漫性、以呼气相为主的哮鸣音,呼气相延长。

(3)上述症状和体征经抗哮喘治疗有效或自行缓解。

(4)除外其他疾病所引起的喘息、咳嗽、气促和胸闷。

(5)临床表现不典型者(如无明显喘息或哮鸣音),应至少具备以下 1 项:①支气管激发试验或运动激发试验阳性。②证实存在可逆性气流受限:支气管舒张试验阳性,吸入速效 β_2 受体激动剂(如沙丁胺醇)后 15 分钟 FEV1 增加≥12%;或抗哮喘治疗有效,使用支气管舒张剂和口服(或吸入)糖皮质激素治疗 1~2 周后,FEV1 增加≥12%。③呼气流量峰值每天变异率(连续监测 1~2 周)≥20%。

符合第(1)~(4)条或第(4)、(5)条者,可以诊断为哮喘。

(二)5 岁以下儿童喘息的特点及评估

1.5 岁以下儿童喘息的临床表型和自然病程

喘息在学龄前儿童是非常常见的临床表现,非哮喘的学龄前儿童也会发生反复喘息。可将 5 岁以下儿童喘息分成以下 3 种临床表型。①早期一过性喘息:多见于早产和父母吸烟者,喘息主要是由于环境因素导致肺的发育延迟所致,年龄的增长使肺的发育逐渐成熟,大多数患者在生后 3 岁之内喘息逐渐消失。②早期起病的持续性喘息(指 3 岁前起病):患者主要表现为与急性呼吸道病毒感染相关的反复喘息,本人无特应症表现,也无家族过敏性疾病史。喘息症状一般持续至学龄期,部分患者在 12 岁时仍然有症状。小于 2 岁的儿童,喘息发作的原因通常与呼吸道合胞病毒等感染有关,2 岁以上的儿童,往往与鼻病毒等其他病毒感染有关。③迟发性喘息/哮喘:这些儿童有典型的特应症背景,往往伴有湿疹,哮喘症状常迁延持续至成人期,气道有典型的哮喘病理特征。

5 岁以下儿童哮喘临床表型的分类有助于治疗策略和方案的制订或维持,但是①、②种类型的儿童喘息只能通过回顾性分析才能做出鉴别,因此不宜在早期就将婴幼儿反复喘息进行分型,以免延误启动维持治疗。另外,儿童喘息的早期干预有利于疾病的控制,有资料显示启动哮喘干预和治疗的时间距离哮喘首次发作后的时间越长,那么达到控制所需要的时间也会越长。

2.5 岁以下儿童喘息的评估

80%以上的哮喘起始于 3 岁前,具有肺功能损害的持续性哮喘患者,其肺功能损害往往开始于学龄前期,因此从喘息的学龄前儿童中把可能发展为持续性哮喘的患者识别出来进行有效早期干预是必要的。但是目前尚无特异性的检测方法和指标,可用于对学龄前喘息儿童做出哮喘的确定诊断。喘息儿童如具有以下临床症状特点时高度提示哮喘的诊断:①多于每月 1 次的频繁发作性喘息;②活动诱发的咳嗽或喘息;③非病毒感染导致的间歇性夜间咳嗽;④喘息症状持续至 3 岁以后。

3.哮喘预测指数

哮喘预测指数能有效地用于预测3岁内喘息儿童发展为持续性哮喘的危险性。在过去1年喘息≥4次的患者,具有1项主要危险因素或2项次要危险因素,判断为哮喘预测指数阳性。主要危险因素包括:父母有哮喘病史;经医师诊断为特应性皮炎;有吸入变应原致敏的依据。次要危险因素包括:有食物变应原致敏的依据;外周血嗜酸性粒细胞≥4%;与感冒无关的喘息。如哮喘预测指数阳性,建议按哮喘规范治疗。

建议学龄前儿童使用抗哮喘药物诊断性治疗2~6周后进行再评估。必须强调,学龄前喘息儿童大部分预后良好,其哮喘样症状随年龄增长可能自然缓解。因此,对这些患者必须定期(3~6个月)重新评估以判断是否需要继续抗哮喘治疗。

(三)咳嗽变异性哮喘的诊断

咳嗽变异性哮喘是儿童慢性咳嗽最常见原因之一,以咳嗽为唯一或主要表现,不伴有明显喘息。诊断依据如下。

(1)咳嗽持续≥4周,常在夜间和/或清晨发作或加重,以干咳为主。

(2)临床上无感染征象,或经较长时间抗生素治疗无效。

(3)抗哮喘药物诊断性治疗有效。

(4)排除其他原因引起的慢性咳嗽。

(5)支气管激发试验阳性和/或呼气流量峰值每天变异率(连续监测1~2周)≥20%。

(6)个人和/或一、二级亲属特应性疾病史或变应原检测阳性。

以上(1)~(4)项为诊断基本条件。

五、鉴别诊断

(一)呼吸道感染性疾病

尤其是婴幼儿呼吸道感染更易引起喘息,如毛细支气管炎、支气管肺炎、弥漫性泛细支气管炎,需注意鉴别。此外,还应与咽后壁脓肿、咽白喉、支气管淋巴结核、支气管内膜结核鉴别。

(二)先天性喉、气管、支气管异常

先天性喉、气管缺乏软骨支架,造成吸气性喉喘鸣,即先天性喉喘鸣。先天性肺叶气肿为支气管缺乏支架所致,主要症状为气短,可有哮鸣和间歇性发绀。先天性喉蹼、气管食管瘘使大气道受压也可出现哮鸣。

(三)先天性心、血管异常

严重的左向右分流,引起肺动脉扩张或心脏扩大,可压迫大气道引起哮鸣,易发生在2~9个月的婴幼儿。主动脉弓处的环状血管畸形或双主动脉弓,可出现吸气时胸骨上窝凹陷伴哮鸣和哮吼样咳嗽,喂奶和俯卧时明显。

(四)异物吸入

异物吸入多发生在学龄前儿童,尤其是3岁以下婴幼儿。一般有吸入异物病史可循,2/3的患者在一周内被诊断,但有17%左右的患者漏诊,常被误诊为肺炎和哮喘。

(五)心源性哮喘

心源性哮喘由左心衰竭引起,多见于老年人。小儿可见于急、慢性肾炎和二尖瓣狭窄患者。初次发作与哮喘急性发作极相似,需注意鉴别。

（六）纵隔气道周围肿物压迫

由于气道阻塞，可出现呼气性或双相哮鸣，见于甲状腺瘤、畸胎瘤、结核性淋巴瘤和转移性肿瘤。

（七）胃食管反流

大部分婴儿进食后都会发生反流，但只有在患者食管黏膜有炎症变化时，反流才引起反射性气管痉挛，而致咳嗽和喘息。用测定24小时食道肺循环高压方法鉴别。

（八）喉返神经麻痹

双侧声带外展性麻痹，可出现喘鸣，但同时伴有声音嘶哑。

（九）肺部变态反应性疾病

1.过敏性肺炎

如农民肺、饲鸽者肺、蘑菇肺、皮毛商肺等。急性发作常发生于接触抗原4～8小时后，突然干咳、发热、寒战伴明显的呼吸困难和喘憋，肺部可闻及湿啰音和哮鸣。胸片示间质和肺泡有小结节性浸润，多呈斑片或弥散分布。在急性发作期肺功能检查示限制性通气功能障碍伴用力肺活量减低，可与哮喘急性发作相鉴别。

2.变态反应性支气管肺曲霉菌病

变态反应性支气管肺曲霉菌病是嗜酸性粒细胞肺炎中最常见的一种。最常见的表现是哮喘，而且哮鸣持续存在。所有患者FEV1下降，气道阻力增加，故必须与哮喘鉴别。其胸部X线表现具有支气管近端扩张、远端正常的中心性支气管扩张的特点。曲霉菌抗原皮试呈速发反应阳性或曲霉菌抗原特异性沉淀抗体阳性，具有诊断意义。

3.肺嗜酸性粒细胞增多症

儿童期常见吕弗综合征是由线虫的蚴虫移行至肺所致。临床常有咳嗽、胸闷、气短、喘息等症状。此病病程较长，胸部X线表现多见浸润性病灶并呈游走性。外周血嗜酸性粒细胞异常增高，往往＞10％。

4.过敏性肉芽肿

本病多见于中青年，可能与药物（青霉素、磺胺）、细菌、血清等变应原引起的Ⅲ型变态反应有关。临床可出现喘息、变应性鼻炎等症状。大部分患者出现嗜酸性粒细胞肺浸润，变应原皮试可呈阳性。全身性血管炎可累及肺以外两个以上的器官。

六、治疗

1993年，在美国国立卫生研究院心肺血液研究所和世界卫生组织共同努力下，来自17个国家的30多位医学专家成立了全球哮喘防治创议委员会，此后于1995年发布了《全球哮喘管理和预防的策略》的工作报告，该报告以最新的哮喘基础和临床研究为依据，提出哮喘管理和预防的推荐意见，并以指南的形式分别向一线医护人员、公共卫生人员和患者提供科学指导。近二十年指南再次被修订，提出以达到并维持哮喘临床控制为目标的防控策略。

治疗目标为达到并维持哮喘临床控制。在各级治疗中，环境控制和健康教育是哮喘非药物干预的主要内容。

（一）儿童哮喘常用治疗药物选择

1.哮喘控制类药物的类型

（1）糖皮质激素：是最有效的抗变态反应炎症的药物，其主要作用机制包括干扰花生四烯酸代谢,减少白三烯和前列腺素的合成;抑制嗜酸性粒细胞的趋化与活化;抑制细胞因子的合成;减少微血管渗漏;增加细胞膜上 β_2 受体的合成等。①吸入给药:这类药物局部抗炎作用强;通过吸气过程给药,药物直接作用于呼吸道,所需剂量较小;通过消化道和呼吸道进入血液的药物大部分被肝脏灭活,因此全身性不良反应较少。口咽局部的不良反应包括声音嘶哑、咽部不适和念珠菌感染。吸药后及时用清水含漱口咽部、选用干粉吸入剂或加用储雾罐可减少上述不良反应。吸入糖皮质激素后的全身不良反应的大小与药物剂量、药物的生物利用度、在肠道的吸收、肝脏首关代谢率及全身吸收药物的半衰期等因素有关。吸入型糖皮质激素是长期治疗持续性哮喘的首选药物,主要包括以下剂型。气雾剂:目前临床上常用的糖皮质激素有 3 种,包括丙酸倍氯米松气雾剂、布地奈德气雾剂和丙酸氟替卡松气雾剂。干粉吸入剂:包括丙酸倍氯米松碟剂、布地奈德都保和氟替卡松碟剂。一般而言,如能掌握正确的方法,使用干粉吸入剂比普通定量气雾剂方便,吸入下呼吸道的药物量较多。糖皮质激素气雾剂和干粉吸入剂通常需连续、规律地吸入 1 周后方能奏效。雾化溶液:布地奈德雾化悬液经以压缩空气或高流量氧气为动力的射流装置雾化吸入,对患者吸气配合的要求不高、起效较快,适用于哮喘急性发作时的治疗。②口服给药:急性发作病情较重的哮喘或重度持续哮喘吸入大剂量激素治疗无效的患者应早期口服糖皮质激素,以防止病情恶化。一般可选用泼尼松,剂量 $1\sim2$ mg/(kg·d),疗程 $3\sim7$ 天,对于糖皮质激素依赖型哮喘,可采用每天或隔天清晨顿服给药的方式,以减少外源性激素对脑垂体-肾上腺轴的抑制作用。对于伴有结核病、寄生虫感染、免疫缺陷、糖尿病、佝偻病或消化性溃疡的患者全身给予糖皮质激素治疗时应慎重,并应密切随访。③静脉用药:严重哮喘发作时,应静脉及时给予大剂量氢化可的松(每次 $5\sim10$ mg/kg)或甲泼尼龙(每次 $1\sim4$ mg/kg),无糖皮质激素依赖倾向者,可在短期($3\sim5$ 天)停药,症状控制后改为吸入激素。地塞米松抗炎作用较强,但由于血浆和组织中半衰期长,对脑垂体-肾上腺轴的抑制时间长,故应尽量避免使用或不较长时间使用。

(2)色甘酸钠和奈多罗米钠:均为非皮质激素类抗炎药,可抑制 IgE 介导的肥大细胞等炎细胞中炎症介质的释放,并可选择性抑制巨噬细胞、嗜酸性粒细胞和单核细胞等炎细胞介质的释放。这类药物适用于轻度持续哮喘的长期治疗,可预防变应原、运动、干冷空气和二氧化硫等诱发的气道阻塞,可减轻哮喘症状和病情加重。一般认为色甘酸钠治疗儿童过敏性哮喘比成人效果好,不良反应少。在轻中度哮喘患者可用色甘酸钠气雾剂每揿 2 mg、每揿 5 mg,每次 $2\sim4$ 揿,每天 $3\sim4$ 次吸入。

(3)长效吸入型 β_2 激动剂: β_2 激动剂可舒张气道平滑肌,增加黏液纤毛清除功能,降低血管通透性,调节肥大细胞及嗜酸性粒细胞介质的释放。长效 β_2 激动剂的分子结构中具有较长的侧链,因此具有较强的脂溶性和对 β_2 受体较高的选择性,并且吸入型长效 β_2 激动剂长期应用不会引起 β_2 肾上腺素能受体功能的下调。目前在我国用于临床的吸入型长效 β_2 激动剂有两种。①沙美特罗:经气雾剂或准纳器装置给药,给药后 30 分钟起效,平喘作用维持 12 小时以上,推荐剂量 50 μg,每天 2 次吸入。②福莫特罗:经都保装置给药,给药后 $3\sim5$ 分钟起效,平喘作用维持 $8\sim12$ 小时以上。推荐剂量 $4.5\sim9$ μg,每天 2 次吸入。近年来的研究表明,吸入型长效 $\beta2$ 激动剂与低、中剂量的吸入型激素联合应用具有协同作用,比单纯增加吸入型糖皮质激素的剂量效果更加明显。GINA 方案在以哮喘控制为目标的治疗方案中 3 级治疗以上首选吸入型长效 β_2 激动剂分别与低、中剂量的吸入型激素联合应用。

(4)缓释茶碱:缓释茶碱具有半衰期长、血药浓度平稳、对胃肠道的刺激比普通茶碱制剂小的优点,但由于缓释茶碱制剂都是供口服的,其作用速度不快,主要适用于慢性持续哮喘的治疗,不适合于哮喘急性发作期的治疗。近年来报道茶碱类药物具有抗气道变应性炎症的作用,特别是在低剂量(较低的血药浓度约 10 mg/L)时表现得较为明显。常用剂量为 6～10 mg/(kg·d),分 1～2 次服用。茶碱与糖皮质激素和抗胆碱药物联合应用具有协同作用,但与 β_2 激动剂联合应用时易于诱发心律失常,应慎用,并适当减少剂量。

(5)抗白三烯类药物:或称为白三烯调节剂,包括半胱氨酰白三烯受体拮抗剂和 5-脂氧化酶抑制剂,目前在我国应用的主要是半胱氨酰白三烯受体拮抗剂,剂型为孟鲁司特钠的咀嚼片。半胱氨酰白三烯受体拮抗剂通过对气道平滑肌和其他细胞表面白三烯受体的拮抗,抑制肥大细胞和嗜酸性粒细胞释放出的半胱氨酰白三烯的致喘和致炎作用,产生轻度支气管扩张和减轻变应原、运动等诱发的支气管痉挛作用,并具有一定程度的抗炎作用。在哮喘治疗中,GINA 方案及我国儿童哮喘防治指南指出,白三烯调节剂可作为 2 级治疗的单独用药或 2 级以上治疗的联合用药。

2.哮喘缓解类药物的类型

(1)短效 β_2 激动剂:作用于气道平滑肌 β_2 肾上腺素能受体,舒张气道平滑肌,缓解支气管痉挛。常用的药物如沙丁胺醇和特布他林等。①吸入给药:包括气雾剂、干粉剂、溶液。这类药物经吸入途径后直接作用于气道平滑肌,通常在数分钟内起效,疗效可维持数小时,是缓解轻、中度急性哮喘症状的首选药物,也可用于运动性哮喘的预防。沙丁胺醇每次吸入 100～200 μg 或特布他林 250～500 μg,每 2～4 小时 1 次,或在急性发作时每 20 分钟 1 次连续共 3 次,若 1 小时后疗效不满意者,应向医师咨询或看急诊进行其他治疗。这类药物应按需间歇使用,不宜长期、单一、过量使用,否则可引起骨骼肌震颤、低血钾、心律失常等严重不良反应。每月用量 1 罐以上说明哮喘未被控制好,应相应调整长期治疗方案,每月用量≥2 罐意味着有可能发生严重的可威胁生命的哮喘发作。经压力型定量手控气雾剂和干粉吸入装置吸入短效 β_2 激动剂不适用于重度哮喘发作,其溶液经空气压缩型雾化泵吸入适用于轻、重度哮喘急性发作。儿童剂量按每次 0.05 mg/kg 计算,每 4～6 小时按需吸入或者在急性发作时每 20 分钟 1 次连续共 3 次。特布他林雾化溶液每次 2.5 mg/mL,4～6 小时可重复。②口服给药:服药后 15～30 分钟起效,疗效维持 4～6 小时。剂量:沙丁胺醇片 2～4 mg,每天 3 次;特布他林片每次 0.065 mg/kg,每天 3 次。口服出现的不良反应较吸入型有所增加。缓释剂型和控释剂型的平喘作用维持时间可达 8 小时;特布他林的前体药班布特罗的作用可维持 24 小时,可减少用药次数,适用于夜间哮喘的预防和治疗。长期、单一应用 β_2 激动剂可造成细胞膜 β_2 受体的向下调节,表现为临床耐药现象,故应予以避免。③注射给药:哮喘严重发作时由于气道阻塞,吸入用药效果较差,可以通过肌内注射或静脉注射途径紧急给药,β_2 激动剂一次用量一般为 0.5 mg,滴速 2～8 μg/min,因全身不良反应发生率较高,已较少使用。

(2)抗胆碱能药物:可阻断节后迷走神经传出支,通过降低迷走神经张力而舒张支气管,其扩张支气管的作用比 β_2 受体激动剂弱,起效也较慢,但与 β_2 受体激动剂联合应用具有协同、互补作用。目前用于临床的主要为溴化异丙托品的气雾剂和雾化溶液。6 岁以上儿童气雾剂常用剂量为每次 20～40 μg,每天 3～4 次;雾化溶液儿童剂量为每次 250 μg,哮喘急性发作时雾化吸入每 20 分钟 1 次连续共 3 次,然后隔 2～4 小时 1 次。不良反应较少,少数出现口干、口苦感。

(3)短效茶碱:茶碱具有舒张平滑肌的作用,并具有强心、利尿、扩冠状动脉、兴奋呼吸中枢和呼吸肌等作用,低浓度茶碱具有抗炎和免疫调节作用。①口服给药:除缓释茶碱外,口服氨茶碱也用于轻、中度哮喘发作和维持治疗,一般剂量为 6～10 mg/kg。茶碱与糖皮质激素和抗胆碱药联合应用具有协同作用,但与β受体激动剂联合应用时易于诱发心律失常,应慎用,并适当减少剂量。②静脉给药:氨茶碱加入葡萄糖液中,缓慢静脉注射[注射速度不宜超过 0.2 mg/(kg·min)]或静脉滴注,适用于哮喘急性发作且 24 小时内未用过茶碱类药物的患者。重症病例且 24 小时内未用过氨茶碱者负荷剂量为 4～6 mg/kg,继之以维持量 0.7～1 mg/(kg·h)的速度的方法静脉点滴以维持其平喘作用,也可用 4～5 mg/kg,每 6 小时 1 次。对年龄在 2 岁以内或 6 小时内用过茶碱者静脉剂量应减半。务必注意药物浓度不能过高,滴注速度不能过快,也不可过慢,一般在 20 分钟内滴入为妥,以免引起心律失常、血压下降甚至突然死亡。对于幼儿心、肝、肾功能障碍及甲状腺功能亢进者需慎用。茶碱的不良反应包括胃肠道症状(恶心、呕吐)、心血管系统症状(心动过速、心律失常、血压下降),偶可兴奋呼吸中枢,严重者可引起抽搐乃至死亡,由于茶碱的有效血药浓度与中毒血药浓度十分接近,且个体代谢差异较大,因此用药前须仔细询问近期是否用过茶碱,如此前应用过氨茶碱应监测血药浓度,密切观察临床症状,以防茶碱过量中毒。有效安全的血药浓度应保持在 5～15 μg/mL,如大于 20 μg/mL,则不良反应明显增多。最好在用药一开始即监测血药浓度,当患者应用常规剂量治疗出现不良反应,或疗效不明显,或有其他影响茶碱代谢因素时(如发热、肝脏疾病、充血性心力衰竭,合用甲氰咪胍、喹诺酮类、大环内酯类药物),更应监测血药浓度。

(4)注射用肾上腺素:1∶1 000 溶液(1 mg/mL)0.01 mg/kg,用量 0.3～0.5 mg,可 20 分钟应用 1 次共 3 次,不良反应与选择性 $β_2$ 受体激动剂相似且更明显。如果能选择 $β_2$ 受体激动剂时,此类通常不被推荐治疗哮喘发作。

(二)药物及给药途径选择

1.控制类药物的剂型选择

吸入型糖皮质激素(ICS)是哮喘治疗的最有效药物,适用于任何年龄患者。吸入的药物可以较高浓度迅速到达病变部位,因此起效迅速,且因所用药物剂量较小,即使有极少量药物进入血液循环,也可在肝脏迅速灭活,全身不良反应较轻,故应大力提倡。其治疗效应与吸入器的选择和儿童正确使用的能力有关,如使用压力定量吸入器经储雾罐装置每天吸入≤400 μg 布地奈德或相当剂量的其他吸入激素,大多数患者可达到几乎最大的治疗效应。考虑到长期使用的不良反应,口服激素仅限用于儿童哮喘严重急性发作。白三烯调节剂可部分预防运动诱发的支气管痉挛,作为联合治疗,可改善小剂量 ICS 治疗时控制不佳患者的症状。单药治疗的临床疗效已在 2 岁以上的儿童中得到证实,对于 2～5 岁有间歇性哮喘病史者,该药可降低病毒诱发性哮喘的急性发作。对于年长儿童,茶碱单药或联合 ICS 治疗有助于改善哮喘症状,但是茶碱的疗效不如小剂量 ICS,不良反应却更显著。GINA 指南强调绝不能将吸入型长效 $β_2$ 受体激动剂(LABA)作为单药治疗,后者只能与适量 ICS 联合使用。不推荐在该年龄组儿童中使用色甘酸钠。

2.缓解类药物剂型选择

速效 $β_2$ 受体激动剂是所有年龄组儿童急性哮喘的首选治疗药物。吸入该药可预防运动诱发的支气管痉挛,但全身使用并无此保护作用。口服速效 $β_2$ 受体激动剂主要用于吸入治疗有困难的幼龄儿童。

3.吸入装置和方法选择

吸入方法因年龄而异,医护人员应依据患者的年龄选用适合的吸入器具,并训练指导患者正确掌握吸入技术,以确保药效。<2 岁:用气流量≥6 L/min 的氧气或压缩空气作动力,通过雾

化器吸入雾化溶液。2～5岁:除应用雾化吸入外也可采用带有活瓣的面罩储雾罐或气雾吸入器辅助吸入手控式定量气雾剂。6～7岁:也可用旋碟式吸入器,涡流式吸入器或旋转吸入器吸入干粉。>7岁:已能使用定量气雾剂但常有技术错误,用时指导吸入方法十分重要。也可用吸入干粉剂或有活瓣的储物罐吸入定量气雾剂。

4.各种吸入装置使用方法的介绍

(1)压力定量吸入器:①移开喷口的盖,用力摇匀吸入器。②轻轻地呼气直到不再有气体可以从肺内呼出。③将喷口放在口内,并合上嘴唇含着喷口,在缓慢吸气同时按下药罐将药物释出,并继续深吸气。④屏气约10秒钟,然后才缓慢呼气。⑤若需要多吸一剂,应间隔至少一分钟后再重做第②、③、④步骤。⑥用后将盖套回喷口上,如果使用的是ICS,必须用水漱咽部然后吐出漱口水,反复2～3次。⑦如果同时需要使用吸入型支扩剂时,应该先吸入支扩剂,5分钟后再吸入激素。⑧如果是一瓶新的吸入器,第一次使用时需要预按,直至有气雾喷出再开始起用。

(2)都保吸入器:①将保护瓶盖旋下。②握紧瓶身,保持瓶口向上,尽快朝逆时针方向旋转瓶底然后再旋回原位,当听到"咔嗒"一声时,表明药粉剂量已经装好,可以使用了。③缓慢呼气后,把吸嘴置于齿间,并把嘴唇紧固于吸嘴周围。④用力深吸气。⑤把都保从嘴边拿开,并屏气约10秒,然后再进行呼气。⑥盖好保护瓶盖,如果使用的是ICS,必须用水漱咽部然后吐出漱口水,反复2～3次。⑦瓶身上的药物剂量显示窗口出现红色标记线时,表示药物即将用完,全部被红色标记覆盖时,表示药已用完,需要更换新药。

(3)准纳器:①用一手握住外壳,另一手的大拇指放在手柄上,向外推动拇指直至完全打开。②向外推动滑动杆发出"咔嗒"声。一个标准剂量的药物已备好以供吸入。在剂量显示窗口显示减少一个数字。③尽量呼气,但切记不要将气呼入准纳器中。④将吸嘴放入口中,经准纳器深深地平稳地吸入药物。⑤将准纳器从口中拿出。继续屏气约10秒钟,然后缓慢恢复呼气。⑥将拇指放在手柄上,往后拉手柄,使其恢复原位,滑动杆自动复位。⑦如果使用的是吸入型糖皮质激素,必须用水漱咽部然后吐出漱口水,反复2～3次。

(4)储雾罐:①移开喷口的盖,用力摇匀吸入器并插入储雾罐的一侧。②将口器放入儿童的口中(如果是面罩,要注意罩住口鼻周围并紧贴皮肤)。③鼓励儿童慢慢地吸气和呼气,一旦呼吸调整好了,用另一只手按压罐,再让儿童持续呼吸30～60秒,同时保持储雾装置的位置不变。④用后取下吸入器,将盖套回喷口上,如果使用的是ICS,必须用水漱咽部然后吐出漱口水,反复2～3次。⑤注意定期更换储雾罐的瓣膜(每3个月1次)和储雾罐(每半年1次);切忌用洗涤剂或用力擦洗储雾罐内层面。

(三)儿童哮喘长期控制治疗方案

5岁以上儿童、青少年哮喘治疗方案被分为5个级别,反映了达到哮喘控制所需治疗级别的递增情况。在各级治疗中,均应辅以环境控制和健康教育,并按需使用速效β₂受体激动剂。对于从未控制治疗患者,大多数起始治疗从第2级开始可达到控制效果,严重者起始治疗选择第3级。如果现有治疗方案未能达到哮喘控制,应升级治疗直至达到哮喘控制。当患者已达到哮喘控制,必须对控制水平进行长期监测,在维持哮喘控制至少3个月后,可考虑降级治疗,并确定维持哮喘控制所需最低治疗级别。

5岁以内哮喘患者,有相当一部分症状会自行消失,对于早期诊断的儿童,可按照我国儿童哮喘防治指南中5岁以下儿童哮喘长期治疗方案选择分级治疗。最佳哮喘控制药物是ICS,建议初始治疗选用低剂量。如果低剂量ICS无法控制症状,增加剂量是最佳选择。每年必须对患者随访至少2次,以决定是否需要继续治疗。白三烯调节剂治疗可减少2～5岁呼吸道病毒诱发喘息,也可选择作为该年龄段单药控制治疗。

分级治疗的疗程和剂量调整方案可按照GINA指南进行:单用中高剂量ICS者,如果病情稳定可尝试在3个月内将剂量减少50%。当单用小剂量ICS能达到哮喘控制时,可改为每天1次。联合使用ICS和LABA者,先将ICS剂量减少约50%,直至达到小剂量ICS时才考虑停用LABA。如果使用最小剂量ICS时哮喘维持控制,且1年内无症状反复,可考虑停药观察。

(四)特异性免疫治疗

变应原特异性免疫治疗又被称为脱敏治疗,它是通过对过敏患者反复皮下注射变应原提取液,最终达到降低对变应原敏感反应的治疗手段。1998年世界卫生组织就指出:脱敏治疗是可能改变过敏性疾病病情发展的唯一治疗,在疾病过程的早期开始脱敏治疗可能改变其长期病程。儿童脱敏治疗的疗效优于成人。目前我国儿童哮喘治疗中可应用的标准化变应原特异性免疫治疗主要为户尘螨,疗效和安全性良好,通常治疗疗程3～5年,适应对象为轻、中度尘螨过敏性哮喘(稳定期)合并或不合并变应性鼻炎。在免疫治疗过程中,主张同时进行基本的哮喘控制药物治疗,并在每次注射后严密观察至少30分钟,及时处理速发的局部或全身不良反应,并酌情调整注射剂量的方案。

(五)非特异性免疫治疗

在儿科临床应用中,有多种非特异性免疫治疗的制剂如槐杞黄颗粒、卡介苗多糖核酸、匹多莫德等,可用于调节哮喘患者Th1/Th2免疫反应失衡,可作为慢性持续期哮喘患者的补充治疗。

七、儿童哮喘危重状态

(一)临床表现

1.小儿哮喘危重状态

表现为休息时喘息、端坐呼吸、讲话困难、焦虑、呼吸急促、三凹征明显、喘鸣音、脉快、发绀、血气显示低氧血症和/或二氧化碳潴留。

2.哮喘持续状态

以往所称哮喘持续发作在24小时以上,药物治疗无效或进行性加重。这种过分强调时间因素不妥,现已不再使用该名词。

3.重症哮喘的发生机制

重症哮喘多属慢性哮喘,其气道阻塞主要为长期炎症和大量分泌物潴留所致。由于全身衰竭,窒息、呼吸衰竭多由大量痰液阻塞气道引起。加大给氧也不能缓解缺氧。应用支气管扩张剂不能解除气道阻塞极度的缺氧和酸中毒,往往导致心血管功能的损害。

(二)哮喘致死危险因素

(1)既往有急性危重发作史。

(2)前一年曾因哮喘发作住院史。

(3)存在社会心理问题。

(4)有因哮喘发作进行抢救行气管插管的病史。

(5)最近皮质激素减量或停用史。

(6)不配合医师的治疗。

（三）小儿哮喘危重状态的抢救

哮喘危重状态时,支气管严重阻塞,威胁生命,必须积极抢救。首先要吸氧(用面罩),浓度40%为宜,流量4～5 L/min,有呼吸衰竭指征时应进行机械通气,力争使氧饱和度>95%。同时雾化吸入 β₂ 受体激动剂,严重者第1小时可每隔20分钟吸入1次,以后每隔4～6小时重复吸入。如由于气道阻塞严重吸入药物效果差,在静脉滴注氨茶碱和糖皮质激素(甲泼尼龙2 mg/kg,每次最大量100 mg)同时,也可用0.1‰的肾上腺素每次0.01 mL/kg皮下注射,每次最大量0.3 mL。同时必须注意维持水、电解质平衡,纠正酸碱紊乱。如合并呼吸道感染时,应选用敏感抗菌药物。

（四）重症哮喘的住院管理

1.病情评估

询问有关哮喘发作的病史和目前用药情况,检查注意呼吸困难和有无呼吸衰竭及脱水、酸中毒表现。实验室检查:血常规、血生化、血气、胸片。综上确定哮喘发作严重程度并分析哮喘持续不缓解原因。常见原因有如下。

(1)有并发症如肺炎、气胸、使呼吸困难加重。

(2)有脱水、酸中毒、使痰液黏稠堵塞小气道;支气管扩张剂在酸中毒时减效。

(3)平喘药耐药。

(4)β受体兴奋剂长期使用使其兴奋性减低。

(5)治疗不恰当。

2.治疗

(1)清理呼吸道分泌物,给湿化氧,流量4～5 L/min,吸氧浓度需>0.4。

(2)哮喘由于呼吸急促、张口呼吸,使呼吸道丢失大量水分;同时由于不能进食,机体处于轻度脱水状态,一般可给正常生理需要量的两倍,直至尿量达2 mL/(kg·h)。

(3)纠正酸中毒:由于呼吸功增加和低氧血症,乳酸产生过多而发生代酸,当肺循环高压<7.3,动脉血氧分压不高时可使用碱性液;当二氧化碳分压高时,应先改善通气,再使用碱性液,否则可使二氧化碳分压更高,并造成细胞内胞质液肺循环高压下降。补碱公式:所需碱性液mEq=BE×0.3×体重(kg)。紧急情况下可先给5%碳酸氢钠2 mL/kg,以后根据血气再调整。

(4)支气管扩张剂:①β肾上腺受体兴奋剂气雾剂吸入,开始可每20分钟1次,1小时以后渐延长时间1～2小时至4～6小时1次,若无即刻效果需用全身性应用皮质激素及氨茶碱治疗。②肾上腺皮质激素:首次氢化可的松10 mg/kg,以后5～10 mg/kg,或地塞米松每次0.2～0.5 mg/kg;甲泼尼龙每次1～4 mg/kg,每6～8小时1次,一般用药4～6小时后起作用,2～3天病情好转后改吸入剂型。③氨茶碱:入院前6小时未用茶碱类药物者先给负荷量4～6 mg/kg(年长儿、体重大者用偏小量)加10%葡萄糖30～50 mL,30分钟内静脉滴注。此后从0.7～1.0 mg/(kg·h)速度静脉滴注;用过者则酌情减量。有条件时于负荷量开始前、给药后1小时、用维持量4小时后分别取1 mL血测氨茶碱血浓度,以免过量。氨茶碱血清有效浓度5～15 μg/mL,中毒剂量>25 μg/mL。

(5)若动脉血二氧化碳分压持续升高,应行气管内插管,选用定容型呼吸机给辅助通气,保证吸入气时。机械通气指征:全身衰竭状态,呼吸肌疲劳,吸气相呼吸音明显降低、意识障碍、给氧情况下仍有低氧血症[氧分压<6.0 kPa=和/或二氧化碳分压>6.7 kPa]。

(6)有感染给抗生素。

(7)对症治疗:过分烦躁用水合氯醛。有心力衰竭用强心剂等。有气胸予以胸腔闭式引流排气。

（8）其他：加强护理，供给充足热量，适宜的室内温度和湿度对抢救成功都有重要意义。

八、哮喘管理和教育

在哮喘的长期治疗中，需要强调管理和教育，这是哮喘综合治疗中非药物干预非常重要的环节。

（一）避免诱发因素

在哮喘的治疗管理中具有重要作用，这是在选择每一个级别的治疗中也是首先要做到的。表5-1列举了常见的诱发因素及避免措施。

表 5-1　儿童哮喘常见诱发因素避免措施

哮喘诱发因素	避免措施
尘螨（非常小，肉眼不可见，以人的皮屑为食物，喜欢生活在潮湿温暖的环境中，如地毯、被褥、枕芯）	1.每周用热水洗床单和毛毯 2.取走地毯和厚重的窗帘及软椅坐垫 3.最好用塑料、皮革或简单的木制家具，而少用纤维填充家具 4.最好用带滤网的吸尘器 5.外出旅行选择居住无地毯的房间
室内真菌	1.清扫家中潮湿区域和有霉斑生长处，尤其是卫生间和厨房 2.天花板、地板隔下、墙面装饰材料的背面是容易忽视之处，尤其是曾经被水淹渍的地方，必须彻底清扫并干燥 3.注意清洗和干燥室内空调的滤网 4.室内尽量减少大面积的水养植物池和盆栽植物
蟑螂	1.杀死蟑螂，并彻底清除蟑螂尸体及排泄 2.剩余食物放入容器内 3.家中不要堆放报纸、纸箱和空瓶
有皮毛的动物	1.哮喘患者的家中不要养宠物 2.尽量减少与养宠物的人和家庭接触
室外花粉	1.在花粉高峰期（春季树木花粉，夏秋杂草花粉），关好门窗待在室内 2.花粉高峰期出行时建议戴口罩 3.常常关注天气预报注意花粉浓度的预报，做到事先防备
烟草烟雾	1.哮喘患者的家庭成员必须戒烟 2.当有做饭的烟雾或燃烧木柴时，要开窗通风 3.当室外充满汽车尾气、工厂的污染，关闭窗户
体育运动	1.在哮喘达到控制时，无需避免体育运动 2.部分患者在剧烈运动前需要预防用缓解药 3.持续的控制类药物治疗能减少运动后哮喘的发生 4.对于哮喘达到控制的患者可推荐多种类型的体育运动

（二）个体化的哮喘管理和监测

在儿童哮喘长期个体化的管理和监测中，有应用价值的管理检测工具包括哮喘日记记录、峰流速仪监测、哮喘控制测试量表定期评估。

1.哮喘日记

通常哮喘日记的内容应该包括对日间咳嗽喘息症状、日间活动受限情况、夜间因喘息影响睡眠情况、应急使用缓解症状类药物的类型和次数、每天控制药物使用的执行情况、每天清晨和夜间峰流速监测及记录。通过客观地记录哮喘日记，可以为科学而准确地评估控制水平分级提供有效依据。

2.峰流速仪

峰流速仪是一种简单而实用的监测哮喘患者呼吸道气流阻力情况的小型仪器。峰流速的全称为用力呼气高峰流速，当哮喘患者处于哮喘急性发作期或病情控制不稳定（或称为慢性持续期）时，呼气流量峰值出现不同程度的降低，或者昼夜波动的幅度加大。

(1)呼气流量峰值测定方法：①站立姿势；②将峰流速仪游标拨至零点位置；③一只手水平拿着峰流速仪，但注意不要阻挡游标滑动的标尺及空槽；④用力深吸一口气，直到不能再吸入空气为止；⑤屏住呼吸，用口唇将峰流速仪的咬嘴部位紧紧包住，不要漏气；⑥用最大力气和最快速度呼出一口气，此时游标将被呼出的气流推动，沿标尺滑动，直至呼气结束；⑦记录下游标停止时对应在标尺上的数值；⑧再重复以上②～⑧步骤两遍，对比三遍测定的 FEF 值，将最高值作为此次测定的呼气流量峰值 值。

(2)呼气流量峰值正常参考水平：不同人的呼气流量峰值波动很大，不同的峰流速仪一般同时应携带该型仪器的正常值计算公式，正常值水平依据被测试者的年龄、性别、身高而不同。如果被测试者呼气流量峰值除以正常参考值，能达到 80% 以上，可视为正常。但是在临床上，为了个体化监测呼气流量峰值变化，一般建议用个人最佳值作为参考指标。确定个人最佳值的方法是在没有任何哮喘症状的情况下，连续监测两周，每天早晚各进行 1 次呼气流量峰值测定（每次测定均为 3 遍，记录最高值），最后在这两周的共 14 次呼气流量峰值记录值中找出最高值，即为被测试者的个人最佳值。

(3)呼气流量峰值测值的判定标准和就诊前的治疗处理（行动计划）：①呼气流量峰值实测值/个人最佳值≥80%，判断为正常；②呼气流量峰值实测值/个人最佳值在 60%～80%，判断为轻度到中度降低，提示被测试的哮喘患者可能正有哮喘发作或即将有发作，应该即时给予平喘药物治疗，治疗后症状和呼气流量峰值若能恢复正常并维持 6 小时以上，可以根据情况逐渐停用平喘药物；如果无改善，应就诊；③呼气流量峰值实测值/个人最佳值<60%，一般有较为严重的哮喘发作，若给予初始平喘药物治疗后症状仍不好转或加重，呼气流量峰值测值不好转或继续下降，应该立即就诊。

(4)呼气流量峰值日变异率的监测：很多哮喘患者在较长时间内，虽然症状并非表现为频繁的急性加重，但可能总伴随着气短、运动或劳累后气促或咳喘、清晨咳嗽或有咳痰，这些现象通常提示慢性炎症的持续症状。此时，监测呼气流量峰值的日变异率会对病情的评估有所帮助。

$$FEF\ 日变异率 = \frac{日内最高\ PEF\ 值 - 日内最低\ PEF\ 值}{1/2(日内最高\ PEF\ 值 - 日内最低\ PEF\ 值)} \times 100\%$$

正常情况下，呼气流量峰值日变异率应该<20%；若呼气流量峰值变异率>20%，提示哮喘控制情况不良，需经医师评估是否调整哮喘控制治疗方案；若呼气流量峰值变异率>30%，提示哮喘控制情况非常不好，需经医师评估是否调整哮喘控制治疗方案。

3.儿童哮喘控制自我测试问卷

儿童哮喘控制自我测试问卷是一种简易有效的评价儿童哮喘控制状况的方法。儿童哮喘控制自我测试问卷在实际应用中分为两个年龄段,4~12岁儿童的儿童哮喘控制自我测试问卷共涉及7个问题,包括4个由患者回答的问题:今天你的哮喘怎么样？当你在跑步、锻炼或运动时,哮喘是个多大的问题？你会因哮喘而咳嗽吗？你会因哮喘而在夜里醒来吗？每题从程度最重至最轻分别得分0~3分。3个由患者家长回答的问题:在过去的4周里,您的孩子有多少天有哮喘日间症状？在过去4周里,您的孩子有多少天因为哮喘在白天出现喘息声？在过去4周里,您的孩子有多少天因为哮喘而在夜里醒来？每题从程度最重至最轻分别得分0~5分;7个问题的满分为27分。将7个问题的得分相加,若总分≤19分,提示哮喘未控制,20~22分提示哮喘部分控制,≥23分提示哮喘控制。

12岁以上儿童和成人所用的儿童哮喘控制自我测试问卷相同,全部由患者自己回答问题,总共由5个问题组成:在过去的4周里,有多少时候因哮喘而误学或误工需要待在家中？在过去的4周里,有多少时候呼吸困难？在过去的4周里,有多少时候因哮喘症状(气喘、咳嗽、呼吸困难、胸闷或胸痛)而夜间醒来或清晨早醒？在过去4周里,有多少时候需要用缓解药物？在过去4周里,你如何评价自己的哮喘控制情况？每题从程度最重至最轻分别得分0~5分,5个问题的满分为25分。将5个问题的得分相加,若总分≤19分,提示哮喘未控制,20~24分提示哮喘良好控制,25分提示哮喘完全控制。

采用儿童哮喘控制自我测试问卷对患者进行评估后,可以确定患者的控制水平分级,用于繁忙的门诊(尤其是缺乏肺功能检测设施的基层保健机构),也可以作为肺功能检查的一种补充。进而分析治疗方案和实际达到的哮喘控制水平决定下一阶段的治疗方案。如果目前患者经当前治疗方案后,病情评估显示未达到控制水平,则应将现有治疗方案升级,给予更为积极的治疗,使之达到哮喘控制为止。如果已经达到哮喘控制,现有治疗方案至少维持3个月,才可以酌情将治疗方案降级,以达到可以控制哮喘所需要的最低治疗级别和最低治疗哮喘药物剂量。

（三）建立良好的医患关系

由于儿童哮喘病反复发作和慢性持续的特点,治疗和管理是长期的过程,建立好伙伴式的良好的医患关系对于患者及其家长保持良好的依从性至关重要。医护人员和健康教育者需通过反复地教育、解释、监测和调整治疗,检查患者用药方法的正确性和纠正不良用药行为,消除患者及其家长对哮喘病本身的担心和畏惧长期药物治疗的不良反应,鼓励其战胜疾病的信心。在健康教育的过程中,可以采取各种灵活多样的教育方式,结合不同年龄段哮喘患者的病理特点针对性地设计教育的目标人群和教育重点问题,通过书面材料、讲座、视频、媒体、网络等各种平台,并且取得卫生行政管理机构的支持,运用类似"世界哮喘日"这样的公众健康教育契机,提高对儿童哮喘病的认知,正确实施儿童哮喘防治措施,提高哮喘控制水平。

九、儿童哮喘防治展望

（一）诊断

典型哮喘诊断不一定借助复杂技术,临床特征性病史即可确立诊断。5岁以下儿童哮喘诊断是儿科医师面临的较大挑战,虽然家族特应性病史(尤其是父母哮喘史)、个人特应性病史等将增加持续喘息危险性,但仍可能受多种环境因素(包括变应原暴露、感染、职业因素暴露、吸烟、污染等)的影响,导致日后哮喘表现型的异质性特征。针对目前过度诊断和诊断不足并存的现状,加强对哮喘高危儿童的临床随访监测有一定可行性。但适合儿童的临床评价指标及其敏感性和特异性还有待深入研究。鉴于遗传和环境因素复杂交互作用对哮喘发病的影响,在该领域的广泛研究可能提供有价值的危险因子评价。

儿童慢性咳嗽与哮喘的关系密切,依据咳嗽变异型哮喘的现行诊断标准,仍不足以完全确立或排除诊断,确诊患者的治疗和预后评估也有待于更深入临床研究来完善诊断和评估流程。

(二)治疗

目前以哮喘控制水平驱动的评估-治疗-监测循环模式在临床执行的效果有待评价。尤其对ICS 联合 LABA 的治疗在儿童哮喘临床应用的细节问题(起始剂量、疗程、减量方案、维持剂量及疗程等)尚需大规模临床研究提供科学依据。

(张洪社)

第四节　原发性肺动脉高压

原发性肺动脉高压是儿科呼吸和心血管系统的临床常见、但目前尚未被充分认识给足够重视的临床问题。其原因在于肺循环障碍的临床表现、常规实验室检查与其他呼吸、循环系统常见疾病症状相似或相同。从临床疾病诊断角度看,肺循环障碍常视为疾病的并发症。

一、概述

原发性肺动脉高压首次由 Romber 在 1891 年提出。2003 年国际第三届肺动脉高压会议对肺循环高压的临床分类标准进行了修订。应用特发性肺动脉高压诊断名取代原发性肺动脉高压,并增加遗传学为基础的家族性肺动脉高压分类。既往,原发性肺动脉高压的诊断等于被判断为死亡,尤其是小儿。美国国立卫生研究院的资料显示,所有此类患者的存活时间为 2.8 年,而<16 岁的儿童平均存活 10 个月。由于内科治疗进展,近几十年来成人原发性肺动脉高压预后有很大改善。原发性肺动脉高压患者临床症状和血流动力学功能均获得改善,生存期显延长。但由于小儿预期的寿命较成人更长,并且肺循环对血管扩张剂的反应性更强,所以其预后不如成人改善明显。

我国儿科临床上常见的肺动脉高压见于继发于左向右分流的先天性心脏病,先天性心血管畸形、新生儿持续性肺动脉高压及急重症时的缺氧性肺动脉高压。近年来,结缔组织病、自身免疫性疾病所致的系统性或肺间质血管炎和肺血栓栓塞症等病例有所增多,而特发性肺动脉高压则在临床表现严重时才得以确诊。

原发性肺动脉高压可发生于任何年龄,儿科患者以青少年为主,成人患者的男、女之比为1:1.7,但年轻患者发生率无性别差异。小儿原发性肺动脉高压临床特点是肺血管梗阻性病变和右心功能衰竭。原发性肺动脉高压病因尚未完全明确,但提示与基因易感性和自身免疫机制有关。

(一)原发性肺动脉高压基因相关性

近年来发现,10%的散发性特发性肺动脉高压和 50%的家族性肺动脉的遗传学基础与染色体 2q33 上编码的骨形态发生蛋白受体Ⅱ的基因突变有关,蛋白受体Ⅱ激酶结构异常使受体功能显性失活,肺动脉平滑肌细胞增殖凋亡相抵抗,导致原发性肺动脉高压发生。肺血管引起肺动脉高压还与其他遗传因素和环境因素有关。

(二)原发性肺动脉高压与自身免疫机制相关

尽管相关的性质仍不明确,但已有不断增多的原发性肺动脉高压病例报道存在雷诺现象和多种抗核抗体阳性。肺动脉高压是许多自身免疫疾病的临床表现。另外,某些患者与自身免疫抗体人类白细胞抗原(HLA)的相关,最终发展为结缔组织病,均提示原发性肺动脉高压患者存在自身免疫疾病相关的基因易感性。儿科与成人相同,近年来发现的原发性肺动脉高压与甲状腺功能紊乱之间的相关性在增加。有资料显示,成人甲状腺功能低下伴原发性肺动脉高压的发生率为9%,儿科为6.5%。

二、分类

1.传统肺动脉高压分类法

(1)按原发性和继发性:原发性肺循环高压和继发性肺循环高压。

(2)按病理生理学:高动力性肺循环高压;堵塞性肺循环高压;血管收缩性肺循环高压;反应性肺循环高压。

(3)按病理学改变:动脉性肺循环高压;肺静脉高压;缺氧性肺循环高压。

2.新分类法

(1)应用特发性肺动脉高压诊断名取代原发性肺动脉高压。但鉴于原发性肺动脉高压诊断名在临床中已长期广泛使用,被医学界所熟识和使用,故仍被保留。故本节仍以原发性肺动脉高压名称叙述。

(2)增加遗传学为基础的家族性肺高压的分类。

(3)对肺静脉闭塞病和肺多发性毛细血管瘤重新分类。

(4)对先天性体-肺循环分流性心血管病更细分类。

三、发生机制

目前认为肺血管扩张、抗增殖和血管收缩、促有丝分裂在结构和功能方面失衡导致肺血管结构重塑、管腔狭窄是肺高压的重要发病机制。

(一)肺血管收缩反应增强

生物在适应环境的漫长进化过程中获得了对生理性或病理性刺激产生不同血管舒缩反应的能力。而原发性肺动脉高压的发生与肺血管对不同刺激的血管舒缩反应紊乱有关。

(二)肺血管结构重塑异常

正常的血管重塑是在保持肺血管内皮细胞合成与平滑肌细胞促有丝分裂因子(即增殖刺激因子)和抗有丝分裂因子(抑制因子)的动态平衡基础上。所谓血管重塑异常是指血管壁细胞在各种损伤因素,包括高血流量、缺氧、高氧、炎症和毒性物质等作用下,细胞间调控失衡,导致细胞生长、增殖,细胞迁移和细胞外基质的产生或降解等生物变化,最终引起血管壁结构改变的过程。它是血管对外界环境变化的适应性变化。正常小儿在出生后都有肺血管重塑过程,也称肺血管改型。长期的病理刺激则成为原发性肺动脉高压或其他血管性疾病的病理机制。

目前已知肺血管不能开放和血管数目显著减少是新生儿发病的新生儿持续性肺动脉高压的原因。年长患者可发现存在血管内膜增生和梗阻性现象,而成人原发性肺动脉高压常有丛状和固定性血管变化;原发性肺动脉高压患者多为血管壁中层肥厚,而内膜纤维化和丛状损伤则少见。有资料显示:11例小于1岁的存在严重血管中层肥厚的原发性肺动脉高压患者中,只有3例发生内膜纤维化。此研究提示肺血管收缩(主要是中层肥厚)可能发生在疾病早期,固定性的肺血管变化则随后发生。

(三)凝血机制异常

原发性肺动脉高压患者也可能存在凝血异常,促发和加剧肺血管病变。血细胞和血液、体液成分相互作用,引起内皮细胞表面损伤,导致肺血管床重塑和启动肺血管损伤过程。继之肺血管平滑肌细胞发生迁移,损伤内皮细胞释放趋化因子。内皮细胞损伤导致血栓形成,使血管床由抗凝状态转化为促凝状态。纤维蛋白肽A升高提示体内血栓形成。慢性抗凝治疗使患者生存率改善也证明凝血障碍在原发性肺动脉高压患者存在。

四、临床表现

(一)症状和体征

早期表现为饮食不耐受、发育障碍、睡眠过多、运动疲劳或运动不耐受、出汗,病情发展则出现胸痛、晕厥、心悸、呼吸困难等;儿童反复发生的运动性或夜间晕厥史,并且运动后或夜间发生轻度全身低氧血症的时间可明显延长。

体征方面可出现皮肤苍白、发绀、脉搏弱而颈静脉搏动增强,听诊可闻及肺动脉瓣第二心音增强或亢进,当右心衰竭或右室扩张时,可在三尖瓣听诊区闻及收缩期杂音等。

(二)实验室检查

1.胸部X线

(1)肺部动性充血,肺动脉段突出,肺动脉分支血管扩张伴迂曲,肺门动脉扩张,搏动增强。

(2)肺毛细血管阻力增加:肺动脉外围分支纤细,稀疏,肺血减少,右心增大。

2.心电图

右心室、右心房肥厚,QRS额面电轴右偏,Rv1明显增高,P波高尖,P-R间期稍延长或正常。

3.运动所致的肺血流动力学异常

运动时血流动力学异常对原发性肺动脉高压诊断标准的重要定义。小儿肺动脉高压时的血流动力学参数与成人不同。其中心搏指数增加,可以用小儿急性血管扩张反应较成人多见来解释。

4.其他

包括超声心动图、心肺运动功能试验、肺功能试验、通气/血流比成像、放射性核素成像、磁共振成像、右心导管法。

五、诊断

只要细心排除所有相关和伴随状态,原发性肺动脉高压可以精确地作出诊断。完善详尽的病史、体格检查和适宜的相关试验必须完成,以发现潜在的病因和诱因。许多诱因或病因不是明显表现出来的。因此,临床医师必须对有关肺高压的家属史、结缔组织病、先天性心脏病、其他先天性异常和不明原因早期死亡事件等病史进行仔细询问。如提示有原发性肺动脉高压家属史,建议筛查所有家属成员。世界卫生组织原发性肺动脉高压论坛建议每3~5年对无症状的一级亲属进行经胸超声心动检查。

六、鉴别诊断

（一）除外以下列继发性肺动脉高压

1.先天性心脏病和先天性心血管畸形

左向右分流性先天性心脏病、左侧心脏疾病使肺静脉压力增高，左心衰竭、二尖瓣狭窄、梗阻性肺静脉异常。

2.低氧血症引起的肺动脉高压

慢性肺疾病、囊性纤维化、支气管肺发育不良、间质性肺炎、上呼吸道梗阻，扁桃体和腺样体肥大。

3.新生儿持续性肺动脉高压

新生儿发病的原发性肺动脉高压需与新生儿持续性肺动脉高压鉴别。新生儿持续性肺动脉高压多存在肺实质性病变（胎粪吸入、肺炎和败血症）、严重低氧血症、肺血管阻力增高、右向左分流。但也可同时存在原发性肺动脉高压基因易感性。

4.神经系统疾病

肥胖低通气综合征、肌无力等。

5.其他疾病

肺血管炎、镰状细胞病、肺血栓栓塞、静脉闭塞性疾病、充血性心力衰竭、非心源性肺水肿等。

（二）合并症

注意先天性心血管畸形和新生儿持续肺高压可同时合并原发性肺动脉高压。

七、治疗

（一）一般治疗

注意休息，避免过劳和大便干燥，预防任何一过性肺动脉压急剧升高和静脉回流减少而发生晕厥各种诱因。按时进行疫苗预防接种，预防各种感染性疾病。当心功能不全时，需给予强心和利尿等药物治疗。

强心苷用于左心衰竭为主的心力衰竭伴肺动脉高压有效。肺动脉高压时神经激素活化，地高辛具有抗交感神经作用具有潜在作用，因此对肺动脉高压伴有阵发性心房颤动治疗最为有效。

（二）抗凝剂

有学者认为反复发作的微小血栓与原发性肺动脉高压发生有关。故抗凝治疗可防止或延缓原发性肺动脉高压进展。并预防低心排血量造成肺栓塞和防止血栓形成。常应用口服抗凝剂华法林，当高度怀疑新鲜栓子和血栓形成时，则应用肝素和小剂量溶栓治疗。一般主张维持凝血酶原时间的国际标准化率 1.5～2.5。

（三）血管扩张剂治疗

1.直接作用于血管平滑肌药物

硝酸甘油是一氧化氮供体，在体内通过与内皮细胞上硝酸甘油受体结合生成亚硝酸盐，后者与氧气结合生成一氧化氮而发挥血管扩张作用。用法 0.1～10 μg/(kg·min)，一般从 0.3～0.5 μg/(kg·min)开始，持续静脉滴注 6 小时。

2.肾上腺素受体阻滞

肾上腺素受体阻滞可抑制缺氧性肺血管收缩，扩张肺血管，降低肺动脉压。缺点是作用时间短,体循环压下降。

妥拉唑啉负荷量 0.5～1 mg/kg,静脉注射;维持量 0.5～1 mg/(kg·h)。仅对部分患者有效。酚妥拉明 0.3 mg/kg,每 6 小时 1 次,或持续静脉滴注 5～15 μg/(kg·min)。

3.血管紧张素转换酶抑制剂

血管紧张素转换酶抑制剂有快速而温和的扩肺血管作用,长期用药可降低肺血管阻力。可能发生低血压或粒细胞减少。卡托普利 0.5～2 mg/(kg·d),口服,每 8 小时 1 次。

4.前列腺素制剂

前列腺素 E1 国内可供商品名有保达新、凯时。可扩张血管,对抗血管收缩,并抑制内皮素产生,降低肺动脉压。多用于治疗先天性心脏病术后肺动脉高压。剂量:0.05～0.1 μg/(kg·min),从小剂量开始,逐渐加量,直至肺动脉压明显降低,并维持体循环血流动力学基本正常。停药时需逐渐减量,约每小时减量 3 μg/kg,以防止反跳。

5.其他依前列醇类似剂

皮下注射曲依前列醇。此药是稳定的依前列醇类似物,可持续皮下输注,但注射部位疼痛发生率高而应用受到限制。

吸入性伊洛前列素。吸入伊洛前列素,商品名 Ventavis,中文名万他维。也为化学性质稳定的依前列醇类似物,目前价格昂贵。据报道此药对继发于纤维化的肺动脉高压同样有效,疗效表现为肺血管阻力下降、肺氧合改善,而体循环血流动力学参数维持正常。

6.钙通道阻滞剂

钙通道阻滞剂(如硝苯地平)一般不作为急性血管扩张剂的一线药物,只是在短效药物,如静脉注射前列腺素、腺苷或吸入一氧化氮无反应时,才考虑应用。

急性血管扩张反应性评估:由于血管活性药物的个体差异性不可预测,通常在诊断后同时完成急性血管扩张剂的反应性评估。当肺血管被动扩张和再充盈,肺血管阻力下降时,肺动脉压力和其他肺血流动力学参数可不发生同步变化。因此,可应用下列标准以判断急性肺血管扩张效应,即平均肺动脉压至少下降 20%,而无心搏指数增加。被急性扩血管试验确认有反应的患者几乎总是对钙通道阻滞剂有反应而改善其运动能力,血流动力学参数和生命质量。急性扩血管反应似乎有年龄相关性,年幼患者显示最强的肺血管反应性。尽管只有约 20% 成人对慢性口服的钙通道阻滞剂有反应,小儿则有更大的比例(约 40%)。因此,小儿可以用口服钙通道阻滞剂来有效治疗肺动脉高压。成人和小儿的最佳治疗剂量不明,而大多数研究者均应用较大剂量。

(四)房间隔造口

在充分内科治疗失败后可考虑实施(平均肺动脉压下降≥20%且无心排血量下降为急性扩血管药物试验阳性)。

(五)肺移植手术

目前心肺移植在发达国家已获得成功。这为上述保守疗法无效的原发性肺动脉高压患者带来希望。

(张洪社)

第五节　特发性间质性肺炎

特发性间质性肺炎是一组原因不明的间质性疾病,主要病变为弥漫性的肺泡炎,最终可导致肺的纤维化,临床主要表现为进行性的呼吸困难、干咳,肺内可闻及细小爆裂音,常有杵状指(趾),胸部 X 线显示双肺弥漫性的网点状阴影,肺功能为限制性的通气功能障碍。特发性间质性肺炎过去均称为特发性肺纤维化,但随着人们认识的提高,发现特发性肺纤维化仅指普通间质性肺炎,不包括其他分型。因此,病理学家建议用特发性间质性肺炎作为称谓更为贴切。

一、病因

病因不明,可能与病毒和细菌感染、吸入的粉尘或气体、药物过敏、自身免疫性疾病有关。但均未得到证实。近年认为是自身免疫性疾病,可能与遗传因素有关,因有些病例有明显的家族史。

二、发病机制

特发性间质性肺炎的病理基础为肺泡壁的慢性炎症。肺损伤起因于肺组织对未知的创伤和刺激因素的一种炎症反应。首先肺泡上皮的损伤,随后大量的血浆蛋白成分的渗出,通过纤维化的方式愈合。最后导致了肺组织的重建,即完全被纤维组织取代。

在肺纤维化的发病过程中,肺泡上皮的损伤为启动因素。损伤发生后,肺脏可出现炎症、组织成型和组织重塑,为正常的修复过程。如果损伤严重且慢性化,则组织炎症和成型的时间延长,导致肺纤维化和肺功能的丧失。单核巨噬细胞在疾病的发生中起重要作用,可分泌中性粒细胞趋化因子,趋化中性粒细胞至肺泡壁,并释放细胞因子破坏细胞壁,引起肺泡炎的形成起重要的作用。目前研究认为肿瘤坏死因子、白细胞介素-1 在启动炎症的反应过程中起重要作用。单核巨噬细胞还能分泌血小板源性生长因子,而后者可刺激成纤维细胞增生和胶原产生。

三、病理及分型

1972 年 Liebow 基于特定的组织病理所见,将间质性肺炎分为 5 种不同的类型:普通性间质性肺炎;脱屑性间质性肺炎;闭塞性细支气管炎伴间质性肺炎;淋巴细胞样间质性肺炎;巨细胞间质性肺炎。

随着开胸肺活检和电视胸腔镜手术肺活检的开展,1998 年 Katzenstein 提出病理学的新分类。新的分类方法将间质性肺炎分为 4 类:①普通性间质性肺炎;②脱屑性间质性肺炎;③急性间质性肺炎;④非特异性间质性肺炎。

因为淋巴细胞间质性肺炎多与反应性或肿瘤性的淋巴细胞增殖性疾病有关。因此将其剔除。闭塞性细支气管炎伴间质性肺炎因为成因不明,一部分与感染、结缔组织疾病、移植相关,并且对激素治疗反应好、预后好,因此不包括在内。

美国胸科学会与欧洲呼吸学会新的病理分型将特发性间质性肺炎分为 7 型,包括了淋巴细胞样间质性肺炎和隐源性机化性肺炎,并且提出了所有的最后诊断由病理医师和呼吸医师、放射科医师共同完成,即临床-影像-病理诊断。

四、临床表现

间质性肺炎往往起病不易被发现,自有症状到明确诊断往往需数月到数年。临床表现主要为呼吸困难、呼吸快及咳嗽。呼吸快很常见,尤其是婴儿,可表现为三凹征、喂养困难。而年长儿主要表现为不能耐受运动。咳嗽多为干咳,也是常见的症状,有时可以是小儿间质性肺疾病的唯一表现。其他症状包括咯血、喘息,年长儿可诉胸痛。还有全身的表现如生长发育停止、食欲缺乏、乏力、体重减少。感染者可有发热、咳嗽、咳痰的表现。急性间质性肺炎起病可快,很快出现呼吸衰竭。

深吸气时肺底部和肩胛区部可闻细小清脆的捻发音,又称细小爆裂音。很快出现杵状指(趾)。合并肺动脉高压的病例可有右心肥厚的表现如第二心音亢进和分裂。

五、实验室检查

(1)血气分析示低氧血症。

(2)肺功能呈限制性通气功能障碍,部分患者为混合性通气功能障碍。

(3)人涎液化糖链抗原的功能为成纤维细胞的趋化因子,人涎液化糖链抗原的增高反映间质纤维化的存在。人涎液化糖链抗原是具有较高敏感性和特异性的反映成人间质性肺疾病的指标,并能反应疾病的严重性。

(4)特发性间质性肺炎时,支气管肺泡灌洗液的细胞分析可帮助判断预后。淋巴细胞高可能对糖皮质激素反应好,中性粒细胞、嗜酸性粒细胞高可能对细胞毒性药比激素效果好。支气管肺泡灌洗液的肺泡巨噬细胞的数目也与预后有关。如前所述,<63%的患者预示高死亡率。

(5)肺活检多采用开胸或经胸腔镜肺活检,有足够的标本有利于诊断。肺活检不仅可排除其他间质性肺疾病,还可对特发性间质性肺炎进行病理分型。

六、影像学检查

(一)胸片

主要为弥漫性网点状的阴影,或磨玻璃样影。

(二)肺高分辨 CT 或薄层 CT

CT 可发现诊断间质性肺病的一些特征性的表现,可决定病变的范围。高分辨 CT 可显示肺的次小叶水平。主要表现为磨玻璃样影、网状影、实变影。可显示肺间隔的增厚。晚期可出现蜂窝肺,主要见于普通性间质性肺炎。含气腔的实变影主要见于隐源性机化性肺炎和急性间质性肺炎,很少见于其他间质性肺炎。结节影主要见于隐源性机化性肺炎,很少见于其他间质性肺炎。不同类型的间质性肺炎其影像学的表现不同。

七、诊断

间质性肺炎的临床无特异的表现,主要靠呼吸困难、呼吸快、运动不耐受引起注视,影像学的检查提供诊断线索。可结合病原学检查排除感染因素。可结合血清学的检查排除结缔组织病、血管炎、免疫缺陷病。确诊主要靠肺活检。

辅助检查(非侵入性)血沉、细菌培养、病毒抗体检查等病原检查、自身抗体、24 小时食管肺循环高压监测,以排除其他原因引起的弥漫性肺疾病。

侵入性的检查如纤维支气管镜的肺泡灌洗液的获取、肺组织病理检查。侵入性检查可分为非外科性和外科性的肺活检。

肺活检为确诊的依据,肺活检可提供病理分型。根据病变的部位、分布范围,选取活检的方法。最后得到病理诊断。根据美国胸科学会与欧洲呼吸学会的要求,所有的病例诊断由病理医师和呼吸医师、放射科医师共同完成,其临床-影像-病理诊断。

八、鉴别诊断

(一)继发性的间质性肺疾病

病毒感染如 CMV、EBV、腺病毒感染均可导致间质性肺炎,但病毒感染均有感染的症状和体征,如发热、肝脾淋巴结的肿大,以及血清病毒学的证据。结缔组织疾病也可导致间质性肺炎的表现,但多根据其全身表现如多个脏器受累、关节的症状,以及自身抗体和抗中性粒细胞胞质抗体阳性可协助鉴别诊断。

(二)组织细胞增生症

可有咳嗽、呼吸困难、肺部湿性啰音的表现,影像学肺内有弥漫的结节影和囊泡影。但同时多有发热、肝脾大及皮疹。多根据皮肤活检见大量的朗汉斯巨细胞确诊。

(三)闭塞性细支气管炎

闭塞性细支气管炎为小儿时期较常见的小气道阻塞性疾病。多有急性肺损伤的病史如严重的肺炎、重症的渗出性多形红斑等,之后持续咳嗽、喘息为主要表现,肺内可闻及喘鸣音。肺高分辨 CT 可见马赛克灌注、过度通气、支气管扩张等表现。肺功能为阻塞性的通气功能障碍。

九、治疗

(1)常用肾上腺糖皮质激素,在早期病例疗效较好,晚期病例则疗效较差。一般泼尼松开始每天用 $1\sim2$ mg/kg,症状缓解后可逐渐减量,小量维持,可治疗 $1\sim2$ 年。如疗效不佳,可加用免疫抑制剂。也有应用甲泼尼龙每天 $10\sim30$ mg/kg,连用 3 天,每月 1 次,连用 3 次。

(2)其他免疫抑制剂:对激素治疗效果不好的病例,可考虑选用免疫抑制剂如羟氯喹、硫唑嘌呤、环孢素、环磷酰胺等。羟氯喹 10 mg/(kg·d)口服;硫酸盐羟氯喹不要超过 400 mg/d。硫唑嘌呤按 $2\sim3$ mg/(kg·d)给药,起始量 1 mg/(kg·d),每周增加 0.5 mg,直至 2.5 mg/(kg·d)出现治疗反应,成人最大量 150 mg。环磷酰胺 $5\sim10$ mg/kg 静脉注射,每 $2\sim3$ 周 1 次;每次不超过成人用量范围 $500\sim1\,800$ mg。

(3)N-乙酰半胱氨酸特发性肺纤维化的上皮损伤可能是氧自由基介导,因此推测抗氧化剂可能有效。欧洲多中心、大样本、随机的研究发现 N-乙酰半胱氨酸可延缓特发性肺纤维化患者的肺功能下降的速度。

其他还有干扰素、细胞因子抑制剂治疗特发性肺纤维化取得满意的报道。

其他对症及支持疗法,可适当给氧治疗。有呼吸道感染时,可给抗生素。

十、不同类型特发性间质性肺炎的特点

(一)急性间质性肺炎

急性间质性肺炎是一种不明原因的暴发性的疾病,常发生于既往健康的人,组织学为弥漫性

的肺泡损害。急性间质性肺炎病理改变为急性期（也称渗出期）和机化期（也称增殖期）。急性期的病理特点为肺泡上皮乃至上皮基膜的损伤,炎性细胞进入肺泡腔内,在受损的肺泡壁上可见Ⅱ型上皮细胞再生并替代Ⅰ型上皮细胞,可见灶状分布的由脱落的上皮细胞和纤维蛋白所构成的透明膜充填在肺泡腔内。另可见肺泡隔的水肿和肺泡腔内出血。此期在肺泡腔内逐渐可见成纤维细胞成分,进而导致肺泡腔内纤维化。机化期的病理特点是肺泡腔内及肺泡隔内呈现纤维化并有显著的肺泡壁增厚。其特点为纤维化是活动的,主要由增生的成纤维细胞和肌成纤维细胞组成,伴有轻度胶原沉积。此外还有细支气管鳞状上皮化生。

急性间质性肺炎发病无明显性别差异,平均发病年龄49岁,7～77岁病例均有报道。无明显性别差异。起病急剧,表现为咳嗽、呼吸困难,随之很快进入呼吸衰竭。多数病例发病前有"感冒"样表现,半数患者有发热。常规实验室检查无特异性。急性间质性肺炎病死率极高(＞60％),多数在1～2个月死亡。

急性间质性肺炎CT表现主要为弥漫的磨玻璃影和含气腔的实变影。Johkoh T等的报道中,36例患者中均有区域性的磨玻璃样改变,见牵拉性的支气管扩张。33例(92％)有含气腔的实变,并且区域性的磨玻璃改变和牵拉性的支气管扩张与疾病的病程有关。其他的表现包括支气管血管束的增厚和小叶间隔的增厚,分别占86％和89％。

急性间质性肺炎治疗上无特殊方法,死亡率极高,如果除外尸检诊断的急性间质性肺炎病例,死亡率可达50％～88％(平均62％),平均生存期限短,多在1～2个月死亡。近年应用大剂量的糖皮质激素冲击治疗有成功的报道。我们也有2例诊断为急性间质性肺炎的患者应用激素治疗成功。

（二）特发性肺纤维化

特发性肺纤维化即普通间质性肺炎。其病理特点为出现片状、不均一、分布多变的间质改变。每个低倍镜下都不一致,包括间质纤维化、间质炎症及蜂窝变与正常肺组织间呈灶状分布、交替出现。可见成纤维细胞灶分布于炎症区,纤维变区和蜂窝变区,为普通性间质性肺炎诊断所必需的条件,但并不具有特异病理意义。成纤维细胞灶代表纤维化正在进行,并非既往已发生损害的结局。由此可见成纤维细胞灶、伴胶原沉积的瘢痕化和蜂窝变组成的不同时相病变共存构成诊断普通性间质性肺炎的重要特征。

主要发生在成年人,男女比例约为2:1。起病过程隐袭,主要表现为干咳气短,活动时更明显。全身症状有发热、倦怠、关节痛及体重下降。50％患者体检发现杵状指(趾),大多数可闻及细小爆裂音。儿科少见。

实验室检查常出现异常,如血沉的增快,抗核抗体阳性,冷球蛋白阳性,类风湿因子阳性等。

普通性间质性肺炎的胸片和CT可发现肺容积缩小,线状、网状阴影、磨玻璃样改变及不同程度蜂窝状变。上述病变在肺底明显。Johkoh T报道,普通性间质性肺炎患者中,46％有磨玻璃样的改变,33％有网点状的影,20％有蜂窝状的改变,1％有片状实变。并且病变主要累及外周肺野和下肺区域。

肺功能呈中至重度的限制性通气障碍及弥散障碍。支气管肺泡灌洗液见中性粒细胞比例升高,轻度嗜酸性粒细胞增多。

治疗:尽管只有10％～20％患者可见到临床效果,应用糖皮质激素仍是主要手段;有证据表明环磷酰胺/硫唑嘌呤也有一定效果,最近有报道秋水仙碱效果与激素相近。对治疗无反应的终末期患者可以考虑肺移植。

普通性间质性肺炎预后不良,死亡率为 59%～70%,平均生存期为 2.8～6 年。极少数患者自然缓解或稳定,多需治疗。而在儿童报道的 100 多例的特发性肺纤维化中,并无成纤维细胞灶的存在。因此,多数学者认为,小儿并无普通性间质性肺炎/特发性肺纤维化的报道。并且在小儿诊断为普通性间质性肺炎的患者中,多数预后较好,也与成人的普通性间质性肺炎/特发性肺纤维化不符合。

(三)脱屑性间质性肺炎

组织学特点为肺泡腔内肺泡巨噬细胞均匀分布,见散在的多核巨细胞。同时有轻中度肺泡间隔增厚,主要为胶原沉积而少有细胞浸润。在低倍镜下各视野外观呈单一均匀性分布,而与普通性间质性肺炎分布的多样性形成鲜明对比。在成人多见于吸烟的人群。在小儿诊断的脱屑性间质性肺炎,与成人不同,与吸烟无关,并且比成人的脱屑性间质性肺炎预后差。

脱屑性间质性肺炎男性发病是女性的 2 倍。主要症状为干咳和呼吸困难,通常隐匿起病。半数患者出现杵状指(趾)。实验室通常无特殊发现。肺功能表现为限制性通气功能障碍,弥散功能障碍,但不如普通性间质性肺炎明显。

脱屑性间质性肺炎的主要影像学的改变在中、下肺区域,有时呈外周分布。主要为磨玻璃样改变,有时可见不规则的线状影和网状结节影。以广泛性磨玻璃状改变和轻度纤维化的改变多提示脱屑性间质性肺炎。与普通性间质性肺炎不同,脱屑性间质性肺炎通常不出现蜂窝变,即使高分辨 CT 上也不出现。

儿童治疗主要多采用糖皮质激素治疗,成人首先要戒烟和激素治疗。对糖皮质激素治疗反应较好。10 年生存率在 70% 以上。在 Carrington 较大样本的研究中,27.5% 在平均生存 12 年后死亡,更有趣的是 22% 患者未经治疗而改善;在接受治疗的患者中 60% 对糖皮质激素治疗有良好反应。在小儿脱屑性间质性肺炎较成人预后差。

(四)呼吸性细支气管相关的间质性肺炎

呼吸性细支气管相关的间质性肺炎与脱屑性间质性肺炎极为相似。病理为呼吸性细支气管炎伴发周围的气腔内大量含色素的巨噬细胞聚积,与脱屑性间质性肺炎的病理不同之处是肺泡巨噬细胞聚集只局限于这些区域而远端气腔不受累,而有明显的呼吸性细支气管炎。间质肥厚与脱屑性间质性肺炎相似,所伴气腔改变只限于细支气管周围肺实质。近年来认为脱屑性间质性肺炎与呼吸性细支气管相关的间质性肺炎可能为同一疾病的不同结果,因为这两种改变并没有明确的组织学上的区别,而且表现和病程相似。

呼吸性细支气管相关的间质性肺炎发病平均年龄 36 岁,男性略多于女性,所有患者均是吸烟者,主要症状是咳嗽气短。杵状指(趾)相对少见。影像学上 2/3 出现网状-结节影,未见磨玻璃影;胸部影像学也可以正常。支气管肺泡灌洗液见含色素沉着的肺泡巨噬细胞。成人病例戒烟后病情通常可以改变或稳定;经糖皮质激素治疗的少数病例收到明显效果。可以长期稳定生存。

(五)非特异性的间质性肺炎

非特异性的间质性肺炎是近年提出的新概念,起初包括那些难以分类的间质性肺炎,随后不断加以摒除,逐渐演变为独立的临床病理概念。虽然非特异性间质性肺炎的病因不清,但可能与下列情况相关:某些潜在的结缔组织疾病、药物反应、有机粉尘的吸入、急性肺损伤的缓解期等,也可见于隐源性机化性肺炎的不典型的活检区域。这种情形类似于隐源性机化性肺炎,既可能是很多病因的继发表现,又可以是特发性的。所以十分强调结合临床影像和病理资料来诊断非特异性间质性肺炎。非特异性间质性肺炎的特点是肺泡壁内出现不同程度的炎症及纤维化,但缺乏诊断普通性间质性肺炎、脱屑性间质性肺炎或急性间质性肺炎的特异表现,或表现炎症伴轻度纤维化,或表现为炎症及纤维化的混合。病变可以呈灶状,间隔未受波及的肺组织,但病变在时相上是均一的,这一点与普通性间质性肺炎形成强烈的对比。肺泡间隔内由淋巴细胞和浆细胞混合构成的慢性炎性细胞浸润是非特异性间质性肺炎的特点。浆细胞通常很多,这种病变在细支气管周围的间质更明显。

在非特异性间质性肺炎,近50%病例可见腔内机化病灶,显示隐源性机化性肺炎的特征表现,但通常病灶小而显著,仅占整个病变的10%以下;30%病例有片状分布的肺泡腔内炎性细胞聚积,这一点容易与脱屑性间质性肺炎相区别,因为非特异性间质性肺炎有其灶性分布和明显的间质纤维化;1/4的非特异性间质性肺炎可出现淋巴样聚合体伴发中心(所谓淋巴样增生),这些病变散在分布,为数不多;罕见的还有形成不良灶性分布的非坏死性肉芽肿。

非特异性间质性肺炎主要发生于中年人,平均年龄49岁,非特异性间质性肺炎也可发生于儿童,男:女=1:1.4。起病隐匿或呈亚急性经过。主要临床表现为咳嗽气短,渐进性呼吸困难。10%有发热。肺功能为限制性通气功能障碍。

非特异性间质性肺炎的影像学的改变主要为广泛的磨玻璃样改变和网状影,少数可见实变影。磨玻璃改变为主要的CT改变。其网点改变较普通性间质性肺炎为细小。非特异性间质性肺炎和普通性间质性肺炎之间的影像学有相当的重叠。支气管肺泡灌洗液见淋巴细胞增多。

非特异性间质性肺炎治疗用皮质激素效果好,复发时仍可以继续使用。与普通性间质性肺炎相比,大部分非特异性间质性肺炎患者对皮质激素有较好的反应和相对较好的预后,5年内病死率为15%~20%。Katzenstein和Fiorelli研究中,11%死于本病,然而有45%完全恢复,42%保持稳定或改善。预后取决于病变范围。

(六)隐源性机化性肺炎

病理为以闭塞性细支气管炎和机化性肺炎为主要特点的病理改变,两者在肺内均呈弥漫性分布。主要表现为终末细支气管、呼吸性细支气管、肺泡管及肺泡内均可见到疏松的结缔组织渗出物,其中可见到单核细胞、巨噬细胞、淋巴细胞及少量的嗜酸性粒细胞、中性粒细胞、肥大细胞,此外尚可见到成纤维细胞浸润。在细支气管、肺泡管及肺泡内可形成肉芽组织,导致管腔阻塞,可见肺泡间隔的增厚,组织纤维化机化后,并不破坏原来的肺组织结构,因而无肺泡壁的塌陷及蜂窝状的改变。

隐源性机化性肺炎多见于50岁以上的成年人,男女均可发病,大多病史在3个月内,近期多有上呼吸道感染的病史。病初有流感样的症状如发热、咳嗽、乏力、周身不适和体重降低等,常可闻及吸气末的爆裂音。肺功能为限制性通气功能障碍。

隐源性机化性肺炎患者胸片最常见、最特征性的表现为游走性、斑片状肺泡浸润影,呈磨玻璃样,边缘不清。典型患者在斑片状阴影的部位可见支气管充气征,阴影在早期多为孤立性,随着病程而呈多发性,在两肺上、中、下肺野均可见到,但以中、下肺野多见。CT扫描显示阴影大部分分布在胸膜下或支气管周围,斑片状阴影的大小一般不超过小叶范围。隐源性机化性肺炎患者的CT可见结节影。同时有含气腔的实变、结节影和外周的分布为隐源性机化性肺炎患者的CT特点。支气管肺泡灌洗液见淋巴细胞的比例升高。

隐源性机化性肺炎对激素治疗反应好,预后较好。

(七)淋巴间质性肺炎

病理为肉眼上间质内肺静脉和细支气管周围有大小不等黄棕色的结节,坚实如橡皮。结节有融合趋势。镜下:肺叶间隔、肺泡壁、支气管、细支气管和血管周围可见块状混合性细胞浸润,以成熟淋巴细胞为主,有时可见生发中心,未见核分裂,此外还有浆细胞、组织细胞和大单核细胞等。浆细胞为多克隆,可有 B 细胞和 T 细胞,但是以一种为优势。

诊断的平均年龄为 50~60 岁,在婴儿和老人也可见到。在儿童,多与 HIV、EBV 感染有关。淋巴细胞样间质性肺炎的临床表现为非特异性,包括咳嗽和进行性的呼吸困难。肺外表现为体重减轻、乏力。发热、胸痛和咯血少见。从就诊到确诊往往需要 1 年左右的时间。一些症状如咳嗽可在 X 线异常出现发生前出现。

肺部听诊可闻及肺底湿啰音,杵状指(趾),肺外淋巴结肿大、脾大少见。

最常见的实验室异常为异常丙种球蛋白血症,其发生率可达 80%。通常包括多克隆的高丙种球蛋白病。单克隆的高丙种球蛋白病和低丙球血症虽少见但也有描述。肺功能示限制性的肺功能障碍。一氧化碳弥散能力下降,氧分压下降。

淋巴间质性肺炎的影像学为网状结节状的渗出,边缘不整齐的小结。有时可见片状实变,大的多发结节。在小儿,可见双侧间质或网点状的渗出,通常有纵隔增宽,和肺门增大显示淋巴组织的过度发育。蜂窝肺在 1/3 成人病例中出现。胸腔渗出不常见。肺 CT 多显 2~4 mm 结节或磨玻璃样阴影。CT 可用于疾病的随访,长期的随访可显示纤维化的发展、支气管扩张的出现、微小结节、肺大疱、囊性变。

治疗:目前尚无特效的疗法,主要为糖皮质激素治疗,有时可用细胞毒性药物。激素治疗有的病例症状改善,有的病例示肺部浸润进展,不久后恶化。用环磷酰胺和长春新碱等抗肿瘤治疗,效果不确实。

预后:33%~50%的患者在诊断的 5 年内死亡,大约 5%淋巴细胞样间质性肺炎转化为淋巴瘤。

(张洪社)

第六节 肺 栓 塞

肺栓塞是以各种栓子阻塞肺动脉系统为其发病原因的一组疾病或临床综合征的总称,其中以肺血栓栓塞症最为常见。而在儿科临床中肺栓塞诊断较少,大部分是通过死后尸检而诊断,由于其发生率较低及儿科医师对本病认识不足,儿童肺栓塞的漏诊率及误诊率极高,及时诊断和正确治疗对于降低病死率和提高患者的生存质量是非常重要的。

儿童肺栓塞目前在国内外尚无准确的流行病学资料,据国外尸检研究肺栓塞发生率在0.73%~4.2%,在检出患者中因肺栓塞而直接致死者占 31%左右。Byard 等对 17 500 例猝死儿童的尸检研究显示,因肺栓塞致死者 8 例(0.05%)。而在一岁以下的婴幼儿因大面积肺栓塞致死者发生率更低。有学者对住院患者中的青少年进行调查,发病率为 78/10 万。

一、病因

儿童肺栓塞的栓子来源与成人不同,由于儿童的下肢深静脉血栓和盆腔血栓较少见,故来自这些部位的栓子脱落引起的肺栓塞并非常见原因。小儿的栓子来源较为分散,与成人相比,由于先天性疾病(如先天性心脏病、镰状细胞贫血等)或医源性因素(如留置静脉导管、胃肠外营养)引起者更为常见。

其危险因素包括原发性和继发性两种。

原发性危险因素多是由于遗传变异引起,包括V因子突变、蛋白C缺乏、蛋白S缺乏和抗凝血酶缺乏等,此类病例多在青年后起病,可有家族史,儿科报道较少。

继发性危险因素与成人不同,具体包括如下。

(一)先天性心脏病

先天性心脏病,尤其合并感染性心内膜炎时心脏瓣膜上形成的赘生物是主要的栓子来源,若赘生物发生于三尖瓣,则可导致反复肺栓塞。Picarelli等综述了10年26例需要外科手术治疗的感染性心内膜炎,25例有心内赘生物,其中有3例反复发生肺栓塞。有学者总结9例漏误诊的小儿肺栓塞,均存在先天性心脏病及感染性心内膜炎病史。

(二)肾病综合征

肾病综合征引起的肺栓塞并发症目前在国内外已引起重视,报道较多。国内有学者分别对20例和30例肾病综合征患者用D-二聚体进行筛查,在D-二聚体阳性者中肺栓塞检出率为40%～45.2%,说明在肾小球疾病合并高凝状态时,肺栓塞是较常见的并发症,不容忽视。

(三)留置中心静脉导管

目前,在儿童重症监护室中,中心静脉导管的留置成为肺栓塞的一个潜在危险因素,留置的中心静脉导管为栓子的形成提供了条件,栓子入血进入肺血管形成肺栓塞。另外,有报道留置的中心静脉导管破裂,导管碎片经心脏进入肺动脉形成栓塞。中心静脉导管相关性血栓有两种类型:导管顶端的纤维蛋白套和附壁血栓。前者黏附于导管上,可导致导管堵塞,但较少引起临床明显的肺栓塞。而后者附着于血管壁,可引起导管堵塞、部分或完全性的血管阻塞、脓毒性静脉炎及肺栓塞。Derish等对21名在儿童重症监护室死亡的患者(生前均曾留置中心静脉导管)进行尸检,发现5名患者有中心静脉血栓及大面积的肺栓塞,占死亡患者的23.8%,占同期儿童重症监护室住院患者的0.48%。

(四)胃肠外营养

胃肠外营养为儿科常用的营养支持治疗,其血栓并发症日益引起人们重视。Dollery等报道,在长期接受全胃肠道外营养的32名患者中,12人发生较大栓塞,其中4人死于肺栓塞,五年无血栓生存率为53%,五年无致命性肺栓塞生存率为74%。胃肠外营养导致肺栓塞的原因中,除上述留置中心静脉导管的因素外,体外研究表明还可能有下列原因:①高张全胃肠外营养溶液可诱发单核巨噬细胞内促凝血活性脂肪乳剂聚集在肺毛细血管内,可能导致通气/血流比例失调。②Berant等给敏感患者输注脂肪乳剂后,体内产生抗磷脂酰乙酰胆碱抗体,因而推测有变异型抗磷脂酶抗体综合征产生。③营养液中颗粒性污染与内皮细胞的相互作用也可启动凝血活性。④营养液成分也是栓子的可能来源。

(五)长期卧床和不活动

长期卧床和不活动导致血流缓慢,易于引起栓塞等并发症。这种原因在儿童多见于瘫痪或肌张力不全的患者。在 Byard 等报道的 8 例儿童肺栓塞中有一例是由于脊髓灰质炎引起瘫痪，一例是肌张力不全引起长期卧床。

（六）肿瘤

儿童报道的有肾母细胞瘤、心脏肿瘤等，较成人少见。Buck 等报道实体瘤患者（6.7%）引起肺栓塞的危险性要高于淋巴瘤患者（2.6%）。

（七）先天性血液病

如镰状细胞性贫血、真性红细胞增多症等，由于血液黏滞度增加，血流缓慢，微循环障碍，变形或增多的红细胞经过肺小动脉时发生机械性梗阻导致肺栓塞。

（八）脑室心房分流术

因脑积水等疾病行脑室心房分流术后易发生反复肺栓塞，两者关系现在似乎已无质疑，据报道如果进行常规肺组织显微镜检，总的发生率高达 55%。据 Pascual 报道，在脑室心房分流术后，临床诊断的肺栓塞及肺高压分别为 0.4% 和 0.3%，而死后尸检出率分别为 59.7% 和 6.3%，说明肺栓塞的实际发生率明显高于临床诊断率。

（九）其他

如骨折后导致的脂肪栓塞，骨髓移植患者并发的肺栓塞和烧伤后肺栓塞。据 Desai 等报道烧伤患者的肺栓塞发生率为 46/10 万，占死亡患者的 1.7%。此外手术，肥胖、脓毒症等导致的肺栓塞均有报道。

Buck 等对 25 年死亡患者尸检调查显示：肺栓塞的发生原因中，脑积水后分流术占 15.2%，意外创伤占 8.4%，心脏疾病占 4.5%，感染占 4.4%，肿瘤占 4.0%，药物引起者占 1.8%。与成人不同，年龄和性别不是儿童肺栓塞的危险因素。

二、临床表现

（一）好发部位

成人资料报道肺栓塞常见多发及双侧性，下肺多于上肺，右侧多于左侧，右下肺叶约达 85%，尸检发现上叶栓塞者仅占 10% 左右。儿童肺栓塞资料显示栓塞部位也为多发及双侧居多，其中下叶多于上叶，但左右侧相比并无明显差异，发生率基本相似。

（二）症状和体征

小儿肺栓塞的临床表现与成人相似，症状和体征缺乏特异性，且变化颇大。因此临床所表现的症状严重程度也有很大差别，可以从无症状到血流动力学不稳定，甚至发生猝死。

临床症状有呼吸困难及气促、胸痛、晕厥、烦躁不安、惊恐甚至濒死感、咯血、咳嗽、心悸等。需注意，临床上出现呼吸困难、胸痛及咯血者不足 30%。主要体征有呼吸急促、心动过速、血压变化、发绀、发热、颈静脉充盈或搏动、肺部可闻及喘鸣音或细湿啰音、胸腔积液的相应体征等。

应当注意，由于儿科患者的特殊性，年幼的患者不能诉说身体的不适，这就要求在有栓塞危险的高危患者中加强观察和监测。而对于临床医师来说，可引起上述表现的疾病范围广泛，也增加诊断难度。鉴别诊断包括肺炎、胸膜炎、肺不张、心脏压塞、限制性心肌病、缩窄性心包炎及右心衰竭等。

（三）实验室检查

1.非特异性检查

非特异性检查包括血常规及酶谱、动脉血气分析、肺功能、心电图、胸片、超声心动图等均有一定的提示意义,但不能作为确诊依据。

2.血浆 D-二聚体检查

该检查已经成为临床诊断肺栓塞的重要的初步筛选试验。D-二聚体是交联纤维蛋白在纤溶系统作用下产生的可溶性降解产物,为一个特异性的纤溶过程标志物。在血栓栓塞时因血栓纤维蛋白溶解使其血中浓度升高。D-二聚体对急性肺栓塞的诊断敏感性达 92%～100%,但其特异性较低,仅为 40%～43%。手术、肿瘤、炎症、感染、组织坏死等均可使其升高。若其含量低于 500 μg/L,可基本除外急性肺栓塞。

3.核素肺通气/灌注扫描

核素肺通气/灌注扫描是肺栓塞的重要诊断方法,典型征象可作为确诊依据。

4.螺旋 CT 和电子束 CT 造影

由于其无创性引起重视,为确诊检查之一。

5.MRI 检查

对段以上肺动脉内栓子诊断的敏感性和特异性均较高,患者更易接受。MRI 检查具有潜在的识别新旧血栓的能力,有可能成为将来确定溶栓方案的依据。

6.肺动脉造影检查

肺动脉造影仍为诊断肺栓塞的"金标准",敏感性为 98%,特异性为 95%～98%。但其为一种有创伤检查,发生致命或严重并发症的可能分别为 0.1% 和 1.5%,故应严格掌握其适应证。

三、诊断

由于小儿肺栓塞发病率较低,在临床工作中易忽略,造成诊断困难,参考欧洲心脏病学会专家委员会制订的急性肺栓塞的诊断与治疗指南,考虑诊断程序如下。

(一)发现可疑患者

(1)具备肺栓塞危险因素的患者应高度警惕,如先天性心脏病尤其合并感染性心内膜炎、肾小球疾病、胃肠外营养及留置中心静脉导管、长期卧床、肿瘤、手术后等。

(2)突然发生呼吸困难、胸痛、咳嗽、咯血、发绀、心律失常、休克、晕厥、发作性或进行性充血性心力衰竭、慢性阻塞性肺疾病恶化、手术后肺炎或急性胸膜炎等症状。

(3)遇以上情况时,做相关检查以排除其他疾病。

(二)对于疑诊肺栓塞的患者

1.怀疑非大面积肺栓塞的诊断程序

在急诊室,怀疑肺栓塞者,应首先应用酶联免疫吸附试验快速检测 D-二聚体,如＜500 μg/L,可排除肺栓塞;如≥500 μg/L,行超声心动图检查;如无明显异常,继续行肺通气、灌注扫描,结果正常或接近正常者,不予以治疗;肺栓塞高度可能者,开始治疗;不能确诊者,应行肺动脉造影检查。

目前,很多中心应用螺旋 CT 来代替肺通气、灌注扫描或肺动脉造影,但至今尚无大规模研究评价这一方法。

2.怀疑大面积肺栓塞的诊断程序

临床上怀疑大面积栓塞的患者,由于存在休克或低血压,病情危重,应首先行超声心动图检查,如为急性大面积肺栓塞,可显示急性肺动脉高压及右心室超负荷的征象;高度不稳定的患者,可仅根据超声心动图的结果行溶栓治疗(甚至手术)。若支持治疗后,患者病情稳定,则应行可确定诊断的检查,如肺扫描和螺旋 CT 通常能确诊。

四、治疗

小儿急性肺栓塞的治疗原则与成人相同。

(一)内科治疗

1.一般处理

对高度疑诊或确诊肺栓塞的患者,应进行严密监护,对大面积肺栓塞可收入重症监护室;为防止栓子再次脱落,要求绝对卧床,保持大便通畅,避免用力;对于有明显烦躁的患者适当镇静;胸痛者可给止痛剂;对于发热、咳嗽症状可给予相应的对症治疗。

2.呼吸和循环支持治疗

有 10% 的急性肺栓塞病例在疾病出现的 1 小时内死亡,因此在抗凝和溶栓治疗之前快速地稳定血流动力学、维持恰当的氧疗和通气是非常必要的,任何怀疑肺栓塞的患者都有实施心肺复苏措施的可能。

3.溶栓治疗

欧洲心脏病学会专家委员会制订的急性肺栓塞的诊断与治疗指南指出,溶栓治疗适用于大面积肺栓塞患者、有休克和低血压的患者;大多数禁忌证对大面积栓塞患者都是相对的,次大面积肺栓塞患者是否进行溶栓治疗尚有争议;无右室超负荷的患者不适宜溶栓治疗。

有间接证据表明,溶栓治疗大的肺栓塞的效果优于肝素,而且对于血流动力学不稳定的肺栓塞患者应优先考虑使用溶栓治疗。而对于其他肺栓塞患者,一年后的随访资料表明,接受溶栓治疗的患者严重肺功能异常的发生率低于接受抗凝治疗者,而且肺血管的复通率高于接受抗凝治疗者。这提示可适当放宽溶栓治疗的指征。

常用的溶栓药物有尿激酶、链激酶和重组织型纤溶酶原激活剂。溶栓后应注意检测临床及相关辅助检查进行动态观察,评估溶栓疗效。

4.抗凝治疗

抗凝治疗为肺栓塞和深静脉血栓的基本治疗方法,可以有效地防止血栓再形成和复发,同时机体自身纤溶机制溶解已形成的血栓。目前临床上应用的抗凝药物主要有普通肝素、低分子肝素和华法林。

肝素治疗应持续 7～10 天,给药方法为:先用负荷量(50 U/kg),再给予持续静脉滴注维持[10～25 U/(kg·h)]。在应用肝素治疗 24～48 小时后,开始使用华法林。因其达稳定血药浓度的时间为至少 5 天。华法林可抑制维生素 K 依赖凝血因子的产生。持续用药时间应达3～6 个月。

(二)外科治疗

1.外科血栓切除术

外科血栓切除术适用于急性大面积肺栓塞患者;有溶栓禁忌证者;经溶栓和其他积极的内科治疗无效者。此类手术需开胸实施,一旦成功,血流动力学异常可迅速缓解,但死亡率高。随着溶栓制剂的不断进展,已较少实施该手术。

2.静脉滤器

静脉滤器适用于预防肺栓塞,多用于成人有下肢静脉血栓者,防止栓子脱落入肺,儿童少用。

(王玉兵)

第七节 肺 脓 肿

肺脓肿指由于化脓感染造成肺实质的空洞性损害,并形成脓腔。

一、病因

(1)继发于肺炎,常见的病原为需氧化脓菌,如金黄色葡萄球菌、克雷伯杆菌。

(2)在儿童,吸入感染性物质致肺脓肿比较常见,此类原因的常见病原为厌氧菌,类杆菌、梭状杆菌和厌氧链球菌。

(3)支气管阻塞:由于肿瘤、异物等引起化脓性炎症。

(4)菌血症引起的迁徙性病灶;右心心内膜炎的栓子脱落;脓毒性血栓性静脉炎在儿童均不常见。

(5)阿米巴、奴卡菌、放线菌、分枝杆菌所形成的脓肿很少见。

二、病理

早期为肺组织炎症和细支气管阻塞,继之有血管栓塞,肺组织坏死和液化,形成脓腔,最后可破溃到支气管,坏死组织排出,脓腔消失后病灶愈合。脓肿可侵及胸膜或破溃至胸膜腔引发脓胸。若治疗不充分或支气管引流不畅,炎症持续存在则转为慢性,脓腔周围肉芽组织和纤维组织增生。

三、临床表现

起病通常是隐匿的,有发热、不适、食欲下降和体重减低。咳嗽,经常伴咯血,未经治疗的患者在病程 10 天左右时咳恶臭味脓痰。继发于金黄色葡萄球菌和克雷伯杆菌肺炎的患者,表现为细菌性肺炎的症状,有呼吸困难、高热、胸痛和白细胞的显著升高。

四、X 线检查

早期 X 线与细菌性肺炎相似,脓肿形成后,可见圆形阴影,如与支气管相通则脓腔内有气液平面,周围有炎性浸润阴影。脓肿可单发或多发,治疗后可留有少许纤维索条影。

五、实验室检查

急性期白细胞总数可达 $(20\sim30)\times10^9/L$ 或更高,分类以中性粒细胞为主,C 反应蛋白增高,血沉增快。慢性期白细胞总数可接近正常,常伴贫血。多次做痰培养有助于病原学的诊断,支气管肺泡灌洗液的培养有时也可作为寻找病原的手段之一。

痰涂片革兰染色镜检,可显示大量的多核白细胞和厌氧菌如多形性细长的革兰阴性杆菌(类杆菌、梭状杆菌)、两端呈锥形的革兰阴性杆菌(梭状杆菌)、大的革兰阳性杆菌(梭状芽孢菌)和小的球菌(厌氧链球菌)。痰培养的特征是可发现几种厌氧细菌的混合生长。

六、诊断

结合病史、症状、实验室检查,主要通过胸部 X 线检查,发现伴或不伴气液平面的脓腔,周围有环形浸润阴影,即可明确诊断。B 超、CT 都可协助诊断。如果脓肿靠近胸壁,特别是病原学不清时,经 B 超或 CT 引导下的局部穿刺,可以作为早期诊断步骤,这也适用于那些经过抗生素治疗效果不好的患者。

七、治疗

如果确定为一种需氧菌感染,那么恰当的抗生素治疗是最重要的,可选用青霉素 $1×10^5$ U/(kg·d)、头孢类抗生素,或根据药敏结果选用万古霉素或碳青霉素类如泰能等。如果是吸入引起的肺脓肿,而且革兰染色为厌氧菌,治疗可使用青霉素或克林霉素持续 4～6 周,这是厌氧菌培养报告前的一种选择,青霉素过敏可改用甲硝唑。

经有效治疗,连续胸部 X 线检查显示,在数周或数月期间脓腔逐渐缩小。在恰当的抗生素治疗下大多数患者一周内热退,但有的热程会延长。只有为了确诊及取出异物才是支气管镜的指征,常规使用支气管镜只单纯为促进引流或吸取分泌物培养,目前仍存在争议。

肺脓肿的引流术几乎从来不推荐,如果发生脓胸,可做胸腔引流。在伴反复咯血、坏死、支气管胸膜瘘、反复感染或疑有肿瘤时才考虑脓肿切除术。

八、预后

肺脓肿的总体预后非常好,能完全康复。有时脓肿经支气管排脓,偶可自愈。并发支气管扩张症、迁徙性脓肿或脓胸时预后较差。

(王玉兵)

第八节 肺 水 肿

肺水肿是一种肺血管外液体增多的病理状态,肺血管内液体渗出或漏出,超过淋巴引流能力,多余的液体即进入肺间质或肺泡腔即称为肺水肿。肺水肿可缓慢发生,如慢性肾衰竭时,也可迅速发生,如急性左心功能衰竭时。严重病例可因急性呼吸衰竭危及生命,属内科急症。

一、肺内液体转运机制

肺内正常的解剖和生理机制保持肺间质水分恒定和肺泡处于理想的湿润状态,以利于肺脏完成各种生理功能。肺泡表面为上皮细胞,肺泡表面积约 90% 被扁平Ⅰ型肺泡细胞覆盖,其余为Ⅱ型肺泡细胞。细胞间紧密连接,正常情况下液体不能透过。肺毛细血管的内皮细胞薄而扁平,它们之间的连接较为疏松,允许少量液体和某些蛋白颗粒通过。正常情况下血管床和间质之间持续有液体、胶体和溶质的交换。成人在正常生理情况下,肺循环滤出量约为肺血流量的0.01%,每小时 10～20 mL。

控制肺内液体交换的主要因素可以用 Starling 公式表示。

$$Jv=LpS[(Pc-Pi)-\sigma d(\pi c-\pi i)]$$

Jv 是微血管屏障的净滤过率;Lp 是微血管屏障对滤过液体的通透性,用来衡量液体通过这个屏障的难易程度;S 是屏障的表面积;Pc 是肺毛细血管内静水压;Pi 是肺间质液静水压;πc 是肺毛细血管内胶体渗透压;πi 是间质液胶体渗透压;σd 是该屏障的平均渗透反射系数,用来衡量该屏障阻滞溶质通过的能力。如果屏障完全阻止产生渗透压的溶质通过,σd 值为 1.0;相反,如果对溶质通过没有阻力,σd 值为 0。肺血管内皮的 σd 值为 0.9,肺泡上皮的 σd 为 1.0。

因此,在某种程度上内皮较肺泡上皮容易滤出液体,导致间质水肿发生在肺泡水肿前。

根据 Starling 公式,液体滤过主要取决于两方面因素:一方面是由透壁静水压差与透壁胶体渗透压差相互作用所提供的液体滤过驱动力;另一方面是由滤过屏障的完整性与反射系数决定的通透性。Starling 公式可预测两种发病机制不同的肺水肿:一种是高压性肺水肿,发生在驱动压升高时,液体通过屏障的速度超过淋巴回流速度,微血管屏障正常,水肿的形成本质上是一种受血管内外压力控制的机械过程;另一种是高通透性肺水肿,液体滤过屏障受损,使其对肺内液体和蛋白质的传导性增加,水肿的本质是一种炎症过程。此外,还有第三种类型的肺水肿,是由淋巴系统回收肺内滤过液的能力受损所致。

肺水肿形成过程中,存在多种机制清除肺内漏出液体以防止肺水肿发生。正常情况下肺内淋巴系统能迅速引流由血管漏出的液体和蛋白。肺水肿尤其在微血管受损时,引流量可成倍增加。肺泡毛细血管漏出的液体和蛋白,可顺压力梯度沿毛细血管周围间隙进入血管-支气管周围间隙的疏松结缔组织,因此水肿液离开肺泡向中心移动并可达纵隔。实际上,血管-支气管周围间隙压力较低,起负压泵作用。并且血管-支气管周围间隙与叶间隔和脏层胸膜相连续,如间隙压力大于胸腔内压,液体经脏层胸膜进入胸腔。液体进入胸腔后对肺功能影响相对较小,胸腔内液体可经壁胸膜淋巴管有效吸收,且胸腔内液体即使蓄积,也不会回流入肺脏。

由于血管内皮细胞对蛋白质的通透性很低,当血管内静水压增高使驱动压增加时,经血管漏出的液体要多于蛋白,这稀释了间质内蛋白浓度,降低间质胶体渗透压,而血管内血浆蛋白浓度仍较高,从而使血管内外的渗透压平衡点升高以对抗高的静水压。而一旦血管内皮细胞屏障完整性及其功能受损,屏障通透性增加而渗透反射系数降低,则此种机制的作用降低甚至完全失效。另外,间质间隙顺应性也有助于防止肺水肿发生,间质容量增加一般只导致间质压力轻度升高,使跨肺泡屏障的静水驱动压维持在较低水平。由于肺泡屏障对溶质通透性极低,屏障两侧所形成的渗透压差促使水分从肺泡腔内被重吸收而非渗出至肺泡腔。肺泡腔内的液体也可经肺泡上皮细胞内离子泵主动吸收。

二、病因和发病机制

(一)毛细血管静水压升高

毛细血管静水压升高多由心脏疾病引起,包括各种影响左心房、室充盈或排空及左室心肌功能疾病,如主动脉缩窄、左室流出道梗阻、二尖瓣狭窄、心肌炎、心肌缺血等。临床最常见的肺水肿发生在心力衰竭患者,即"心源性肺水肿"。毛细血管压力增高也可因肺静脉梗阻性病变所致,如各种原因导致肺纤维化、纵隔肿瘤压迫等,使肺静脉回流受阻。慢性肾衰竭导致容量负荷过大,也可引起肺毛细血管压力增加。短期内输液过快是新生儿、小婴儿和先天性心脏病患者发生肺水肿的重要原因。

另外,高海拔地区缺氧和严重神经系统损伤是诱发肺水肿的两个不常见原因,它们的发生机制也与微血管静水压升高有关。高原性肺水肿可由严重肺动脉高压引起,随着海拔升高,吸入气氧分压下降,易发生缺氧性血管收缩,造成肺血管床不均匀阻塞,致使血管内压升高,诱发肺水肿。高原肺水肿患者的肺动脉压力较高,且肺动脉高压先于肺水肿发生。

神经源性肺水肿也与肺血管压力升高有关。中枢神经系统疾病引起突然颅内压增高时,可造成视丘下部和延髓孤束核功能紊乱,机体的应激反应导致交感神经兴奋,血中儿茶酚胺(肾上腺素、去甲肾上腺素等)含量显著增高,进而全身血管收缩,血流动力学急剧变化,动脉血压急剧增高,体循环内大量血液进入肺循环内。一方面使肺毛细血管床有效滤过压急剧增高,大量体液潴留在肺组织间隙,从而导致肺水肿;另一方面血流冲击造成血管内皮细胞损伤,同时体内血管活性物质(如组织胺和缓激肽等)大量释放,使血管通透性增加,大量血浆蛋白外渗导致急性肺水肿进一步加重。与神经源性肺水肿形成有关的因素还包括:血浆 ET-1 含量大大增高,炎性介质损坏血气屏障结构,氧自由基、兴奋性氨基酸等过量释放均可能与神经源性肺水肿的发生和发展有关,这些物质可能是造成继发性脑损伤的重要因素,并可加重脑水肿和肺水肿。

(二)血浆胶体渗透压降低

血浆胶体渗透压取决于血浆蛋白水平。各种原因如肾病、肝病、营养性疾病等导致的低蛋白血症,使血浆渗透压降低,渗透压梯度对抗静水压梯度差的能力也降低,导致发生肺水肿的危险。但一些动物试验研究发现低蛋白血症并不会增加肺微血管的液体滤过。虽然液体流动会暂时增加,但在达到新的平衡后会恢复到正常水平,除非静水压或屏障通透性也发生了改变。

(三)间质负压增加

如果微血管旁静水压降低,总滤出驱动力就会增加,从而造成肺微血管对液体和蛋白质的滤过增加。此类肺水肿常由气道阻塞所致,如喉痉挛、气管插管阻塞、吸入异物、会厌炎、喉炎、急性重症哮喘、肿瘤引起的气道压迫等。由于气道阻塞时患者需要更加用力吸气,产生很大的胸腔负压,这个负压传到肺间质后可导致微血管旁静水压降低,促使液体滤入肺泡。胸腔压力的变化对心血管系统的作用也参与了肺水肿的发生。胸腔内负压过大导致心脏前后负荷及肺循环血流量增加,使肺微血管压力升高。临床上为了治疗气胸或胸腔积液,快速抽去胸腔内气体或液体,由于萎陷的肺迅速复张使间质负压增大可引发肺水肿,即发生所谓的复张性肺水肿,此类肺水肿常为单侧。复张性肺水肿也可能是缺血-再灌注损伤的一种形式,此时肺微血管通透性增加与肺血管重建、氧自由基形成、促炎症介质释放及中性粒细胞激活等因素有关。再灌注时,肺血管阻力更多地转移到毛细血管后小静脉,这使肺微血管内压力升高,加重受损处肺水肿形成。另外,肺泡表明张力增高传导到间质,也会使间质静水压下降,进而增加跨血管屏障的液体滤过。

(四)淋巴管功能不全

淋巴引流的重要作用是维持肺内液体平衡。当淋巴引流障碍时,如肺淋巴管炎、淋巴管梗阻及肺移植均可能发生肺水肿。

(五)肺泡-毛细血管通透性增加

多种原因可损伤血管内皮细胞和肺泡上皮细胞,导致毛细血管和肺泡上皮细胞通透性改变,最终发生肺水肿。其基本特征是微血管和肺泡屏障的完整性受损。高通透性肺水肿又称非心源性或原发性肺水肿,尽管基础病因不同,但一旦出现肺泡-毛细血管弥漫性损伤时,其病理生理及临床过程类似,导致的临床综合征统称为急性肺损伤或急性呼吸窘迫综合征。常见原因有细菌、病毒和真菌等引起的感染性肺炎,感染性休克,急性出血性胰腺炎,有机磷中毒,弥散性血管内凝血,变态反应性肺炎,吸入淡水(溺水)或碳氢化合物如煤油、汽油和干洗液等,高温如大火或爆炸引起的肺实质烧伤,长时间吸入高浓度氧,吸入酸性胃内容物等。感染损害肺脏的机制尚不完全清楚,除与感染微生物直接破坏有关外,还可能与中性粒细胞和肿瘤坏死因子介导的炎症反应有关。

三、病理变化

肺水肿时肺表面苍白,含水量增多,切面有大量液体渗出。显微镜下观察,可将其分为间质期、肺泡壁期和肺泡期。

(一)间质期

间质期为肺水肿的最早表现,液体局限于肺泡外血管和气道周围的疏松结缔组织中,支气管、血管周围间隙和叶间隔增宽,小支气管和肺小动脉周围淋巴管扩张成套状。而肺泡间隔的间质虽有液体蓄积,但只在电镜下才见。临床无症状和体征。

(二)肺泡壁期

液体进一步增多时,肺泡壁进行性增厚,肺泡间隔水肿加剧,液体开始进入肺泡,并在毗邻肺泡间隔夹角处蓄积呈新月状。此时气体交换尚不受影响。

(三)肺泡积液

可见充满液体的肺泡壁丧失了环形结构,出现褶皱。此时肺泡气体交换障碍,呈肺内动静脉分流。肺泡内液体继续增多则泛入气道,使气道充满泡沫,因有红细胞进入肺泡致使泡沫染成粉红色。此时气体交换严重障碍,有死亡危险。

四、病理生理

肺水肿影响肺顺应性、弥散、通气/血流比值及呼吸类型。其程度与上述病理改变程度有关,间质期最轻,肺泡期最重。肺含水量增加和表面活性物质破坏,可降低肺顺应性,增加呼吸功。间质和肺泡壁液体潴留可增加弥散距离。肺泡内部分或全部充满液体可导致弥散面积减少和通气/血流比值降低,使肺泡动脉血氧分压差增加,引起低氧血症。区域性肺顺应性差异使吸入气体进入顺应性好的肺泡,增加通气/血流比值。同时由于肺间质积液刺激 J 感受器,呼吸浅速,增加每分钟无效腔通气量,降低呼吸效率,增加呼吸功耗。当呼吸肌疲劳不能代偿增加通气,保证肺泡通气量时即出现二氧化碳分压和呼吸性酸中毒。肺水肿还可影响血流动力学,表现为间质静水压增高压迫肺毛细血管,使肺动脉平均压升高,右心负担增加,引起右心功能不全。

五、临床表现

肺水肿的临床表现依其严重程度不同而有所差异,取决于潜在的病理生理改变和水分在肺内积聚的程度。早期症状有呼吸困难、咳嗽和气急。经常咳出泡沫样的水肿液,严重时为粉红色泡沫痰。胸部可以听到捻发音和干啰音,有时有哮鸣音。如果肺水肿严重影响了气体交换,患者出现发绀。重者可发生休克,表现为血压下降、脉搏细速、皮肤苍白、冷汗淋漓和意识模糊等。

高压性肺水肿通常由心力衰竭引起,因此多有心脏病史,包括各种原因引起的急慢性充血性心力衰竭的症状和体征,如颈静脉压力升高、心脏扩大、奔马律、心脏杂音、心律不齐、肝脏增大、周围型水肿等。

高通透性肺水肿如急性肺损伤和急性呼吸窘迫综合征,其临床表现取决于原发病和受累器官的数目与类型。呼吸窘迫最常见,呼吸困难、呼吸加快是该综合征最早、最客观的表现。咳嗽、咳痰、烦躁和神志变化也较常见。病情越严重上述改变越明显,查体可见吸气时鼻翼翕动,肋间隙、锁骨上窝和胸骨上窝凹陷等呼吸困难体征及发绀等缺氧征。

复张性肺水肿的典型表现为胸腔放液、抽气时或穿刺引流后突然出现剧烈咳嗽、呼吸急促、胸痛、烦躁不安、眩晕及心悸等,继之咳出大量白色或粉红色泡沫样痰液。体检可发现患者呼吸频率加快,心动过速,病侧肺野满布湿性啰音,并伴有不同程度的低氧血症。

六、影像学检查

(一)胸片

肺水肿的症状和体征无特异性,高危患者出现上述表现时应立即进行胸部 X 线检查以协助诊断。胸部 X 线平片是诊断急性肺水肿最实用的检查项目。急性肺水肿倾向于发生在肺中央和下垂部。典型间质期肺水肿的 X 线表现为肺血管纹理模糊、增多,肺门阴影不清,肺透亮度降低。小叶间隔积液时可见 Kerley B 线或 A 线。肺泡水肿期可见小斑片状阴影,病程进展则阴影多融合在肺门附近及肺底部,形成典型的蝴蝶状阴影或双侧弥漫性絮状阴影,致心影模糊不清,可伴叶间及胸腔积液。

(二)CT

心源性肺水肿患者 CT 通常表现为小叶间隔光滑性增厚和磨玻璃影。叶间胸膜增厚常见,部分患者可见肺门旁血管支气管周围间质模糊增厚及小叶中心呈圆形淡影。另一特点是病灶主要分布在肺门周围及下后部。

非心源性肺水肿的 CT 表现与前者相似,但主要表现为肺内磨玻璃影或肺实变影,弥漫分布或灶性分布,有融合倾向;另一特点是小叶间隔增厚不明显;肺内阴影常呈外周性分布。

七、实验室检查

(一)血气分析

动脉血中的氧分压、二氧化碳分压和肺循环高压尽管不是诊断肺水肿的特异性指标,但也是反映肺水肿患者整体肺功能状况较有意义的实验室指标。动脉血气分析对诊断早期肺水肿并不敏感,因为血管压力的增加可以把血液更多地分配到通气较好的肺组织中去,所以在高压性肺水肿,早期动脉血氧分压反而可以升高。除了通气-血流比例失调引起轻微的低氧血症外,间质性肺水肿通常并不影响肺内气体交换。然而,肺泡水肿会严重影响气体交换,通气-血流比例失调也加重低氧血症。在呼吸窘迫综合征时表现为难以纠正的低氧血症。在肺水肿的早期,当呼吸困难引起肺泡过度通气时,患者经常表现为动脉血二氧化碳分压降低,而严重的肺水肿患者肺泡通气不足引起二氧化碳分压升高。

(二)肺功能

传统肺功能检查在诊断肺水肿时并不常用,因为肺水肿时肺功能监测既不敏感又不特异。且不能提供鉴别两种肺水肿的有效信息,危重患者也很难耐受检查。

八、诊断及鉴别诊断

根据病史、症状、体征和胸部 X 线表现常可对肺水肿作出明确诊断。

病史与体格检查在鉴别高压性肺水肿与高通透性肺水肿时很有帮助,对诊断急性肺损伤可能的病因也很有价值。高通透性肺水肿患者往往没有心脏病的症状和体征。急性肺损伤的病因可从患者的暴露史(如有毒气体或化学物质、溺水、服用药物、创伤)、临床发病(如败血症、肺炎、呕吐、癫痫发作、胰腺炎、烧伤、高海拔)或身体状况(如胸部外伤、长骨骨折、昏迷、休克)中获得提示。因为感染和败血症是急性肺损伤的主要原因,应当仔细寻找感染的症状和体征。肺和腹腔是感染最常发生的部位,所有患者均应仔细检查。无论有无感染的临床表现,大部分急性肺损伤患者都有发热。复张性肺水肿多发生在气胸、胸腔积液患者短时间内大量抽气、抽液时或胸腔负压引流后。

九、治疗

理解肺内液体和溶质转运的基本原理是合理有效治疗的基础。治疗原则是保持气道通畅、保证通气维持氧合、降低心脏前后负荷、减少肺内液体蓄积和去除病因。有肺泡水肿的患者常出现急性呼吸衰竭而需要紧急处理,应按照高级生命支持方法快速评价患者的气道是否通畅、呼吸是否有效和循环是否稳定,迅速采取相应处理措施。患者应建立静脉通道以备用药。

(一)体位

患者应半卧位,双腿下垂。复张性肺水肿多为单侧,应使患者患侧卧位,防止大量分泌物吸入健侧肺内。对心源性肺水肿患者可用加压止血带轮流绑扎四肢以减少血液回流,减少肺血流量,进而降低肺动脉灌注压。用止血带时,膨胀袖带的压力应小于动脉收缩压。每次绑3个肢体,每15分钟轮换1次。目的是减少静脉回流但不完全阻断四肢血流。应特别注意,任何一个肢体血流阻断时间不应超过45分钟。此方法禁用于休克患者。

(二)维持呼吸道通畅和氧合

首先抽吸痰液保持气道通畅,对轻度肺水肿缺氧不严重者可给鼻导管或面罩吸氧。湿化器内置75%～95%乙醇有助于消除泡沫。如吸高浓度氧仍有低氧血症和/或二氧化碳潴留,应行正压通气。可先采用无创正压通气如持续气道正压和双水平气道内正压通气。呼气末正压初调一般为3～6 cmH$_2$O,调节吸入氧浓度,使经皮氧饱和度维持在95%左右。呼气末正压可使水肿塌陷的肺泡重新张开,可增加功能残气量和改善气体交换,减少呼吸功,减轻左心室负荷。也可提高平均肺泡压,使肺毛细血管跨壁压力差减小,减轻肺水肿形成。如患者仍有缺氧、出现明显呼吸肌疲劳、呼吸节律异常或意识状态改变应立即行气管插管机械通气。

(三)镇静

吗啡0.1 mg/kg皮下或静脉注射,可控制烦躁,减少焦虑;减慢呼吸,减少氧耗;扩张血管,降低肺毛细血管压力,减轻心脏前负荷。

(四)利尿剂

主要通过增加肾对钠、水的排泄,使肺血流量减少,心脏前负荷降低,肺水肿减轻。急性心力衰竭肺水肿患者应选择作用迅速的强效利尿剂,如呋塞米,首剂1～2 mg/kg静脉注射,6～12小时可重复使用。静脉注射呋塞米在产生利尿效果前即可增加肺静脉容量,降低肺毛细血管静水压。其他髓袢利尿剂如布美他尼和托拉塞米具有相似效果。但这些药物能导致水、钠、钾和氯离子大量排泄,使用后可造成严重低钾血症、低氯性代谢性碱中毒,并有发生心律失常的危险。通常需口服或静脉补钾。对有血容量增多伴肾衰竭患者,呋塞米作用差,可紧急行持续静脉血液滤过以减少血容量。对血压不稳定患者应加强监护,必要时用血管活性药物维持血压。

(五)血管扩张剂

通过扩张静脉容量血管和动脉阻力血管,促进血液向外周分布,降低心脏前后负荷,减少肺循环血流量和微血管静水压,减轻肺水肿。常用硝普钠,其特点是起效迅速,作用强,半衰期短。对急性左心衰竭肺水肿效果显著,剂量为 $0.5\sim8$ $\mu g/(kg \cdot min)$ 持续静脉输注,从小剂量开始,逐渐递增。本药有降低血压作用,应密切监测血压,原有低血压者禁用。硝普钠代谢过程中产生氰化物,在肝内转化为硫氰酸盐,经肾排泄。长期大量使用或肾功能障碍者可发生氰中毒。硝普钠溶液受光降解,使用及保存均应避光。

(六)正性肌力药物

对于心排血量和血压较低的肺水肿患者可使用正性肌力药物治疗。通过改善心肌收缩力,增加心排血量,降低肺内驱动液体渗出的压力。临床实践中,儿茶酚胺类药物多巴胺和多巴酚丁胺最常用。小剂量多巴胺 $2\sim5$ $\mu g/(kg \cdot min)$ 增加心肌收缩力,改善心排血量而不引起明显心率或心肌耗氧量改变。通过刺激多巴胺能受体直接增加肾血流量,从而增加尿量。多巴胺尤其适用于低血压合并肺水肿时。剂量 >10 $\mu g/(kg \cdot min)$ 时,α 肾上腺素能作用占优势,肾血流量减少,周围血管阻力增高。

(七)肾上腺皮质激素

肾上腺皮质激素可抑制炎症介质对血管上皮的损伤,减轻炎症反应,降低毛细血管通透性,促进肺表面活性物质合成,解除肺小动脉痉挛,稳定溶酶体膜。对毛细血管通透性增加所致的非心源性肺水肿如吸入化学气体、呼吸窘迫综合征有效。可用氢化可的松 $5\sim10$ $mg/(kg \cdot d)$ 或甲泼尼龙 $2\sim4$ $mg/(kg \cdot d)$ 静脉滴注。病情好转后及早停用。

(八)病因治疗

纠正缺氧,降低肺毛细血管通透性,消除肺水肿液,对各种肺水肿是共同的。病因治疗对改善肺水肿预后很重要。输液过多过快者应立即停止或减慢输液速度;由感染引起的肺水肿及早使用抗生素;休克患者应积极治疗休克;中毒者应立即脱离中毒现场,并予以特效解毒剂;胸腔引流过程中若患者突然持续咳嗽、呼吸急促,提示可能发生复张性肺水肿,应立即终止引流。

(王玉兵)

第九节 肺 不 张

肺不张的概念是指出生后肺从未充盈过气体,而已充气肺组织失去原有的气体应称肺萎陷,但广义肺不张可包括先天性肺不张和后天性肺萎陷。

一、病因及病理生理

肺不张的病因通常有三类:一是外部压力直接作用到肺组织或支气管、毛细支气管;二是支气管或毛细支气管内阻塞;三是任何原因引起持续的呼吸活动度减小或呼吸肌麻痹。

(一)外部压力

外部压力可直接阻碍肺扩张,如大量胸腔积液、气胸、胸腔内肿瘤、膈疝等,也可由于支气管经受外压,使气体不能经支气管吸入而形成肺不张,如肿大的气管、支气管淋巴结(结核性)、肿瘤、扩大的心脏及血管环等。

（二）支气管或细支气管内梗阻

1.异物

异物位置的不同引起不同部位的肺不张,异物阻塞气管或主支气管引起双侧或一侧肺不张。异物阻塞支气管或细支气管引起大叶性或肺段性肺不张。

2.支气管病变

气管、支气管软化、气道狭窄、支气管内膜结核、结核肉芽组织、肿瘤阻塞气道等均可引起肺不张。

3.支气管管腔内分泌物堵塞

最为常见的是肺炎,肺炎可引起支气管的炎性狭窄并被脓性分泌物堵塞,引起肺不张。国内有研究发现,支原体肺炎引起的肺不张较为多见。其他如原发纤毛运动障碍患者气道分泌物无法清除,另外支气管哮喘时支气管痉挛伴分泌物黏稠均可致肺不张。在某一部位发生一个或多个支气管阻塞可由上面提及的任何原因引起,但是造成广泛的支气管阻塞的最常见原因是支气管炎、间质性肺炎和哮喘。支气管阻塞的初期结果是广泛的阻塞性肺气肿,但随着病理变化的进展,某些细支气管可发生完全阻塞,出现小的肺不张,与肺气肿同时存在。

（三）呼吸运动度减小或呼吸麻痹

神经、肌肉和骨骼的异常,如脑性瘫痪、脊髓灰质炎、多发性神经根炎、脊椎肌肉萎缩、重症肌无力及骨骼畸形(佝偻病、漏斗胸、脊柱侧弯等)。膈肌的不完全运动(如膈神经麻痹、腹部压力增加)或因手术后疼痛限制了呼吸运动。

除以上几种常见原因外,近年对表面活性物质的缺乏引起的肺不张也越来越引起重视,主要造成很多处的微型肺不张。可见于早产儿肺发育不成熟;支气管肺炎致表面活性物质生成减少;创伤、休克初期由于过度换气迅速消耗了表面活性物质;吸入毒气或肺水肿使表面活性物质破坏。

二、临床表现

症状和体征取决于病因和肺不张的范围大小,小范围的肺不张往往无任何症状,而突然发生的大范围的肺不张常伴有相应的症状和体征。

（一）一侧或双侧肺不张

如胸肌、膈肌麻痹,咳嗽反射消失及分泌物、异物堵塞等可致一侧或双侧肺不张。起病急,呼吸困难,年长儿自诉胸痛和心悸,可有高热、心动过速和发绀。发生于手术后者,多在术后24小时内发生,但也有发生在术后数天的。明显的胸部体征为患侧胸部变平坦,呼吸动度减弱;气管及心尖冲动偏向患侧;叩诊呈浊音;呼吸音减弱或消失。

（二）大叶性肺不张

起病较慢,呼吸困难也较少见。体征近似单侧肺不张,但程度轻。上叶肺不张时气管移向患侧,而心脏不移位,叩诊浊音仅限于前胸;下叶不张时气管不移位而心脏移向患侧,叩诊浊音位于背部近脊椎处;中叶不张时体征较少,难于查出。由于相邻区域代偿性肺气肿,叩诊浊音往往不明显。

（三）肺段不张

临床症状极少,不易察觉。肺不张可发生于任何肺叶或肺段,但以左上叶最为少见,而常见的是两下叶和右中叶。"中叶综合征"指由于结核、炎症、哮喘或肿瘤引起的中叶不张,长期不消失,反复感染,最后可发展为支气管扩张。

三、X线检查

X线特点为均匀致密阴影,占据一侧胸部、一叶或肺段,阴影无结构,肺纹理消失及肺叶体积缩小。一侧或大片肺不张时可见肋间变窄、胸腔缩小。下叶肺不张在胸正位片中呈三角形阴影,位于脊柱与膈肌之间,在侧位片中则靠近后胸壁。上叶肺不张正侧位均呈楔形,其尖端向下指向肺门。右中叶不张,其正面呈三角形,底部位于心影的右缘,尖端指向外侧,其侧影为一楔形,底部近前胸壁,尖端向后及向上。

四、诊断及鉴别诊断

(一)诊断

通常可通过X线片和肺CT确定。小面积的肺不张与肺实变不易区分,但如累及几个肺小叶,则可通过病变处的肺萎缩而确诊。必要时可通过支气管镜检查来确定梗阻的部位及原因。

(二)鉴别诊断

应注意与肺炎、胸腔积液及肺栓塞相鉴别。

五、预后

假如阻塞被去除或自发地消失,其肺不张也随之消失,肺炎、毛细支气管炎、哮喘等所致黏液栓塞或黏液水肿而形成的肺不张,消炎后易于消失。由于肺结核或异物未取出时肺不张较持久。继发感染时肺不张也不易消失。肺不张的局部容易继发感染,这是因为黏液纤毛的功能受损导致。长期肺不张可引起支气管扩张,肺脓肿偶有发生。

六、治疗

有明确病因的应尽快去除病因,如由于异物或其他可解除的支气管阻塞,应立即行支气管镜检查治疗。当孤立的肺不张已经存在数周也需要做支气管镜检查。肺炎并发的肺不张应常规进行支气管灌洗,吸出分泌物,清除黏液栓,解除梗阻,使肺不张的组织很快复张。对于肺炎并发的肺不张,常规采用支气管肺泡灌洗,有的分泌物多的病例需反复多次灌洗,临床效果很好,一般主张在病情平稳后尽早开始灌洗,收效显著,而部分肺不张已存在时间很长才到医院治疗的患者往往效果不好。假如支气管镜没有发现异物及解剖学异常,则需留取灌洗液作细菌学检查及其他病原学检查。所以支气管镜对于肺不张的治疗是至关重要的,可反复多次进行支气管镜灌洗治疗。

雾化吸入、拍背吸痰、经常变换体位并让其深呼吸有一定益处。当出现呼吸困难时需给氧治疗。

在支气管镜检查后肺不张无变化或好转不明显则可配合体位引流。肺炎时应用抗生素,结核应用抗结核治疗。在哮喘时使用支气管扩张剂和激素治疗,可促进肺不张的解除。

除非慢性感染使正常的肺叶受到威胁,或检查证实已有支气管扩张存在,或全身症状如厌食、疲劳持续存在,否则一般不考虑肺叶切除。如肺不张的肺叶已完全纤维化,在这种情况下不需要进一步的治疗。

(王玉兵)

第十节　睡眠呼吸障碍

　　睡眠呼吸障碍的典型症状是睡眠呼吸暂停。睡眠呼吸暂停是指口鼻气流停止持续两个呼吸周期以上。临床上可分为阻塞性、中枢性和混合性 3 种。①阻塞性：指口鼻无气流，但胸腹式呼吸运动仍然存在；②中枢性：指口鼻无气流，胸腹式呼吸运动也不存在；③混合性：指在一次呼吸暂停过程中，开始时出现中枢性呼吸暂停，继而出现阻塞性呼吸暂停。临床上，儿童以阻塞性睡眠呼吸暂停最常见。阻塞性睡眠呼吸暂停综合征也称阻塞性睡眠呼吸暂停低通气综合征，是指以呼吸暂停或低通气为特征的睡眠呼吸疾病，表现为在睡眠中间断性上呼吸道部分或完全梗阻的睡眠性呼吸紊乱。

　　阻塞性睡眠呼吸暂停综合征是睡眠医学研究的一个重要领域，有三分之二的睡眠疾病患者涉及阻塞性睡眠呼吸暂停综合征。到了 20 世纪 60 年代，阻塞性睡眠呼吸暂停综合征逐渐受到重视和研究。1965 年 Gastaut、Jung 和 Kuhlo 等通过对一名患者进行电生理研究发现其睡眠中反复出现呼吸暂停。随后 Lugaresi 和 Guilleminault 等发现儿童中也同样出现。Guilleminault 等学者首先结合阻塞性呼吸暂停临床症状和多导睡眠仪监测的表现报道了儿童的阻塞性睡眠呼吸暂停综合征。他们的工作更加细化了儿童阻塞性睡眠呼吸暂停综合征的诊断。现在多导睡眠仪的诊断标准中，包括有儿童阻塞性睡眠呼吸暂停综合征常见的部分气道阻塞表现的临床症状。上气道阻力综合征是近年来在成人用食管压力监测来诊断的综合征，Guil leminault 最近研究发现在儿童群体中带有阻塞性睡眠呼吸暂停综合征临床症状的儿童更像上气道阻力综合征而不是阻塞性睡眠呼吸暂停综合征。然而现在大部分阻塞性睡眠呼吸暂停综合征的研究还一直沿用阻塞性呼吸暂停-低通气或阻塞性低通气的标准。

一、病理生理特点

　　婴幼儿及儿童的睡眠呼吸暂停的呼吸病理生理特点：正常小儿在清醒时，上气道扩张肌的活动对气道起保护性作用，防止气道塌陷。而阻塞性睡眠呼吸暂停综合征的患者，在清醒时，可以通过加强上气道括约肌活动来代偿气道的解剖缺陷，但在睡眠时，这些扩张肌的紧张性丧失，加之上气道淋巴组织增生，使上气道更显狭窄，上气道扩张肌的扩张力量和塌陷力量决定其扩张与否，他们之间有一个复杂的内在关系，通常用临界压表示。在阻塞性睡眠呼吸暂停综合征患者，临界压为正值，塌陷力量占优势，气道塌陷，故上气道狭窄。由于阻塞性睡眠呼吸暂停综合征患者在睡眠时咽气道的塌陷，造成气道阻塞，其部位可以在鼻咽部、口咽部或喉咽部，80％以上的患者为口咽和喉咽部的联合阻塞。引起上气道阻塞的原因既有解剖上的异常（扁桃体及腺样体增大，局部畸形等），又有功能上的缺陷。它们都是通过增加咽气道的可塌陷性，影响其开放与关闭的力量对比而发挥作用。病因包括一些常见病，如耳朵感染、咽喉痛、扁桃体炎、变态反应性疾病、肥胖，还有下颌后缩、腭裂等，以及其他任何能引起上气道阻力增加的因素。

　　儿童阻塞性睡眠呼吸暂停综合征的发生率与年龄有关，2～6 岁时更易发生睡眠时频繁打鼾等睡眠呼吸疾病，其原因可能与这个年龄期间咽部淋巴组织（腺样体、扁桃体等）处在生理性生长高峰，气道变窄易感染等有关。另外，由于小儿的上气道的软组织增大（包括扁桃体、腺样体等），而且它们的增长超过其骨性组织,也是造成上气道狭窄的原因。但也有文献报道,虽然儿童在这个年龄期间正常淋巴组织增长速度很快,但仅 0.3%～3% 的儿童发生阻塞性睡眠呼吸暂停综合征。尽管腺样体扁桃体肥大(ATH)的程度不能完全预兆阻塞性睡眠呼吸暂停综合征,但阻塞性睡眠呼吸暂停综合征患者常有过度的 ATH。研究发现,ATH 与阻塞性呼吸暂停的持续时间有关,而与阻塞性呼吸暂停发生的次数无关。

为什么不是所有 ATH 的儿童都会发生阻塞性睡眠呼吸暂停综合征?对相关因素进行干预,如通气控制或解剖结构异常对化学刺激反应的研究发现:通气反应在清醒和睡眠时都在正常范围之内。ATH 的儿童常见口咽腔大小异常,以及那些与舌骨、上下颌骨位置及角度相关的异常是阻塞性睡眠呼吸暂停综合征的危险因素,可能是由遗传决定的。

此外,发生阻塞性睡眠呼吸暂停综合征的复杂的高危疾病还包括:严重的颅面畸形(Pierre-Robin 综合征、软骨发育不全、Crouzon 综合征、小下颌或下颌后缩的中脸畸形)、唐氏综合征、Deckwith-Wiedemann 综合征、巨舌症、脑瘫、慢性肺疾病、镰状细胞疾病、脑干异常、神经肌肉疾病、肥胖、Willi-Prader 综合征、马方综合征、中枢性低通气综合征、基因及代谢性疾病等。在婴儿,喉软化也能引起严重的阻塞性睡眠呼吸暂停综合征;神经异常(脊髓脊膜膨出);其中,镰状细胞疾病可能是一个重要的危险因素,Samuels 等发现在 55 名镰状细胞疾病者童中阻塞性呼吸暂停发生率相当高。

反复阻塞性呼吸暂停发生后,可出现夜间低氧血症及高碳酸血症,严重者肺循环高压下降失代偿,可引起肺动脉高压,右心衰竭及肺源性心脏病。缺氧发作时还可引起心动过缓、心律失常,甚至心跳停止、缺氧性惊厥。低氧可使交感神经兴奋,中心静脉血回流增加,小动脉收缩,心排血量改变,引起体循环和/或肺循环压力增高。长期慢性缺氧干扰脑能量代谢,可导致中枢神经的功能改变甚至损伤,损伤呼吸中枢产生中枢性呼吸暂停;累及下丘脑生长激素分泌减少,糖和脂肪代谢紊乱,影响生长发育引起肥胖;血红细胞增多;自主神经功能紊乱导致夜尿增多等。所以,儿童阻塞性睡眠呼吸暂停综合征的病理生理过程是上气道的通气、神经肌肉调节等生理因素与气道结构等解剖因素共同作用的结果。

呼吸暂停引起生理保护性的微觉醒,在通气恢复的同时使睡眠频繁打断、睡眠质量下降、睡眠不宁,可引起神经行为的改变从而出现一系列白天的症状。部分儿童还会伴有精神心理的异常,如烦躁易怒、多动、注意力不集中、暴力倾向等。

由于慢性缺氧所造成的相对性生长激素缺乏及吞咽及咀嚼不良可引起营养不良,重症阻塞性睡眠呼吸暂停综合征患者多伴有生长发育落后。鼻咽部阻塞使患者用口呼吸以减轻阻力,长期张口呼吸能引起颌面部发育畸形,面容变丑,形成腺样体面容。

二、小儿睡眠特点

新生儿的睡眠不分昼夜,睡眠 20～21 小时,觉醒 3～4 小时;2～12 个月的婴儿总睡眠时间 14 小时,白天睡眠 2～3 次;1～3 岁总睡眠 13 小时,白天睡眠 1～2 次。随着年龄的增加睡眠时间呈现逐渐减少的趋势,国内一项流行病学调查结果显示,我国城市 2～12 岁儿童全天睡眠时间平均为(10.20±1.34)小时,2 岁组为(11.39±1.28)小时,随年龄的增长到 12 岁组为(9.61±1.34)小时。

正常人的睡眠分期包括非快速眼动睡眠期和快速眼动睡眠期;其中非快速眼动睡眠期又分为 I 期、II 期、III 期和 IV 期,后两期又称作慢波睡眠。

人体在非快速眼动睡眠期脑代谢减慢、脑血流减少、脑神经元活动减少;心率减慢、动脉血压降低;脑和机体温度下降;肾上腺皮质激素释放减少;代谢率下降10%～25%,Ⅲ期、Ⅳ期代谢率最低,脑组织代谢率降低30%。而进入快速眼动睡眠期后脑血流及代谢增加、大部分区域脑神经元放电增加、脑组织温度升高;此期脑活动与清醒状态下相似但骨骼肌张力减退(表现为运动神经元超极化);全身总代谢减低;与非快速眼动睡眠期相比,快速眼动睡眠期心率稍快,血压稍上升,且变化大,伴有眼球的快速运动。整夜睡眠中快速眼动睡眠期睡眠与非快速眼动睡眠期睡眠交替出现,循环反复,每个周期的时间从婴幼儿到青年时期逐渐增加,成年人整夜睡眠中包括4～6个周期,一个睡眠周期中并不一定含有所有阶段的睡眠,有时整夜睡眠中快速眼动睡眠期缺如,Ⅲ期、Ⅳ期多出现于睡眠的前半夜,快速眼动睡眠期主要见于后半夜。

睡眠结构随年龄存在变化。快速眼动睡眠期所占的比率:新生儿期为50%以上,逐渐减少至2岁以后占20%～25%,此后成人期变化不大,老年期减为14%。非快速眼动睡眠期随年龄增加,浅睡眠比率增大,主要是Ⅰ期比率增加,Ⅱ期比率基本不变,Ⅲ期、Ⅳ期睡眠显著减少。在婴儿期睡眠分为安静睡眠(相当于非快速眼动睡眠期)和活跃睡眠(相当于快速眼动睡眠期)。在年长儿和成人期各期睡眠比例相对稳定。

通过多导睡眠监测的脑电、眼动、下颌肌电的图形,综合分析进行睡眠分期。通常分为清醒状态、非快速眼动睡眠期(Ⅰ期、Ⅱ期、Ⅲ期、Ⅳ期)和快速眼动睡眠期。

三、婴幼儿及儿童的睡眠呼吸暂停

临床上,婴幼儿及儿童以阻塞性睡眠呼吸暂停最常见。本节将重点介绍阻塞性睡眠呼吸暂停。

(一)流行病学

据调查阻塞性睡眠呼吸暂停综合征在成人发病率欧洲国家为1.0%～7.1%;日本为1.3%～4.2%;中国为3.4%(可能高达7%～13%)。在儿童,由于研究方法不统一和年龄组的复杂性,阻塞性睡眠呼吸暂停综合征发病率的资料尚不够确切和完整,在20世纪80～90年代的流行病学调查显示世界上有千百万的成人和儿童患有阻塞性睡眠呼吸暂停综合征。国外研究显示打鼾的发生率在7%～10%。冰岛儿童中睡眠呼吸暂停的发生率为2.9%。一项对英国4～5岁儿童的调查显示约有1%的儿童有打鼾及呼吸暂停的症状。全国8城市28 484名2～12岁儿童睡眠状况问卷调查结果表明儿童睡眠障碍症状发生率为27.1%。其中睡眠频繁打鼾发生率为5.7%,喉头哽咽1.1%,张口呼吸5.3%,睡眠呼吸暂停0.4%。儿童阻塞性睡眠呼吸暂停综合征的流行病学研究表明:发病率估计为2%。应用多导睡眠监测确诊的患者研究资料表明2～5岁儿童为流行高峰,这与儿童期面部骨骼的生长缓慢于淋巴组织的增长是一致的。在成人阻塞性睡眠呼吸暂停综合征易罹患于男性,在儿童虽然一些文献提示男孩易患,但男孩易患阻塞性睡眠呼吸暂停综合征的证据仍然不足,因此,总体上男女发病率无差异。阻塞性睡眠呼吸暂停综合征发病的危险性黑人儿童比在白人儿童中大3.5倍。一项最新的2～18岁儿童群体在家中夜间心肺监测的研究资料表明,以呼吸暂停-低通气指数＞10为标准,阻塞性睡眠呼吸暂停综合征的发生率为1.6%。

在调查大样本的儿童群体中发现,习惯性打鼾年龄范围分布范围很大,6个月至3岁,4～5岁和6～13岁三组中习惯性打鼾的比率在3.2%～12%。两个用X线影像学方法对习惯性打鼾儿童的研究表明,阻塞性睡眠呼吸暂停综合征的发生率分别为0.7%和3%。"原发性打鼾"定义为呼吸暂停-低通气指数＜1的打鼾,两个研究调查了原发性打鼾的自然史并随访评估1～

3年,其中一项研究指出,50%的打鼾患者可发展成阻塞性睡眠呼吸暂停综合征,而另一项研究则表明仅20%的打鼾患者发展成阻塞性睡眠呼吸暂停综合征。其中2例(占10%)发展为中度阻塞性睡眠呼吸暂停综合征。由于没有一项研究测定食管压,所以不能排除某些儿童有上气道阻力综合征的可能性。

(二)临床表现

儿童的阻塞性睡眠呼吸暂停综合征的临床表现和成人不尽相同。阻塞性睡眠呼吸暂停综合征的症状类型和发生率也有明显不同。主要包括三大临床症状:打鼾、呼吸困难伴吸气时胸部凹陷和呼吸暂停。在成人常见的症状包括打呼噜、白天嗜睡、睡眠中断和睡后疲劳等。80%的患者有响亮的鼾声(超过80分贝),伴有闭塞性鼻音和喉头哽咽声,部分在呼吸暂停出现前数年就开始了,但患者本人往往没有感觉。睡眠不安是睡眠呼吸暂停的特征之一,这是由于呼吸暂停引起的觉醒使睡眠间断,同时伴有肌肉抽搐、肢体运动和频繁的姿势改变而产生的。睡眠呼吸暂停严重时,患者会采取反弓样甚至半卧或坐的强迫体位睡觉。由于夜间睡眠的障碍,随之出现疲劳和白天严重的嗜睡。少数阻塞性睡眠呼吸暂停综合征患者有晨起头疼、口干、咽部疼痛、情绪的改变、易怒、人格障碍和肥胖等。而由此合并的心血管疾病和由白天嗜睡引起的职业交通事故导致死亡率的增高。成人阻塞性睡眠呼吸暂停综合征表现的最突出的临床症状白天多睡等,在婴幼儿、儿童并不多见。儿童阻塞性睡眠呼吸暂停综合征患者白天困倦嗜睡症状不像成人那么明显,而主要表现为注意力不集中、多动、学习成绩下降、认知障碍、反复呼吸道感染、白天有张口呼吸、吞咽困难和发音较差等。婴幼儿和儿童在夜间有伴响声的呼吸。

儿童期,除了打呼噜、睡眠不安和张口呼吸等常见症状外,还有尿床、夜间多汗、满床翻滚或头朝下跪卧的异常睡姿,长期发作,患者可有生长发育落后、高血压、心脏扩大、右心衰竭及肺源性心脏病等体征。虽然小儿生长迟缓的理论尚有争论,但小儿生长迟缓时应常规检查有无阻塞性睡眠呼吸暂停综合征,其中一个原因可能是,睡眠时呼吸功能增加,呼吸肌异常的高氧消耗;另一个原因是睡眠结构紊乱造成生长激素的分泌减少。

同成人很不相同的是在阻塞性睡眠呼吸暂停综合征儿童中肥胖并不普遍。然而肥胖儿童依肥胖程度不同会相应增加发生阻塞性睡眠呼吸暂停综合征的危险性。肥胖通气不良综合征是一种与过度肥胖有关的通气功能低下和/或心肺功能衰竭。最早于1781年Fathergill和1810年Wadd所描述。成人较小儿多见,约10%的极度肥胖者可发生本征。病死率可达25%。国内有学者等曾报道2例儿童肥胖通气不良综合征,2例皆为极度肥胖儿童。发病时心肺功能衰竭合并感染病情凶险,救治不及时可死亡。应警惕本综合征在儿童的发生。肥胖儿童特别是极度肥胖儿童应常规检查阻塞性睡眠呼吸暂停综合征,若有症状应做睡眠监测。

由于婴儿的呼吸系统的不成熟,睡眠呼吸暂停也是其发育不成熟的表现之一,有些患者经过其他疾病的治疗后,睡眠呼吸暂停的症状会有所缓解,而在另一些患者,睡眠呼吸暂停仅仅是呼吸频率的改变和病情严重程度的反映,其他疾病可以加重睡眠呼吸暂停的症状。

阻塞性睡眠呼吸暂停综合征的发展进程不一,临床症状表现不同,但是一旦出现并发症,特别是肺动脉高压,进展相当快,严重时可以导致死亡。

临床检查多见扁桃体及腺样体肥大,听力障碍和胸廓塌陷等。

(三)并发症

1.心血管并发症

从60年代初起,曾有儿童患急性肺源性心脏病、肺水肿、肺高压和低通气综合征的报道。长时间延误诊断会增加肺衰竭的危险性。轻微的上气道感染常是诱发因素。上气道阻塞的病因治疗可使血流动力学紊乱完全恢复。如未及时诊断和适宜的治疗,则预后不良。在儿童阻塞性睡眠呼吸暂停综合征非急性心力衰竭的心脏畸形的发生率尚无确切的统计。早期的研究表明,右心室肥厚的病例占 3.3%～55%。因超声心动图不作为常规检查,所以目前尚无儿童群体的资料。Shiomi 等发现睡眠时明显的食管负压可以由室间隔的异常运动引起,经鼻无创持续正压通气可以治疗。Tal 等报道扁桃体切除可改善右心功能。

阻塞性睡眠呼吸暂停综合征成人常患高血压症。早期研究表明50个重度阻塞性睡眠呼吸暂停综合征儿童中,10%患者出现白天高血压,他们年龄皆在 10 岁以上。近期对 41 个平均年龄 3～5 岁的中度阻塞性睡眠呼吸暂停综合征(呼吸暂停-低通气指数 10～20)儿童研究表明,收缩压在白天和睡眠时都明显高于有打鼾但呼吸暂停-低通气指数尚正常的儿童组。

早期研究的病例中还发现,心律失常(窦性心律不齐,二度房室传导阻滞)发生率很高。但近期的两个研究结果相反。但表明监测心率变化是筛查儿童阻塞性睡眠呼吸暂停综合征的有效方法。急性心血管功能衰竭在儿童阻塞性睡眠呼吸暂停综合征少见,但预后不良。右心肥厚在儿童阻塞性睡眠呼吸暂停综合征中常见,但有效治疗可使其恢复。

2.胃食管反流

阻塞性睡眠呼吸暂停是引起胃食管反流的原因之一,阻塞性睡眠呼吸暂停患者显著下降的胸内负压是其基本的病理生理特点,一旦此负压超过了胃食管括约肌的张力,则可将胃内容物吸进食管,加之阻塞性睡眠呼吸暂停患者的频繁觉醒及频繁翻动,造成胃食管反流,引起夜间咳嗽、喘息、食管炎、咽炎。

(四)实验室检查

1.多导睡眠监测

多导睡眠监测通过收集和分析多导生物电信号,对睡眠结构和睡眠时间进行显示和分析,是诊断睡眠疾病的关键检测手段,被称为诊断阻塞性睡眠呼吸暂停综合征的"金标准"。多导睡眠监测分析系统可以连续记录 8～10 小时患者的脑电、心电、肌电信号、口鼻气流、呼吸运动、血氧饱和度、鼾声、体位等变化情况。具有准确、全面、简易、无痛苦等优点,已经越来越广泛的被用于睡眠疾病的诊断和指导治疗。

多导睡眠监测通常应在夜间完成,但白天小睡的多导睡眠监测评估,特别是在婴幼儿也是很有用的。对 40 个 1 个月至 16 岁的儿童进行的整夜的和小睡的多导睡眠监测比较研究,2/3 的病例应用了水合氯醛镇静,小睡多导睡眠监测对诊断阻塞性睡眠呼吸暂停综合征敏感性 74%,特异性 100%。若小睡多导睡眠监测不能说明问题(如没有快速眼动睡眠期),则不能做出阻塞性睡眠呼吸暂停综合征诊断,应做整夜多导睡眠监测。做多导睡眠监测时应用水合氯醛是很好的,因为它可明显激发气道阻塞的症状。

健康儿童中关于阻塞性呼吸暂停指数的正常值方面的资料很少。一般认为,6 周以上,呼吸暂停＞3 秒的婴儿,呼吸暂停-低通气指数＜1。在 1 岁以上儿童和青春期儿童的 3 个研究中,两个研究发现没有阻塞呼吸暂停。第三个是最近对 50 个儿童的研究,呼吸暂停＞5 秒,他们呼吸暂停-低通气指数平均值在 0～3.2。在健康的婴儿和儿童尚无阻塞性低通气的正常值资料的报道。目前,阻塞性睡眠呼吸暂停综合征的诊断标准仍然不全面,一些研究认为呼吸暂停-低通气指数＞1 就能诊断阻塞性睡眠呼吸暂停综合征;还有一些研究认为,呼吸暂停-低通气指数＞5 时,可以考虑阻塞性呼吸暂停合并阻塞性低通气。

典型的阻塞性睡眠呼吸暂停综合征在多导睡眠监测时,表现异常高的呼吸暂停-低通气指数,而且,阻塞性呼吸暂停多发生于快速眼动睡眠期睡眠,在阻塞性呼吸暂停前后会有大量费力的呼吸。此时,儿童可能已经变形的胸部,在吸气时内陷。这种胸腹反常呼吸运动在快速眼动睡眠期特别明显和延长,但也可发生在非快速眼动睡眠期。在一些病例可见辅助呼吸肌(如腹肌和肋间肌)的运动,但在快速眼动睡眠期这种现象被抑制。睡眠剥夺可加重阻塞症状。

婴儿和儿童的多导睡眠监测定很少包括食管压力测定,健康儿童的睡眠与清醒食管压力变化资料未见报道。两个 $2\sim14$ 岁健康儿童的研究表明,食管压最低可达 $-20\sim-8$ cmH$_2$O。食管压的变化应比食管压绝对值更可靠。Guilleminault 等用食管压变化来诊断气道阻力增加,检测了末端潮气中二氧化碳分压和经皮二氧化碳方法的可靠性。经皮二氧化碳和末端潮气中二氧化碳分压检出率各自仅 33％和 53％。用鼻管压力传感器评估睡眠时上气道阻力综合征患者的吸入气流限制是很有用的。初步资料显示这些方法可能用来诊断儿童阻塞性呼吸暂停和阻塞性低通气。初步资料还表明,儿童呼吸气流受限时,需比正常呼吸时有更大的高峰吸入气道负压。

对多导睡眠监测时觉醒反应的分析是很重要的,因为它可以帮助评估睡眠多次打断的严重程度。然而儿童觉醒反应尚无一致的标准。一些研究仅用脑电图标准。另一些加用心-呼吸信号。根据所用标准,最终诊断阻塞性呼吸暂停或低通气的觉醒反应的频率在不同研究中有所变化。儿童阻塞性睡眠呼吸暂停综合征时脑电图的觉醒反应是不常见的。"运动-觉醒"的模式能终止绝大多数阻塞性呼吸暂停。

早期研究中可见到睡眠结构紊乱,而近期资料睡眠结构是正常的。这些差异可能区别阻塞性睡眠呼吸暂停综合征的严重程度和/或时间长短。在一个小样本的阻塞性睡眠呼吸暂停综合征婴儿研究中,M'cNamara 等发现快速眼动睡眠期减少,但应用经鼻无创持续正压通气治疗后可恢复正常。

通常情况多导睡眠监测报告的主要内容:首先是睡眠结构及分期;其次是各期睡眠中的呼吸事件、血氧饱和度水平监测、肢体运动或活动等。睡眠分期包括各期的时间、比例、睡眠潜伏期、睡眠效率等方面;呼吸事件包括类型、次数、发生的时间、持续时间、体位及伴发的血氧改变情况、心率变化等。同时根据患者的病情增加腿动、夜间活动、食管压力等内容。多导睡眠监测的结果对阻塞性睡眠呼吸暂停综合征的诊断至关重要,所以操作和报告应由受过专业培训的睡眠技师完成。

2.其他检查

多导睡眠监测是一种不经济、费时间的检测,在儿科尚未普遍应用。所以,其他评估筛查方法在阻塞性睡眠呼吸暂停综合征的诊断上有很重要的应用价值,如夜间动脉血氧饱和度监测就是很经济的一种方法,只用人工剔除法即可进行结果分析。因阻塞可使动脉血氧饱和度下降,夜间血二氧化碳饱和度监测可用于其诊断。然而正常的动脉血氧饱和度记录并不能完全排除阻塞性睡眠呼吸暂停综合征。资料表明,动脉血氧饱和度记录在有限制性通气障碍的阻塞性睡眠呼吸暂停综合征儿童可比没有的预计值更好一些。动脉血氧饱和度可辅助评价阻塞性睡眠呼吸暂停综合征的严重性,其他筛查方法包括气管呼吸音记录、血氧测定,以及家庭录像等。

此外,对阻塞性睡眠呼吸暂停综合征的儿童,血气分析可以显示低氧血症和/或高碳酸血症;颈部 X 线片可以显示肥大的扁桃体和腺样体,以及其他上气道狭窄;严重的阻塞性睡眠呼吸暂停综合征患者胸部 X 线片显示心脏肥大和肺水肿;心电图和超声心动图能提示肺动脉高压;血红蛋白及血细胞比容增高提示有慢性缺氧;食管压力记录在阻塞性睡眠呼吸暂停综合征的检查中也有一定的价值。

(五)诊断

在诊断阻塞性睡眠呼吸暂停综合征时,应对有鼻炎、打鼾、张口呼吸、睡时慢性咳嗽、睡眠不安等阻塞性睡眠呼吸暂停综合征高危症状的儿童予以高度重视。通过病史,临床表现,放射学所见及多导睡眠监测等诊断一般并不困难。但是有些患者临床表现缺乏特异性,阻塞性睡眠呼吸暂停综合征的诊断常可延误数年。

诊断应首先从检查和分析临床症状如张口呼吸,生长停滞,肥胖,典型的面部特征(上颌后移形成的长脸和小下颌)及扁桃体肥大。

多导睡眠监测仍是诊断阻塞性睡眠呼吸暂停综合征甚至上气道阻力综合征的"金标准"。但诊断的呼吸暂停-低通气指数阈值比成人低。有两个北美的研究提示,虽然多导睡眠监测检查价格相当高,但为防止不必要的扁桃体切除,多导睡眠监测的检查的价格还是可接受的。

为了减少多导睡眠监测检查的应用,几组研究都探讨了临床资料对诊断阻塞性睡眠呼吸暂停综合征的敏感性和特异性。除了一个研究以外,其余都表明临床资料有高度敏感性,但缺乏特异性。然而多导睡眠监测在不同呼吸暂停-低通气指数(呼吸暂停-低通气指数>1,>5,或>15)的多组研究表明:在一些组中显示腺样体肥大是个明显特征,仅一组探查了阻塞性睡眠呼吸暂停综合征和上气道阻力综合征的差异。Guilleminault 等指出临床症状不足以特异性地以区分阻塞性睡眠呼吸暂停综合征和上气道阻力综合征。

近来研究表明阻塞性睡眠呼吸暂停综合征具有家族聚集性,家族性阻塞性睡眠呼吸暂停综合征可能是由于基因依赖的通气控制或骨骼形态学的异常。在临床应问及成人阻塞性睡眠呼吸暂停综合征患者,他们的孩子是否有阻塞性睡眠呼吸暂停综合征症状,从而可得到早期诊断。在有阻塞性睡眠呼吸暂停综合征患者的家族中,阻塞性睡眠呼吸暂停综合征发生率为8.4%。

Tishler 等报道在同一些家庭中发生阻塞性睡眠呼吸暂停综合征和婴儿猝死综合征。一些婴儿猝死综合征或其他威胁婴儿生命的事件,可能就是由于气道阻塞引起。Guilleminault 等随诊了一些疑似婴儿猝死综合征的婴儿很多年,后来都发生了阻塞性睡眠呼吸暂停综合征。

在家庭中的诊断研究有限,但可能会彰显重要作用。随着科技的发展,在家庭中进行监测诊断也将得到发展,家庭是患者生活的实际环境,现在尚缺乏在睡眠实验室和家庭中进行的对比研究。

1.诊断标准

(1)临床上小儿睡眠呼吸暂停包括以下一项或多项:①睡眠期间出现周期性呼吸停止发作;②这种发作的临床特征为面部颜色改变(苍白或发绀);音调改变(软弱无力等);睡眠期间的呼吸有噪声。

(2)睡眠期间出现中枢性或阻塞性呼吸暂停。

(3)多导睡眠监测检测:多导睡眠监测自20世纪80年代应用于临床以来,被认为是成人诊断阻塞性睡眠呼吸暂停综合征的"金标准",但是成人的诊断标准并不适用于儿童。国内睡眠中心对于儿童阻塞性睡眠呼吸暂停综合征的多导睡眠监测诊断标准为:呼吸暂停≥5秒或两个呼吸周期以上为标准,呼吸暂停指数呼吸暂停-低通气指数≥1 次/小时,低通气以口鼻气流振幅较基线下降50%持续超过5秒或两个呼吸周期,伴随血氧饱和度降低3%以上或觉醒为诊断标准。基线指气流停止或下降之前至少2分钟或3个呼吸周期的平均呼吸幅度。呼吸暂停低通气指数呼吸暂停-低通气指数≥5 次/小时,即可诊断为儿童阻塞性睡眠呼吸暂停综合征,呼吸暂停-低通气指数 5～10 为轻度,10～20 为中度,20 以上为重度。美国胸科协会指出,儿童阻塞性睡眠呼吸暂停不论时间长短,如果呼吸暂停指数(呼吸暂停-低通气指数)超过 1 次/小时,应认为异常。

另多导睡眠监测检测中有以下一项或多项典型表现:①中枢性呼吸暂停时间超过 20 秒;②阻塞性呼吸暂停时间超过 10 秒;③呼吸暂停伴有发绀;④呼吸暂停伴有短暂性心动过缓;⑤睡眠期间动脉血氧饱和度<85%;⑥睡眠期间持续的肺换气不足,如末端潮气中二氧化碳分压大于 6 kPa。即可诊断为阻塞性睡眠呼吸暂停低通气综合征。

2.严重程度标准

(1)轻型:间歇性呼吸暂停,可以自动恢复,无相关的症状和明显的缺氧、高碳酸血症与并发症。

(2)中型:有数次时间较长的呼吸暂停,仅在剧烈刺激后才能恢复,多导睡眠监测显示中等程度缺氧,无高碳酸血症,症状妨碍患者的正常活动与生活。

(3)重型:有以下一项或多项。①呼吸暂停仅在经过完全心肺复苏后才能恢复。②反复较长时间(>20 秒)的呼吸暂停。③严重的并发症:包括右心衰竭、慢性高碳酸血症和严重缺氧。

3.病程

急性:≤14 天。亚急性:>14 天,但<1 个月。慢性:≥30 天。

(六)鉴别诊断

阻塞性低通气可单独发生,也可与阻塞性呼吸暂停协同发生。阻塞性低通气的定义为气流减少 50%,伴有动脉血氧饱和度的下降(下降>3% 或>4%),可有或没有觉醒反应。Rosen 等认为阻塞性低通气应该有气流减少,动脉血氧饱和度下降,末端潮气中二氧化碳分压增加,以及反常胸腹呼吸运动。末端潮气中二氧化碳分压或经皮二氧化碳在可疑阻塞性睡眠呼吸暂停综合征患者应常规检测。末端潮气中二氧化碳分压的标准化资料已有报道。经验表明应用表面电极监测膈肌运动可以鉴别呼吸暂停和低通气是否为阻塞引起,可不再测食管压力参数。

打鼾是儿童睡眠呼吸障碍中最常见的症状。但并不是所有的打鼾儿童都患有阻塞性睡眠呼吸暂停综合征。打鼾儿童中 6%～12% 的儿童为原发性鼾症。原发性鼾症与阻塞性睡眠呼吸暂停综合征不同,它是一种不带有频繁觉醒的,无明确梗阻性睡眠呼吸暂停或气体交换异常的鼾症,应注意鉴别。

先天性中枢性低通气综合征也称为水神的诅咒是一种少见疾病,1970 年由 Mellins 等首先报道,国内也有报道。该病是由于呼吸中枢对低氧和二氧化碳升高敏感性下降,在睡眠期间出现通气量下降,动脉血气紊乱等的一种疾病。诊断标准:①有持续夜间低通气(二氧化碳分压>8.0 kPa)。②通常在生后第一年的婴儿期出现症状。③低通气不能用原发肺疾病或神经肌肉疾病解释。④没有原发心脏疾病。其病因尚不完全清楚,可能与遗传因素有关。典型症状是在新生儿期入睡时面色发绀,血氧饱和度下降,高碳酸血症和低通气。由于缺乏对低氧和高碳酸血症通气反应的敏感性,先天性中枢性低通气综合征患者没有对窒息的觉醒反应或行为警觉。这些有睡眠窒息表现的患者,即使在日间就诊时患者未出现呼吸和神经认知症状的情况下,也应立即做进一步鉴别诊断和做好应急治疗准备。

(七)治疗

虽然儿童阻塞性呼吸睡眠暂停综合征发病率不低,并发症较多,对儿童的健康造成一定的影响,但经过合理有效的治疗,可以减轻或缓解打鼾、低氧血症、呼吸暂停及睡眠紊乱等症状。

1.非手术治疗

持续气道正压通气,自1981年首次报道以来,已经为成人阻塞性睡眠呼吸暂停综合征最主要的非手术治疗手段。最近国外的许多研究证实持续气道正压通气可有效治疗婴幼儿及儿童阻塞性睡眠呼吸暂停综合征,既可长期家庭治疗,也可短期应用。在开始持续气道正压通气治疗前必须进行压力滴定,需要通过多导睡眠监测来确定其适合的压力。

儿童阻塞性睡眠呼吸暂停综合征有其自身特点,其严重的病理生理改变直接影响儿童的身心健康,尽早地诊断治疗十分重要。多导睡眠监测是诊断儿童阻塞性睡眠呼吸暂停综合征的重要手段,是应用持续气道正压通气非手术治疗阻塞性睡眠呼吸暂停综合征的关键步骤,同时也是评估疾病程度和治疗效果的关键指标。

有学者对诊断为阻塞性睡眠呼吸暂停综合征的23例患者进行了无创正压通气治疗。该学者建议在使用持续气道正压通气治疗前,所有患者均需进行两次睡眠监测,一次评价阻塞性睡眠呼吸暂停综合征的程度,一次确定持续气道正压通气治疗的压力水平。虽然这样的费用会增加,但是由于在患者的不同睡眠期和不同体位时所需要的压力是变化的,而整夜睡眠各期的比例是不同的,所以进行两夜睡眠监测可以更准确地找到最佳压力点。通常压力滴定从最低 $4\ cmH_2O$ 开始,逐渐上升,直到呼吸事件被阻止,滴定同时监测呼吸模式和血气。

经鼻持续气道正压通气的应用使很多颅面畸形的阻塞性睡眠呼吸暂停综合征患者不必再行气管切开。经鼻持续气道正压通气对婴儿也是适用的。面罩应尺寸适宜。压力应适度并能很好地耐受。应该定期进行调整。患者很好地配合是不可缺少的。要定期做多导睡眠监测复查。在经鼻持续气道正压通气成功地应用之前,对某些患者,如皮罗综合征,应用鼻咽管治疗也是很有效的。经鼻持续气道正压通气也可成功地应用在阻塞性睡眠呼吸暂停综合征,上气道阻力综合征和有明显威胁生命事件的婴儿。

虽然有些患者在儿童期就成功地进行了手术,但经鼻持续气道正压通气可以让颅面畸形的病一直到青春期再做手术。对神经疾病,唐氏综合征和不能耐受经鼻持续气道正压通气的儿童应进行悬雍垂软腭咽成形术。

此外,还有其他一些非手术治疗方法,如对部分儿童阻塞性呼吸睡眠暂停综合征,经鼻吸入皮质激素可能有效;减少室内污染,消除变应原,治疗变应性鼻炎;减肥等。另外,氧疗可以减轻阻塞性呼吸睡眠暂停综合征儿童夜间的低氧血症,夜间氧气疗法适用于等待腺样体扁桃体切除术的严重的阻塞性睡眠呼吸暂停综合征患者和不能耐受鼻持续气道正压通气的患者。然而,Brouillette 和 Waters 提出应警惕夜间氧气疗法治疗儿童阻塞性睡眠呼吸暂停综合征时有发生肺泡低通气的倾向。所以,在氧疗时,应当监测血二氧化碳分压,防止低通气的发生。部分颌面部畸形的患者通过手术也能缓解其症状;必要时气管插管减轻患者症状。

2.手术治疗

扁桃体和/或腺样体切除术对于大多数儿童阻塞性呼吸睡眠暂停综合征仍然是一种有效的手段。在腺样体扁桃体切除术前一定要做多导睡眠监测检查,用以确诊阻塞性睡眠呼吸暂停综合征及评估它的严重程度。现在临床上多仅以临床症状为依据决定是否行腺样体扁桃体切除术,这很容易产生一些不需要手术的儿童进行了手术,手术费用远比做一次多导睡眠监测的费用高得多。另外腺样体扁桃体切除术还可发生并发症(如出血、上气道阻塞)的危险性。研究表明术后上气道阻塞的危险因素包括:患者年龄<3岁,呼吸暂停-低通气指数>10或>15。有这些危险因素的患者术后应在医院观察24小时。严重阻塞性睡眠呼吸暂停综合征患者术前术后均应该应用经鼻持续气道正压通气。

患者在腺样体扁桃体切除术后通常临床症状消失，随生长发育，行为和学习能力恢复正常。一些研究探讨了腺样体扁桃体切除术对睡眠呼吸暂停的影响。虽然一些儿童仍有临床症状和异常呼吸暂停-低通气指数，但总体上多导睡眠监测异常都有所恢复。为决定是否需要经鼻持续气道正压通气，进行两个回顾性经鼻持续气道正压通气应用指征的研究中发现，两组因术后仍有临床症状而使用经鼻持续气道正压通气的比率分别为 55％和 17％。Guilleminault 等报道阻塞性睡眠呼吸暂停综合征在腺样体扁桃体切除术后可复发的可能，特别是在青春期男孩中更易复发。

目前，腺样体和扁桃体切除术虽然对大多数阻塞性睡眠呼吸暂停综合征患者是"一线"治疗方法，但仍需严格掌握适应证和鉴别诊断。对于颅面畸形，神经肌肉疾病，或代谢性疾病，可用荧光镜或内镜检查确定阻塞的部位，但腺样体扁桃体切除术常常是这些疾病治疗的第一步。由于术后有阻塞性并发症的危险，所以入院监护是必要的。

阻塞性睡眠呼吸暂停综合征的其他治疗还包括特异性地对因治疗。大部分阻塞性睡眠呼吸暂停综合征患者治疗效果相当好。重要的是早期发现，早期诊断和治疗可防止阻塞性睡眠呼吸暂停综合征严重并发症的产生，显著改善患者的生命质量，甚至可以说是改变患者未来的命运。在发生阻塞性睡眠呼吸暂停综合征的复杂的高危疾病应注意综合治疗和远期效果的评估。

目前随着睡眠医学在我国的发展和普及，广大医务工作者和家长对睡眠呼吸疾病的认识有所提高。应该看到近年来随着阻塞性睡眠呼吸暂停综合征早期诊断和治疗的发展，在门诊个体矮小、生长停滞等患者已明显减少。很少见到阻塞性睡眠呼吸暂停综合征患者伴发肺源性心脏病和心力衰竭。

(八) 结语

尽管阻塞性睡眠呼吸暂停综合征在儿科门诊中占有相当大的比例，但它在儿科睡眠疾病中的真实地位恰像大海中冰山露出的一角，所占比例很小。阻塞性睡眠呼吸暂停综合征不仅是呼吸系统疾病，它是涉及多器官、多系统、多学科的疾病。从首次描述儿童阻塞性睡眠呼吸暂停综合征以来，尚有很多问题需要研究。如目前阻塞性睡眠呼吸暂停综合征在儿童中确切的发病率数字尚不清楚；阻塞性睡眠呼吸暂停综合征高敏感性，高特异性又经济实用筛查方法的研究。多导睡眠监测是金标准的诊断工具，但因其价格昂贵，操作复杂，难以普及，能否在不久的将来，技术进步能使在家庭中的高水平信息检测方法成为可能；阻塞性睡眠呼吸暂停综合征高危因素的鉴别，在儿童发育过程中咽部淋巴组织过度增生的病因探讨和防治措施研究；原发鼾症的病因探讨；腺样体扁桃体切除术，经鼻持续气道正压通气等阻塞性睡眠呼吸暂停综合征治疗方法在儿童成长过程中长期效果的观察。

四、新生儿早产儿中枢性睡眠呼吸暂停

新生儿早产儿中枢性睡眠呼吸暂停指在一段时间内无呼吸运动，呼吸暂停反复发作，口、鼻无气流，同时丧失呼吸能力，胸腹式呼吸运动停止。如果呼吸暂停 5～10 秒以后又出现呼吸，叫周期性呼吸；呼吸停止时间超过 20 秒称呼吸暂停。周期性呼吸是良性的，因呼吸停止时间很短，不影响气体交换；在早产儿，这种呼吸暂停多由于中枢发育不成熟所致，且大多发生在患者睡眠时。但呼吸暂停是一种严重现象，如不及时处理，缺氧时间超过 1 分钟可引起脑损伤。呼吸暂停时心率常减慢至 <100 次/分，在周期性呼吸时心率不慢或稍慢。因此有的新生儿监护病室采用心率监护来监测呼吸暂停和呼吸暂停时间。由于经皮氧饱和度监护在临床的应用，发现有时呼

吸暂停使氧饱和度降至危险程度却无心率改变,故有学者提出应用经皮氧饱和度监护来监测呼吸暂停。但目前临床上最普遍使用的还是用有呼吸暂停报警的心肺监护仪监护呼吸暂停,即呼吸停止20秒或更长为呼吸暂停,多伴有发绀和心率减慢(<100次/分)。

(一)病因及分类

1.按病因分类

可以分为新生儿早产儿原发性、继发性呼吸暂停。

(1)新生儿早产儿原发性呼吸暂停:早产儿常因呼吸中枢发育不全所致,生后3~5天多见,胎龄愈小,发病率愈高,不伴其他疾病。由于呼吸中枢发育不完善,任何原因外界干扰均可影响呼吸调节。

(2)新生儿早产儿继发性呼吸暂停:新生儿期有不少病理因素可引起呼吸暂停,常常有原发病存在。引起呼吸暂停的病理因素:①组织供氧不足,包括任何引起低氧血症常见于许多新生儿心肺疾病如肺透明膜病、胎粪吸入综合征、持续性肺动脉高压、动脉导管开放和发绀型心脏病、严重贫血、休克;②感染性疾病如败血症、化脓性脑膜炎、新生儿坏死性小肠结肠炎;③中枢神经系统功能紊乱,如窒息后缺氧缺血性脑损伤、脑水肿、颅内出血、红细胞增多症及抽搐等;④代谢紊乱如低血糖、低血钙、低血钠、高血钠及酸中毒等;⑤母亲用过量麻醉止痛药;⑥高胆红素血症并发核黄疸;⑦环境温度过高或过低;⑧胃、食管反流,坏死性小肠结肠炎;⑨因颈部前曲过度而致气流阻塞。

2.按病理分类

(1)中枢性呼吸暂停:由于呼吸中枢受到抑制,表现为呼吸运动停止,气道内气流停止,但没有呼吸道阻塞。

(2)阻塞性呼吸暂停:由于呼吸道阻塞引起,表现为呼吸道内气流停止,但是呼吸运动仍然存在。

(3)混合性呼吸暂停:中枢性呼吸暂停与阻塞性呼吸暂停共同存在。

(二)流行病学

呼吸暂停是新生儿尤其早产儿常见的临床症状,发病率很高。根据国外资料,40%～50%早产儿在新生儿期出现周期性呼吸。发病率随着新生儿的不成熟程度剧增,胎龄28～29周的早产儿呼吸暂停发病率可达90%。有周期性呼吸的早产儿约半数发展为呼吸暂停。另有资料表明:早产儿反复呼吸暂停发作时,40%为中枢性,10%为阻塞性,50%为混合型性(阻塞性和中枢性并存)。所以,早产儿主要表现为中枢性呼吸暂停。国内近年报道,呼吸暂停在早产儿的发病率约为23%,在极低出生体重儿为49%,在住院新生儿中发病率为61%。如为足月儿,多有原发病史。

(三)发病机制

新生儿尤其早产儿容易发生呼吸暂停是因呼吸中枢发育不成熟,易引起呼吸调节障碍。新生儿呼吸系统解剖结构发育不完善,生理功能不稳定,生理信息不能正确传递,因而呼吸节律不整。周期性呼吸与呼吸暂停有着共同的病理生理基础,呼吸暂停是在产生周期性呼吸的病理基础上进一步发展。目前认为呼吸调节障碍存在可能与呼吸中枢、中枢化学感受器、周围化学感受器和肺脏反射多个因素相关。呼吸暂停婴儿的呼吸调节中枢处于抑制状态,此类婴儿的潮气量小,肺泡通气量低,肺泡的动脉血二氧化碳分压高,呼吸时食管内压力变化小,动脉血二氧化碳分压升高时通气反应差,表现呼吸中枢发育不成熟,其传出冲动弱,与中枢神经系统树突功能不良有关。新生儿呼吸暂停可由缺氧引起,并可降低新生儿对二氧化碳的反应,婴儿缺氧越严重,对二氧化碳反应越差,这正好和成人对缺氧的反应相反,缺氧可抑制发育尚不完善的呼吸中枢的兴奋性,产生呼吸暂停。除缺氧外其他如体温变化、低血糖、酸中毒等均可抑制呼吸中枢,引起呼吸暂停。此外呼吸道分泌物的堆聚和支气管壁黏膜肿胀,增加了呼吸道阻力,使新生儿呼吸功的代偿能力很差。当呼吸负荷增加时,不能有效地延长吸气时间,改变食管压力和增加有效弹性进行代偿。这种呼吸反射功能上的不完善,是新生儿有呼吸道疾病时容易发生呼吸暂停的原因之一。

低碳酸血症动脉血二氧化碳分压<4.65 kPa有抑制脑干化学感受器的作用。临床上低碳酸血症见于机械呼吸的患者或代谢性酸中毒合并代偿性呼吸性碱中毒。在某些情况下如肺动脉高压或颅内压增高,呼吸性碱中毒作为一种治疗手段可用来降低血管张力因而可缓解脑水肿。除了这类情况外,碱中毒常为不必要的过度通气的后果,势必影响呼吸中枢的敏感性,因而引起呼吸暂停。

(四)临床表现

早产儿反复性呼吸暂停发作多开始于生后1～2天,在生后数周内可反复发作,每天发作的频率和每次发作的轻重程度不等,尤其见于快速眼动睡眠期和过渡性睡眠时。呼吸暂停发作的频率和程度与孕周有关,孕周越低发作频率越高,程度越重。常伴有心率减慢,主要为迷走神经兴奋刺激心血管运动中枢所致。严重者可见发绀、肌张力低下等。研究发现:早产儿呼吸暂停伴有心率减慢时,脑血流在舒张期减慢;重度心率减慢时,脑血流在舒张期常降至基线。早期表现为兴奋、烦躁,以后出现精神萎靡、反应差、意识障碍,甚至昏迷惊厥等。严重者,可以导致婴儿猝死。

早产儿颅内出血时呼吸暂停是最常见症状之一,在颅内出血、缺氧缺血性脑病的早期,此时呼吸暂停是惊厥的一种表现形式。脑性呼吸暂停常同时伴有其他轻微发作型惊厥的表现,或伴有肢体强直性惊厥。在早产儿脑室内出血时呼吸暂停往往是唯一症状,直至临终前出现呼吸循环衰竭。脑性呼吸暂停发作时作脑电图监护,可见有节律性δ波,与新生儿惊厥时所见相同。若面部、四肢或躯干均无抽搐,又无脑电图监护,则很难区分脑性与非脑性呼吸暂停,有一点可供鉴别,即在脑性呼吸暂停时,即使持续时间较长,也不一定引起心搏徐缓。

(五)实验室检查

1.全血常规

血细胞比容和血培养可以识别贫血、败血症。血生化检查可除外电解质紊乱和代谢紊乱。

2.影像检查

(1)X线检查:胸部X线能发现肺部疾病如肺炎、肺透明膜病等,并对先天性心脏病诊断有一定帮助。腹部摄片可排除坏死性小肠结肠炎。

(2)头颅CT检查:有助于诊断新生儿颅内出血和中枢神经系统疾病。

(3)超声检查:头颅超声检查可排除脑室内出血。心超声检查有助于先天性心脏病诊断。

3.多导睡眠监测

通过监护脑电图和肌肉运动,不但能区别不同类型的呼吸暂停,而且能指出呼吸暂停与睡眠时相的关系,有助于呼吸暂停病因的诊断。

4.监护

对易发生呼吸暂停的高危儿进入重症监护室,单靠临床的严密观察往往不够,应用监护仪进行监护能及时诊断呼吸暂停。近年来一些资料表明单用心肺监护仪仅能发现中枢性呼吸暂停。

一些患者发生呼吸暂停后,虽然已存在低氧血症但其心率可不下降。因此,有条件的单位应使用四频道监护即心电、呼吸监护加上脉搏氧饱和度和外鼻孔下的热敏传感器。鼻孔下热敏传感器能记录呼吸道的气流变化,有助于诊断阻塞性呼吸暂停。

（六）诊断

详细询问病史,尤其是产科病史,结合临床表现和实验室检查,诊断呼吸暂停并不困难,关键是鉴别原发性和继发性。特别注意低体温、发绀、心脏、肺部和神经系统的异常表现。生后 3 天至 1 周出现呼吸暂停的早产儿排除其他疾病后方可考虑为原发性;出生 1 周后发生呼吸暂停的早产儿应寻找病因,排除继发性。所有足月儿发生呼吸暂停均为继发性。伴有黄疸者应测血清胆红素浓度。反复发作呼吸暂停用药物治疗无效,需用呼吸器治疗时,应做血气分析及摄胸片,明确有无低氧血症、高碳酸血症及肺部病变的性质及程度,这是调节呼吸器参数必不可少的依据。此时早产儿有呼吸暂停时首先应考虑是否有这些疾病的可能,并做进一步检查明确病因。此类疾病常同时伴有低氧血症和高碳酸血症,用药物治疗呼吸暂停常无效,需用机械辅助通气。诊断颅内出血需依靠产科病史,神经系统和脑电图检查,脑 CT 及脑 B 超检查可明确诊断。

特别注意以下易发生呼吸暂停的高危儿:出生体重≤1 800 g(孕 32 周)的早产儿;其同胞患有猝死综合征的婴儿;有神经系统疾病及上述各种疾病的婴儿。

（七）治疗

由于新生儿早产儿中枢性睡眠呼吸暂停常与阻塞性睡眠呼吸暂停综合征象继出现,这种混合性睡眠呼吸暂停综合征较其他年龄组常见,所以,在新生儿早产儿中枢性睡眠呼吸暂停合并阻塞性睡眠呼吸暂停综合征时,应该同时使用阻塞性睡眠呼吸暂停综合征的治疗方案。目前,关于新生儿早产儿中枢性睡眠呼吸暂停治疗有如下几点。

(1)对可能发生呼吸暂停的新生儿应加强观察,注意呼吸状况,有条件者可使用监护仪进行监测。

(2)增加传入冲动。发作时给予患者托背、弹足底或给予其他的触觉刺激常能缓解呼吸暂停的发作,但是其缺点是需要专人守护。将患者置于振动水床,可以通过增加前庭的位觉刺激而增加呼吸中枢的传感神经冲动,减少呼吸暂停的发作。或用面罩接呼吸囊作加压呼吸,咽喉部有分泌物者应将其吸净。

(3)若呼吸暂停反复发作,应给兴奋呼吸中枢药物。①茶碱或氨茶碱:是最常用的治疗药物,属甲基黄嘌呤类。茶碱可能直接刺激呼吸中枢或增加呼吸中枢对二氧化碳的敏感性,使呼吸频率增加,减少呼吸暂停的发作。其机制是由于抑制磷酸二酯酶,增加环磷酸腺苷和儿茶酚胺的水平。使用方法:负荷量 5 mg/kg 用适量 10% 葡萄糖稀释后,静脉内输入,15～20 分钟内完成。维持量 1～1.5 mg/kg,每 8～12 小时 1 次,静脉内给药或口服。茶碱的不良反应有心动过速、低血压、烦躁、惊厥、高血糖和胃肠道出血等。不良反应的发生与血药物浓度有一定关系。血药物浓度在 15～20 mg/L 时,首先出现的是心动过速(≥180 次/分),以后出现抖动、激惹、腹胀、呕吐、喂养困难,药物浓度>50 mg/L 时,可发生惊厥,心律失常。②枸橼酸咖啡因:作用机制类似茶碱,但其半衰期长,毒性较低。临床推荐剂量:负荷量 20 mg/kg(相当于咖啡因基质 10 mg),静脉或口服用药,24～48 小时后用维持量 5 mg(kg·d),每天给药 1 次,静脉或口服。有效血药物浓度在 8～20 mg/L,每 3～4 天测定 1 次。当血药物浓度>50 mg/L 时,可出现恶心、呕吐、心动过速、心律失常、利尿和烦躁,甚至惊厥。安钠咖不用于早产儿呼吸暂停,因苯甲酸钠可与胆红素竞争清蛋白结合点,增加核黄疸的危险。③多沙普仑:呼吸中枢兴奋药。有文献报道当茶碱和咖啡因治疗无效时,应用本药有效。用法:1~1.5 mg/(kg·h),静脉持续滴注。当呼吸暂停控制后,减量至 0.5~0.8 mg/(kg·h),最大剂量可至 2.5 mg/(kg·h)。一般疗程为 5 天,必要时可予以长疗程。有效血浓度<5 mg/L。

毒性作用:抖动、抽搐、心率增快、高血糖、腹胀、呕吐、轻度肝功能损害和高血压,停药后可消除。有心血管疾病或抽搐者禁用。由于需要静脉持续点滴和其毒性作用,限制了本药的应用。

(4)同时针对原发病进行治疗如维持体温在正常范围,纠正低氧血症和酸中毒,纠正低血糖和高胆红素血症,保持呼吸道通畅等。低氧血症对呼吸的抑制作用通常在生后 3~4 周最明显,此时如设法将动脉血二氧化碳分压维持在 6.65~9.31 kPa,便可减少呼吸暂停发作。

(5)用药物治疗无效,对频繁发作的呼吸暂停可使用鼻塞持续气道正压通气治疗,压力为 0.294~0.392 kPa,氧浓度为 21%~40%,如仍无效,需经气管内插管,用呼吸器作机械通气治疗。

(张洪社)

第六章

消化系统疾病

第一节 胃 炎

胃炎是指由各种物理性、化学性或生物性有害因子引起的胃黏膜或胃壁炎症性改变的一种疾病。在中国小儿人群中胃炎的确切患病率不清。根据病程分为急性和慢性两种,后者发病率高。

一、诊断依据

(一)病史

1.发病诱因

对于急性胃炎应首先了解患儿近期有无急性严重感染、中毒、创伤及精神过度紧张等,有无误服强酸、强碱及其他腐蚀剂或毒性物质等。对于慢性胃炎而言不良的饮食习惯是主要原因,应了解患儿饮食有无规律、有无偏食、挑食;了解患儿有无过冷、过热饮食,有无食用辣椒、咖啡、浓茶等刺激性调味品,有无食用粗糙的难以消化的食物;了解患儿有无服用非甾体抗炎药或肾上腺皮质激素类药物等;还要了解患儿有无对牛奶或其他奶制品过敏等。

2.既往史

有无慢性疾病史,如慢性肾炎、尿毒症、重症糖尿病、肝胆系统疾病、儿童结缔组织疾病等;有无家族性消化系统疾病史;有无十二指肠-胃反流病史等。

(二)临床表现

1.急性胃炎

多急性起病,表现为上腹饱胀、疼痛、嗳气、恶心及呕吐,呕吐物可带血呈咖啡色,也可发生较多出血,表现为呕血及黑便。呕吐严重者可引起脱水、电解质及酸碱平衡紊乱。失血量多者可出现休克表现。有细菌感染者常伴有发热等全身中毒症状。

2.慢性胃炎

常见症状有腹痛、腹胀、呃逆、反酸、恶心、呕吐、食欲缺乏、腹泻、无力、消瘦等。反复腹痛是小儿就诊的常见原因,年长儿多可指出上腹痛,幼儿及学龄前儿童多指脐周不适。

(三)体格检查

1.急性胃炎

可表现为上腹部或脐周压痛。呕吐严重者可出现脱水、酸中毒体征,如呼吸深快、口渴、口唇黏膜干燥且呈樱红色、皮肤弹性差、尿少等。并发较大量消化道出血时可有贫血或休克表现。

2.慢性胃炎

一般无明显特殊体征,部分患儿可表现为消瘦、面色苍黄、舌苔厚腻、腹胀、上腹部或脐周轻度压痛等。

(四)并发症

长期慢性呕吐、食欲缺乏可引起消瘦或营养不良,严重呕吐可引起脱水、酸中毒和电解质紊乱,长期慢性小量失血可引起贫血,大量失血可引起休克。

(五)辅助检查

1.胃镜检查

可见黏膜广泛充血、水肿、糜烂、出血,有时可见黏膜表面的黏液斑或反流的胆汁。幽门螺杆菌(Hp)感染性胃炎时,可见到胃黏膜微小结节形成(又称胃窦小结节或淋巴细胞样小结节增生)。同时可取病变部位组织进行 Hp 或病理学检查。

2.X 线上消化道钡餐造影

胃窦部有浅表炎症者有时可呈胃窦部激惹征,黏膜纹理增粗、迂曲、锯齿状,幽门前区呈半收缩状态,可见不规则痉挛收缩。气、钡双重造影效果较好。

3.实验室检查

(1)幽门螺杆菌检测方法有胃黏膜组织切片染色与培养、尿素酶试验、血清学检测、核素标记尿素呼吸试验。

(2)胃酸测定:多数浅表性胃炎患儿胃酸水平与胃黏膜正常小儿相近,少数慢性浅表性胃炎患儿胃酸降低。

(3)胃蛋白酶原测定:一般萎缩性胃炎中影响其分泌的程度不如盐酸明显。

(4)内因子测定:检测内因子水平有助于萎缩性胃炎和恶性贫血的诊断。

二、诊断中的临床思维

典型的胃炎根据病史、临床表现、体检、X 线钡餐造影、纤维胃镜及病理学检查基本可确诊。但由于引起小儿腹痛的病因很多,急性发作的腹痛必须与外科急腹症、肝、胆、胰、肠等腹内脏器的器质性疾病及腹型变应性紫癜等鉴别。慢性反复发作的腹痛应与肠道寄生虫、肠痉挛等鉴别。

(一)急性阑尾炎

该病疼痛开始可在上腹部,常伴有发热,部分患儿呕吐,典型疼痛部位以右下腹为主,呈持续性,有固定压痛点、反跳痛及腹肌紧张、腰大肌试验阳性等体征,白细胞总数及中性粒细胞增高。

(二)变应性紫癜

腹型变应性紫癜由于肠壁水肿、出血、坏死等可引起阵发性剧烈腹痛,常位于脐周或下腹部,可伴有呕吐或吐咖啡色物,部分患儿可有黑便或血便。但该病患儿可出现典型的皮肤紫癜、关节肿痛、血尿及蛋白尿等。

(三)肠蛔虫症

常有不固定腹痛、偏食、异食癖、恶心、呕吐等消化道功能紊乱症状,有时出现全身过敏症状。往往有吐、排虫史,粪便查找虫卵,驱虫治疗有效等可协助诊断。

(四)肠痉挛

婴儿多见,可出现反复发作的阵发性腹痛,腹部无特异性体征,排气、排便后可缓解。

(五)心理因素所致非特异性腹痛

心理因素所致非特异性腹痛是一种常见的儿童期身心疾病。病因不明,与情绪改变、生活事件、精神紧张、过度焦虑等有关。表现为弥漫性、发作性腹痛,持续数十分钟或数小时而自行缓解,可伴有恶心、呕吐等症状。临床及辅助检查往往无阳性发现。

三、治疗

(一)急性胃炎

1.一般治疗

患儿应注意休息,进食清淡流质或半流质饮食,必要时停食1~2餐。药物所致急性胃炎首先停用相关药物,避免服用一切刺激性食物。及时纠正水、电解质紊乱。有上消化道出血者应卧床休息,保持安静,检测生命体征及呕吐与黑便情况。

2.药物治疗

药物治疗分4类。

(1)H₂受体拮抗药:常用西咪替丁,每天10~15 mg/kg,分1~2次静脉滴注或分3~4次每餐前或睡前口服;雷尼替丁,每天3~5 mg/kg,分2次或睡前1次口服。

(2)质子泵抑制剂:常用奥美拉唑(洛赛克),每天0.6~0.8 mg/kg,清晨顿服。

(3)胃黏膜保护药:可选用硫糖铝、十六角蒙脱石粉、麦滋林-S颗粒剂等。

(4)抗生素:合并细菌感染者应用有效抗生素。

3.对症治疗

主要针对腹痛、呕吐和消化道出血的情况。

(1)腹痛:腹痛严重且除外外科急腹症者可酌情给予抗胆碱能药,如10%颠茄合剂、甘颠散、溴丙胺太林、山莨菪碱、阿托品等。

(2)呕吐:呕吐严重者可给予爱茂尔、甲氧氯普胺、多潘立酮等药物止吐。注意纠正脱水、酸中毒和电解质紊乱。

(3)消化道出血:可给予卡巴克洛或凝血酶等口服或灌胃局部止血,必要时内镜止血。注意补充血容量,纠正电解质紊乱等。有休克表现者,按失血性休克处理。

(二)慢性胃炎

1.一般治疗

慢性胃炎又称特发性胃炎,缺乏特殊治疗方法,以对症治疗为主。养成良好的饮食习惯及生活规律,少吃生冷及刺激性食物。停用能损伤胃黏膜的药物。

2.病因治疗

对感染性胃炎应使用敏感的抗生素。确诊为Hp感染者可给予阿莫西林、庆大霉素等口服治疗。

3.药物治疗

药物治疗分4类。

(1)对症治疗:有餐后腹痛、腹胀、恶心、呕吐者,用胃肠动力药。如多潘立酮(吗丁啉),每次0.1 mg/kg,3~4次/d,餐前15~30分钟服用。腹痛明显者给予抗胆碱能药,以缓解胃肠平滑肌痉挛。可用硫酸阿托品,每次0.01 mg/kg,皮下注射。或溴丙胺太林,每次0.5 mg/kg,口服。

(2)黏膜保护药:枸橼酸铋钾,6~8 mg/(kg·d),分2次服用。大剂量铋剂对肝、肾和中枢神经系统有损伤,故连续使用本剂一般限制在 4～6 周之内为妥。硫糖铝(胃溃宁),10～25 mg/(kg·d),分3 次餐前2 小时服用,疗程 4～8 周,肾功能不全者慎用。麦滋林-S,每次 30～40 mg/kg,口服 3 次/d,餐前服用。

(3)抗酸药:一般慢性胃炎伴有反酸者可给予中和胃酸药,如氢氧化铝凝胶、复方氢氧化铝片(胃舒平),于餐后 1 小时服用。

(4)抑酸药:仅用于慢性胃炎伴有溃疡病、严重反酸或出血时,疗程不超过 2 周。H_2 受体拮抗药,如西咪替丁 10～15 mg/(kg·d),分 2 次口服,或睡前一次服用;或雷尼替丁 4～6 mg/(kg·d),分2 次服或睡前一次服用。质子泵抑制剂,如奥美拉唑(洛赛克)0.6～0.8 mg/kg,清晨顿服。

四、治疗中的临床思维

(1)绝大多数急性胃炎患儿经治疗在 1 周左右症状消失。

(2)急性胃炎治愈后若不注意规律饮食和卫生习惯,或在服用能损伤胃黏膜的药物时仍可急性发作。在有严重感染等应急状态下更易复发,此时可短期给予 H_2 受体拮抗药预防应急性胃炎的发生。

(3)慢性胃炎患儿因缺乏特异性治疗,消化系统症状可反复出现,造成患儿贫血、消瘦、营养不良、免疫力低下等。可酌情给予免疫调节药治疗。

(4)小儿慢性胃炎胃酸分泌过多者不多见,因此要慎用抗酸药。主要选用饮食治疗。避免医源性因素,如频繁使用糖皮质激素或非甾体抗炎药等。

(孟祥霞)

第二节　上消化道出血

上消化道出血指屈氏韧带以上的消化道,包括食管、胃十二指肠、上段空肠及肝、胆、胰腺等病变引起的出血,包括胃空肠吻合术后的空肠病变出血,排除口腔、鼻咽、喉部出血和咯血。上消化道出血是儿科临床常见的急症。其常见原因为消化性溃疡、急慢性胃炎、肝硬化合并食管或胃底静脉曲张破裂、胃痛、应激性溃疡等。消化道出血可发生在任何年龄。临床表现为呕血、便血,大量的消化道出血可导致急性贫血及出血性休克。

一、诊断步骤

(一)病史采集要点

上消化道出血可以是显性出血,也可以是隐性出血。其主要症状是呕血。呕血是指上消化道疾病(屈氏韧带以上的消化器官,包括食管、胃十二指肠、肝、胆、胰疾病)或全身性疾病所致的急性上消化道出血,血液经口腔呕出。呕血或呕红色血液提示上消化道出血常为急性出血,通常来源于动脉血管或曲张静脉。呕咖啡样血系因出血缓慢或停止,红色的血红蛋白受胃酸作用变成褐色的正铁血红素所致。便血常提示下消化道出血,也可因活动性上消化道出血迅速经肠道排出所致。黑便通常提示上消化道出血,但小肠或右半结肠的出血也可有黑便。通常上消化道出血量达 100～200 mL 时才会出现黑便,在一次严重的出血后黑便可持续数天之久,不一定表示持续性出血。隐血试验阴性的黑色粪便可能因摄入铁剂、铋剂或各种食物所致,不应误认为出血所致的黑便。长期隐性出血可发生于消化道的任何部位。

小儿各年龄组消化道出血的常见病因有所不同。新生儿期出血多为出生时咽下母血或新生儿出血症、新生儿败血症、新生儿坏死性小肠结肠炎、新生儿血小板减少性紫癜、胃坏死出血及严重的酸中毒等。1个月至2岁多为消化性溃疡、反流性食管炎等。2岁以上多为消化道溃疡、胆管出血。此外,还见于血小板减少性紫癜、变应性紫癜、血友病及白血病、胃肠道畸形等,可发生于任何年龄。

有进食或服用制酸剂可缓解的上腹部疼痛史的患者,提示消化性溃疡病。然而许多溃疡病出血的患者并无疼痛史。出血前有呕吐或干呕提示食管的 Mallory-Weiss 撕裂(胃贲门黏膜撕裂综合征),然而有50%的撕裂症患者并无这种病史。出血史(如紫癜、瘀斑、血尿)可能表明是一种出血素质(如血友病)。服药史可揭示曾使用过破坏胃屏障和损害胃黏膜的药物(如阿司匹林,非甾体抗炎药),服用这些药物的数量和持续时间是重要的。

(二)体格检查

在对患者的生命体征作出评估后,体格检查应包括检查鼻咽部以排除来自鼻和咽部的出血。应寻找外伤的证据,特别是头、胸及腹部。蜘蛛痣、肝脾大和腹水是慢性肝病的表现。动静脉畸形尤其是胃肠黏膜的动静脉畸形可能与遗传性出血性毛细血管扩张症(Rendu-Osler-Weber 综合征)有关,其中消化道多发性血管瘤是反复发作性血管瘤的原因。皮肤指甲床和消化道的毛细血管扩张可能与硬皮病或混合性结缔组织病有关。

(三)门诊资料分析

急性消化道出血时,门诊化验应包括血常规、血型、出凝血时间、大便或呕吐物的隐血试验、肝功能及血肌酐、尿素氮等。

对疑有上消化道出血的患者应作鼻胃吸引和灌洗,血性鼻胃吸引物提示上消化道出血,但约10%的患者鼻胃吸引物阴性;咖啡样吸引物表明出血缓慢或停止;持续的鲜红色吸引物提示活动性大量出血。鼻胃吸引还有助于监测出血状况。

(四)进一步检查项目

1.内镜检查

在急性上消化道出血时,胃镜检查安全可靠,是当前首选的诊断方法,其诊断价值比 X 线钡剂检查为高,阳性率一般达80%以上。对一些 X 线钡剂检查不易发现的贲门黏膜撕裂症、糜烂性胃炎、浅溃疡,内镜可迅速作出诊断。X 线检查所发现的病灶(尤其存在两个病灶时),难以辨别该病灶是否为出血原因。而胃镜直接观察,即能确定,并可根据病灶情况作相应的止血治疗。

做纤维胃镜检查时应注意以下问题。

(1)胃镜检查的最好时机是在出血后24~48小时进行。如若延误时间,一些浅表性黏膜损害部分或全部修复,从而使诊断的阳性率大大下降。

(2)处于失血性休克的患者,应首先补充血容量,待血压有所平稳后做胃镜较为安全。

(3)事先一般不必洗胃准备,但若出血过多,估计血块会影响观察时,可用冰水洗胃后进行检查。

2.X 线钡剂造影

尽管内镜检查的诊断价值比 X 线钡剂造影优越,但并不能取而代之。对已确定有上消化道出血而全视式内镜检查阴性或不明确的患者,也可考虑进行上消化道钡餐检查,因为一些肠道的解剖部位不能被一般的内镜窥见,而且由于某些内镜医师经验不足,有时会遗漏病变,这些都可通过 X 线钡剂检查得以补救。但在活动性出血后不宜过早进行钡剂造影,否则会引起再出血或加重出血。一般主张在出血停止、病情稳定 3 天后谨慎操作。注意残留钡剂可干扰选择性动脉造影及内镜的检查。

3.放射性核素扫描

经内镜及 X 线检查阴性的病例,可做放射性核素扫描。其方法是采用核素(例如^{99m}Tc)标记患者的红细胞后,再从静脉注入患者体内。当有活动性出血,而出血速度能达到 0.1 mL/min,核素便可以显示出血部位。注射一次^{99m}Tc 标记的红细胞,可以监视患者消化道出血达 24 小时。经验证明,若该项检查阴性,则选择性动脉造影检查亦往往阴性。

4.选择性动脉造影

当消化道出血经内镜和 X 线检查未能发现病变时,应做选择性动脉造影。若造影剂外渗,能显示出血部位,则出血速度至少在 0.5～1.0 mL/min(750～1 500 mL/d)。故最适宜于活动性出血时做检查,阳性率可达 50%～77%。而且,尚可通过导管滴注血管收缩剂或注入人工栓子止血。禁忌证是碘过敏或肾衰竭等。

二、诊断对策

(一)诊断要点

1.首先鉴别是否消化道出血

临床上常须鉴别呕血与咯血(表 6-1)。

表 6-1　呕血与咯血的鉴别

	咯血	呕血
病因	TB、支扩、肺炎、肺脓肿、肺癌、心脏病	消化性溃疡、肝硬化、胃癌
出血前症状	喉部痒感、胸闷、咳嗽	上腹不适、恶心、呕吐等
颜色	鲜红	棕黑、暗红、有时鲜红
出血方式	咯出	呕出
血中混合物	痰,泡沫	食物残渣、胃液
反应	碱性	酸性
黑便	除非咽下,否则没有	有,可为柏油便、呕血停止后仍持续数天
出血后痰性状	常有血痰数天	无痰

2.失血量的估计

对进一步处理极为重要。一般每天出血量在 5 mL 以上,大便色不变,但隐血试验就可以为阳性,50 mL 以上出现黑便。以呕血、便血的数量作为估计失血量的资料,往往不太精确。因为呕血与便血常分别混有胃内容与粪便,另一方面部分血液尚贮留在胃肠道内,仍未排出体外。因此可以根据血容量减少导致周围循环的改变,作出判断。

(1)一般状况:失血量少,血容量轻度减少,可由组织液及脾贮血所补偿,循环血量在 1 小时内即得改善,故可无自觉症状。当出现头晕、心慌、冷汗、乏力、口干等症状时,表示急性失血量较大;如果有晕厥、四肢冰凉、尿少、烦躁不安时,表示出血量大,若出血仍然继续,除晕厥外,尚有气短、无尿。

(2)脉搏:脉搏的改变是失血程度的重要指标。急性消化道出血时血容量锐减、最初的机体代偿功能是心率加快。小血管反射性痉挛,使肝、脾、皮肤血窦内的储血进入循环,增加回心血量,调整体内有效循环量,以保证心、肾、脑等重要器官的供血。一旦由于失血量过大,机体代偿功能不足以维持有效血容量时,就可能进入休克状态。所以,当大量出血时,脉搏快而弱(或脉细弱),脉搏每分钟增至 100 次以上,再继续失血则脉搏细微,甚至扪不清。有些患者出血后,在平卧时脉搏、血压都可接近正常,但让患者坐或半卧位时,脉搏会马上增快,出现头晕、冷汗,表示失血量大。如果经改变体位无上述变化,测中心静脉压又正常,则可以排除有过大出血。

(3)血压:血压的变化同脉搏一样,是估计失血量的可靠指标。当急性失血占总血量的 20%以上时,收缩压可正常或稍升高,脉压缩小。尽管此时血压尚正常,但已进入休克早期,应密切观察血压的动态改变。急性失血占总血量的 20%~40%时,收缩压可降至 9.3~10.7 kPa(70~80 mmHg),脉压小。急性失血占总血量的 40%时,收缩压可降至 6.7~9.3 kPa(50~70 mmHg),更严重的出血,血压可降至零。

(4)血常规:血红蛋白测定、红细胞计数、血细胞比容可以帮助估计失血的程度。但在急性失血的初期,由于血浓缩及血液重新分布等代偿机制,上述数值可以暂时无变化。一般需组织液渗入血管内补充血容量,即 3~4 小时后才会出现血红蛋白下降,平均在出血后 32 小时,血红蛋白可被稀释到最大限度。如果患者出血前无贫血,血红蛋白在短时间内下降至 7 g 以下,表示出血量大。大出血后 2~5 小时,白细胞计数可增高,但通常不超过 $15 \times 10^9/L$。然而在肝硬化、脾功能亢进时,白细胞计数可以不增加。

(5)尿素氮:上消化道大出血后数小时,血尿素氮增高,1~2 天达高峰,3~4 天内降至正常。如再次出血,尿素氮可再次增高。尿素氮增高是由于大量血液进入小肠,含氮产物被吸收。而血容量减少导致肾血流量及肾小球滤过率下降,则不仅尿素氮增高,肌酐亦可同时增高。如果肌酐在133 μmol/L(1.5 mg%)以下,而尿素氮>14.28 mmol/L(40 mg%),则提示上消化道出血量大。

3.失血恢复的评价

绝大多数消化道出血患者可自动停止(如约 80%无门脉高压的上消化道出血患者可自行停止)。大量出血常表现为脉率>110 次/分,收缩压<13.3 kPa(100 mmHg),直立位血压下降≥2.1 kPa(16 mmHg),少尿、四肢湿冷和由于脑血流灌注减少所致的精神状态的改变(精神错乱、定向力障碍、嗜睡、意识丧失、昏迷)。血细胞比容是失血的有价值指标,但若出血在几小时前发生,则不一定准确,因为通过血液稀释完全恢复血容量需要数小时。若有进一步出血的危险、血管并发症、合并其他病态或严重疾病者,通常需要输血使血细胞比容维持在 30 左右。在血容量适量恢复后,还需严密观察继续出血的征象(如脉搏加快、血压下降、呕新鲜血液、再次出现稀便或柏油样便等)。

(二)临床类型

消化道出血病因大致可归纳为以下 3 类。

1.出血性疾病

新生儿自然出血、过敏性出血(特别是变应性紫癜)、血友病、白血病等。

2.感染性疾病

新生儿败血症、出血性肠炎、肠伤寒出血、胆管感染出血等。

3.胃肠道局部病变出血

常见病因有食管静脉曲张(门静脉高压症)、婴幼儿溃疡病出血、异位或迷生胰、胃肠道血管瘤等。

(三)鉴别诊断要点

1.有严重消化道出血的患者

胃肠道内的血液尚未排出体外,仅表现为休克,此时应注意排除心源性休克(急性心肌梗死)、感染性或过敏性休克,以及非消化道的内出血(宫外孕或主动脉瘤破裂)。若发现肠鸣音活跃,肛检有血便,则提示为消化道出血。

2.出血的病因诊断

对消化道大出血的患者,应首先治疗休克,然后努力查找出血的部位和病因,以决定进一步的治疗方针和判断预后。上消化道出血的原因很多,大多数是上消化道本身病变所致,少数是全身疾病的局部表现。常见的病因包括溃疡病、肝硬化所致的食管、胃底静脉曲张破裂和急性胃黏膜损害。其他少见的病因有食管裂孔疝、食管炎、贲门黏膜撕裂症、十二指肠球炎、胃平滑肌瘤、胃黏膜脱垂、胆管出血等。

(1)消化性溃疡病:出血是溃疡病的常见并发症。溃疡病出血约占上消化道出血病例的50%,其中尤以十二指肠球部溃疡居多。致命性出血多属十二指肠球部后壁或胃小弯穿透溃疡腐蚀黏膜下小动脉或静脉所致。部分病例可有典型的周期性、节律性上腹疼痛,出血前数天疼痛加剧,出血后疼痛减轻或缓解。这些症状,对溃疡病的诊断很有帮助。但有30%溃疡病合并出血的病例并无上述临床症状。溃疡病除上腹压痛外,无其他特异体征,尽管如此,该体征仍有助于鉴别诊断。

(2)食管、胃底静脉曲张破裂:绝大部分病例是由于肝硬化、门静脉高压所致。临床上往往出血量大,呕出鲜血伴血块,病情凶险,病死率高。如若体检发现有黄疸、肝掌、蜘蛛痣、脾大、腹壁静脉怒张、腹水等体征,诊断肝硬化不难。但确定出血原因并非容易。一方面大出血后,原先肿大的脾脏可以缩小,甚至扪不到,造成诊断困难;另一方面肝硬化并发出血并不完全是由于食管、胃底静脉曲张破裂,有1/3病例合并溃疡病或糜烂性胃炎出血。肝硬化合并溃疡病的发生率颇高。肝硬化合并急性糜烂性胃炎,可能与慢性门静脉淤血造成缺氧有关。因此,当临床不能肯定出血病因时,应尽快作胃镜检查,以便及时作出判断。

(3)急性胃黏膜损害:急性胃黏膜损害包括急性应激性溃疡病和急性糜烂性胃炎两种疾病。而两者主要区别在于病理学,前者病变可穿透黏膜层,以致胃壁穿孔;后者病变表浅,不穿透黏膜肌层。以前的上消化道出血病例中,诊断急性胃黏膜损害仅有5%。自从开展纤维胃镜检查,使急性胃黏膜损害的发现占上消化道出血病例的15%~30%。①急性糜烂性胃炎:应激反应、酗酒或服用某些药物(如阿司匹林、吲哚美辛、利血平、肾上腺皮质激素等)可引起糜烂性胃炎。病灶表浅,呈多发点、片状糜烂和渗血。②急性应激性溃疡:这是指在应激状态下,胃十二指肠及偶尔在食管下端发生的急性溃疡。应激因素常见有烧伤、外伤或大手术、休克、败血症、中枢神经系统疾病及心、肺、肝、肾衰竭等严重疾病。

严重烧伤所致的应激性溃疡称柯林(Curling)溃疡,颅脑外伤、脑肿瘤及颅内神经外科手术所引起的溃疡称库欣(Cushing)溃疡,应激性溃疡的发生机制是复杂的。严重而持久的应激会引起交感神经强烈兴奋,血中儿茶酚胺水平增高,导致胃十二指肠黏膜缺血。在许多严重应激反应的疾病中,尤其是中枢神经系统损伤时,可观察到胃酸和胃蛋白酶分泌增高(可能是通过丘脑下部-垂体-肾上腺皮质系统兴奋或因颅内压增高直接刺激迷走神经核所致)从而使胃黏膜自身消化。至于应激反应时出现的胃黏膜屏障受损和胃酸的 H^+ 回渗,亦在应激性溃疡的发病中起一定作用。归结起来是由于应激反应造成神经-内分泌失调,造成胃十二指肠黏膜局部微循环障碍,胃酸、胃蛋白酶、黏液分泌紊乱,结果形成黏膜糜烂和溃疡。溃疡面常较浅,多发,边缘不规则,基底干净。临床主要表现是难以控制的出血,多数发生在疾病的第2~15天。因患者已有严重的原发疾病,故预后多不良。

(4)食管-贲门黏膜撕裂症:本症是引起上消化道出血的重要病因,约占 8%。有食管裂孔疝的患者更易并发本症。多数发生在剧烈干呕或呕吐后,造成贲门或食管下端黏膜下层的纵行性裂伤,有时可深达肌层。常为单发,亦可多发,裂伤长度一般 0.3~2.0 cm。出血量有时较大甚至发生休克。

(5)食管裂孔疝:多属食管裂孔滑动疝,食管胃连接处经横膈上的食管裂孔进入胸腔。由于食管下段、贲门部抗反流的保护机制丧失,易并发食管黏膜水肿、充血、糜烂甚至形成溃疡。食管炎及疝囊的胃出现炎症可出血。以慢性渗血多见,有时大量出血。

(6)胆管出血:肝化脓性感染、肝外伤、胆管结石及出血性胆囊炎等可引起胆管出血。临床表现特点是出血前有右上腹绞痛,若同时出现发热、黄疸,则常可明确为胆管出血。出血后血凝块可阻塞胆管,使出血暂停。待胆汁自溶作用,逐渐增加胆管内压,遂把血凝块排出胆管,结果再度出血。因此,胆管出血有间歇发作倾向。此时有可能触及因积血而肿大的胆囊,积血排出后,疼痛缓解,肿大的胆囊包块亦随之消失。

三、治疗对策

(一)治疗原则

呕血、黑便或便血在被否定前应被视为急症。在进行诊断性检查之前或同时,应采用输血和其他治疗方法以稳定病情。所有患者需要有完整的病史和体格检查、血液学检查包括凝血功能检查(血小板计数、凝血酶原时间及部分凝血酶原时间),肝功能试验(胆红素、碱性磷酸酶、清蛋白、谷丙转氨酶、谷草转氨酶)及血红蛋白和血细胞比容的反复监测。

1.一般治疗

加强护理,密切观察,安静休息,大出血者禁食。

2.补充有效循环血量

(1)补充晶体液及胶体液。

(2)中度以上出血,根据病情需要适量输血。

3.根据出血原因和性质选用止血药物

(1)炎症性疾病引起的出血:可用 H_2 受体拮抗剂,质子泵抑制剂。

(2)亦可用冰水加去甲肾上腺素洗胃。

(3)食管静脉曲张破裂出血:用三腔管压迫止血;同时以垂体后叶素静脉注射,再静脉滴注维持直至止血。

(4)凝血酶原时间延长者:可以静脉注射维生素 K_1,每天 1 次,连续使用 3~6 天;卡巴克洛,肌内注射或经胃管注入胃腔内,每 2~4 小时用 1 次。以适量的生理盐水溶解凝血酶,使成每毫升含50~500 U 的溶液,口服或经胃镜局部喷洒,每 1~6 小时用 1 次。

4.内镜下止血

(1)食管静脉曲张硬化剂注射。

(2)喷洒止血剂。

(3)高频电凝止血。

(4)激光止血。

(5)微波组织凝固止血。

(6)热凝止血。

5.外科治疗

经保守治疗,活动性出血未能控制,宜及早考虑手术治疗。

(二)治疗计划

上消化道大出血的治疗原则是在积极抢救休克的同时进一步查明出血原因,随时按可能存在的病因做必要的检查和化验。一般是尽可能以非手术方法控制出血,纠正休克,争取条件确定病因诊断及出血部位,为必要的手术做好准备。在活动性消化道出血,特别是有咽反射功能不全和反应迟钝或意识丧失的患者中,由吸入血液所致的呼吸道并发症常可成为该病发病率和病死率的主要原因。为了防止意识改变患者的这种并发症,应考虑做气管内插管以保证呼吸道畅通。

除按照一般原则抢救休克外,大出血的抢救尚须从下列四方面考虑。

1.镇静疗法

巴比妥类为最常用的镇静剂。吗啡类药物对出血效果较好,但须注意对小儿抑制呼吸中枢的危险性。应用冬眠合剂(降温或不降温方法),对严重出血患儿有保护性作用。但应特别注意对休克或休克前期患儿的特殊抑制作用,一般镇静剂均可使休克患儿中枢衰竭而致死亡,因此应先输液、输血、纠正血容量后,再给镇静剂。使用冬眠快速降温常可停止出血,延长生命,有利于抢救。

2.输液、输血疗法

等量快速输液、输血为抢救大出血的根本措施。一般靠估计失血量,以半小时内 30～50 mL/kg速度加压输入。输完第一步血后测量血压如不升,可再重复半量为第二步,以后可再重复半量(20～30 mL/kg),直至血压稳定为止。一般早期无休克之出血,可以输浓缩红细胞,有利于预防继续出血;晚期有休克时,应先输碱性等渗液及右旋糖酐-40 后再输浓缩红细胞,以免增加血管内凝血的机会。血红蛋白低于60 g/L则需输浓缩红细胞。一般输血输液后即可纠正休克,稳定血压;如仍不能升压,则应考虑出血不止而进行必要的止血手术。大量出血有时较难衡量继续出血的速度、肠腔内存血情况及休克引起心脏变化等。血容量是否已恢复,是否仍需输血输液,可借助于中心静脉压的测定。静脉压低,就可大量快速加压输血(液)每次20～30 mL/kg,以后再测静脉压,如仍低则再输血或输液,直至动脉压上升,中心静脉压正常为止。如果动脉压上升而中心静脉压仍低,则需再输一份,以防血压再降,休克复发。如静脉压过高,则立刻停止静脉输血,此时如估计血容量仍未补足,动脉压不升,则应改行动脉输血或输液,一份血(液)量仍为20～30 mL/kg。同时根据周围循环情况使用多巴胺、654-2,山莨菪碱等血管舒张药,根据心脏功能迅速使用速效强心剂,如毛花苷 C 或毒毛花苷 K 等,使心脏迅速洋地黄化。这样可以比较合理地控制输血量、心脏与动静脉活动情况。

3.止血药的应用

一般是从促进凝血方面用药。大出血,特别是曾使用大量羧甲淀粉或枸橼酸血者,同时给予

6-氨基己酸为宜(小儿一次剂量为 1～2 g,静脉滴注时浓度为 6-氨基己酸 2 g 溶于 50 mL 葡萄糖或生理盐水中);也可用对羧基苄胺,其止血作用与前药相同,但作用较强,每次 100 mg 可与生理盐水或葡萄糖液混合滴入。新生儿出血宜使用维生素 K_1 肌内注射。出血患儿准备进行可能导致一些损伤的检查或手术以前,注射酚磺乙胺可减少出血。疑有其他凝血病或出血病者,按情况使用相应药物如凝血酶原。疑为门静脉压高而出血者,可注射垂体后叶素,以葡萄糖水稀释滴入。疑为幽门溃疡出血者,可静脉注射阿托品 0.05 mg/kg,或山莨菪碱等类似药物。局部用药如凝血酶及凝血质,中药云南白药等均可口服或随洗胃注入胃内;引起呕吐者,则应避免口服。

4.止血术

对有局限出血病灶者,首先考虑内镜检查同时止血,一般食管、胃十二指肠及胆管出血均可鉴别,并能进行必要的处理。如无内镜条件,或患儿不能耐受内镜,最可靠的止血术是外科手术止血。但外科手术需要一定的条件,最起码的条件是出血部位的大致确定,从而决定手术途径及切口的选择。至少要区别食管出血或胃肠出血,以决定进行开胸或开腹探查。使用气囊导尿管或三腔气囊管,成人用管也可用于小儿,但需根据食管的长度,适当减短食管气囊上方的长度,以防压迫气管。在止血的同时还可对出血部位进行鉴别。经鼻(婴儿可经口)插入胃中,吹起气囊,拉紧后将管粘在鼻翼上或加牵引,使压住贲门,而把胃与食管分隔成两室。然后以另一鼻孔将另一导尿管插入食管,用盐水冲洗(注意小量冲洗,以免水呛入气管)。如果食管内无出血,则可很快洗清。如果冲洗时仍有不同程度的出血,则可判断为食管(静脉曲张)出血。查完食管后,还可再经过该管的胃管冲洗,如能很快冲洗成清水,则可说明胃内无出血。如始终有鲜血洗出,则不能排除胃十二指肠段出血,则需开腹探查胃十二指肠(切开探查)、胆管、胰腺。屈氏韧带下用肠钳闭合空肠后冲洗。如果洗胃证明出血不在胃十二指肠,则可直接探查小肠。小肠出血一般透过肠壁可以看到,但大量出血时,常不易看出原出血灶,则需采取分段夹住肠管后穿刺冲洗肠腔的办法。

一般消化道大出血,绝大多数可经非手术治疗而止血,当呕血、便血停止,排出正常黄色大便,或留置胃管的吸出物已无血时,应立即检查大便及胃液有无潜血。出血停止后,一般情况恢复,条件许可时,应再做如下检查:①钡餐 X 线检查若怀疑为上消化道出血,如食管静脉曲张、胃十二指肠溃疡,可行上消化道钡餐 X 线检查。②纤维内镜检查胃十二指肠镜可诊断与治疗胃十二指肠病变及逆行胆管造影诊断肝胆病变。不少大出血患儿一次出血后,查不出任何原因,并且也不再发生出血。即使有过一两次大出血发作,而无明确的局部出血灶病变者,均不宜采取手术探查。但宜努力检查,争取明确诊断。只有出血不止,威胁生命,或屡次出血,严重影响健康(贫血不能控制)时,才考虑诊断性探查手术。

(三)治疗方案的选择

1.迅速补充血容量

大出血后,患者血容量不足,可处于休克状态,此时应首先补充血容量。在着手准备输血时,立即静脉输液。强调不要一开始单独输血而不输液,因为患者急性失血后血液浓缩,血较黏稠,此时输血并不能更有效地改善微循环的缺血、缺氧状态。因此主张先输液,或者紧急时输液、输血同时进行。当收缩压在 6.7 kPa(50 mmHg)以下时,输液、输血速度要适当加快,甚至需加压输血,以尽快把收缩压升高至 10.7～12.0 kPa(80～90 mmHg)水平,血压能稳住则减慢输液速度。输入库存血较多时,每 600 mL 血应静脉补充葡萄糖酸钙 10 mL。对肝硬化或急性胃黏膜损害的患者,尽可能采用新鲜血。对于有心、肺、肾疾病者,要防止因输液、输血量过多、过快引起的急性肺水肿。因此,必须密切观察患者的一般状况及生命体征变化,尤其要注意颈静脉的充盈情况,最好通过测定中心静脉压来监测输入量。血容量已补足的指征有下列几点:四肢末端由湿冷、发绀转为温暖、红润;脉搏由快、弱转为正常、有力;收缩压接近正常,脉压>4.0 kPa(30 mmHg);肛温与皮温差从>3 ℃转为<1 ℃;尿量>30 mL/h;中心静脉压恢复正常。

2.止血

应针对不同的病因,采取相应的止血措施。

(1)非食管静脉曲张出血的治疗。①组胺 H_2 受体拮抗剂和抗酸剂:胃酸在上消化道出血发病中起重要作用,因此抑制胃酸分泌及中和胃酸可达到止血的效果。消化性溃疡、急性胃黏膜损害、食管裂孔疝、食管炎等引起的出血,用该法止血效果较好。组胺 H_2 受体拮抗剂有西咪替丁及雷尼替丁等,已在临床广泛应用。西咪替丁口服后小肠吸收快,1~2 小时血浓度达高峰,抑酸分泌6小时。一般用口服,禁食者用静脉制剂。雷尼替丁抑酸作用比西咪替丁强 6 倍。抑酸作用最强的药是质子泵抑制剂奥美拉唑。②灌注去甲肾上腺素:去甲肾上腺素可以刺激 α-肾上腺素能受体,使血管收缩而止血。胃出血时可用去甲肾上腺素 8 mg,加入冷生理盐水 100~200 mL,经胃管灌注或口服,每0.5~1小时灌注1次,必要时可重复 3~4 次。应激性溃疡或出血性胃炎避免使用。③内镜下止血法:内镜下直接对出血灶喷洒止血药物;高频电凝止血必须确定出血的血管方能进行,决不能盲目操作。因此,要求病灶周围干净。如若胃出血,电凝止血前先用冰水洗胃。对出血凶猛的食管静脉曲张出血,电凝并不适宜。操作方法是用凝固电流在出血灶周围电凝,使黏膜下层或肌层的血管凝缩,最后电凝出血血管。单极电凝比双极电凝效果好,首次止血率为 88%,第二次应用止血率为 94%。激光止血近年可供作止血的激光有氩激光及石榴石激光(Nd:YAG)两种。止血原理是由于光凝作用,使照射局部组织蛋白质凝固,小血管内血栓形成。止血成功率在 80%~90%,对治疗食管静脉曲张出血的疗效意见尚有争议。激光治疗出血的合并症不多,有报道个别发生穿孔、气腹及照射后形成溃疡,导致迟发性大出血等。局部注射血管收缩药或硬化剂经内镜用稀浓度即1/10 000肾上腺素作出血灶周围黏膜下注射,使局部血管收缩,周围组织肿胀压迫血管,起暂时止血作用。继之局部注射硬化剂如1%十四烃基硫酸钠,使血管闭塞。有学者用纯酒精做局部注射止血。该法可用于不能耐受手术的患者。放置缝合夹子内镜直视下放置缝合夹子,把出血的血管缝夹止血,伤口愈合后金属夹子会自行脱落,随粪便排出体外。该法安全、简便、有效,可用于消化性溃疡或应激性溃疡出血,特别对小动脉出血效果更满意。动脉内灌注血管收缩药或人工栓子经选择性血管造影导管,向动脉内灌注垂体加压素,0.1~0.2 U/min 连续 20 分钟,仍出血不止时,浓度加大至 0.4 U/min。止血后8~24 小时减量。注入人工栓子一般用吸收性明胶海绵,使出血的血管被堵塞而止血。

(2)食管静脉曲张出血的治疗。①气囊填塞:一般用三腔二囊管或四腔二囊管填塞胃底及食管中、下段止血。其中四腔二囊管专有一管腔用于吸取食管囊以上的分泌物,以减少吸入性肺炎的发生。食管囊和胃囊注气后的压力要求在 4.7~5.3 kPa(35~40 mmHg),使之足以克服门脉压。初压可维持12~24 小时,以后每 4~6 小时放气一次,视出血活动程度,每次放气 5~30 分钟,然后再注气,以防止黏膜受压过久发生缺血性坏死。另外要注意每 1~2 小时用水冲洗胃腔管,以免血凝块堵塞孔洞,影响胃腔管的使用。止血24 小时后,放气观察1~2 天才拔管。拔管前先喝些花生油,以便减少气囊与食管壁的摩擦。气囊填塞对中、小量食管静脉曲张出血效果较佳,对大出血可作为临时应急措施。止血有效率在 40%~90%。②垂体加压素:该药使内脏小血管收缩,从而降低门静脉压力以达到止血的目的。对中、小量出血有效,大出血时需配合气囊填塞。

近年采用周围静脉持续性低流量滴注法,剂量 0.2～0.3 U/min,止血后减为 0.1～0.2 U/min 维持 8～12 小时后停药,当有腹痛出现时可减慢速度。③内镜硬化治疗:近年不少报道用硬化治疗食管静脉曲张出血,止血率在 86%～95%。有主张在急性出血时做,但多数意见主张先用其他止血措施,待止血 12 小时或 1～5 天后进行。硬化剂有 1%十四烃基硫酸钠、5%鱼肝油酸钠及 5%油酸乙醇胺等多种。每周注射 1 次,4～6 周为 1 个疗程。并发症主要有食管穿孔、狭窄、出血、发热、胸骨后疼痛等。一般适于对手术不能耐受的患者。胃底静脉曲张出血治疗较难,有使用血管黏合剂止血成功。④抑制胃酸及其他止血药虽然控制胃酸不能直接对食管静脉曲张出血起止血作用,但严重肝病时常合并应激性溃疡或糜烂性胃炎,故肝硬化发生上消化道出血时可给予控制胃酸的药物。雷尼替丁对肝功能无明显影响,较西咪替丁为好。

3.手术治疗

在消化道大出血时做急症手术往往并发症及病死率比择期手术高,所以尽可能先采取内科止血治疗。只有当内科止血治疗无效,而出血部位明确时,才考虑手术治疗止血。手术疗法在上消化道出血的治疗中仍占重要的地位,尤其是胃十二指肠溃疡引起的出血,如经上述非手术疗法不能控制止血,患者的病情稳定,手术治疗的效果是令人满意的。凡对出血部位及其病因已基本弄清的上消化道出血病例,经非手术治疗未能奏效者,可改用手术治疗。手术的目的是首先控制出血,然后根据病情许可对病变部位做彻底的手术治疗。如经各种检查仍未能明确诊断而出血仍不停止者,可考虑剖腹探查,找出病因,针对处理。

(郝 珉)

第三节 消化性溃疡

消化性溃疡是指胃十二指肠的慢性溃疡。各年龄均可发病,学龄儿童多见,婴幼儿多为继发性溃疡,胃溃疡和十二指肠溃疡发病率相近;年长儿多为原发性十二指肠溃疡,男孩多于女孩。

一、病因和发病机制

原发性消化性溃疡的病因复杂,与诸多因素有关,确切发病机制至今尚未完全阐明,目前认为溃疡的形成是由于对胃十二指肠黏膜有损害作用的侵袭因子(酸、胃蛋白酶、胆盐、药物、微生物及其他有害物质)与黏膜自身的防御因素(黏膜屏障、黏液重碳酸盐屏障、黏膜血流量、细胞更新、前列腺素、表皮生长因子等)之间失去平衡的结果。

(一)胃酸和胃蛋白酶

胃酸和胃蛋白酶是胃液的主要成分,也是对胃十二指肠黏膜有侵袭作用的主要因素。十二指肠溃疡患者基础胃酸、壁细胞数量及壁细胞对刺激物质的敏感性均高于正常人,且胃酸分泌的正常反馈抑制亦发生缺陷,故酸度增高是形成溃疡的重要原因。因胃酸分泌随年龄而增加,因此年长儿消化性溃疡发病率较婴幼儿为高。胃蛋白酶不仅能水解食物蛋白质的肽链,也能裂解胃液中的糖蛋白、脂蛋白及结缔组织、破坏黏膜屏障。消化性溃疡患者胃液中蛋白酶及血清胃蛋白酶原水平均高于正常人。

(二)胃十二指肠黏膜屏障

胃十二指肠黏膜在正常情况下,被其上皮所分泌的黏液覆盖,黏液与完整的上皮细胞膜及细胞间连接形成一道防线,称黏液-黏膜屏障,能防止食物的机械摩擦,阻抑和中和腔内 H^+ 反渗至黏膜,上皮细胞分泌黏液和 HCO_3^-,可中和弥散来的 H^+。在各种攻击因子的作用下,这一屏障功能受损,即可影响黏膜血液循环及上皮细胞的更新,使黏膜缺血、坏死而形成溃疡。

(三)幽门螺杆菌(Hp)感染

小儿十二指肠溃疡幽门螺杆菌检出率为 $52.6\% \sim 62.9\%$,被根除后复发率即下降,说明幽门螺杆菌在溃疡病发病机制中起重要作用。

(四)遗传因素

消化性溃疡属常染色体显性遗传病,$20\% \sim 60\%$ 患儿有家族史,O 型血的人十二指肠溃疡或胃溃疡发病率较其他型的人高,2/3 的十二指肠溃疡患者家族血清胃蛋白酶原升高。

(五)其他

外伤、手术后、精神刺激或创伤;暴饮暴食,过冷、油炸食品;对胃黏膜有刺激性的药物如阿司匹林、非甾体抗炎药、肾上腺皮质激素等。继发性溃疡是由于全身疾病引起的胃十二指肠黏膜局部损害,见于各种危重疾病所致的应激反应。

二、病理

新生儿和婴儿多为急性溃疡,溃疡为多发性,易穿孔,亦易愈合。年长儿多为慢性,单发。十二指肠溃疡好发于球部,胃溃疡多发生在胃窦、胃体交界的弯侧。溃疡大小不等,胃镜下观察呈圆形或不规则圆形,也有呈椭圆形或线形,底部有灰白苔,周围黏膜充血、水肿。球部因黏膜充血、水肿,或因多次复发后,纤维组织增生和收缩而导致球部变形,有时出现假憩室。胃十二指肠同时有溃疡存在时称复合溃疡。

三、临床表现

年龄不同,临床表现多样,年龄越小,越不典型。

(一)年长儿

以原发性十二指肠溃疡多见,主要表现为反复发作脐周及上腹部胀痛、烧灼感,饥饿时或夜间多发;严重者可出现呕血、便血、贫血;部分病例可有穿孔,穿孔时疼痛剧烈并放射至背部。也有仅表现为贫血、粪便潜血试验阳性者。

(二)学龄前期

多数为十二指肠溃疡。上腹部疼痛不如年长儿典型,常为不典型的脐周围疼痛,多为间歇性。进食后疼痛加重,呕吐后减轻。消化道出血亦常见。

(三)婴幼儿期

十二指肠溃疡略多于胃溃疡。发病急,首发症状可为消化道出血或穿孔。主要表现为食欲差,进食后呕吐。腹痛较为明显,不很剧烈。多在夜间发作,吐后减轻,腹痛与进食关系不密切。可发生呕血、便血。

(四)新生儿期

应激性溃疡多见,常见原发病有:早产儿窒息缺氧、败血症、低血糖、呼吸窘迫综合征和中枢神经系统疾病等。多数为急性起病,呕血、黑便。生后 $24 \sim 48$ 小时亦可发生原发性溃疡,突然出现消化道出血、穿孔或两者兼有。

四、并发症

主要为出血、穿孔和幽门梗阻。常可伴发缺铁性贫血。重症可出现失血性休克。如溃疡穿孔至腹腔或邻近器官，可出现腹膜炎、胰腺炎等。

五、实验室及辅助检查

(一)粪便隐血试验

素食 3 天后检查，阳性者提示溃疡有活动性。

(二)胃液分析

用五肽胃泌素法观察基础酸排量和酸的最大分泌量，十二指肠溃疡患儿明显增高。但有的胃溃疡患者胃酸正常或偏低。

(三)幽门螺杆菌检测方法

可通过胃黏膜组织切片染色与培养，尿素酶试验，核素标记尿素呼吸试验检测 Hp。或通过血清学检测抗 Hp 的 IgG～IgA 抗体，PCR 法检测 Hp 的 DNA。

(四)胃肠 X 线钡餐造影

发现胃十二指肠壁龛影可确诊；溃疡对侧切迹，十二指肠球部痉挛、畸形对本病有诊断参考价值。

(五)纤维胃镜检查

纤维胃镜检查是当前公认诊断溃疡病准确率最高的方法。内窥镜观察可估计溃疡灶大小、溃疡周围炎症的轻重、溃疡表面有无血管暴露和评估药物治疗的效果，同时又可采取黏膜活检做病理组织学和细菌学检查。

六、诊断和鉴别诊断

诊断主要依靠症状、体征、X 线检查及纤维胃镜检查。由于小儿消化性溃疡的症状和体征不如成人典型，常易误诊和漏诊，对有临床症状的患儿应及时进行胃镜检查，尽早明确诊断。有腹痛者应与肠痉挛、蛔虫症、结石等鉴别；有呕血者在新生儿和小婴儿与新生儿出血症、食管裂孔疝、败血症鉴别；年长儿与食管静脉曲张破裂及全身出血性疾病鉴别。便血者与肠套叠、憩室、息肉、变应性紫癜鉴别。

七、治疗

原则是消除症状，促进溃疡愈合，防止并发症的发生。

(一)一般治疗

饮食定时定量，避免过饥、过饱、过冷，避免过度疲劳及精神紧张。注意饮食，禁忌吃刺激性强的食物。

(二)药物治疗

1.抗酸和抑酸剂

目的是减低胃十二指肠液的酸度，缓解疼痛，促进溃疡愈合。

(1)H_2 受体拮抗剂：可直接抑制组织胺、阻滞乙酰胆碱和胃泌素分泌，达到抑酸和加速溃疡愈合的目的。常用西咪替丁,10～15 mg/(kg·d),分 4 次于饭前 10 分钟至 30 分钟口服;雷尼替丁,3～5 mg/(kg·d),每 12 小时一次,或每晚一次口服;或将上述剂量分 2～3 次,用 5%～10%葡萄糖液稀释后静脉滴注,肾功能不全者剂量减半。疗程均为 4～8 周。

(2)质子泵抑制剂:作用于胃黏膜壁细胞,降低壁细胞中的 H^+、K^+-ATP 酶活性,阻抑 H^+从细胞质内转移到胃腔而抑制胃酸分泌。常用奥美拉唑,剂量为 0.7 mg/(kg·d),清晨顿服,疗程 2～4 周。

2.胃黏膜保护剂

(1)硫糖铝:常用剂量为 10～25 mg/(kg·d),分 4 次口服,疗程 4～8 周。肾功能不全者禁用。

(2)枸橼酸铋钾:剂量 6～8 mg/(kg·d),分 3 次口服,疗程 4～6 周。本药有导致神经系统不可逆损害和急性肾衰竭等不良反应,长期大剂量应用时应谨慎,最好有血铋监测。

(3)呋喃唑酮:剂量 5～10 mg/(kg·d),分 3 次口服,连用 2 周。

(4)蒙脱石粉:麦滋林-S(marzulene-S)颗粒剂亦具有保护胃黏膜、促进溃疡愈合的作用。

3.抗幽门螺杆菌治疗

幽门螺杆菌与小儿消化性溃疡的发病密切相关,根除幽门螺杆菌可显著地降低消化性溃疡的复发率和并发症的发生率。临床上常用的药物有:枸橼酸铋钾 6～8 mg/(kg·d);阿莫西林 50 mg/(kg·d);克拉霉素 15～30 mg/(kg·d);甲硝唑 25～30 mg/(kg·d)。

由于幽门螺杆菌栖居部位环境的特殊性,不易被根除,目前多主张联合用药(二联或三联)。以铋剂为中心药物的治疗方案为:枸橼酸铋钾 6 周+阿莫西林 4 周,或+甲硝唑 2～4 周,或+呋喃唑酮 2 周。亦有主张使用短程低剂量二联或三联疗法者,即奥美拉唑+阿莫西林或克拉霉素 2 周,或奥美拉唑+克拉霉素+甲硝唑 2 周,根除率可达 95%以上。

(三)外科治疗

外科治疗的指征为:①急性大出血。②急性穿孔。③器质性幽门梗阻。

(李秀敏)

第四节 先天性肥厚性幽门狭窄

先天性肥厚性幽门狭窄是新生儿期常见的消化道畸形,由于新生儿幽门环肌肥厚、增生使幽门管腔狭窄而引起的上消化道不完全梗阻性疾病。发病率为(10～33)/10 万,占消化道畸形的第 3 位。第一胎多见,男孩多于女孩,男女发病率之比约为 5:1,多为足月儿,未成熟儿较少见。

一、诊断

(一)临床表现

呕吐是本症主要的症状,一般在出生后 2～4 周,少数于生后 1 周发病,也有迟至生后 2～3 个月发病者。开始为溢乳,逐渐加重呈喷射性呕吐,几乎每次奶后均吐,多于喂奶后半小时内即吐,自口鼻中涌出;吐出物为带凝块的奶汁,不含胆汁,少数患儿因呕吐频繁使胃黏膜毛细血管破裂出血,吐出物含咖啡样物或带血。患儿食欲旺盛,呕吐后即饥饿欲食。呕吐严重时,大部分食物被吐出,致使大便次数减少,尿少。

(二)体格检查

1.胃蠕动波

胃蠕动波常见,但非本症特有体征。蠕动波从左季肋下向右上腹部移动,到幽门即消失。在喂奶时或呕吐前较易看到,轻拍上腹部常可引出。

2.右上腹肿块

右上腹肿块为本症特有体征,具有诊断意义。检查方法是用指端在右季肋下腹直肌外缘处轻轻向深部按摸,可触及橄榄大小、质地较硬的肿块,可以移动。

3.黄疸

少数患儿可以伴有黄疸。可能与饥饿和肝功能不成熟,胆红素肝肠循环增加等有关。

(三)并发症

1.消瘦

反复呕吐、营养物质及水分摄入不足,致使患儿体重不增,以后下降,逐渐出现营养不良、消瘦。

2.脱水和电解质紊乱

由于呕吐使 H^+ 和 Cl^- 大量丢失,造成脱水、酸碱平衡失调及电解质紊乱等。

3.继发感染

由于呕吐营养物质摄入不足使患儿免疫功能下降,同时呕吐易造成患儿胃内容物误吸,易出现反复感染,特别是下呼吸道感染等。

(四)辅助检查

1.腹部超声

腹部B超可发现幽门肥厚肌层为一环形低回声区,相应的黏膜层为高密度回声,并可测量肥厚肌层的厚度、幽门直径和幽门管长度,如果幽门肌层厚度≥4 mm、幽门前后径≥13 mm、幽门管长≥17 mm,即可诊断为本症。

2.腹部X线检查及钡餐造影

透视下可见胃扩张,钡剂通过幽门排出时间延长,胃排空时间延长。仔细观察可见幽门管延长,向头侧弯曲,幽门胃窦呈典型的鸟嘴状改变,管腔狭窄如线状,为诊断本病特有的X线征象。

3.内镜检查

可见幽门管呈菜花样狭窄,镜头不能通过幽门管,有胃潴留等。

二、鉴别诊断

(一)幽门痉挛

多在出生后即出现间歇性不规则呕吐,非喷射性,量不多,无进行性加重,偶见幽门蠕动波,但右上腹摸不到肿块。一般情况较好,无明显脱水、营养不良,B超检查幽门层不肥厚,用阿托品、氯丙嗪等解痉镇静药治疗有效。

(二)胃扭转

出生后数周内出现呕吐,移动体位时呕吐加剧。X线钡餐检查可见:食管与胃黏膜有交叉现象;胃大弯位于小弯之上;幽门窦位置高于十二指肠球部;双胃泡、双液平面;食管腹段延长,且开口于胃下方。胃镜检查可达到诊断和治疗目的(胃镜下整复)。

(三)胃食管反流

呕吐为非喷射性,上腹无蠕动波,无可触及的右上腹橄榄样肿块。采用体位疗法和稠厚食物喂养可减轻症状。X线钡餐检查、食管24小时pH监测和食管动力功能检查可协助确诊。

(四)贲门松弛和食管裂孔疝

出生后几天即出现呕吐,非喷射性、呕吐量不大,呕吐与体位有关,竖立位不吐。腹部无阳性体征,钡餐造影有助于诊断。

(五)喂养不当

由于喂奶过多、过急;人工喂养时将奶瓶倾斜将奶瓶内气体吸入胃内;喂奶后小儿放置不当等,均为新生儿呕吐的常见原因。

三、治疗

(一)外科治疗

诊断明确,早期行幽门环肌切开术。手术前应先纠正水、电解质紊乱,治疗贫血,改善全身状况。腹腔镜治疗创伤小、疗效好。

(二)内科治疗

对诊断未明确,或发病晚,有其他合并症暂时不能手术者,可试用内科治疗。①抗痉挛治疗:用1:1 000新配制的阿托品溶液,奶前30分钟口服,每次自1滴增加到2~6滴,至皮肤发红为止,应注意其不良反应;②适当减少奶量,使用稠厚奶汁;③纠正水、电解质紊乱;④预防感染;⑤内镜气囊扩张术治疗。

(李秀敏)

第五节 肠 痉 挛

肠痉挛是由于肠壁平滑肌阵阵强烈收缩而引起的阵发性腹痛,是小儿急性功能性腹痛中最常见的情况。以小婴儿最多见,学龄前及学龄儿童亦可遇到。特点是发作突然,发作间歇时缺乏异常体征。外科急腹症所致的腹痛,不属本病范畴。

一、诊断

(一)病史

原因尚不完全明了,现在比较公认的是部分患儿是由于对牛乳过敏。诱因较多,如上呼吸道感染、局部受凉、暴食、大量冷食、食物中糖量过多,引致肠内积气、消化不良及肠寄生虫毒素的刺激等。

(二)临床表现

肠痉挛的临床特点是平素健康小儿突然发作阵发性腹痛,有时从睡眠中突然哭醒,有些患儿过去有同样发作史。每次发作持续时间多不长,从数分钟至数十分钟,时痛时止,多反复发作数十分钟至数小时而自愈,个别患儿可延至数天。腹痛轻重不等,严重者哭闹不止、翻滚、出汗,重者面色苍白、手中发凉。不发作时能步行就诊,但如果继发于上呼吸道感染时,可有发热等原发病表现。典型病例痉挛多发生在小肠,腹痛部位以脐周为主,如果痉挛发生在远端大肠则疼痛位于左下腹,发生在胃部则疼痛以上腹部为主,常伴呕吐,吐出食物后精神好转。多数患儿偶发1～2次后自愈,亦有不少患儿时愈时发,甚至迁延数年,绝大多数患儿随年龄增长而自愈。

(三)辅助检查

有关实验室检查正常。

二、治疗

(一)一般治疗

消除诱因,注意饮食。

(二)对症治疗

以解痉止痛为主。复方颠茄片,大于 5 岁半片,按情酌定;山莨菪碱片剂和注射剂,每次 0.1～0.2 mg/kg。小于 5 岁服用片剂不方便者,可用颠茄酊,每次 0.03～0.06 mg/kg,口服,3 次/天。

(李秀敏)

第六节 肠 梗 阻

肠梗阻指肠内容物的正常运行受阻,通过肠道发生障碍,为小儿外科常见的急腹症。由于它变化快,需要早期作出诊断、处理。诊治的延误可使病情发展加重,甚至出现肠坏死、腹膜炎,甚至中毒性休克、死亡等严重情况。

一、病因

(一)机械性肠梗阻

机械性肠梗阻是肠管内或肠管外器质性病变引起的肠管堵塞,梗阻原因包括先天性畸形及后天性因素。梗阻类型分为肠腔内梗阻及肠腔外梗阻。

1.肠腔内梗阻

多由先天性肠闭锁及肠狭窄、先天性肛门闭锁等先天性疾病引起。也可由肠套叠、蛔虫性肠梗阻、肠管内异物及粪石、肠壁肿瘤等后天性疾病造成。

2.肠腔外梗阻

引起肠梗阻的先天性疾病包括先天性肠旋转不良、嵌顿性腹股沟斜疝、腹内疝、先天性纤维索条、梅克尔憩室索条、胎粪性腹膜炎后遗粘连等。后天性疾病包括手术后粘连、腹膜炎后粘连、结核性粘连、胃肠道外肿瘤压迫、肠扭转等。

(二)动力性肠梗阻

为胃肠道蠕动功能不良致使肠内容传递运转作用低下或丧失,多因中毒、休克、缺氧及肠壁神经病变造成,常见于重症肺炎、肠道感染、腹膜炎及败血症的过程中。梗阻类型分为麻痹性肠梗阻及痉挛性肠梗阻,前者发生在腹腔手术后、腹部创伤或急性腹膜炎患儿,后者可见于先天性巨结肠患儿。

二、病理

肠梗阻发生后,肠腔内因积聚大量气体和液体而致使肠膨胀,引起肠腔内压增高,肠壁变薄,肠壁血液循环受到严重障碍。梗阻持久时,肠壁张力持续升高,导致肠坏死、肠穿孔。

三、临床表现

各种类型肠梗阻虽有不同的病因,但共同的特点是肠管的通畅性受阻,肠内容物不能正常地通过,因此,有程度不同的临床表现。

(一)症状

1.腹痛

机械性肠梗阻呈阵发性剧烈绞痛,腹痛部位多在脐周,发作时年长儿自觉有肠蠕动感,且有肠鸣,有时见到隆起的肠形。婴儿表现为哭闹不安、手足舞动、表情痛苦。绞窄性肠梗阻由于有肠管缺血和肠系膜箝闭,腹痛往往是持续性伴有阵发性加重,疼痛较剧烈。绞窄性肠梗阻也常伴有休克及腹膜炎症状。麻痹性肠梗阻的腹胀明显,腹痛不明显,阵发性绞痛尤为少见。

2.腹胀

腹胀发生于腹痛之后。高位小肠梗阻常表现上腹部饱满;低位梗阻的腹胀较高位梗阻为明显,表现为全腹膨胀;闭袢性肠梗阻出现局限性腹胀;麻痹性肠梗阻呈全腹膨胀。

3.呕吐

高位梗阻的呕吐出现较早且频繁,呕吐物为食物或胃液,其后为十二指肠液和胆汁;低位梗阻呕吐出现迟,初为胃内容物,静止期较长,后期的呕吐物为积蓄在肠内并经发酵、腐败呈粪样带臭味的肠内容物;绞窄性肠梗阻呕吐物呈血性或咖啡样;麻痹性肠梗阻呕吐次数少,呈溢出性。低位小肠梗阻的呕吐出现较晚。

4.排便排气停止

排便排气停止是完全性肠梗阻的表现,梗阻早期,梗阻部位以下肠内积存的气体或粪便可以排出。绞窄性肠梗阻可排出血性黏液样便。

(二)体征

1.全身情况

单纯梗阻的早期,患者除阵发性腹痛发作时出现痛苦表情外,生命体征等无明显变化。待发作时间较长,呕吐频繁,腹胀明显后,可出现脱水现象,患者虚弱甚至休克。当有绞窄性梗阻时可较早地出现休克。

2.腹部检查

可观察到腹部有不同程度的膨胀,在腹壁较薄的患者,尚可见到肠形及肠蠕动波。单纯性肠梗阻的腹部虽胀气,但腹壁柔软,按之有如充气的球囊,有时在梗阻的部位可有轻度压痛,特别是腹壁切口部粘连引起的梗阻,压痛点较为明显。当梗阻上部肠管内积存的气体与液体较多时,稍加振动可听到振水声。腹部叩诊多呈鼓音。肠鸣音亢进,且可有气过水声及高声调的金属声。

绞窄性肠梗阻或单纯性肠梗阻的晚期,肠壁已有坏死、穿孔,腹腔内已有感染、炎症时,则体征表现为腹膜炎的体征,腹部膨胀,腹部压痛、肌紧张及反跳痛,有时可叩出移动性浊音,腹壁有压痛,肠鸣音微弱或消失。

直肠指检可见直肠空虚无粪便,且有裹手感,提示完全性肠梗阻;指套上染有血迹,提示肠管有血运障碍。

四、诊断

(一)病史及临床表现

典型的肠梗阻有阵发性腹部绞痛、腹胀、呕吐、排便排气停止等自觉症状,腹部检查呈现腹胀、肠形、压痛、肠鸣音亢进等征象。在粘连性肠梗阻,多数患者都有腹部手术史,或者曾有过腹痛史。

(二)X线检查

1.X线片检查

典型的完全性肠梗阻 X 线表现是肠袢胀气,腹立位片出现多个肠袢内有呈阶梯状气液平面,出现排列成阶梯状的气液平面,气液平面是因肠腔内既有胀气又有液体积留形成,只有在患者直立位或侧卧位时才能显示,平卧位时不显示这一现象。如腹腔内已有较多渗液,直立位时尚能显示下腹、盆腔部的密度增高。空肠黏膜的环状皱襞在肠腔充气时呈"鱼骨刺"样,而结肠、直肠内无气。

不完全性肠梗阻 X 线征象为不连续的轻、中度肠曲充气,结肠、直肠内有气。绞窄性肠梗阻 X 线可见单独胀大的肠袢不随时间改变位置,或有假肿瘤征、咖啡豆状阴影。麻痹性肠梗阻 X 线征象是小肠和结肠全部充气扩张。

2.消化道造影检查

钡灌肠检查用于鉴别肠梗阻的程度。结肠扩张为麻痹性肠梗阻或不全性肠梗阻,结肠干瘪细小可确定为完全性肠梗阻,但在临床上较少应用。钡灌肠还可用于疑有结肠梗阻的患者,它可显示结肠梗阻的部位与性质。

钡餐造影检查,即口服钡剂或水溶性造影剂,观察造影剂下行过程,可明确梗阻部位、性质、程度。若钡剂下行受阻或显示肠腔狭窄则明确肠梗阻的诊断。但因造影剂可加重梗阻故宜慎用。梗阻明显时禁用。

(三)化验检查

肠梗阻早期化验指标变化不明显。晚期由于失水和血液浓缩,白细胞计数、血红蛋白、血细胞比容都可增高,血电解质与酸碱平衡发生紊乱。高位梗阻,可出现低钾、低氯、代谢性碱中毒。低位梗阻,则可有电解质普遍降低与代谢性酸中毒。绞窄性梗阻或腹膜炎时。血常规、血液生化测定指标改变明显。

(四)腹腔穿刺

可了解有无腹膜炎及肠壁血供障碍。腹腔液混浊脓性表明有腹膜炎,血性腹腔液说明已有绞窄性肠梗阻。当肠管有明显胀气或肠管与腹膜粘连时,不宜进行腹腔穿刺。

五、治疗

急性肠梗阻的治疗包括非手术治疗和手术治疗,治疗方法的选择根据梗阻的原因、性质、部位及全身情况和病情严重程度而定。不论采用何种治疗均首先纠正梗阻带来的水、电解质与酸碱紊乱,改善患者的全身情况。

（一）非手术治疗

1.胃肠减压

胃肠减压为治疗肠梗阻的主要措施之一,目的是减轻胃肠道的积留的气体、液体,减轻肠腔膨胀,有利于肠壁血液循环的恢复,减少肠壁水肿,使某些原有部分梗阻的肠袢因肠壁肿胀而致的完全性梗阻得以缓解,也可使某些扭曲的肠袢得以复位。胃肠减压还可减轻腹内压,改善因膈肌抬高而导致的呼吸与循环障碍。

2.纠正水、电解质与酸碱失衡

血液生化检查结果尚未获得前,可先给予平衡盐液(乳酸钠林格液)。待有测定结果后,再添加电解质与纠正酸碱紊乱,在无心、肺、肾功能障碍的情况下,最初输入液体的速度可稍快一些,但需作尿量监测,必要时做中心静脉压监测,以防液体过多或不足。在单纯性肠梗阻的晚期或是绞窄性肠梗阻,常有大量血浆和血液渗出至肠腔或腹腔,需要补充血浆和全血。

3.抗感染

肠梗阻后,肠壁循环有障碍,肠黏膜屏障功能受损而有肠道细菌易位,或是肠腔内细菌直接穿透肠壁至腹腔内产生感染。肠腔内细菌亦可迅速繁殖。同时,膈肌升高引起肺部气体交换与分泌物的排出受限,易发生肺部感染。因而,肠梗阻患者应给予抗菌药物以预防或治疗腹部或肺部感染,常用的有以杀灭肠道细菌与肺部细菌的广谱头孢菌素或氨基糖苷类抗生素,以及抗厌氧菌的甲硝唑等。

4.其他治疗

腹胀后影响肺的功能,患者宜吸氧。回盲部肠套叠可试用钡剂灌肠或充气灌肠复位。

采用非手术方法治疗肠梗阻时,应严密观察病情的变化,绞窄性肠梗阻或已出现腹膜炎症状的肠梗阻,经过短暂的非手术治疗,实际上是术前准备,纠正患者的生理失衡状况后即进行手术治疗。单纯性肠梗阻经过非手术治疗24～48小时,梗阻的症状未能缓解或在观察治疗过程中症状加重或出现腹膜炎症状时,应及时改为手术治疗。但是在手术后发生的炎症性肠梗阻除有绞窄发生,应继续治疗等待炎症的消退。

（二）手术治疗

手术的目的是解除梗阻、去除病因,手术的方式可根据患者的情况与梗阻的部位、病因加以选择。

1.单纯解除梗阻的手术

这类手术包括为粘连性肠梗阻的粘连分解,去除肠扭转,切断粘连束带;为肠内堵塞的切开肠腔,去除粪石、蛔虫团等;为肠扭转、肠套叠的肠袢复位术等。

2.肠切除肠吻合术

肠梗阻是由于肠肿瘤所致,切除肿瘤是解除梗阻的首选方法。在其他非肿瘤性病变,因肠梗阻时间较长,或有绞窄引起肠坏死,或是分离肠粘连时造成较大范围的肠损伤,则需考虑将有病变的肠段切除吻合。在绞窄性肠梗阻,如腹股沟疝、肠扭转,绞窄解除后,血运有所恢复,但肠袢的活力如何判断,方法有:①肠管的颜色转为正常,肠壁保持弹性并且蠕动活跃,肠系膜边缘动脉搏动可见说明肠管有生机;②应用超声多普勒沿肠管对肠系膜缘探查是否有动脉波动;③从周围静脉注入荧光素,然后以紫外线照射疑有循环障碍的肠管部,如有荧光出现,表示肠管有生机;④肠管已明显坏死,切除缘必须有活跃的动脉出血。

肠管的生机不易判断且是较长的一段,可在纠正血容量不足与供氧的同时,在肠系膜血管根部注射 1％普鲁卡因或酚妥拉明以缓解血管痉挛,将肠管标志后放回腹腔,观察 15～30 分钟后,如无生机可重复一次,当确认无生机后始可考虑切除。经处理后肠管的血运恢复,也显示有生机,则可保留,必要时在24 小时后应再次剖腹观察,如发现有局灶性坏死应再行切除。为此,第一次手术关腹时,可采用全层简单缝合的方法。

3.肠短路吻合

当梗阻的部位切除有困难,如肿瘤向周围组织广泛侵犯,或是粘连广泛难以剥离,但肠管无坏死现象,为解除梗阻,可分离梗阻部远近端肠管作短路吻合,旷置梗阻部,但应注意旷置的肠管尤其是梗阻部的近端肠管不宜过长,以免引起盲袢综合征。

4.肠造口术或肠外置术

肠梗阻部位的病变复杂或患者的情况差,不允许行复杂的手术,可在膨胀的肠管上,亦即在梗阻部的近端肠管作肠造口术以减压,解除因肠管高度膨胀而带来的生理紊乱。小肠可采用插管造口的方法,可先在膨胀的肠管上切一小口,放入吸引管进行减压,但应注意避免肠内容物污染腹腔及腹壁切口。有时当有梗阻病变的肠袢已游离或是肠袢已有坏死,但患者的情况差不能耐受切除吻合术,可将该段肠袢外置,关腹。待患者情况复苏后再在腹腔外切除坏死或病变的肠袢,远、近两切除端固定在腹壁上,近端插管减压、引流,以后再行二期手术,重建肠管的连续性。

(李秀敏)

第七节 肠 套 叠

肠套叠是肠管的一部分连同相应的肠系膜套入邻近肠腔内的一种特殊类型的肠梗阻,本病是婴儿时期的一种特有疾病,是最常见的婴幼儿急腹症,居婴幼儿肠梗阻原因的首位。根据病因不同,分为原发性肠套叠与继发性肠套叠;根据年龄的不同,分为婴儿肠套叠与儿童肠套叠。

急性肠套叠随着年龄的增长发病率逐渐降低。常见于 2 岁以下婴幼儿,4～10 个月为发病年龄高峰。男孩发病比女孩多 2～3 倍,健康肥胖儿多见。发病季节与胃肠道病毒感染流行相一致,以春末夏初最为集中。

一、病因

肠套叠分为原发性与继发性两类。肠套叠的病因尚未完全明确,其发病机制公认为肠套叠起点的存在和肠蠕动的紊乱。

(一)原发性肠套叠

原发性肠套叠是指非肠管器质性病变引起的肠套叠。约 95％的小儿肠套叠属于原发性。

1.套叠起点

关于原发性肠套叠起点的产生,尚无统一学说,可能与下列因素有关。

(1)回盲部解剖因素学说:婴幼儿肠套叠主要发生在回盲部,婴幼儿期回盲部较游动,回盲瓣呈唇样凸入肠腔,加上该区淋巴组织丰富,受炎症或食物刺激后易引起回盲瓣充血、水肿、肥厚,肠蠕动易将肿大回盲瓣向前推移,牵拉肠管形成套叠。

（2）病毒感染学说：小儿受到腺病毒和轮状病毒感染后，可引起末段回肠的集合淋巴结增生，局部肠壁增厚，甚至形成肿物向肠腔凸起，构成套叠起点，加之肠道受病毒感染，蠕动增强，导致发病。春末夏初是腺病毒感染的高发季节，因此肠套叠在此时期发病较多，目前已分离出腺病毒非流行性Ⅰ、Ⅱ和Ⅴ血清型。

2.肠蠕动紊乱

（1）饮食改变因素：婴幼儿期为肠蠕动节律处于较大变化时期，当增添辅食或食物的性质、温度发生变化时，婴幼儿肠道不能立即适应食物改变的刺激，易引起肠功能紊乱而诱发肠套叠，婴儿生后 4～10 个月，正是添加辅食时期，故此年龄段是发病高峰期。

（2）肠痉挛因素：由于食物、肠炎、腹泻、细菌等因素刺激肠道产生痉挛，使肠蠕动功能节律紊乱或逆蠕动而引起肠套叠，若小儿属于痉挛体质，则更易发生肠套叠。

（3）免疫反应不平衡因素：原发性肠套叠多发生于 1 岁以内，恰为机体免疫功能不完善时期，肠壁局部免疫功能易破坏。加之蠕动紊乱而诱发肠套叠。

（二）继发性肠套叠

继发性肠套叠指肠管器质性病变引起的肠套叠。约 5％的病例属继发型，多数是儿童。器质性病变以梅克尔憩室为最多，其次有息肉、血管瘤、腺肌瘤、腹型紫癜形成的肠壁血肿、异位胰腺、淋巴瘤、肠囊肿、阑尾内翻等。肠壁上的病变成为套叠起点被肠蠕动推动，牵引肠壁而发生肠套叠。

二、病理

（一）肠套叠的病理解剖结构

肠套叠由鞘部、套入部组成。外层肠管为鞘部，进入肠管为套入部，套入部最远点为头部，肠管从外面卷入处为颈部。一个肠套叠由三层肠壁组成称为单套，由五层肠壁组成则为复套，即单套再套入相邻的远端肠管内。肠套叠一般是近端肠管套入远端肠管内，与肠蠕动方向一致，称为顺行性肠套叠。一般肠套叠为顺行性肠梗阻。若远端套入近端，称为逆性肠套叠，较为罕见。

（二）肠套叠的类型

一般按套入部的最近端和鞘部最远端的肠管名称分类，将肠套叠分为六型。

1.回结型

以回肠末端为出发点，回肠通过回盲瓣内翻套入结肠中，盲肠与阑尾不套入鞘内，此型最多，约占 30％。

2.回盲型

以回盲瓣出发点，盲肠、阑尾随之套入鞘内，此型占 50％～60％。

3.回回结型

即复套，回肠套入回肠后再套入结肠，占 10％左右。

4.小肠型

即小肠套入小肠，比较少见，此型占 5％～10％，包括空空型、回回型、空回型。

5.结肠型

结肠套入结肠，极少见。

6.多发型

在肠管不同区域内有分开的 2 个、3 个或更多的肠套叠。

(三)肠套叠的病理改变

肠套叠的基本病理变化是肠腔梗阻、肌肉痉挛和血液循环障碍。肠套叠发生后,套入部随着肠蠕动不断向前推进,该段肠管相应所附的肠系膜也被牵入鞘内,颈部束紧不能自动退出。鞘部肠管持续痉挛紧缩,致使套入部的肠系膜血管被鞘部嵌压而发生血液循环障碍。初期静脉回流受阻,组织淤血水肿,套入部肠壁静脉怒张破裂出血,与肠黏液混合成果酱样胶冻状物排出。肠壁水肿继续加重,动脉受压,套入部供血停止而发生坏死,套入部的坏死呈现淤血性坏死,为静脉性坏死。而鞘部肠壁则因高度扩张与长期痉挛可发生缺血性坏死,呈局灶性灰白色点状坏死,为动脉性坏死。鞘部灶性动脉性坏死容易被忽略,灌肠复位时极易穿孔,手术复位时也不易被发现,比套入部静脉性坏死更具危险性。

三、临床表现

小儿肠套叠的临床症状随年龄而有所不同。可分为婴儿肠套叠和儿童肠套叠两类。

(一)婴儿肠套叠

1.腹痛

腹痛为肠套叠出现最早且最主要的症状,而哭闹则为婴儿腹痛特有的表现,以突发、剧烈、节律性的哭闹为特征。原本很健康的婴儿忽然哭闹不安、面色苍白、紧握双拳、屈膝缩腹、手足乱动、拒食拒奶,发作持续 3~5 分钟而后自行缓解,间隔 10~20 分钟,重新发作。这种阵发性哭闹是由于肠蠕动将套入肠段向前推进,肠系膜被牵拉,肠套鞘部产生强烈收缩而引起的剧烈腹痛,当蠕动波过后,患儿即转为安静。随着缓解期逐渐缩短,患儿渐渐精神萎靡,嗜睡,随后进入休克状态,而哭闹、腹痛反不明显。

2.呕吐

肠套叠早期症状之一,腹痛发作后不久就发生呕吐,初为乳汁、乳块或食物残渣,以后带有胆汁,晚期则吐粪便样液体。早期呕吐系因肠系膜被强烈牵拉,导致神经反射性呕吐,晚期则由肠梗阻引起。

3.便血

便血为肠套叠特征性表现,便血多发生于疾病开始的 8~12 小时,典型的血便是红果酱样黏液血便,也可有鲜血便或脓血便,几小时后又可以重复排出几次。纵使家长忽视了婴儿的哭闹和呕吐,但在发生血便时一定会来医院求治。一部分患儿来院就诊时尚未便血,肛门指诊时可发现指套上染有果酱色黏液。出血是由于肠套叠时,肠系膜被牵入嵌闭于套入部的肠壁间,发生血液循环障碍而引起黏膜渗血,与肠黏液、粪便混合形成暗红色胶冻样液体。

4.腹部肿物

腹部触及肿物是有意义的诊断。肿物多位于右上腹或中上腹,实性、光滑、稍可移动,并有压痛。随病情进展,肿物变长,沿结肠框分布,呈腊肠状。多数患儿由于回肠末端及盲肠套入结肠内,右下腹比较松软而有空虚感。严重者套入部达直肠,肛门指诊可触及子宫颈样物,偶见肿物从肛门脱出。一旦肠管有坏死倾向,腹胀加重,腹肌紧张,肿物常触诊不清。

5.全身情况

病程早期,患儿一般情况良好,体温正常,仅表现为面色苍白、精神欠佳。晚期精神萎靡、表情呆钝、嗜睡、脱水、发热,甚至有休克、腹膜炎征象。

(二)儿童肠套叠

儿童肠套叠多为继发性,病程较缓慢,呈亚急性不全性肠梗阻。可有反复发作的病史,发生肠套叠后也可自行复位。主要表现为腹痛,偶有呕吐,少有血便,腹壁薄者可触及腹部肿物。

四、诊断与鉴别诊断

(一)诊断

1.临床诊断

典型肠套叠的四联征为阵发性腹痛、呕吐、血便和腹部肿块。当患儿出现几个小时以上的无原因剧烈哭闹,时哭时停,伴有呕吐,随即排出血便,诊断并不困难。不典型肠套叠包括无痛性频繁呕吐型、无痛性便血型、精神萎靡尚未便血的休克型,这些类型的肠套叠是以单一症状为主征,缺乏典型的临床表现,很容易漏诊、误诊。依据患儿的年龄、性别、发病季节应考虑肠套叠的可能。此时应在镇静状态下仔细检查腹部是否触及肿块,施行肛门指检观察指套上有无血染,以协助诊断。

2.X线检查

肠套叠时,腹平片可无异常征象,也可呈现肠扩张,结肠内均匀致密的肿物阴影,腹立位片见小肠扩张,有张力性气液平面,显示肠梗阻征象。腹平片诊断肠套叠虽无特异性征象,但可提示肠梗阻的诊断。

钡灌肠检查是在 X 线透视下,由肛门缓缓注入 25％硫酸钡生理盐水溶液,水平压力为 5.9～8.8 kPa(60～90 cmH₂O)透视下可见到钡剂在结肠的套入部受阻,呈杯状或钳状阴影。

空气灌肠是在 X 线透视下,经肛门注气,压力为 8.0 kPa(60 mmHg),套叠顶端致密的软组织肿块呈半圆形,向充气的结肠内突出,气柱前端形成杯口影、钳状阴影或球形阴影。

B超检查对肠套叠具有较高的确诊率。超声扫描显示肠套叠的横断面呈"同心圆"征或"靶环"征,纵断面呈"套筒"征或"假肾"征。

(二)鉴别诊断

鉴别诊断应以发病年龄为主要思考线索,以主要症状为鉴别要点,与具有腹痛、便血、腹块的婴幼儿其他疾病相鉴别。

1.细菌性痢疾

肠套叠血便不典型且伴有腹泻者可误诊为细菌性痢疾。菌痢多见于夏季,起病急骤,体温升高较快,在早期即可达 39 ℃,大便次数频繁,含有大量黏液及脓血,粪便检查见到脓细胞及红细胞,细菌培养阳性即可确诊。

2.变应性紫癜

腹型紫癜患儿有阵发性腹痛和呕吐,有腹泻和便血,粪便为暗红色,由于肠管有水肿、出血而增厚,有时在右下腹部能触及肿块,易与肠套叠混淆。变应性紫癜的特点为双下肢有出血性皮疹,膝关节和踝关节肿痛,部分病例还有血尿,这些临床表现有助于与肠套叠鉴别。需注意的是此病由于肠功能紊乱和肠壁血肿而诱发肠套叠。故当腹部症状加重、腹部体征明显时,需做腹部B超检查或低压气灌肠协助诊断。

3.梅克尔憩室

梅克尔憩室并消化道出血时,应与肠套叠鉴别。梅克尔憩室出血起病急骤,无前驱症状,出血量大,为暗红色或鲜红色血便,少有腹痛、呕吐等症状,腹部触诊无腹块、无压痛。腹部^{99m}Tc扫描可明确诊断。需注意的是梅克尔憩室内翻可继发肠套叠,患儿可出现肠套叠的相应症状及体征。

4.蛔虫肠梗阻

此病多来自农村地区的儿童,近年来发病率明显下降。蛔虫团块堵塞肠腔,可出现腹痛、呕吐、晚期肠坏死则表现为全身中毒症状、便血,与肠套叠极其相似。但蛔虫肠梗阻很少发生在婴儿,早期没有便血,腹内肿块多位于脐下,肿块粗而长,X线片可见蛔虫影。

5.肠梗阻肠坏死

婴幼儿其他原因引起的肠梗阻,晚期出现肠血运障碍导致肠坏死,可出现腹痛、呕吐、便血、休克等症状,可与肠套叠混淆。此类患儿缺乏典型的阵发性哭闹史,血便出现晚且伴随休克及全身中毒症状,腹部检查出现腹膜刺激征,腹穿为血性液体,腹部B超检查未发现肠套叠影像,可作为鉴别点。

6.直肠脱垂

少数晚期肠套叠,其套入部可以通过全部结肠而由肛门脱出,不要误认为是直肠脱垂。直肠脱垂时,可以清楚地看到肠黏膜一直延续到肛门周围的皮肤,而肠套叠时,在肛门口与脱出的肠管之间有一条沟,可以通过此沟将手指伸入直肠内,而且直肠脱垂并无急腹症症状。

五、治疗

肠套叠治疗分非手术治疗和手术治疗。小儿肠套叠多为原发,以非手术治疗为主。

(一)非手术治疗

半个世纪以来,非手术治疗儿童肠套叠已成为公认的首选方法,其中气灌肠整复肠套叠是40年来我国最成功且应用最广泛的治疗方法。目前在我国,不论是在城市中心儿科还是在县医院儿科气灌肠复位率多达90%左右。

1.适应证

(1)病程不超过48小时,便血不超过24小时。

(2)全身状况好,无明显脱水、酸中毒及休克表现,无高热及呼吸困难者。

(3)腹不胀,无压痛及肌紧张等腹膜刺激征。

2.禁忌证

(1)病程超过48小时,便血超过24小时。

(2)全身情况不良,有高热、脱水、精神萎靡及休克等中毒症状者。

(3)腹胀明显,腹部有明显压痛、肌紧张,疑有腹膜炎或疑有肠坏死者。

(4)立位X线片显示完全性肠梗阻者。

(5)试用空气灌肠时逐渐加压至8.0 kPa(60 mmHg)、10.6 kPa(80 mmHg)、13.3 kPa(100 mmHg),而肠套叠阴影仍不移动,形态不变者。

3.治疗方法

(1)气体灌肠复位法:采用空气或氧气均可,观察方法有透视及非透视下进行两种,将气囊肛管置入直肠内,采用自动控制压力仪,肛门注气后即见套叠影逆行推进,直至完全消失,大量气体进入回肠,提示复位成功。

气灌肠前准备:①解痉镇静,肌内注射阿托品、苯巴比妥钠,必要时在麻醉状态下进行;②脱水明显者,应予以输液纠正,改善全身情况;③麻醉下灌肠复位,保证禁食6小时,禁水4小时,必要时插胃管吸出胃内容物;④X线透视室内应备有吸引器、氧气、注射器等抢救设施。

气体灌肠压力:①诊断性气体灌肠压力为 6.6～8.0 kPa(50～60 mmHg);②复位治疗压力为 12.0～13.3 kPa(90～100 mmHg),不超过 16.0 kPa(120 mmHg)。

气体灌肠复位征象:①X线透视下见肿块逐渐变小消失,气体突然进入回肠,继之中腹部小肠迅速充气;②拔出气囊肛管,大量气体和暗红色黏液血便排出;③患儿安然入睡,不再哭闹,腹胀减轻,肿块消失;④碳剂试验,口服 1 g 活性炭。约 6 小时后由肛门排出黑色炭末。

气体灌肠终止指征:①注气后见肿物巨大,套入部呈分叶状,提示复套存在,复位可能性较小;②注气过程中见鞘部扩张而套入部退缩不明显或见套入部退而复进,表示套叠颈部过紧,复位困难;③注气后肿物渐次后退,通过回盲瓣后,肿物消失,但小肠迟迟不进气,提示仍存在小肠套叠,复位困难;④复位过程中,肿物消失,但荧光屏上突然有闪光改变,旋即见膈下游离气体,表明发生肠穿孔,即刻停止注气。

(2)钡剂灌肠复位法:在欧美国家较为流行。钡剂浓度为 20%～25%,钡柱高度不超过患儿水平体位 90 cm,维持液体静压在 5 分钟之内,套叠影逆行推进,变小,渐至消失,钡剂进入回肠,提示复位成功。

(3)B超监视下水压灌肠复位法:采用生理盐水或水溶性造影剂为介质灌肠。复位压力为 6.7～12.0 kPa(50～90 mmHg),注水量在 300～700 mL。在 B超荧光屏上可见"同心圆"或"靶环"状块影向回盲部收缩,逐渐变小,最后通过回盲瓣突然消失,液体急速进入回肠。满意的复位是见套入部消失,液体逆流进入小肠。

(二)手术疗法

1.手术指征

(1)有灌肠禁忌证者。

(2)灌肠复位失败者。

(3)肠套叠复发达 3 次以上,疑有器质性病变者。

(4)疑为小肠套叠者。

2.手术方式

(1)手法复位术:取右下腹或右上腹横切口,在套叠远端肠段用挤压手法使其整复,切忌强行牵拉套叠近端肠段。复位成功后务必详细检查是否存在病理性肠套叠起点,必要时一并处理。对原发复发性肠套叠手术的患儿,手法复位后如未发现病理起点,存在游动盲肠者可行盲肠右下腹膜外埋藏固定法,以减少复发。如阑尾有损伤,呈现水肿和淤血时,可将其切除。

(2)肠切除肠吻合术:术中见鞘部已有白色斑块状动脉性坏死或套入部静脉性坏死,争取做肠切除一期吻合术。必要时亦可延迟 24～48 小时再吻合。

(3)肠外置或肠造口术:适应于患儿存在休克且病情危重时,或肠套叠手法复位后局部血液供给情况判断有困难时。可将肠袢两断端或可疑肠袢外置于腹壁外,切口全层贯穿缝合,表面覆盖油纱保护,24～48 小时后,待休克纠正,病情平稳,再行二期肠吻合术。观察可疑肠袢循环恢复情况决定还纳入腹,抑或肠切除肠吻合。如肠切除后患儿全身或局部循环不满意,无法行肠吻合时,可行肠造口术。

(李秀敏)

第七章

泌尿系统疾病

第一节　急性肾小球肾炎

急性肾小球肾炎（AGN）简称急性肾炎，是儿科常见的一种与感染有关的急性免疫反应性肾小球疾病。其临床主要表现为急性起病，水肿、少尿、血尿和不同程度蛋白尿、高血压或肾功能不全，病程多在1年内。

本病在我国是一常见的儿科疾病，占小儿泌尿系统疾病的首位。多见于儿童及青少年，2岁以内者少见，男女之比为2：1。发病以秋冬季节较多。绝大多数预后良好，少部分可能迁延。

一、病因与发病机制

本病绝大多数由链球菌感染后引起，故又称急性链球菌感染后肾炎（APSGN）。其他细菌、病毒、原虫或肺炎支原体等也可导致急性肾炎，但较少见。故本节主要介绍APSGN。

目前已明确本病的发生与A组β溶血性链球菌中的致肾炎菌株感染有关。所有致肾炎菌株均有共同的致肾炎抗原性，包括菌壁上的M蛋白内链球菌素、"肾炎菌株协同蛋白（NSAP）"。

其主要发病机制为抗原抗体免疫复合物引起肾小球毛细血管炎症病变，有循环免疫复合物致病学说、原位免疫复合物致病学说和某些链球菌通过神经氨酸酶的作用或其产物如某些菌株产生的唾液酸酶，与机体的IgG结合，改变了IgG的化学组成或其免疫原性，产生自身抗体和免疫复合物而致病学说。

上述链球菌有关抗原诱发的免疫复合物或链球菌的菌体外毒素激活补体系统，在肾小球局部造成免疫病理损伤，引起炎性过程。APSGN的发病机制见图7-1。

二、病理

主要病理特点为急性、弥散性、渗出性、增殖性肾小球肾炎。光镜下可见肾小球体积增大、毛细血管内皮细胞和系膜细胞增生肿胀，基质增生。急性期有多型核白细胞浸润，毛细血管腔狭窄甚至闭锁、塌陷。部分患儿可见上皮细胞节段性增生所形成的新月体，使肾小囊腔受阻。肾小管病变较轻，呈上皮细胞变性，间质水肿及炎症细胞浸润。电镜检查可见电子致密物呈驼峰状在上皮细胞下沉积，为本病的特征。免疫荧光检查在急性期可见粗颗粒状的IgG、C3沿肾小球毛细血管祥和/或系膜区沉积，有时也可见到IgM和IgA沉积。

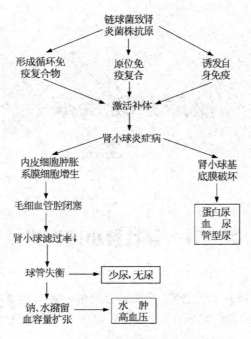

图 7-1　急性链球菌感染后肾炎的发病机制

三、临床表现

急性肾炎临床表现轻重悬殊,轻者仅表现为无症状性镜下血尿,重者可呈急进性过程,短期内出现肾功能不全。

(一)前驱感染

90%病例有前驱感染史,以呼吸道及皮肤感染为主。在前驱感染后经 1～3 周无症状的间歇期而急性起病。间歇期长短与前驱感染部位有关,咽炎引起者 6～12 天,平均 10 天,多有发热、颈部淋巴结大及咽部渗出。皮肤感染者 14～28 天,平均 20 天。

(二)典型表现

起病时可有低热、乏力、头痛、头晕、恶心呕吐、食欲减退、腹痛及鼻出血等症状,体检在咽部、皮肤等处发现前驱感染未彻底治愈的残迹。典型表现如下。

1.水肿少尿

70%的病例病初表现为晨起颜面及眼睑水肿,重者 2～3 天遍及全身。水肿多呈非凹陷性。水肿同时伴尿量减少。

2.血尿

50%～70%患儿有肉眼血尿,酸性尿呈烟灰水样或茶褐色,中性或弱碱性尿呈鲜红色或洗肉水样,1～2 周后转为镜下血尿。镜下血尿可持续 1～3 个月,少数可持续半年或更久。同时常伴有不同程度的蛋白尿,一般尿蛋白定量<3 g/d,有 20%病例可达肾病水平。

3.高血压

30%～80%的病例有高血压,一般呈轻中度增高,为 16.0～20.0/10.7～14.7 kPa(120～150/80～110 mmHg),1～2 周后随尿量增多血压恢复正常。

（三）严重表现

少数病例在疾病早期（2周内）可出现下列严重症状，应及早发现，及时治疗。

1.严重循环充血

多发生在起病1周内，主要是由于水钠潴留，血容量增加使循环负荷过重所致。轻者仅表现为气急、心率增快，肺部出现少许湿啰音等。严重者可出现呼吸困难，端坐呼吸，颈静脉怒张，频咳、吐粉红色泡沫痰，两肺满布湿啰音，心脏扩大，甚至出现奔马律，肝大压痛，水肿加剧。如不及时抢救，可在数小时内迅速出现肺水肿而危及患儿生命。

2.高血压脑病

在疾病早期，由于脑血管痉挛，导致脑缺血缺氧、血管渗透性增高发生脑水肿。近年亦有学者认为是脑血管扩张所致。血压（尤其是舒张压）急剧升高＞18.7/12.0 kPa（140/90 mmHg），伴视力障碍、惊厥或昏迷三项之一者即可诊断。年长儿可诉剧烈头痛、呕吐、复视或一过性失明。高血压控制后上述症状迅速消失。

3.急性肾功能不全

主要由于肾小球内皮细胞和系膜细胞增生，肾小球毛细血管腔变窄、甚至阻塞，肾小球血流量减少，滤过率降低所致。表现为少尿、无尿等症状，引起暂时性氮质血症、电解质紊乱和代谢性酸中毒。一般持续3～5天，不超过10天迅速好转。

若持续数周仍不恢复，则预后严重，病理上可能有大量新月体形成。

四、辅助检查

（一）尿液检查

尿蛋白可在＋～＋＋＋，且与血尿的程度相平行，尿镜检除多少不等的红细胞外，可见透明、颗粒或红细胞管型，疾病早期可见较多白细胞及上皮细胞，并非感染。尿常规一般4～8周恢复正常，12小时尿细胞计数4～8个月恢复正常。急性期尿比重多增高。

（二）血常规检查

常有轻、中度贫血，与血容量增多、血液稀释有关，待利尿消肿后即可恢复正常。白细胞轻度升高或正常。红细胞沉降率增快，一般2～3个月恢复正常。

（三）肾功能及血生化检查

血尿素氮和肌酐一般正常，明显少尿时可升高。肾小管功能正常。持续少尿、无尿者，血肌酐升高，内生肌酐清除率降低，尿浓缩功能受损。早期还可有轻度稀释性低钠血症，少数出现高血钾及代谢性酸中毒。

（四）抗链球菌溶血素O（ASO）抗体测定

50％～80％患儿ASO升高，通常于链球菌感染2～3周开始升高，3～5周达高峰，50％于3～6个月恢复正常，75％于1年内恢复正常。判断结果时应注意：①早期应用抗生素治疗者可影响阳性率；②某些致肾炎菌株可能不产生溶血素O；③脓皮病患者ASO常不增高。

（五）血清补体测定

80％～90％的急性期患儿血清补体C3下降，6～8周恢复正常。若超过8周补体持续降低，应考虑为膜增殖性肾小球肾炎。血清补体下降程度与急性肾炎病情轻重无明显相关性，但对急性肾炎的鉴别诊断有重要意义。

（六）肾活组织病理检查

急性肾炎出现以下情况时考虑肾活检：①持续性肉眼血尿在 3 个月以上者；②持续性蛋白尿和血尿在 6 个月以上者；③发展为肾病综合征者；④肾功能持续减退者。

五、诊断和鉴别诊断

典型病例诊断不难，根据：①起病前 1～3 周有链球菌前驱感染史；②临床表现有水肿、少尿、血尿、高血压；③尿检有蛋白、红细胞和管型；④急性期血清 C3 下降，伴或不伴有 ASO 升高即可确诊。但应注意与下列疾病鉴别。

（一）其他病原体感染后引起的肾炎

多种病原体感染可引起急性肾炎，如细菌（葡萄球菌、肺炎球菌等）、病毒（乙肝病毒、流感病毒、EB 病毒、水痘病毒和腮腺炎病毒等）、支原体、原虫等。可从原发感染灶及各自的临床特点进行鉴别。如病毒性肾炎，一般前驱期短，3～5 天，临床症状轻，无明显水肿及高血压，以血尿为主，补体 C3 不降低，ASO 不升高。

（二）IgA 肾病

以血尿为主要症状，表现为反复发作性肉眼血尿，常在上呼吸道感染后 1～2 天出现血尿，多无水肿、高血压、血清 C3 正常，确诊依靠肾活检。

（三）慢性肾炎急性发作

患儿多有贫血、生长发育落后等体征。前驱感染期甚短或不明显，肾功能持续异常，尿比重低且固定可与急性肾炎鉴别。尿液改变以蛋白增多为主。

（四）特发性肾病综合征

具有肾病综合征表现的急性肾炎需与特发性肾病综合征鉴别。若患儿呈急性起病，有明确的链球菌感染证据，血清 C3 降低，肾活检病理为毛细血管内增生性肾炎，有助于急性肾炎的诊断。

（五）其他

还应与急进性肾炎或其他系统性疾病引起的肾炎，如紫癜性肾炎、系统性红斑狼疮性肾炎、乙肝病毒相关性肾炎等鉴别。

六、治疗

本病为自限性疾病，无特异治疗。主要是对症处理，清除残留感染病灶，纠正水电解质紊乱，防止急性期并发症，保护肾功能，以待自然恢复。重点把好防治少尿和高血压两关。

（一）严格休息

急性期（起病 2 周内）绝对卧床休息，水肿消退、血压正常、肉眼血尿消失，即可下床做轻微活动或室外散步。红细胞沉降率正常可上学，但 3 个月内应避免重体力活动。待 12 小时尿沉渣细胞绝对计数正常后方可恢复体力活动。

（二）合理饮食

有水肿及高血压者应限盐，食盐限制在 1～2 g/d。对有严重少尿、循环充血者，每天水分摄入一般以不显性失水加尿量计算。有氮质血症者应限蛋白入量，可给予优质动物蛋白 0.5 g/(kg·d)。供给高糖饮食以满足小儿热量需要。待尿量增加、水肿消退、血压正常、氮质血症消除后应尽早恢复正常饮食，以保证小儿生长发育的需要。

(三)控制感染

应用抗生素的目的是彻底清除体内感染灶,对疾病本身无明显作用。疾病早期给予青霉素10~14 天或据培养结果换用其他敏感抗生素,应注意勿选用对肾有损害的药物。

(四)对症治疗

1.利尿

经控制水盐入量仍水肿、少尿者可用噻嗪类利尿剂,如氢氯噻嗪 1~2 mg/(kg·d),分 2~3 次口服。无效时可静脉注射强效的袢利尿剂,如每次呋塞米 1 mg/kg,每天 1~2 次,静脉注射剂量过大时可有一过性耳聋。

2.降压

凡经休息、利尿及限制水盐后,血压仍高者应给予降压药。首选硝苯地平,开始剂量为0.25 mg/(kg·d),最大剂量 1 mg/(kg·d),分 3 次口服。亦可用卡托普利等血管紧张素转换酶抑制剂,初始剂量为 0.3~0.5 mg/(kg·d),最大剂量 5~6 mg/(kg·d),分 3 次口服,与硝苯地平交替使用降压效果更佳。严重病例用利舍平,首剂 0.07 mg/kg(每次最大量不超过 2 mg)肌内注射,必要时间隔 12 小时重复 1 次,用 1~2 剂后改为 0.02~0.03 mg/(kg·d),分 2~3 次口服。

(五)严重循环充血的治疗

(1)严格限制水盐入量和应用强利尿剂呋塞米,促进液体排出,矫正水钠潴留,恢复正常血容量,而不在于应用洋地黄制剂。

(2)有肺水肿表现者,除一般对症治疗外,可加用硝普钠5~20 mg溶于 5% 葡萄糖液 100 mL中,以 1 μg/(kg·min)速度静脉滴注,严密监测血压,随时调整药液的滴速,不宜超过8 μg/(kg·min),防止发生低血压。滴注时药液、针筒、输液管等须用黑纸覆盖,以免药物遇光分解。

(3)对难治病例可采用腹膜透析或血液透析治疗。

(六)高血压脑病的治疗

原则为选用降压效力强而迅速的药物。首选硝普钠,用法同上。通常用药后 1~5 分钟可使血压明显下降,抽搐立即停止,并同时静脉注射呋塞米每次 2 mg/kg。有惊厥者给予地西泮止痉,每次0.3 mg/kg,总量不超过 10 mg,缓慢静脉注射。如在静脉注射苯巴比妥钠后再静脉注射地西泮,应注意发生呼吸抑制可能。

(七)急性肾功能不全的治疗

(1)应严格限制液体入量,掌握"量出为入"的原则。每天液量＝前 1 天尿量＋不显性失水量＋异常丢失液量－内生水量。不显性失水按 400 mL/(m²·d),内生水量按 100 mL/(m²·d)计算。

(2)注意纠正水电解质酸碱平衡紊乱;积极利尿,供给足够热量,以减少组织蛋白质分解。

(3)必要时及早采取透析治疗。

七、预后与预防

急性肾炎预后好。95% APSGN病例能完全恢复,<5%的病例可有持续尿异常,死亡率低于 1%。目前主要死因是急性肾衰竭。远期预后小儿比成人佳,一般认为 80%~95% 终将痊愈。影响预后的因素:①与病因有关,一般病毒所致者预后较好;②散发者较流行者差;③成人比

儿童差,老年人更差;④急性期伴有重度蛋白尿且持续时间久,肾功能受累者预后差;⑤组织形态学上呈系膜显著增生,40％以上肾小球有新月体形成者,"驼峰"不典型(如过大或融合)者预后差。最根本的是预防链球菌感染。平时应加强锻炼,注意皮肤清洁卫生,减少呼吸道及皮肤感染。一旦发生感染则应及早彻底治疗。感染后1～3周应注意反复查尿常规,以便及早发现异常,及时治疗。

(冯春洪)

第二节　慢性肾小球肾炎

慢性肾小球肾炎是指各种原发性或继发性肾炎病程超过1年,伴有不同程度的肾功能不全和/或持续性高血压、预后较差的肾小球肾炎。其病理类型复杂,常见有膜性增殖性肾炎、局灶节段性肾小球硬化、膜性肾病等。此病在儿科少见,为慢性肾功能不全最常见的原因。

一、临床表现

慢性肾小球肾炎起病缓慢,病情轻重不一,临床一般可分为普通型、肾病型、高血压型、急性发作型。

(一)共同表现

1.水肿

均有不同程度的水肿。轻者仅见于颜面部、眼睑及组织松弛部位,重者则全身普遍水肿。

2.高血压

部分患者有不同程度的高血压。血压升高为持续性或间歇性,以舒张压中度以上升高为特点。

3.蛋白尿和/或尿沉渣异常

持续性中等量的蛋白尿和/或尿沉渣异常,尿量改变,夜尿增多,尿比重偏低或固定在1.010左右。

4.贫血

中重度贫血,乏力,生长发育迟缓,易合并感染、低蛋白血症或心功能不全。

5.其他

不同程度的肾功能不全、电解质紊乱。

(二)分型

凡具备上述各临床表现均可诊断为慢性肾小球肾炎。

1.普通型

无突出特点者。

2.高血压型

高血压明显且持续升高者。

3.肾病型

突出具备肾病综合征特点者。

4.急性发作型

感染劳累后短期急性尿改变加重和急剧肾功能恶化,经过一段时期后,恢复至原来的状态者。

(三)实验室检查

1.尿常规

尿蛋白可从＋～＋＋＋＋,镜检有红细胞及各类管型,尿比重低且固定。

2.血常规

呈正色素、正细胞性贫血。

3.肾功能检查

肾小球滤过率下降,内生肌酐清除率、酚红排泄试验均降低;尿素氮及肌酐升高,尿浓缩功能减退。

4.其他

部分患者尿 FDP 升高,血清补体下降,红细胞沉降率增快,肾病型可示低蛋白血症、高胆固醇血症。

二、诊断

肾小球肾炎病程超过 1 年,尿变化包括不同程度的蛋白尿、血尿和管型尿,伴有不同程度的肾功能不全和/或高血压者,临床诊断为慢性肾炎。尚需排除引起小儿慢性肾功能不全的其他疾病,如泌尿系统先天发育异常或畸形、慢性肾盂肾炎、溶血尿毒综合征、肾结核、遗传性肾病等。

三、治疗

目前尚无特异治疗,治疗原则为去除已知病因,预防诱发因素,对症治疗和中西医结合的综合治疗。有条件的最好根据肾组织病理检查结果制订其具体治疗方案。

(一)一般措施

加强护理,根据病情合理安排生活制度。

(二)调整饮食

适当限制蛋白的摄入,以减轻氮质血症。蛋白质以每天 1 g/kg 为宜,供给优质的动物蛋白如牛奶、鸡蛋、鸡、鱼等。根据水肿及高血压的程度,调整水和盐的摄入。

(三)防治感染

清除体内慢性病灶。

(四)慎重用药

必须严格掌握各种用药的剂量及间隔时间,勿用肾毒性药物。

(五)激素及免疫抑制剂

尚无肯定疗效。常规剂量的激素和免疫抑制剂治疗无效。但大剂量的激素可加重高血压和肾功能不全,应慎用。

有报道用:①甲泼尼龙冲击疗法。②长程大剂量泼尼松治疗,每天 1.5～2 mg/kg,每天晨服,持续5～23 个月以后减量至 0.4～1 mg/kg,隔天顿服,间断加用免疫抑制剂或双嘧达莫,抗凝治疗,经3～9 年的长程持续治疗,使部分患儿症状减轻、病情进展缓慢,以延长生命。

(六)透析治疗

病情发展至尿毒症时,可以进行透析治疗,等待肾移植。

(冯春洪)

第三节　狼疮性肾炎

系统性红斑狼疮(systemic lupus erythematosus,SLE)是一种累及多系统,多器官的具有多种自身抗体的自身免疫性疾病。该病在亚洲地区女孩发病率最高,有报道白种女孩为(1.27~4.4)/100 000,而亚洲女孩则为(6.16~31.14)/100 000。我国发病率约为 70/100 000 人口,其中女性占 85%~95%,多数发生在 13~14 岁。当 SLE 并发肾脏损害时即为狼疮性肾炎(lupus nephritis,LN)。一般认为狼疮性肾炎占 SLE 的 46%~77%,而对 SLE 患者肾活检发现 SLE 患者100%有轻重不等的肾损害。儿童 LN 损害发生率高于成人,SLE 起病早期可有 60%~80%肾脏受累,2 年内可有 90%出现肾脏损害。肾脏病变程度直接影响 SLE 的预后。肾受累及进行性肾功能损害是 SLE 的主要死亡原因之一。

一、病因及发病机制

(一)病因
本病病因不明,目前认为可能致病因素有以下几种。

1.病毒感染

C 型 DNA 病毒(慢病毒)感染有关。

2.遗传因素

本病遗传易感基因位于第 6 对染色体中,遗传性补体缺陷易患 SLE,携带 HLA-BW15 与HLADW3 者易发生 SLE。

3.性激素

不论男女患者体内雌激素增高,雄激素降低,雌激素增高可加重病情。

4.自身组织破坏

日晒紫外线可使 40%的患者病情加重。某些药物如氨基柳酸、青霉素、磺胺等可诱发或加重 SLE。

(二)LN 的发病机制
较为复杂,尚不完全明了。目前研究认为 SLE 患儿体内存在多种自身抗体,在 LN 的发生、发展过程中占有非常重要的地位,其产生与细胞凋亡密切相关:主要是自身反应性 T 细胞、B 细胞逃脱细胞凋亡而处于活化增殖状态,引起机体对自身抗原的外周耐受缺陷,导致自身免疫异常而致病。促发因素包括以下几种。①遗传:小儿 SLE 有家族遗传倾向,13.8%小儿 SLE 患者的三代亲属中有一个或更多亲属有结缔组织病,同卵双胎一致发病的百分比高达 70%。②病毒感染、日光、药物等。

近些年来,人们对 LN 的发病机制有了更深刻的认识,普遍观点认为自身抗体通过核小体介导与肾脏结合而致病。细胞凋亡的产物核小体(由组蛋白与 DNA 两部分组成)作为自身抗原诱导机体产生自身抗体,即抗核小体抗体。近来的研究表明,在 LN 的病程中抗核小体抗体可早于抗 dsDNA 抗体而出现,其敏感性及特异性均优于后者,且血中抗体水平与蛋白尿、疾病活动性呈显著相关。目前认为:核小体的一端通过组蛋白或 DNA 与肾小球基膜、系膜细胞等相结合,另一端暴露出抗体的结合位点,从而介导自身抗体与肾脏结合,导致补体活化、炎症细胞聚集和细胞因子释放,诱发 LN。核小体中组蛋白或 DNA 与肾小球不同成分的结合,可以导致自身抗体在不同的部位形成沉积,从而产生不同的临床表现和病理分型。

此外,细胞凋亡对维持肾小球内环境的稳定也同样具有重要意义。近年来,认识到 LN 时除了整体水平上的淋巴细胞凋亡异常外,肾小球局部也存在着细胞凋亡调节的紊乱。

二、病理

(一)病理分类标准

世界卫生组织对于狼疮性肾炎的病理学分类共 6 型,具体分类如下。①Ⅰ型:系膜轻微病变型狼疮性肾炎;②Ⅱ型:系膜增生型狼疮性肾炎;③Ⅲ型:局灶型狼疮性肾炎;④Ⅳ型:弥漫型狼疮性肾炎;⑤Ⅴ型:膜型狼疮性肾炎;⑥Ⅵ型:进行性硬化型狼疮性肾炎。

据报道儿童 LN 中Ⅰ～Ⅱ型占 25%,Ⅲ～Ⅳ型占 65%,Ⅴ型占 9%。值得注意的是,上述各型之间转型常见。此外,LN 免疫荧光检查典型表现是以 IgG 为主,早期补体成分如 C4、C1q 通常与 C3 一起存在。三种免疫球蛋白加上 C3、C4、C1q 均存在时,称满堂亮,见于 1/4～2/3 患者。

(二)间质和小管损伤

LN 的间质和小管损伤相当常见,表现为肾小管变性、萎缩和坏死,炎性细胞浸润,基膜变厚和间质纤维化。免疫荧光可见 IgG、C1q、C3、C4 局灶性沉积于肾小管基膜。电镜下可见电子致密物沿肾小管基膜沉积。少数以急性小管间质肾炎单独存在,可表现为急性肾衰竭。

(三)血管损伤

血管免疫沉积、透明和非炎症性坏死性病变、伴血管壁淋巴和单核细胞浸润的真性血管炎均可见,罕见肾内小动脉血栓,这些血管病变预示不良预后,偶见血栓性微血管病。

(四)活动性病变和慢性病变的判断

LN 活动性指数(AI)和慢性指数(SI)的判断是评估疾病活动性及预后的标准指标。

三、临床表现

狼疮性肾炎的临床表现多种多样,主要表现为两大类。

(一)LN 的肾脏表现

其中 1/4～2/3 的 SLE 患者会出现狼疮性肾炎(LN)的临床表现。LN 100% 可出现程度不同的蛋白尿、80% 镜下血尿,常伴有管型尿、水肿、高血压及肾功能障碍,夜尿增多也常常是 LN 的早期症状之一。

根据中华医学会儿科学分会肾脏病学组 2010 年制定的《狼疮性肾炎的诊断治疗指南》儿童 LN 临床表现分为以下 7 种类型:①孤立性血尿和/或蛋白尿型;②急性肾炎型;③肾病综合征型;④急进性肾炎型;⑤慢性肾炎型;⑥肾小管间质损害型;⑦亚临床型:SLE 患者无肾损害临床表现,但存在轻重不一的肾病理损害。

(二)LN 的全身性表现

可表现为发热、皮肤黏膜症状、关节症状、肌肉骨骼症状、多发性浆膜炎、血液系统和心血管系统损害、肝脏、肺脏、中枢神经系统症状等,甚至出现急性危及生命的狼疮危象。其他临床表现可见眼部病变,如眼底静脉迂曲扩张、视盘萎缩,典型的眼底改变是棉绒斑,还可见巩膜炎、虹膜炎等。

四、诊断与鉴别诊断

LN 诊断标准:根据中华医学会儿科学分会肾脏病学组 2010 年制定的《狼疮性肾炎的诊断治疗指南》,SLE 患儿有下列任一项肾受累表现者即可诊断为 LN。①尿蛋白检查满足以下任一项者:1 周内 3 次尿蛋白定性检查阳性;或 24 小时尿蛋白定量>150 mg;或 1 周内 3 次尿微量清蛋白高于正常值;②离心尿每高倍镜视(HPF)红细胞计数>5 个;③肾功能异常(包括肾小球和/或肾小管功能);④肾活检异常。

SLE 的临床表现多种多样,临床误诊率较高,尤其是临床表现不典型和早期 SLE,诊断时应注意与原发性肾小球疾病、感染性疾病、慢性活动性肝炎、特发性血小板减少性紫癜等相鉴别。

五、治疗

LN 的治疗较为复杂,应按照肾脏病理类型进行相应的治疗。治疗的早晚、是否正确用药及疗程的选择是决定 LN 疗效的关键。

(一)治疗原则

(1)伴有肾损害症状者,应尽早行肾活检,以利于依据不同肾脏病理特点制订治疗方案。

(2)积极控制 SLE/LN 的活动性。

(3)坚持长期、正规、合理的药物治疗,并加强随访。

(4)尽可能减少药物毒副作用,切记不要以生命的代价去追求药物治疗的完全缓解。

(二)一般对症治疗

一般对症治疗包括疾病活动期卧床休息,注意营养,避免日晒,防治感染,避免使用引起肾损害和能够诱发本病的药物。不做预防注射。

所有 LN 均加用羟氯喹(HCQ)为基础治疗。HCQ 一般剂量 4~6 mg/(kg·d),最大剂量 6.5 mg/(kg·d),对于眼科检查正常的患者通常是安全的;对于 GFR<30 mL/min 的患者有必要调整剂量。

(三)狼疮性肾炎的治疗

根据我国儿童《狼疮性肾炎的诊断治疗指南》按照病理分型治疗如下。

1.Ⅰ型、Ⅱ型

一般认为,伴有肾外症状者,给予 SLE 常规治疗;儿童患者只要存在蛋白尿,应加用泼尼松治疗,并按临床活动程度调整剂量和疗程。

2.Ⅲ型

轻微局灶增生性肾小球肾炎的治疗,可给予泼尼松治疗,并按临床活动程度调整剂量和疗程;肾损症状重、明显增生性病变者,参照Ⅳ型治疗。

3.Ⅳ型

该型为 LN 病理改变中最常见、预后最差的类型。指南推荐糖皮质激素加用免疫抑制剂联合治疗。治疗分诱导缓解和维持治疗两个阶段。

(1)诱导缓解阶段:共 6 个月,首选糖皮质激素+环磷酰胺(CTX)冲击治疗。泼尼松 1.5~

2.0 mg/(kg·d),6～8周,根据治疗反应缓慢减量。CTX 静脉冲击有 2 种方法可选择:①1 次 500～750 mg/m²,每月 1 次,共6次;②8～12 mg/(kg·d),每 2 周连用 2 天,总剂量 150 mg/kg。肾脏增生病变显著时需给予环磷酰胺冲击联合甲泼尼龙冲击。甲泼尼龙冲击 15～30 mg/(kg·d),最大剂量不超过 1 g/d,3 天为 1 个疗程,根据病情可间隔 3～5 天重复 1～2 个疗程。吗替麦考酚酯(MMF)可作为诱导缓解治疗时 CTX 的替代药物,在不能耐受 CTX 治疗、病情反复或 CTX 治疗无效情况下,可换用 MMF,指南推荐儿童 MMF 剂量 20～30 mg/(kg·d)。CTX 诱导治疗 12 周无反应者,可考虑换用 MMF 替代 CTX。

(2)维持治疗阶段:至少 2～3 年。在完成 6 个月的诱导治疗后呈完全反应者,停用 CTX,泼尼松逐渐减量至每天 5～10 mg 口服,维持至少 2 年;在最后 1 次使用 CTX 后两周加用硫唑嘌呤(AZA)1.5～2 mg/(kg·d)(1 次或分次服用);或 MMF。初治 6 个月非完全反应者,继续用 CTX 每 3 个月冲击 1 次,至 LN 缓解达 1 年;近年来,MMF 在维持期的治疗受到愈来愈多的关注。MMF 可用于不能耐受 AZA 的患者,或治疗中肾损害反复者。

4.Ⅴ型

临床表现为蛋白尿者,加用环孢霉素或 CTX 较单独糖皮质激素治疗者效果好。合并增生性病变者,按病理Ⅳ型治疗。近年有报道针对Ⅴ＋Ⅳ型患者采取泼尼松＋MMF＋FK506 的多靶点联合治疗有效,但尚需进一步的多中心 RCT 的验证。

5.Ⅵ型

具有明显肾功能不全者,予以肾替代治疗(透析或肾移植),其生存率与非狼疮性肾炎的终末期肾病患者无差异。如果同时伴有活动性病变,仍应当给予泼尼松和免疫抑制剂治疗。

(四)血浆置换和血浆免疫吸附

血浆置换能够有效降低血浆中的免疫活性物质,清除导致肾脏损伤的炎症介质,因此能够阻止和减少免疫反应,中断或减缓肾脏病理进展。对激素治疗无效或激素联合细胞毒或免疫抑制剂无效,肾功能急剧恶化者,或Ⅳ型狼疮活动期,可进行血浆置换。近年来发展的血浆免疫吸附治疗 SLE/LN 适用于:①活动性 SLE/LN 或病情急性进展者;②伴有狼疮危象者;③难治性病例或复发者;④存在多种自身免疫性抗体者;⑤因药物不良反应而停药病情仍活动者。常与激素和免疫抑制剂合用提高了疗效。

(五)抗凝治疗

狼疮性肾炎常呈高凝状态,可使用普通肝素 1 mg/(kg·d),加入 50～100 mL 葡萄糖溶液中静脉点滴,或低分子肝素 50～100 Axa U/(kg·d),皮下注射;已有血栓形成者可用尿激酶 20 000～60 000 U 溶于葡萄糖中静脉滴注,每天 1 次,疗程 1～2 周。

(六)透析和肾移植

肾衰竭者可进行透析治疗和肾移植,但有移植肾再发 LN 的报道。

六、预后

不定期随诊、不遵循医嘱、不规范治疗和严重感染是儿童 LN 致死的重要原因。影响 LN 预后有诸多因素,若出现下列因素者提示预后不良:①儿童时期(年龄≤15 岁)发病;②合并有大量蛋白尿;③合并有高血压;④血肌酐明显升高,≥120 μmol/L;⑤狼疮肾炎活性指数≥12 分和/或慢性损害指数≥4 分;⑥病理类型为Ⅳ型或Ⅵ型。

(冯春洪)

第四节　紫癜性肾炎

过敏性紫癜(Henoch-Schonlein purpura,HSP)是一种以皮肤紫癜、出血性胃肠炎、关节炎及肾脏损害为特征的综合征,基本病变是全身弥漫性坏死性小血管炎。伴肾脏损害者称为紫癜性肾炎(Henoch-Schonlein purpura nephritis,HSPN)。本病好发于儿童,据国内儿科报道,HSPN占儿科住院泌尿系统疾病8%,仅次于急性肾炎和原发性肾病综合征而居第三位。男女儿童均可发病,男女比例约为1.6∶1。平均发病年龄9.0±2.8岁,90%以上患儿年龄在5～13岁。四季均有发病,9月至次年3月为发病高峰季节,发病率占全年发病的80%以上。农村患儿和城市患儿发病率无差别。

一、病因与发病机制

(一)病因

1.感染

HSP发生多继发于上呼吸道感染。

2.疫苗接种

某些疫苗接种如流感疫苗、乙肝疫苗、狂犬疫苗、流脑疫苗、白喉疫苗、麻疹疫苗也可能诱发HSP,但尚需可靠研究证据证实。

3.食物和药物因素

有个案报道某些药物的使用也能触发HSP发生。目前尚无明确证据证明食物过敏是导致过敏性紫癜的原因。

4.遗传因素

HSP存在遗传好发倾向,白种人的发病率明显高于黑种人。近年来有关遗传学方面的研究涉及的基因主要有*HLA*基因、家族性地中海基因、血管紧张素转换酶基因(*ACE*基因)、甘露糖结合凝集素基因、血管内皮生长因子基因、*PAX2*基因、*TIM-1*基因等。文献报道黏附分子P-selectin表达增强及基因多态性可能与HSP发病相关,*P-selectin*基因启动子-2123多态性可能与儿童HSP发病相关。

(二)发病机制

1.紫癜性肾炎与免疫

HSPN患儿的免疫学紊乱十分复杂,包括免疫细胞(如巨噬细胞、淋巴细胞、嗜酸性粒细胞)和免疫分子(如免疫球蛋白、补体、细胞因子、黏附分子、趋化因子)的异常,它们在HSPN的发病机制中起着关键的作用。

2.凝血与纤溶

20世纪90年代后,对凝血与纤溶过程在紫癜性肾炎发病中的作用的探讨,更多的关注在交联纤维蛋白。交联纤维蛋白主要沉积于内皮细胞和系膜区,与系膜及内皮损伤有关。

3.遗传学基础

本病非遗传性疾病,但存在遗传好发倾向:①C4 基因缺失可能直接参与 HSPN 发病;②IL-1ra 基因型——IL-1RN＊2 等位基因的高携带率,使机体不能有效拮抗 IL-1 致炎作用可能是 HSPN 发病机制中非常重要的因素之一。

二、病理改变与分级

(一)常见病理改变

紫癜性肾炎病理特征以肾小球系膜增生,系膜区 IgA 沉积及上皮细胞新月体形成为主,可见到各种类型的肾损害。

1.光镜

肾小球系膜细胞增生病变,可伴内皮细胞和上皮细胞增生,新月体形成,系膜区炎性细胞浸润,肾小球纤维化,还可见局灶性肾小球坏死甚至硬化。间质可出现肾小管萎缩,间质炎性细胞浸润,间质纤维化等改变。

2.免疫荧光

系膜区和肾小球毛细血管襻有 IgA、IgG、C3 备解素和纤维蛋白原呈颗粒状沉积。

3.电镜

系膜区有不同程度增生,系膜区和内皮下有电子致密物沉积。

(二)病理分级标准

国际儿童肾脏病研究中心(ISKDC)按肾组织病理检查将其分为六级。Ⅰ级:轻微肾小球异常;Ⅱ级:单纯系膜增生;Ⅲ级:系膜增生伴＜肾小球 50％新月体形成;Ⅳ级:系膜增生伴 50％～75％肾小球新月体形成;Ⅴ级:系膜增生伴＞肾小球 75％新月体形成;Ⅵ级:膜增生性肾小球肾炎。其中Ⅱ～Ⅴ级又根据系膜病变的范围程度分为局灶性和弥漫性。

三、临床表现

(一)肾脏症状

HSPN 主要表现为血尿、蛋白尿,亦可出现高血压、水肿、氮质血症甚至急性肾衰竭。肾脏症状可出现于 HSPN 的整个病程,但多发生在紫癜后 2～4 周内,个别病例出现于 HSP 6 个月后,故尿常规追踪检查是及时发现肾脏损害的重要手段。目前,对肾损害较一致的看法是即使尿常规正常,肾组织学已有改变。个别紫癜性肾炎患者,尿常规无异常发现,只表现为肾功能减退。

中华医学会儿科学分会肾脏病学组发布的儿童紫癜性肾炎的诊治循证指南将 HSPN 临床分为:①孤立性血尿型;②孤立性蛋白尿型;③血尿和蛋白尿型;④急性肾炎型;⑤肾病综合征型;⑥急进性肾炎型;⑦慢性肾炎型。临床上以①型、②型、③型多见。

(二)肾外症状

典型的皮肤紫癜、胃肠道表现(腹痛,便血和呕吐)及关节症状为紫癜性肾炎肾外的三大主要症状,其他如神经系统、生殖系统、呼吸循环系统也可受累,甚至发生严重的并发症,如急性胰腺炎、肺出血、肠梗阻、肠穿孔等。

四、实验室检查

(一)血常规

白细胞正常或轻度增高,中性或嗜酸性粒细胞比例增多。

(二)尿常规

可有血尿、蛋白尿、管型尿。

(三)凝血功能检查

正常,可与血液病致紫癜相鉴别。

(四)毛细血管脆性试验

急性期毛细血管脆性试验阳性。

(五)红细胞沉降率、血清 IgA 及冷球蛋白

红细胞沉降率增快,血清 IgA 和冷球蛋白含量增加。但血清 IgA 增高对本病诊断无特异性。

(六)补体

血清 C3、C1q、备解素多正常。

(七)肾功能

多正常,严重病例可有肌酐清除率降低和 BUN、血 Cr 增高。

(八)血生化

表现为肾病综合征者,有血清蛋白降低和胆固醇增高。

(九)皮肤活检

无论在皮疹部或非皮疹部位,免疫荧光检查均可见毛细血管壁有 IgA 沉积。此点也有助于和除 IgA 肾病外的其他肾炎作鉴别。

(十)肾穿刺活检

肾穿刺活组织检查有助于本病的诊断,也有助于明了病变严重度和评估预后。

五、诊断与鉴别诊断

(一)诊断标准

中华医学会儿科学分会肾脏病学组制定的儿童紫癜性肾炎的诊治循证指南中诊断标准为在过敏性紫癜病程 6 个月内,出现血尿和/或蛋白尿诊断为 HSPN。其中血尿和蛋白尿的诊断标准分别为血尿——肉眼血尿或镜下血尿;蛋白尿——满足以下任一项者:①1 周内 3 次尿常规蛋白阳性;②24 小时尿蛋白定量＞150 mg;③1 周内 3 次尿微量清蛋白高于正常值。极少部分患儿在过敏性紫癜急性病程 6 个月后,再次出现紫癜复发,同时首次出现血尿和/或蛋白尿者,应争取进行肾活检,如为 IgA 系膜内沉积为主的系膜增生性肾小球肾炎,则亦应诊断为 HSPN。

(二)鉴别诊断

HSPN 应与原发性 IgA 肾病、急性肾炎、Good-pasture 综合征、狼疮性肾炎及多动脉炎等鉴别。

六、治疗

(一)一般治疗

急性期有发热、消化道和关节症状显著者,应注意休息,进行对症治疗。

1.饮食控制

目前尚无明确证据证明食物过敏是导致 HSP 的病因,故仅在 HSP 胃肠道损害时需注意控制饮食,以免加重胃肠道症状。HSP 腹痛患儿若进食可能会加剧症状,但是大部分轻症患儿可以进食少量少渣易消化食物。呕血严重及便血者,应暂禁食,给予止血、补液等治疗。严重腹痛或呕吐者可能需要营养要素饮食或肠外营养支持。

2.抗感染治疗

有明确的感染或病灶时应选用敏感的抗生素,但应尽量避免盲目的预防性用抗生素。

(二)肾损害的治疗

根据中华医学会儿科学分会肾脏病学组制定的儿童紫癜性肾炎的诊治循证指南。

1.孤立性血尿或病理 Ⅰ 级

仅对过敏性紫癜进行相应治疗。应密切监测患儿病情变化,建议至少随访 3～5 年。

2.孤立性蛋白尿、血尿和蛋白尿或病理 Ⅱa 级

建议使用血管紧张素转换酶抑制剂(ACEI)和/或血管紧张素受体阻滞剂(ARB)类药物,有降蛋白尿的作用。国内也有用雷公藤总苷进行治疗,疗程 3 个月,但应注意其胃肠道反应、肝功能损伤、骨髓抑制及可能的性腺损伤的不良反应。

3.非肾病水平蛋白尿或病理 Ⅱb、Ⅲa 级

用雷公藤总苷疗程 3～6 个月。也可激素联合免疫抑制剂治疗,如激素联合环磷酰胺治疗、联合环孢素 A 治疗。

4.肾病水平蛋白尿、肾病综合征或病理 Ⅲb、Ⅳ 级

该组患儿临床症状及病理损伤均较重,现多采用激素联合免疫抑制剂治疗,其中疗效最为肯定的是糖皮质激素联合环磷酰胺治疗。若临床症状较重、病理呈弥漫性病变或伴有新月体形成者,首选糖皮质激素联合环磷酰胺冲击治疗,当环磷酰胺治疗效果欠佳或患儿不能耐受环磷酰胺时。可更换其他免疫抑制剂。

5.急进性肾炎或病理 Ⅳ、Ⅴ 级

这类患儿临床症状严重、病情进展较快,现多采用三至四联疗法,常用方案为:甲泼尼龙冲击治疗 1～2 个疗程后口服泼尼松＋环磷酰胺(或其他免疫抑制剂)＋肝素＋双嘧达莫。亦有甲泼尼龙联合尿激酶冲击治疗＋口服泼尼松＋环磷酰胺＋华法林＋双嘧达莫治疗。

(三)肾外症状的治疗

1.关节症状治疗

关节痛患儿通常应用非甾体抗炎药能很快止痛。口服泼尼松(1 mg/kg·d,2 周后减量)可降低 HSP 关节炎患儿关节疼痛程度及疼痛持续时间。

2.胃肠道症状治疗

糖皮质激素治疗可较快缓解急性 HSP 的胃肠道症状,缩短腹痛持续时间。腹痛明显时需要严密监测患儿出血情况(如呕血、黑便或血便),必要时需行内镜检查。严重胃肠道血管炎,应用丙种球蛋白、甲泼尼龙静脉滴注及血浆置换或联合治疗均有效。

3.急性胰腺炎的治疗

给予对症、支持疗法,卧床休息,少蛋白低脂少渣半流饮食,注意维持水电解质平衡,并监测尿量和肾功能。

4.肺出血的治疗

应在强有力支持疗法的基础上,排除感染后早期使用甲泼尼龙静脉冲击,并配合使用环磷酰胺或硫唑嘌呤,加强对症治疗,如贫血严重可予输血,呼吸衰竭时及早应用机械通气,并发弥散性血管内凝血可按相关诊疗指南治疗。

七、预后

病理类型与预后有关,病理改变中新月体＜50%者,预后好,仅 5% 发生肾衰竭,而新月体＞50%者,约 30% 发生肾衰竭,而新月体超过 75%者发生肾衰竭。按 ISKDC 分类法 Ⅱ级、Ⅲa 级预后较好,Ⅲb、Ⅳ 及 Ⅴ 级的预后差。且肾小管间质改变严重者预后差,电镜下见电子致密物沉积在上皮下者预后差。对 HSPN 患儿应加强随访,病程中出现尿检异常的患儿则应延长随访时间,建议至少随访 3~5 年。

（冯春洪）

第五节　乙型肝炎病毒相关性肾炎

乙型肝炎病毒相关性肾炎(hepatitis B virus associated glomerulonephritis,HBV-GN)是指继发于乙型肝炎病毒感染的肾小球肾炎。本病是儿童时期较为常见的继发性肾小球疾病之一,主要表现为肾病综合征或蛋白尿、血尿,病理改变以膜性肾病最多见。1992 年我国将乙肝疫苗纳入计划免疫,儿童 HBV 感染率开始显著降低,HBV-GN 的发病率也呈下降趋势,占儿童肾活检的比例近年已不足 5%。

一、病因

本病由 HBV 感染所致,HBV 是直径为 42~45 nm 的球形颗粒(Dane 颗粒),为 DNA 病毒,由双层外壳及内核组成,内含双股 DNA 及 DNA 多聚酶,其中一条负链为长链约 3.2 kb,另一条正链是短链,约 2.8 kb,长链 DNA 上有 4 个阅读框架,分别编码 HBsAg、HBcAg、HBeAg、DNA多聚酶和 X 蛋白,HBsAg、HBcAg 和 HBeAg 可以沉积于肾小球毛细血管壁导致肾炎发生,HBV 基因变异也可能在肾炎的发展中起一定作用。

二、发病机制

HBV-GN 的发病机制尚不清楚,目前有以下几种研究结果。

（一）免疫复合物导致的损伤

1.循环免疫复合物

HBsAg 和 HBcAg 与其相应的抗体形成免疫复合物沉积于系膜区或内皮下,引起系膜增生性肾炎或系膜毛细血管性肾炎。HBeAg 与其抗体形成的免疫复合物沉积于基膜引起膜性肾病。

2.原位免疫复合物

主要是 HbeAg 先植入基膜,其抗原再与抗体结合,引起膜性肾病。

(二)病毒直接对肾脏细胞的损害

病毒可以感染肾脏细胞,或者通过产生诸如 X 蛋白等导致细胞病变。

(三)自身免疫性损害

HBV 感染机体后,可以刺激机体产生多种自身抗体,如抗 DNA 抗体、抗细胞骨架成分抗体和抗肾小球刷状缘抗体等,从而产生自身免疫反应,导致肾脏损害。

三、病理

儿童 HBV-GN 大多表现为膜性肾病,其次为膜增生性肾小球肾炎,系膜增生性肾小球肾炎,局灶节段性系膜增生或局灶节段硬化性肾小球肾炎,IgA 肾病。往往伴有轻中度的系膜细胞增生且增生的系膜有插入,但多限于旁系膜区,很少伸及远端毛细血管内皮下。免疫荧光检查 IgG 及 C3 呈颗粒样沉积在毛细血管壁和系膜区,也常有 IgM、IgA 及 C1q 沉积,肾小球内一般都有 HBV 抗原(HBsAg、HBcAg 和 HBeAg)沉积。电镜检查可见电子致密物在上皮下、内皮下及系膜区沉积。

四、临床表现

本病多见于学龄前期及学龄期儿童,男孩明显多于女孩。起病隐匿,家庭多有 HBV 感染携带者。

(一)肾脏表现

大多表现为肾病综合征或者肾炎综合征,对肾上腺皮质激素治疗一般无反应。水肿多不明显,少数患儿呈明显凹陷性水肿并伴有腹水,高血压和肾功能不全较少见。

(二)肝脏表现

约半数患儿转氨酶升高,黄疸少见。

五、辅助检查

(一)尿液检查

可出现血尿及蛋白尿、管型尿,尿蛋白主要为清蛋白。

(二)血生化检查

往往有清蛋白下降,胆固醇增高,谷丙转氨酶及谷草转氨酶可升高或正常,血浆蛋白电泳 α_2 及 β 球蛋白升高,γ 球蛋白则往往正常。

(三)HBV 血清学标记

大多数患者为乙肝大三阳(HBsAg、HBeAg 及 HBcAb 阳性),少数患者为小三阳(HBsAg、HBeAb 及 HBcAb 阳性),单纯 HBsAg 阳性者较少。

(四)HBV-DNA 检查

血清 HBV-DNA 阳性。

(五)免疫学检查

部分患者血清 IgG 降低,C3 降低。

（六）肾活检

肾活体组织检查是确定 HBV-GN 的最终手段,是诊断 HBV-GN 的必备条件。

六、诊断

诊断参考中华医学会儿科学分会肾脏病学组制定的《儿童乙型肝炎病毒相关性肾炎诊断和治疗循证指南》。

(1)血清乙肝病毒标志物阳性。

(2)患肾病或肾炎并除外其他肾小球疾病。

(3)肾组织切片中找到乙肝病毒(HBV)抗原或 HBV-DNA。

(4)肾组织病理改变绝大多数为膜性肾炎,少数为膜增生性肾炎和系膜增生性肾炎。

值得说明的是:①符合第(1)、(2)、(3)条即可确诊,不论其肾组织病理改变如何。②只具备(2)、(3)条时也可确诊。③符合诊断条件中的第(1)、第(2)条且肾组织病理确诊为膜性肾炎时,尽管其肾组织切片中未查到 HBV 抗原或 HBV-DNA,但儿童原发膜性肾病非常少,也需考虑乙肝肾炎的诊断。④我国为 HBV 感染高发地区,如肾小球疾病患者同时有 HBV 抗原血症,尚不足以作为 HBV-GN 相关肾炎的依据。

七、治疗

（一）一般治疗

一般治疗包括低盐、适量优质蛋白饮食;水肿时利尿,一般口服利尿剂,严重水肿时可静脉应用呋塞米,有高凝倾向者需抗血小板或者肝素治疗。

（二）抗病毒治疗

抗病毒治疗是儿童 HBV-GN 主要的治疗方法,抗病毒治疗适合血清 HBV DNA $\geqslant 10^5$ copies/mL(HBeAg 阴性者 $\geqslant 2\,000$ U/mL)伴血清 ALT $\geqslant 2\times$ULN 的 HBV-GN。大量蛋白尿患儿血清 ALT $<2\times$ULN 但 HBV DNA $\geqslant 20\,000$ U/mL 也可考虑抗病毒治疗。方法有 α-干扰素隔天注射,每次 300 万 U/m²,疗程半年以上;拉米夫定 3 mg/(kg·d)(<100 mg/d),疗程 1 年以上。

（三）糖皮质激素与免疫抑制剂

对儿童 HBV-GN 应以抗病毒治疗为主,在抗病毒治疗同时应慎用糖皮质激素治疗,因为有增加 HBV 复制的风险,不推荐单用激素和免疫抑制剂治疗。

（四）免疫调节剂

可用胸腺肽和中药增强免疫治疗,对抑制 HBV 增殖有一定效果。

（冯春洪）

第六节　肾小管间质性肾炎

肾小管间质性肾炎(tubulointerstitial nephritis,TIN)是指主要累及肾小管和肾间质的炎症,而肾小球及血管受累相对不明显的一种疾病。虽早在 1898 年 Councilman 已有报道。但多年来它的意义特别是在急性或慢性肾衰竭中的意义很少受到重视。近年认识到它是引起小儿肾衰竭的重要原因;据估计成年人 TIN 占急性肾衰竭的 5%～15%,进入终末期肾衰中占 25%;小儿则分别为 5% 和 6%～8%。此外因其临床表现常为非特异性,故极易漏诊。故一旦小儿出现无明确原因的肾功能不全时应想到本症;因急性 TIN 是可逆的,及时治疗可防治肾功能的恶化。

临床上常分为急性和慢性两种。前者急起,可表现为急性肾衰竭、肾小管功能障碍及尿沉渣异常,组织学上以肾间质水肿和细胞浸润为主;慢性者常呈一不可逆过程,以间质纤维化和小管萎缩为特点。

一、病因和发病机制

(一)急性 TIN

在小儿由全身性感染和药物引起者为主。

1.感染

可由病原体直接侵袭间质(肾盂肾炎)或间接(亦称反应性)机制引起。前者如细菌、钩端螺旋体、分枝杆菌、CMV 病毒、Hanta 病毒及多瘤病毒等。后者如布氏杆菌、白喉棒状杆菌、A 族溶血链球菌、支原体及沙门菌;病毒如 EB 病毒、乙肝病毒、人免疫缺陷病毒(HIV)、川崎病、风疹及麻疹病毒,也见于寄生虫(蛔虫、利什曼原虫及弓形虫属)感染。

2.药物

多种药物可通过过敏机制引起 TIN,如抗癫痫药(卡马西平、苯巴比妥及苯妥英钠)、抗炎药(磺胺药)、止痛药(NSAID)、抗生素(尤其是 p-内酰胺类,如头孢菌素和青霉素及其衍生物)及利尿剂等。某些药物还可在引起微小病变肾病综合征同时发生 TIN(如氨苄西林、二苯基乙内酰脲、干扰素、锂、NSAID 及利福平)。

3.免疫性疾病时的 TIN

全身性免疫性疾病时可同时有肾小球和肾小管间质受累。儿科最突出的是系统性红斑狼疮,在13%～67%的狼疮患者中肾小管可见免疫复合物沉着,而且 TIN 是狼疮肾进展和影响预后的重要因素。此外 TIN 也偶见于原发性或梅毒引起的膜性肾病。另有学者报道 IgA 肾病中37%肾小管有免疫复合物沉积,且此类患者肾功恶化之概率亦高。全身性免疫性紊乱时也可仅间质及小管受累,如肾移植时的排异反应,另一为 TINU 综合征,即小管间质性肾炎伴眼色素膜炎。此征 1975 年始被报道,患者有急性 TIN 和眼色素膜炎和骨髓肉芽肿,表现有虚弱、厌食、发热、体重下降及多尿。眼部有流泪、眼痛及眼色素膜炎。实验室检查有红细胞沉降率快、血 IgG 增高、血浆总蛋白增高(>8 g/dL)、氮质血症、贫血、尿中有白细胞、蛋白尿、糖尿,间质性肾炎改变可自发缓解或于应用皮质激素后完全缓解,但眼色素膜炎常易复发。

(二)慢性 TIN

可有多种原因,且任何未经控制的急性者也可进入慢性。在小儿时期最多见于各种尿路梗阻(UTO)和重度的膀胱输尿管反流(VUR)。尤其<5 岁且伴有反复尿路感染者。其次为结石、外来肿物压迫及外科手术所致梗阻。遗传性疾病也可造成慢性 TIN,如髓质囊性病、多囊肾(AD,AR)、家族性幼年肾单位肾结核及髓质海绵肾等。在小儿时期慢性 TIN 还可由代谢病引起:①胱氨酸病。②草酸盐过度产生或小肠过度吸收,造成肾排出草酸盐增多,则肾小管内草酸钙结晶沉积,受累小管萎缩,周围炎症细胞浸润和纤维化。病损先见于近曲小管(该处分泌草酸盐),但严重处常见于髓质(该处管内浓度高),且此类患者之草酸钙结石则由于梗阻更加重TIN。③高钙血症。任何原因致高血钙则首先可见髓质小管上皮细胞局灶褪变和坏死,后因受

227

累小管萎缩和梗阻致近端小管扩张。其后肾小管基膜钙化及其周围间质浸润增生。受损处的钙沉着可致肾钙化。④钾不足。严重钾不足时主要为近曲小管受累（上皮空泡变性）。动物试验证实持久的低钾可致肾间质纤维化和瘢痕。⑤尿酸盐。尿酸负荷致肾受损，不定形尿酸盐结晶沉于肾间质引起周围巨噬细胞反应，与此同时，在小管及集合管中也有其结晶，最终导致间质纤维化、小管扩张及萎缩，此种损害只发生于血尿酸持续在 $595\sim773\ \mu mol/L(10\sim13\ mg/dL)$ 时。

二、病理

急性者主要是肾间质细胞浸润（以淋巴细胞为主，但也可有单核巨噬细胞、嗜酸性粒细胞及浆细胞和成纤维细胞），水肿和肾小管细胞变平、萎缩、退行性病变及刷状缘消失。电镜下有线粒体损伤、胞质空泡变性及粗面内质网扩张。免疫荧光检查，一般 Ig 和补体阴性，但由红斑狼疮、梅毒和乙肝病毒感染引起者可见免疫复合物沉积。

慢性者特点是间质纤维化和小管萎缩，并也常见肾小球硬化、萎缩及肾小球周围纤维化。

三、临床表现

急性者病情轻重悬殊，此与病因及肾间质受损程度和部位有关。可表现为急性肾衰竭及肾小管功能障碍，偶见肾病综合征。起病时乏力、厌食、体重下降、腹痛、头痛、苍白及呕吐。由感染引起者有发热，发生于感染初几天，而很少在 $10\sim12$ 天后（此与感染致肾小球损害者不一）；由药物过敏引起者有发热（$30\%\sim100\%$）、皮疹（$30\%\sim50\%$）及嗜酸性粒细胞增多三大症状，此外，还有关节疼（$15\%\sim20\%$）。由本症导致的急性肾衰中 $30\%\sim40\%$ 为非少尿型。

慢性者潜隐起病，直至病程后期也常无明显临床症状。患者可有多饮多尿、夜尿、体重下降、乏力。高血压常为后期表见，一般无水肿。疾病后期表现慢性肾衰竭，伴显著高血压、高血压眼底改变及左心室肥厚，此时常难于区别原发病为肾小球疾病或间质炎症改变。因此时病理上多兼有肾小球硬化和间质纤维化。

四、实验室检查

（一）尿液检查

急性者最常见为蛋白尿和镜下血尿。由肾小管损伤所致蛋白尿一般为轻至中度（$<1\ g/24\ h$），其中 β_2-微球蛋白和其他小分子量蛋白约占 50%。由药物引起者多有镜下血尿，偶见红细胞管型。尿沉渣瑞氏染色可检见嗜酸性粒细胞，此对本症诊断有助；正常时尿中无嗜酸性粒细胞，当其占尿白细胞中 $1\%\sim5\%$，即有诊断意义，由药物引起之急性 TIN 患者中 $50\%\sim90\%$ 为阳性。

当近端小管功能障碍时有糖尿、磷尿、氨基酸尿和重碳酸盐尿。药物引起者可仅为糖尿。此外检测磷酸盐重吸收（$<80\%$ 为异常）和尿钠排泄分数（$>3\%$ 为异常）可证实近端小管受损。远端小管受累可致重碳酸盐尿及肾小管酸中毒，但最常见的是尿浓缩功能减退。

慢性 TIN 也可有上述尿异常，但以失盐和尿浓缩功能减退为最常见。病程后期尿呈等张，比重固定在 1.015，尿渗透压 $<300\ mOsm/L$。

（二）血液检查

患者常见贫血，血白细胞增多。由药物引起者 $60\%\sim100\%$ 有嗜酸性粒细胞增多；还常伴血中 IgE 增高（50% 病例）。急性 TIN 常见高钾高氯性代谢性酸中毒，此由远端小管功能障碍所致；近端小管障碍则高氯性酸中毒、低磷血症和低尿酸血症，高氯性代谢性酸中毒为诊断急性

TIN的重要线索,并有助于区别由急性肾小管坏死或急进性肾炎所致的急性肾衰竭。

五、鉴别诊断

急性 TIN 应与急性肾小球肾炎、急性肾小管坏死(ATN)和血管炎区别。AGN 多同时有水肿及血压高等表现。当患者有用药史,发生急性肾衰竭时应区别 ATN 和 TIN。注意 TIN 可能有发热、皮疹及关节痛等变态反应的表现,血中 IgE 增高,嗜酸性粒细胞增多,高氯性(阴离子间隙正常)代谢性酸中毒,此外尿/血浆渗透压比例高,尿钠水平低,也助于区别 ATN。镓扫描发现肾摄取增加提示非特异间质炎症反应。此外本症停药后 90% 以上肾功能可改善,确诊尚依赖于肾活体组织检查。

对有造成 TIN 的病因存在、发生肾功能减退及肾小管功能障碍者应疑及本症,确诊依赖肾活体组织检查。

六、治疗

(一)恰当的治疗涉及各种病因

考虑与药物有关应停用并且注意勿用与原药有交叉反应者,如有报告发现由甲氧苯青霉素引起者,当换用萘夫西林或头孢噻吩而再次发生 ATN 者。由感染导致者应治疗感染,小儿由 UTO 或 VUR 引起者易反复感染和进行性肾损害,故应考虑给予外科手术矫正。

(二)支持治疗

支持治疗包括纠正水、电解质紊乱,必要时需行透析。

(三)有关激素和/或细胞毒药物之应用

因缺乏前瞻对照研究,目前未获结论。有些报道用于药物引起或特发性者有益。在一回顾性研究中,应用泼尼松 4~6 周者,其 ARF 恢复时间虽与未用者相似,但 8 周时治疗组血肌酐水平较对照组为低。目前一般看法是,开始一般治疗后肾功能不见好转或继续恶化者及少尿型急性肾衰竭时给予泼尼松,小儿患者的效应较快,并常可于 2~4 周内迅速减量。

(冯春洪)

第八章

免疫系统疾病

第一节 风 湿 热

一、概述

风湿热是 A 组 β 溶血性链球菌感染后发生的一种免疫性炎性疾病,特征是累及心脏、关节、中枢神经系统、皮肤及皮下组织等各器官,其中以心脏的非化脓性炎症最为严重且常见。急性重症风湿热可导致患者死亡,慢性反复发作可形成风湿性心瓣膜病。

目前风湿热仍然是全世界儿童和青少年后天性心脏病中最常见的病因之一,也是 40 岁内人群最常见的心血管病死因之一。从 20 世纪 50～80 年代,工业发达国家中风湿热的发病率明显下降,美国下降至 0.64/10 万,下降的原因多认为是风湿热的筛查和预防,青霉素或其他抗菌药物的应用,及风湿源性菌株减少。但是 20 世纪 80 年代中期以来,西方发达国家出现风湿热新的局部地区性流行。在发展中国家,风湿热和风湿性心脏病仍是常见和严重的。我国各地发病情况不一样,虽低于其他发展中国家,但仍明显高于西方发达国家;特别是农村和边远地区发病率仍高,且近年来风湿热发病率有回升趋势,值得重视。

本病学龄儿童多见,3 岁以下少见,好发年龄为 6～15 岁;一年四季均可发病,以冬季多见;无性别差异。

二、病因和发病机制

风湿热是 A 组 β 溶血性链球菌咽峡炎后的自身免疫性疾病,其他组链球菌和其他细菌均证明与风湿热无关。风湿热的发病机制与 A 组 β 溶血性链球菌的特殊结构成分和细胞外产物有关。

A 组 β 溶血性链球菌的抗原性很复杂,其荚膜由透明质酸组成,与人体关节、滑膜有共同抗原;其细胞壁外层蛋白质中 M 蛋白和 M 相关蛋白、中层多糖中 N-乙酰葡萄胺和鼠李糖均与人体心肌和瓣膜有共同抗原;其细胞膜的蛋白与人体心肌肌膜和丘脑下核、尾状核之间有共同抗原。这样链球菌感染后,肌体产生抗链球菌抗体,一方面可清除链球菌起保护作用,另一方面可与人体组织产生免疫交叉反应导致器官损害,链球菌抗原的分子模拟是风湿热发病的主要机制。链球菌抗原与抗链球菌抗体还可以形成循环免疫复合物在人体关节滑膜、心肌及心瓣膜等沉积后,激活补体成分产生炎性病变。

此外 A 组链球菌还可以产生多种外毒素和胞外酶,部分对人体组织如心肌和关节有毒性作用。

宿主的遗传易感染性或免疫应答性改变在风湿热发病机制中起一定作用。

三、病理

(一)变性渗出期

受累部位如心脏、关节及皮肤等结缔组织变性和水肿,淋巴细胞和浆细胞浸润;心包膜纤维素性渗出,关节腔内浆液性渗出。本期持续约 1 个月。

(二)增殖期

本期特点为风湿小体的形成。风湿小体为一位于血管周围的局灶性胶原纤维素样坏死,外周有淋巴细胞、浆细胞和巨大的风湿细胞的浸润。风湿细胞呈圆形或椭圆形,含有丰富的嗜酸性胞质,胞核有明显的核仁。风湿小体广泛分布于肌肉及结缔组织,好发部位为心肌、心瓣膜、心外膜、关节处皮下组织和腱鞘,是诊断风湿热的病理依据,表示风湿活动。本期持续 3~4 个月。

(三)硬化期

风湿小体中央变性和坏死物质被吸收,炎症细胞减少,纤维组织增生和瘢痕形成;心瓣膜增厚形成瘢痕,本期持续 2~3 个月。

此外,大脑皮质、小脑及基底核可见散在非特异性细胞变性。

四、临床表现

风湿热临床表现轻重不一,取决于疾病侵犯部位和程度。风湿热仅发生于上呼吸道链球菌感染后,潜伏期 1 周至数周;发作活动期如不经治疗,一般不超过 6 个月;如不进行预防,可以反复周期性发作。风湿热多呈急性起病,也可为隐匿性进程,风湿热临床表现主要为心脏炎、关节炎、舞蹈症、皮下小结和环形红斑;发热和关节炎是最常见的主诉,证明原有链球菌感染是必需的诊断条件;咽拭培养阳性或抗链球菌抗体阳性可证明有过链球菌感染。

(一)一般表现

发热、不适、疲倦、食欲缺乏、面色苍白、多汗和腹痛等,个别有胸膜炎和肺炎。

(二)心脏炎

急性风湿热最特征的表现是心脏炎,是唯一的持续性器官损害,初次发作时心肌、心内膜和心包膜均可累及,以心肌炎和心内膜炎最多见,也可发生全心炎,发生率为 40%~50%,一般起病 1~2 周内出现症状。

1.心肌炎

轻者可无症状,重者可伴不同程度的心力衰竭;安静时心动过速,与体温升高不成比例;心脏扩大,心尖冲动弥散;心音低钝,可见奔马律;心尖部可闻及轻度收缩期杂音,主动脉瓣区可闻及舒张中期杂音。X 线检查有心脏扩大,心脏搏动减弱;心电图显示 P-R 间期延长,伴有 T 波低平和 ST 段异常,或有心律失常。

2.心内膜炎

心内膜炎主要侵犯二尖瓣和/或主动脉瓣,造成关闭不全;二尖瓣关闭不全表现为心尖部2~3/6级吹风样全收缩期杂音,向腋下传导,有时可闻及二尖瓣相对狭窄所致舒张中期杂音;主动脉瓣关闭不全时胸骨左缘第三肋间可闻及舒张期叹气样杂音;急性期瓣膜损害多为充血性水肿,恢复期可渐消失;多次复发可造成心瓣膜永久性瘢痕形成,导致风湿性心瓣膜病。超声心动图检查能更敏感地发现临床听诊无异常的隐匿性心瓣膜炎。

3.心包炎

心包炎积液量很少时,临床上难以发现;典型症状为心前区疼痛,心底部听到心包摩擦音;积液量多时心前区搏动消失,心音遥远,有颈静脉怒张、肝大等心脏压塞表现;X线检查心影向两侧扩大呈烧瓶形,心电图显示低电压,早期 ST 段抬高,随后 ST 段回到等电位,并出现 T 波改变;超声心动图可确诊少量心包积液。临床上有心包炎表现者,提示心脏炎严重。

风湿性心脏炎初次发作有 5%~10%患者发生充血性心力衰竭,再发时发生率更高。近期发生风湿热的病例如果伴有心力衰竭,提示有活动性心脏炎存在。

(三)关节炎

关节炎见于 75%初次发作患者,侵犯大关节,以膝、踝、肘和腕多见,表现为关节红肿热痛,活动受限,可同时侵犯数个关节,或从 1 个关节到另 1 个关节游走;关节炎最终消退不留畸形。

(四)舞蹈病

舞蹈病表现为全身或部分肌肉的无目的的不自主快速运动,如伸舌歪嘴,挤眉弄眼,耸肩缩颈,言语障碍,书写困难,细微动作不协调,在兴奋或注意力集中时加剧,入睡后即可消失,伴肌无力,情绪不稳定;占风湿热患者 10%,常在其他症状后约数月出现,如风湿热发作较轻,舞蹈病可能为首发症状。有自限性,平均病程为 3 个月左右。

(五)皮肤症状

1.环形红斑

环形红斑较少见,环形或半环形边界明显的粉红色红斑,大小变化很大,中心苍白,出现在躯干和四肢近端,呈一过性,或时隐时现呈迁延性,可持续数周。

2.皮下结节

皮下结节少见,常伴有严重心脏炎,呈坚硬无痛结节,与皮肤不粘连,直径 0.1~1 cm,出现于肘、膝、腕及踝等关节伸面,或枕部、前额头皮及胸、腰椎脊突起的突起部位。

五、实验室检查

(一)链球菌感染证据

咽拭培养可发现 A 组 β 溶血性链球菌;近年来开展的咽分泌物 A 组链球菌抗原的快速鉴定,敏感性与特异性均很高,阳性率达 90%左右;测定血清抗链球菌抗体,链球菌感染 1 周后血清 ASO 滴度开始上升,2 个月后逐渐下降,80%患者 ASO 升高;同时测定抗脱氧核糖核酸酶 B、抗链激酶及抗透明质酸酶则阳性率可提高到 95%。

(二)风湿热活动性指标

风湿热活动性指标包括白细胞计数和中性粒细胞增高、血沉增快、C 反应蛋白阳性、α_2 球蛋白增高及黏蛋白增高等,但均为非特异性。

六、诊断和鉴别诊断

(一)诊断标准

风湿热的诊断有赖于临床表现和实验室检查的综合分析;Jones 诊断标准包括 3 个部分,在确定链球菌感染证据的前提下,有 2 项主要表现或 1 项主要表现伴 2 项次要表现即可作出诊断(表 8-1)。

表 8-1　风湿热的诊断标准

主要表现	次要表现	链球菌感染证据
心脏炎	发热	
多关节炎	关节痛	咽拭培养阳性或快速
舞蹈病	血沉增高	链球菌抗原试验阳性
环形红斑	C 反应蛋白阳性	抗链球菌抗体滴度升高
皮下小结	P-R 间期延长	

注:主要表现为关节炎者,关节痛不再作为次要表现;主要表现为心脏炎者,P-R 间期延长不再作为次要表现。

(二)鉴别诊断

1.幼年型类风湿关节炎

幼年型类风湿关节炎常侵犯指趾小关节,关节炎无游走性特点。反复发作后遗留关节畸形,病程长者 X 线骨关节摄片可见关节面破坏、关节间隙变狭窄和邻近骨骼骨质疏松,很少侵犯心脏,心瓣膜病更少见。

2.急性白血病

急性白血病除发热、骨关节疼痛外,有贫血、出血倾向,肝、脾及淋巴结肿大。周围血片可见幼稚白细胞,骨髓检查可予以鉴别。

3.感染性心内膜炎

先天性心脏病或风湿心脏病合并感染性心内膜炎时,易与风湿性心脏病伴风湿活动相混淆,贫血、肝大、脾大、皮肤瘀斑或其他栓塞症状有助诊断,超声心动图可看到心瓣膜或心内膜有赘生物,血培养阳性可确诊。

七、治疗

(一)休息

卧床休息的期限取决于心脏受累程度和心功能状态;急性期无心脏炎患者卧床休息 2 周,随后逐渐恢复活动,4 周后达正常活动水平;心脏炎无心力衰竭患者则卧床休息 4 周,8 周内逐渐恢复活动;心脏炎伴充血性心力衰竭患者则卧床休息至少 8 周,在 4～6 个月逐渐恢复正常活动量。

(二)控制链球菌感染

应用大剂量青霉素静脉滴注或肌内注射 10～14 天,以彻底清除链球菌感染。青霉素过敏可改用其他有效抗生素如红霉素等。

(三)抗风湿治疗

心脏炎时宜早期使用肾上腺皮质激素,泼尼松 2 mg/(kg·d),最大量≤60 mg/d,分次口服,2～4 周后减量,总疗程 8～12 周;无心脏炎患者可用阿司匹林,80～100 mg/(kg·d)最大量≤3 g/d,分次服用,2 周后逐渐减量,疗程 4～8 周。

(四)对症治疗

有充血性心力衰竭时除低盐饮食及氧气吸入外可给予利尿剂、洋地黄制剂和血管扩张剂,并注意限制液体入量,纠正电解质紊乱;舞蹈病时可用苯巴比妥及安定等镇静剂。关节肿痛时应予以制动。

八、预防和预后

风湿热预后主要取决于心脏炎的严重程度、首次发作是否得到正确治疗及是否按期进行预防风湿热复发措施。严重心脏炎伴充血性心力衰竭患者预后较差。

每 3～4 周肌内注射苄星青霉素 G(长效青霉素)1 200 000 单位,预防注射期限至少 5 年,最好持续至 25 岁。有风湿性心脏病者,宜做终身药物预防。对青霉素过敏者可改用红霉素类药物口服,每月 6～7 天,持续时间同前。有学者认为目前 A 组溶血性链球菌对红霉素耐药菌株增多,而对复方磺胺甲唑耐药率仅为 3.4%,因此主张对青霉素过敏的风热湿热患者,二级预防应首选磺胺药。

风湿热或风湿性心脏病患者,当拔牙或行其他手术时,术前及术后应用抗生素静脉注射,以预防感染性心内膜炎。

(冯春洪)

第二节 川 崎 病

川崎病又称皮肤黏膜淋巴结综合征,是一种病因未明的全身性血管炎综合征。表现为发热,皮疹,球结合膜、口腔黏膜充血,手足红斑,硬性水肿及颈淋巴结肿大。主要病理改变为全身性中、小动脉炎,最严重的危害是病程中、后期发生的中大动脉损伤,尤其是冠状动脉损害,是儿童最重要的后天性心脏病之一。据统计,发热 10 天内未经及时治疗者,冠状动脉病变发生率达 20%～25%。即使经阿司匹林治疗也有约 15% 患者发生冠脉病变,因而其危害性应予以高度关注。

本病约 80% 患者小于 5 岁,多数为 1～3 岁幼儿,6 个月以下少见,男:女为 1.5:1。四季均可发病。

一、病因与发病机制

病因不明,感染是本病重要的致病因素之一,在川崎患者体内常可发现链球菌、葡萄球菌、反转录病毒及支原体等病原感染的证据。有关发病机制有下列学说。

(一)免疫过度活化

研究认为免疫反应亢进是致病的重要环节,突出表现在急性期 CD_{30}^+ T 细胞增多,部分细胞因子分泌异常,B 细胞多克隆活化,循环中有抗内皮细胞毒性抗体及抗中性粒胞质抗体等体液免疫反应亢进现象;异常增高的白细胞介素 6 能抑制淋巴细胞 p53 基因表达,淋巴细胞凋亡时间明显延迟,最终导致免疫细胞过度活化。恢复期上述免疫异常均可恢复。

(二)超抗原

近年有学者证实葡萄球菌内毒素和链球菌红斑毒素可作为一种超抗原启动暂时性异常免疫反应。超抗原可不经抗原递呈细胞处理即能直接激活 T 细胞或与抗原递呈细胞表面主要组织相容性复合基因 Ⅱ 类抗原结合后刺激 T 细胞活化,释放大量淋巴因子如白细胞介素 4 及白细胞介素 6,从而介导或放大自身免疫损伤。

(三)热休克蛋白

因细菌体热休克蛋白 65 成分与人类热休克蛋白 60 有高度同源性,川崎病患者细菌感染后,其热休克蛋白 65 诱导人体局限于血管组织的热休克蛋白 60 表达增强,通过抗原分子间的模拟机制刺激机体产生了针对自身血管的免疫损伤。

二、病理

病初以小血管炎为主,以后累及主动脉等中、大动脉,特别好发于冠状动脉及其分支,未经及时治疗的病例其病理改变大致可分为 4 期。

(一)Ⅰ期

1～9 天,主要是小血管炎、微血管周围炎及中等大小动脉周围炎,如冠状动脉周围炎;在心肌间质、心包及心内膜有中性粒细胞、嗜酸性粒细胞和淋巴细胞浸润。

(二)Ⅱ期

12～25 天,小血管炎减轻,冠状动脉主要分支等中等大小动脉全层血管炎(内膜、外膜及中膜均有炎性细胞浸润)突出,伴有坏死、水肿,血管弹力纤维和肌层断裂,出现冠状动脉扩张,易发生冠状动脉瘤及血栓。

(三)Ⅲ期

28～45 天,小血管及微血管炎消退,中动脉发生肉芽肿及血栓,纤维组织增生,血管内膜增厚,冠状动脉一些分支可全部或部分阻塞,有冠状动脉瘤破裂危险。

(四)Ⅳ期

数月至更长时间,急性血管炎消失,已经发生的血管内膜增厚、瘢痕、动脉瘤或血栓有一个漫长的吸收、修复过程。狭窄、阻塞的血管可能修复、再通,心肌可能遗留永久的瘢痕。

早期严重心肌炎、中后期动脉瘤破裂与血管栓塞是本病死亡的主要风险。

三、临床表现

(一)主要症状

1.发热

若无早期治疗,一般持续 7～12 天,少数有更长时间(2 周至月余),多在 39 ℃以上,呈稽留热或弛张热,抗生素治疗无效。

2.皮疹

皮疹为多形性弥漫性红斑,有些近似麻疹样,一般无疱疹与结痂,躯干部多见,面部及四肢也可见上述皮疹。发热后 2～4 天出疹,持续 4～5 天后消退。

3.双眼球结合膜充血

无脓性分泌物,一般无糜烂。

4.唇红、干燥、皲裂

口咽黏膜充血,舌乳头隆起似杨梅。充血症状持续于整个发热期。

5.手足硬肿

手足掌现弥漫性红斑,趾、指末端硬肿突出,伴疼痛和僵直,9～14 天开始出现特征性趾、指末端沿甲床膜状或薄片状脱屑,肛周也见类似脱屑。

6.颈部非化脓性淋巴结炎

一过性淋巴结肿大,直径为 0.5~1.5 cm,多为颈侧淋巴结,单侧多见,压痛轻,质较硬,不化脓。发热 3 天后即出现此症,1 周后逐渐缩小。

(二)其他症状

心脏损害并不少见,可因冠状动脉炎伴动脉瘤和血栓栓塞而引起猝死。有不同程度心肌炎、心包炎、心内膜炎和心律失常,偶可闻奔马律、心音低钝和心音分裂,可发生心肌梗死、心力衰竭、高血压及心源性休克等;少数患者有惊厥、昏迷、中枢性、外周性神经麻痹及精神、情绪异常等无菌性脑炎、脑膜炎症状;部分患者有脓尿、尿道炎等泌尿系统症状,以及腹痛、腹泻、呕吐、肠梗阻、肝大、黄疸等消化系统症状体征;也有关节痛、关节炎,咳嗽、间质性肺炎的报道,上述症状多于病程 1~6 周出现。极少数患者可合并巨噬细胞活化等严重并发症,甚至可威胁生命。

四、辅助检查

轻度贫血,外周血白细胞数增加,以中性粒细胞增加为主,有核左移现象。血小板早期正常,第 2~3 周显著增高,血液呈高凝状态,血浆黏度增高,血浆纤维蛋白原增加。血沉增快,C 反应蛋白阳性。血清 IgG、IgA、IgM、IgE 和血液循环免疫复合物升高,类风湿因子及抗核抗体均阴性。部分患者谷丙转氨酶和天门冬氨酸氨基转移酶升高,血清蛋白电泳可见球蛋白升高。尿沉渣中白细胞数增多,轻度蛋白尿。病程第 1 周常见各类心电图异常,如心动过速,ST-T 改变,各种房室传导阻滞,T 波改变及心律失常。病程第 2 周若无有效治疗,有 10%~40% 患者在行 B 型超声或冠状动脉造影时见各种冠状动脉病变(动脉扩张、动脉瘤),冠状动脉扩张好发部位依次为左冠脉主干、左前降支及右冠状动脉近端(轻度扩张直径>3 mm 而≤4 mm、中度为瘤样扩张 4~7 mm、重度扩张为巨大冠脉瘤≥8 mm)。

五、诊断标准

多采用日本皮肤黏膜淋巴结综合征研究会或国际川崎病研讨会提出的诊断标准。即满足以下 6 项中 5 项者即可考虑诊断本病。

(1)不明原因发热 5 天以上。

(2)双侧球结膜弥漫性充血,无渗出物。

(3)口唇潮红,皲裂,口咽黏膜充血,杨梅舌。

(4)病初(1~9 天)手足指趾肿胀,掌跖潮红,恢复期(9~21 天)出现指趾端膜状脱屑或肛周脱屑。

(5)躯干及四肢多形充血性红斑。

(6)颈淋巴结非化脓性肿大,直径达 1.5 cm 或更大。

国际会议标准中还附加一条,应除外其他疾病。

六、鉴别诊断

(一)猩红热

皮疹发生早(1~2 天),粟粒样均匀丘疹,疹间皮肤潮红,发病年龄普遍>3 岁,青霉素治疗有效。

（二）幼年特发性关节炎

幼年特发性关节炎可为高热，反复隐现多型皮疹（热退疹隐），热程反复、迁延，常为关节肿痛。

（三）渗出性红斑

渗出性红斑常见口唇、眼角多处黏膜糜烂，常有脓性渗出，假膜形成。皮疹广泛、大片，有水疱和结痂。

（四）系统性红斑狼疮

系统性红斑狼疮表现为面部蝶形、盘状红斑、脱发、关节炎、白细胞减少、血小板减少及抗核抗体阳性等。

七、治疗

（一）阿司匹林

发热时用量 30～50 mg/（kg·d），热退后 2～3 天可根据血小板数及血凝状态调整剂量，一般为 5～10 mg/（kg·d）再用 6～8 周。有冠状动脉病变者用药疗程延至冠状动脉病变恢复正常。长期用药宜以最小维持量[3～5 mg/（kg·d）]。

（二）静脉注射用丙种球蛋白

静脉注射用丙种球蛋白治疗本病疗效突出。发热及充血症状可在 24 小时左右缓解。与单用阿司匹林治疗比较，冠状动脉病变发生率从 18％降至 4％左右，单次大剂量（2 g/kg）比分次给药（每天 400 mg/kg，连用 5 天）有更佳疗效，急性期症状缓解更快，冠状动脉病变发生率更低。但静脉注射用丙种球蛋白给药若在 10 天之后，冠状动脉病变预防效果将显著降低。静脉注射用丙种球蛋白输注同时和输注后 1～2 个月仍需合用阿司匹林以取得最佳疗效，防止恢复期高凝状态。静脉注射用丙种球蛋白虽为目前最佳药物，但鉴于经济原因也有学者主张适用于冠状动脉病变高危患者。高危因素包括：①年龄＜1 岁，男性；②血细胞比容＜0.35；③血浆蛋白＜35 g/L；④血 C 反应蛋白强阳性；⑤血小板数第 1 周低于 200×10⁹/L。但上述高危判断条件价值与敏感性尚未得到严格论证。目前有关对静脉注射用丙种球蛋白治疗无反应（5％～10％）的临床报告在逐渐增加。

（三）双嘧达莫

加用双嘧达莫 3～5 mg/（kg·d），可抗血小板聚集的作用。

（四）皮质激素

皮质激素具有强大抗炎、抗过敏，抑制免疫反应的药理作用，能减轻血管内皮损伤，进而减轻冠脉损害。近年主张皮质激素用于静脉注射用丙种球蛋白无反应川崎患者，在首剂给予静脉注射用丙种球蛋白 2 g/kg 后 36 小时发热不退，追加静脉注射用丙种球蛋白 2 g/kg，36 小时仍发热，除外感染之后，可考虑短程小剂量使用皮质激素。

（五）其他治疗

急性期很快发生冠状动脉或心外动脉血栓者可用尿激酶或蝮蛇抗栓酶治疗。Kato 等学者用尿激酶（8 000～10 000 U/kg），通过插管滴入冠状动脉内治疗 15 例巨大冠脉内血栓形成患者，结果血栓完全消失 3/15 例，部分消失 4/15 例，1 例已有心肌梗死者出现再通，7 例无变化，随访 2 年无死亡或心肌梗死病例发生。对于极少数难治性川崎病，近年来有使用生物制剂治疗的报道。

（六）随访

本病退热出院后 2 个月内每 2～4 周随访心电图、B 超及血小板 1 次,此后应每 3 个月随访 1 次到 1～2 年,有冠脉病变者要随访至病变消失后数年。

（冯春洪）

第三节 硬 皮 病

一、概述

硬皮病是儿童时期少见的慢性结缔组织病。它可分为局限性硬皮病和系统性硬化症两种类型。前者以局限性皮肤增厚和纤维化为主,后者除皮肤弥漫性增厚和纤维化,内脏器官如心、肺、肾和消化道也可受侵犯。两者在临床上与病理学上无本质区别。个别局限性硬皮病可转变为系统性硬化症而累及内脏,故认为两者是同一病理过程的不同类型。儿童期发病以局限性为多数,而系统性多发于年长儿和成人。

二、病因和发病机制

病因未明,很多报道提示是在遗传因素的参与下,由于某种因子刺激所导致的自身免疫性疾病。并认为本病的纤维化病变与 5-羟色胺代谢异常有关。

主要病理表现结缔组织炎性细胞浸润,血管内膜增生,血管壁萎缩、纤维化,结果造成管腔狭窄或闭塞。90% 以上的系统性硬化症患者发生雷诺现象。内脏肌肉纤维变性、萎缩及肌间纤维组织增生而造成脏器硬化。

三、临床表现

(1)起病常隐袭。

(2)皮肤与黏膜:开始皮肤病变见于双侧手指及面部,后向躯干蔓延。经历水肿期(皮肤变厚、紧张、苍白和皮温降低)、硬化期(皮肤增厚、变硬如皮革,呈蜡样光泽、面部呈假面具状、皱纹消失和张口困难)、最后萎缩期(皮肤光滑而细薄如羊皮纸紧贴于皮下骨面)。黏膜(如口腔及阴道黏膜)可硬化、萎缩。

(3)雷诺现象:约为 70% 患者的首发症状,有时为硬皮病早期唯一表现,是该病的典型症状之一。

(4)关节和肌肉:关节炎或关节痛,以手指关节常见,指端可因缺血而造成指垫丧失,指骨溶解、吸收而缩短。肌肉无力和萎缩。

(5)消化系统:食管受累而引起吞咽困难,反流性食道炎,吸收不良综合征等。

(6)肺脏:间质性肺炎、纤维化,通气及换气功能受损。

(7)心脏:心脏增大、心力衰竭、心包炎、心律失常和肺动脉高压等是死亡重要原因之一。

(8)肾脏:约 17% 受累,蛋白尿、血尿,有时出现硬皮病危象(急进性高血压及进行性肾衰竭),是重要死因之一。

（9）其他：发热，多发性神经炎等。

（10）分型。①局限型：病变限于皮肤，预后较好。此型有一组特殊临床表现，称为 CREST 综合征（皮下钙化、雷诺征、食管运动功能障碍、硬指和毛细血管扩张）。②弥漫型：皮损累及全身，进展快，内脏器官受累。③重叠型：局限或弥漫型伴有另一种结缔组织病。

四、实验室检查

（1）血沉加快。

（2）自身抗体。①抗核抗体：阳性，以斑点型及核仁型为主。②抗 Scl-70 抗体：阳性，是弥漫型硬皮病标记抗体。③抗着丝点抗体：是局限型硬皮病标记抗体，特别是 CREST 综合征时阳性。④抗核仁抗体：阳性。

（3）皮肤活体组织检查：胶原纤维增生、肿胀、硬化和萎缩，结缔组织细胞浸润，小血管壁增厚、管腔变小和闭塞。

（4）X 线检查：食道蠕动减弱、管壁僵硬。间质性肺炎及肺纤维化等。

（5）肺功能测定：肺容量及弥散功能减低。

五、诊断与鉴别诊断

（一）诊断标准

1.主要指标

近端硬皮：对称性手指及掌指或跖趾近端皮肤增厚、紧硬，类似病变也见于整个四肢、面颈及躯干（胸腹）。

2.次要指标

（1）硬指：上述皮肤改变仅限于手指。

（2）外周血管：雷诺现象或指端可凹性瘢痕或指垫变薄、丧失。

（3）胃肠道：胃、十二指肠反流及吞咽困难。

（4）呼吸系统：肺底部纤维化及肺动脉高压。

（5）心脏：心律失常及心功能衰竭。

（6）肾脏：肾危象及肾血管性高血压。

（7）神经系统：出现神经系统病变。

（8）骨骼肌肉：肌腱摩擦音、关节炎和肌炎。

（9）血清学：抗核抗体阳性或特异性抗体阳性。

具备 1 项主要指标和 2 项次要指标者可诊断为硬皮病。

（二）鉴别诊断

1.局部性硬皮病

局部皮肤变硬呈线状或斑点状，界限清楚，无血清学及内脏病变。

2.混合性结缔组织病

该病有手指肿胀及雷诺现象，易与硬皮病混淆，但它兼有狼疮及肌炎表现，如蛋白尿、肌无力及肌酶增高，高滴度抗 RNP 抗体可鉴别。

3.嗜酸性筋膜炎

肢体局部压痛、肿胀和硬结，但一般不影响手、足和面部，嗜酸性粒细胞增多，无雷诺现象及内脏损害,自身抗体阴性,活体组织检查可见深筋膜、皮下组织广泛炎症和硬化。

4.自限性硬肿病

皮肤发硬,但有如下表现:①病损发展快,短期内可累及全身皮肤,手、足常不受累;②无雷诺现象;③抗 Scl-70 抗体等常阴性;④病程常自限性;⑤发病前常有感染史,如流感、咽炎及扁桃体炎等。

六、治疗

目前尚无有效治疗方法。

(一)一般治疗

保暖,营养,避免劳累及精神紧张,清除感染。

(二)糖皮质激素

用于系统性硬化症,缓解炎性肌病及肺纤维化,但不能阻止本病的进展。泼尼松 1～2 mg/(kg·d)分次服用,症状缓解后逐渐减量。

(三)免疫抑制剂

甲氨蝶呤 0.25～0.5 mg/kg,每周 1 次口服。

(四)青霉胺

适用于严重病例,3 mg/kg,2 个月后每月增加 2～3 mg/kg,最后达每天 10～15 mg/kg,一般剂量 250～500 mg/d。

(五)扩张血管药

硝苯地平 0.5～1.0 mg/(kg·d),分次服用。

(六)中药

可选用复方参片口服或用复方丹参注射液静脉滴注。

(七)血浆置换

用于重症及药物疗效不佳患者。

七、预后

局限性硬皮病一般无生命危险,皮肤损害可持续进展多年,个别损害可逐渐变软,但很少完全恢复正常。

系统性硬化症的预后主要依据受累的系统。肺和心脏受累是本病的严重表现。肺纤维化和心功能不全是主要致死的原因。最早死于起病后 6 个月,最长可达 10 年以上。少数患者可有显著好转,但不能完全恢复。

(冯春洪)

第四节　过敏性紫癜

一、概述

过敏性紫癜也称亨-舒综合征,是一种以小血管炎为主要病变的系统性血管炎,临床表现为皮肤紫癜,常伴关节炎、腹痛、便血和肾小球肾炎;多发于学龄前和学龄期儿童,男孩多于女孩,一年四季均有发病,以春秋两季居多,国内报道过敏性紫癜患病率有逐年增高趋势。

二、病因和发病机制

过敏性紫癜发病机制尚未明确,下列情况可能为诱因如食物过敏(蛋类、乳类和豆类等)、药物(阿司匹林和抗生素等)、微生物(细菌、病毒和寄生虫等)、疫苗接种、麻醉及恶性病变等。有报道过敏性紫癜患者中,50%以上有链球菌感染史,提示链球菌起触发作用,但随后研究发现链球菌感染史在过敏性紫癜和健康儿童对照间并无差别。

30%～50%患者血清 IgA 浓度升高;过敏性紫癜急性期血液循环中表面 IgA 阳性的 B 细胞数、IgA 类免疫复合物或冷球蛋白均增高;过敏性紫癜患者的淋巴细胞可自发合成大量的 IgA;IgA、补体 C3 和纤维蛋白沉积于肾小球系膜、皮肤和肠道毛细血管而导致相应症状。

本病有一定遗传倾向,但肯定的 HLA 连锁尚未确定,有学者认为 HLA-DW35 者易患本病,部分患者伴有 C2 补体成分缺乏。

三、病理

过敏性紫癜病理变化为广泛的白细胞碎裂性小血管炎,以毛细血管炎为主,也可波及静脉和小动脉;血管壁可见胶原纤维肿胀和坏死,中性粒细胞浸润,周围有散在核碎片;间质水肿,有浆液性渗出,同时可见渗出的红细胞;内皮细胞肿胀,可有血栓形成。病变累及皮肤、肾脏、关节及胃肠道,少数涉及心、肺等脏器。在皮肤和肾脏,荧光显微镜下可见 IgA 为主的免疫复合物沉积。

四、临床表现

多为急性起病,首发症状以皮肤紫癜为主,部分病例腹痛、关节炎或肾脏症状首先出现。起病前 1～3 周常有上呼吸道感染史。可伴有低热、食欲缺乏及乏力等全身症状。

(一)皮肤紫癜

病程中反复出现皮肤紫癜为本病特征,多见于四肢及臀部,对称分布,伸侧较多,分批出现,面部及躯干较少;初起呈紫红色斑丘疹,高出皮面,继而呈棕褐色而消退,可伴有荨麻疹和血管神经性水肿,重症患者紫癜可融合成大疱伴出血性坏死。

(二)消化道症状

半数以上患者出现反复的阵发性腹痛,位于脐周或下腹部,疼痛剧烈,可伴呕吐,但呕血少见;部分患者有黑便或血便、腹泻或便秘,偶见并发肠套叠、肠梗阻或肠穿孔。

(三)关节症状

出现膝、踝、肘、腕等大关节肿痛,活动受限,呈单发或多发,关节腔有积液,可在数月内消失,不留后遗症。

(四)肾脏症状

本病引起的肾脏病变是小儿期最常见的继发性肾小球疾病。肾脏症状轻重不一,多数患者出现血尿、蛋白尿和管型,伴血压增高及水肿,称为紫癜性肾炎,少数呈肾病综合征表现;肾脏症状绝大多数在起病 1 个月内出现,也可在病程更晚期发生,大多数能完全恢复,少数发展为慢性肾炎,死于慢性肾衰竭。

（五）其他

偶可发生颅内出血,导致惊厥、昏迷及失语,还可有鼻、牙龈出血等出血表现,偶尔累及循环系统发生心肌炎、心包炎或累及呼吸系统发生喉头水肿、哮喘和肺出血。

五、实验室检查

（1）血常规:白细胞正常或增加,中性或嗜酸性粒细胞可增高;除非严重出血,一般无贫血;血小板计数正常甚至升高,出血和凝血时间正常,血块退缩试验正常,部分患者毛细血管脆性试验阳性。

（2）尿常规:可有红细胞、蛋白及管型,少数有肉眼血尿。

（3）有消化道症状者大便隐血试验多阳性。

（4）血沉正常或增快:血清 IgA 可升高,IgG、IgM 正常也可轻度升高;C3、C4 正常或升高;抗核抗体及类风湿因子阴性;重症血浆黏度增高。

（5）腹部超声检查:有利于早期诊断肠套叠等外科急腹症;有中枢神经系统症状患者可予头颅 MRI 助诊;肾脏症状较重和迁延患者可行肾穿刺以了解病情给予相应治疗。

六、诊断和鉴别诊断

典型病例诊断不难,若临床表现不典型,皮肤紫癜未出现时,容易误诊为其他疾病,需与原发性血小板减少性紫癜、风湿性关节炎及外科急腹症等鉴别。

七、治疗

（一）一般治疗

卧床休息,积极寻找和去除致病因素,控制感染,补充维生素。

（二）对症治疗

有荨麻疹或血管神经性水肿时,应用抗组胺药物和钙剂;腹痛时应用解痉剂,消化道出血时应禁食,可静脉注射西咪替丁 20～40 mg/(kg·d),必要时输血。

（三）肾上腺皮质激素

急性期对腹痛和关节痛可予以缓解,但不能预防肾脏损害的发生,也不能影响预后。可用泼尼松 1～2 mg/(kg·d),分次口服,或用地塞米松、甲基泼尼松龙静脉滴注,症状缓解后即可停用。重症可用免疫抑制剂如环磷酰胺或雷公藤多甙片。

（四）抗血小板聚集药物

阿司匹林 3～5 mg/kg,或 25～50 mg/d,每天 1 次服用;双嘧达莫 3～5 mg/(kg·d),分次服用。

（五）其他

中成药如复方丹参片和银杏叶片,口服 3～6 个月,可补肾益气和活血化瘀。

八、预后

本病预后一般良好,除少数重症患者可死于肠出血、肠套叠、肠坏死或急性肾衰竭外,大多痊愈。病程一般为 1～2 周或 1～2 个月,少数可长达数月或一年以上;肾脏病变常较迁延,可持续数月或数年,大多自行缓解,部分病例有复发倾向。

（冯春洪）

第五节 大 动 脉 炎

一、概述

大动脉炎也称高安动脉炎或高安病,是主动脉及其主要分支的非特异性、节段性炎性疾病,导致大动脉狭窄或动脉瘤形成;以胸主动脉、腹主动脉、主动脉弓及分支受累为主。成人多见于青少年女性,儿童女:男约为 2:1,年长儿多见。

二、病因和发病机制

病因未明,遗传因素起一定作用,例如单卵双生姐妹有同患大动脉炎者;部分大动脉炎与肺结核同时存在,但抗结核药物对大动脉炎无效,说明本病并非结核菌直接感染所致;目前认为本病可能与感染后自身免疫有关。

三、病理

大动脉炎损害广泛但呈节段性和不规则性;组织学检查为全层动脉炎,动脉壁早期有淋巴细胞、浆细胞、巨噬细胞、中性粒细胞浸润及成纤维细胞增生,随后弹力纤维和平滑肌纤维断裂、坏死,弹力板破坏,内膜增生,中膜广泛纤维化,多核巨细胞浸润。免疫荧光显微镜检查可发现动脉壁有 IgG、IgM 和备解素沉积,晚期内膜增厚及瘢痕收缩引起血管狭窄,血管中层退行性变引起局部瘤样扩张。本病也累及心脏和肾脏,可有主动脉瓣关闭不全。

四、临床表现

患者可有发热、盗汗、消瘦及食欲缺乏等全身症状,当局部症状或体征出现后,全身症状可逐渐减轻或消失。根据病变部位分为四型:Ⅰ型累及主动脉弓;Ⅱ型为胸主动脉和腹主动脉病变为主;Ⅲ型为弥漫性主动脉损害(广泛型);Ⅳ型呈弥漫型主动脉和肺动脉损害(肺动脉型)。

(一)Ⅰ型

Ⅰ型主要累及主动脉弓及其分支,也称头臂动脉型,脑缺血引起头昏、头痛及眩晕,严重时有反复晕厥、抽搐、失语、偏瘫或昏迷。上肢缺血引起肢体无力和麻木。受累动脉搏动减弱或消失,可闻及收缩期杂音,偶可闻及侧支循环所致的连续性血管杂音。

(二)Ⅱ型

Ⅱ型也称主-肾动脉型,有胸主动脉及肾动脉狭窄,高血压为本病的重要临床表现。该型常见,上下肢血压差明显,严重时诉头痛、气促和心悸;肢无力;可有间歇性跛行,严重时合并心力衰竭,可误诊为心肌病变。体格检查发现血压增高,股动脉及足背动脉搏动减弱或消失。

(三)Ⅲ型

Ⅲ型病变广泛,部位多发,病情较严重。

(四)Ⅳ型

Ⅳ型合并肺动脉高压而出现心悸、气短,肺动脉瓣听诊区有收缩期杂音,P_2亢进。

五、实验室检查

周围血白细胞增高,轻度贫血;血沉明显增快,C反应蛋白增高,α_2球蛋白和γ球蛋白增高;类风湿因子和抗核抗体可呈阳性,Ⅷ因子相关抗原是大血管炎的特异型血清标记和内皮细胞激活的指标。

胸部X线片可显示主动脉钙化或主动脉增宽,超声检查可显示周围动脉或主动脉等狭窄部位及程度,动脉造影和MRI可显示狭窄或扩张的部位及程度,以及血流减少的程度。

六、治疗

(一)肾上腺皮质激素

肾上腺皮质激素可抑制全身症状,缓解动脉狭窄,如已出现纤维化和栓塞则疗效较差,疗程一般为6个月;必要时加用其他免疫抑制剂。

(二)对症治疗

积极控制高血压,应用抗血小板聚集药物(阿司匹林和双嘧达莫)。

(三)控制感染

如有结核或其他感染存在,应同时给予治疗。

(四)生物制剂

目前有学者利用抗肿瘤坏死因子制剂联合糖皮质激素治疗难治性大动脉炎,获得良好效果,但还需进一步证实。

(五)介入和手术治疗

晚期并发症可根据情况进行经皮穿刺动脉成形术或手术治疗,例如阻塞或狭窄部位血管重建术、旁路移植术、动脉瘤切除术及主动脉瓣置换术等。

七、预后

本病预后取决于病变范围和是否及时治疗;如及时进行内科和外科治疗,则5年存活率可达95%左右。

(孟祥霞)

第六节　幼年型皮肌炎

一、概述

幼年型皮肌炎是一种多系统疾病,特点是横纹肌和皮肤的急性或慢性的非化脓性炎症,早期存在不同程度的闭塞性血管病,晚期发生钙化。约10%合并其他结缔组织病,少数合并恶性肿瘤。1～14岁均可发病,6岁左右为发病高峰,女孩多见。成人皮肌炎中20%由儿童期起病。死因主要为呼吸衰竭和胃肠道溃疡、出血。

二、病因及发病机制

本病病因和发病机制不明。其发病与感染和免疫功能紊乱有关。多种感染,尤其是病毒感染,特别是柯萨奇病毒与皮肌炎发病有关。感染引起淋巴细胞释放细胞因子等机制损害肌纤维;同时肌肉蛋白变性而具有抗原性,产生的自身抗原抗体反应也可能起一定作用。一般认为本病为细胞介导的免疫失调所引起的骨骼肌疾病。皮肌炎患者 HLA-B8 和 DR3 明显增加,且与家庭遗传有相关性。

三、临床表现

一般为隐匿性起病,1/3 急性起病,发热不规则,38～40 ℃,常诉乏力、不适、关节痛、厌食和体重减轻,易激惹,大运动量活动减低。

(一)肌肉症状

患者诉轻度肌痛或肌肉僵硬、肌无力,起病时多见于下肢肢带肌,导致不能行走,不能上楼梯,颈前屈肌和背肌无力导致不能抬头和维持坐位。病变肌肉呈对称分布,近端肌明显,如髋、肩、颈屈肌和腹肌;受累肌肉偶呈水肿样,稍硬,轻压痛;肌力减退,患者不能从卧位坐起,不能从坐位站起,不能下蹲或下蹲后不能起立,上下楼梯困难;重症累及肢体远端肌肉,患者可完全不能动弹。10%患者咽喉肌受累,导致吞咽困难;5%患者面肌和眼外肌受累导致面部表情少及眼睑外翻。深腱反射一般存在。晚期有肌肉萎缩和关节挛缩。

(二)皮肤症状

3/4 患者有典型皮肤改变,可为首发症状,也可在肌肉症状出现数周后才有皮肤病变。

(1)上眼睑皮肤变为紫红色,伴有水肿;面部弥漫呈紫色或紫红色。颈部和上胸部"V"字区、躯干部及四肢伸侧等处可出现弥漫性或局限性暗红色斑。皮疹轻重程度及持续时间不等。皮疹消退后可留有色素沉着。

(2)Gottron 征:关节伸侧对称性变化,为有光泽的红斑样萎缩性鳞片状斑。皮肤萎缩区呈淡粉红色,早期皮肤增厚呈白色,Gottron 征常见于近端指间关节,其次掌指关节及远端指间关节;脚趾罕见;肘、膝、踝关节伸侧也可累及。

(3)甲皱皮肤明显发红,甲皱毛细血管扩张,毛细血管增厚、弯曲和中断。

(4)晚期可产生皮下钙化和皮肤溃疡,从破溃处排出白色钙盐。

(三)消化道症状

消化道症状有口咽部溃疡、全腹痛、黑便,偶有呕血,示消化道黏膜弥漫性出血性炎症或急性肠系膜动脉栓塞;胃肠道穿孔时膈下有游离气体;腹胀时应疑及麻痹性肠梗阻。

(四)其他

可有黄疸、肝大和肝功能异常、淋巴结肿大、雷诺现象及脾大,常可累及心、肺和中枢神经系统,肾脏病变较少见。

四、实验室检查

(一)血常规

急性期白细胞增多,晚期有贫血。

(二)急性期反应物

血沉增快，α_2 和 γ 球蛋白增高，C 反应蛋白阳性，但变化较轻微。

(三)血清酶学检查

肌酸激酶、乳酸脱氢酶及天门冬氨酸氨基转移酶等明显升高，肌酸激酶同工酶增高。

(四)抗核抗体

抗核抗体 50％阳性，但无 dsDNA 和抗 Sm 抗体，可有特异性抗 JO-1 抗体。

(五)特殊检查

1.X 线检查

骨关节周围有钙化，或弥漫性软组织及皮肤钙化。

2.肌电图检查

肌电图呈肌源性变化，表现如下。

(1)静息时自发性纤颤电位、正锐波及插入激惹。

(2)收缩时呈短时限、低振幅及多相性电位。

(3)刺激时出现反复高频放电。

3.MRI 检查

MRI 检查可显示肌肉异常部位及范围，有利于监测病情和指导肌活检部位。

4.肌肉活体组织检查

一般为三角肌或四头肌及经肌电图或 MRI 证实的病变部位，应无肌肉萎缩，标本宜较大(2～3 cm)；不合适的部位和不合适的标本大小可使肌活检结果阴性，疾病晚期不宜做肌活体组织检查，因此时病变已不再有特异性。活体组织检查标本可见到：血管周围炎性细胞浸润；肌束周围有肌纤维萎缩和坏死；肌纤维再生现象。

五、治疗

(一)一般治疗

注意避免阳光照射，出门宜戴帽子和手套，皮肤护理，避免外伤引起溃疡和溃破处继发感染；注意心脏功能和呼吸情况；低盐饮食；肢体注意功能位，及时进行按摩和理疗。

(二)皮质激素

泼尼松 2 mg/(kg·d)，最大量≤60 mg/d，分次服用，共服用 1 个月，后改为 1 mg/(kg·d)，随后逐渐减量，连用 2 年以上；急性期可用甲泼尼龙大剂量冲击疗法，10～30 mg/(kg·d)(≤1 000 mg/d)静脉滴注 1～3 天。注意本病如伴消化道吸收障碍，口服泼尼松不能吸收，则宜改用静脉注射。

(三)羟氯喹

剂量 6 mg/(kg·d)，可控制皮肤病变发展。

(四)免疫抑制剂

1.甲氨蝶呤

每次 0.35～0.65 mg/kg，每周 1 次，口服、静脉注射或肌内注射。

2.环磷酰胺

每次 0.5～0.75 g/m^2，每月 1 次静脉滴注。

3.硫唑嘌呤

1～3 mg/(kg·d),口服。

4.环孢素

2.5～7.5 mg/(kg·d),口服。

重症可选用 2 种免疫抑制剂。

(五)静脉注射用丙种球蛋白

每次 1～2 g/kg,每月 1 次,对皮质激素耐药或皮质激素依赖患者可应用。

(六)其他

生物制剂如肿瘤坏死因子-α 抑制剂及 CD20 单抗的应用,为顽固难治的幼年型皮肌炎提供了新的治疗手段。血浆置换及造血干细胞移植对重症、危及生命的幼年型皮肌炎可能有效。

(刘　燕)

第七节　幼年特发性关节炎

幼年特发性关节炎是一组不明原因,以慢性关节滑膜炎为主要特征,伴有机体各组织、器官不同程度损害的慢性、全身性疾病。幼年特发性关节炎应归类于自身免疫性损伤为特征的"现代风湿性疾病"。

英国儿科医师 George Frederick Still 早在 1897 年就描述了儿童慢性关节炎的病例,他发现儿童关节炎除关节之外常伴有其他系统的临床表现,并首先想到儿童慢性关节炎是不同于成人类风湿关节炎的疾病。国际风湿病学会联盟儿科常委专家组于 2001 年 8 月在加拿大埃德蒙顿讨论决定:为了便于国际协作观察研究,将 16 岁以下,不明原因、持续 6 周以上的关节肿胀、疼痛病症统一命名为幼年特发性关节炎,并以此取代美国风湿病学会"幼年类风湿关节炎"和欧洲风湿病学会"幼年慢性关节炎"这两个传统病名。

幼年特发性关节炎的病因与发病机制虽至今不明,但数年研究成果不断强化了学界普遍认识:幼年特发性关节炎属一类与遗传特质、免疫紊乱及环境因素高度关联的异质性疾病。

幼年特发性关节炎的基础研究与临床研究相对滞后,国内至今没有一篇有关幼年特发性关节炎的多中心、大样本、临床随机双盲对照研究学术报告,也罕见以国内资料为基础的 Meta 分析,流行病学资料更为匮乏。国外一些单位中心随机双盲对照研究资料中也常存在病例数少,观察时间较短等缺陷。

本节以中华儿科学会免疫学组《幼年特发性关节炎诊治建议》为基础,归纳、总结及介绍国内外幼年特发性关节炎学术研究成果,并同时提出相应诊疗指引。

一、流行病学

国内缺乏幼年特发性关节炎确切发病率资料,国外统计幼年特发性关节炎各型总发病率约为 1/15 000。幼年特发性关节炎在 1 岁以内相对罕见,此后各年龄组均可发生,但各种类型有其相对集中的发病年龄;类风湿因子阳性多关节炎多发生于年长儿(≥8 岁),≥8 岁男孩的少关节炎可能是幼年强直性脊柱炎早期表现。类风湿因子阴性多关节炎和全身型可发生在任何年龄,但仍以幼年多见;抗核抗体阳性少关节炎型多发生在 6 岁以内。各亚型间性别比例也不尽相同,多关节与少关节型抗核抗体阳性患者以女性居多,年长少关节型(或幼年强直性脊柱炎)以男孩为主,而全身型幼年特发性关节炎患者男女比例较为接近。

家族史与基因特征:幼年特发性关节炎发病有明显的家族聚集趋势,国内报道幼年特发性关节炎有阳性家族史者占 21.2%,国外有报道发现 313 个患者家庭一级亲属中都可以找到先证者并在基因多态性方面有某种关联。

二、病因与发病机制

(一)感染

报告约 35%幼年特发性关节炎患者关节液细胞中能分离出风疹病毒,部分全身型幼年特发性关节炎患者有柯萨奇病毒或腺病毒感染的证据。研究者还发现相当多的幼年特发性关节炎患者有微小病毒 B19 感染的线索。Hoffman 等学者虽证实了幼年特发性关节炎患者有支原体感染证据,但未能证实关节液中有支原体 DNA 存在,因此认为支原体感染并非关节炎发生的直接原因。有学者认为感染后某些抗体升高是感染后损伤的依据,感染仅是触发异常免疫反应的因素。有很多观察发现活动性关节炎与沙眼衣原体、耶尔森菌、沙门菌属、痢疾杆菌及空肠弯曲菌感染诱发有关。有资料显示活动性关节炎患者血中或关节滑膜液中有被病菌激活的 T 细胞。

(二)遗传因素

有很多资料证实主要组织相容性复合基因特性决定了个体在一定条件下是否发生异常免疫反应及发生何种类型、何种程度的免疫损伤。因此,人们特别感兴趣是否有特异性主要组织相容性复合基因位点决定是否发生自身免疫性疾病。单卵双胎及同胞兄妹共患幼年特发性关节炎的病例提示遗传基因可能发挥易患幼年特发性关节炎的重要作用。但遗传研究并未取得单一基因型与幼年特发性关节炎发病对应关系的结果。

(三)免疫学因素

幼年特发性关节炎患者整体与局部的免疫反应异常已有很多研究证明。在幼年特发性关节炎病程中不同时期可以测出不同的优势 T 细胞克隆及调节性 CD_4^+、CD_{25}^+ 阳性 T 细胞增殖异常。T 细胞与巨噬细胞被过度激活将产生大量的细胞因子,如白细胞介素(白细胞介素 1、6、8)、肿瘤坏死因子及粒-单细胞集落刺激因子等。白细胞介素 1 可诱导滑膜成纤维细胞及关节软骨细胞合成前列腺素 E2 及各种蛋白酶,介导关节组织损伤。实验发现白细胞介素 6 及白细胞介素 8 浓度与类风湿关节炎活动呈正相关,白细胞介素 1 和肿瘤坏死因子还可激发其他细胞因子的合成与分泌,并形成炎症因子的瀑布效应。自身抗体可能在部分幼年特发性关节炎发病中发挥作用,合并慢性虹膜状体炎幼年特发性关节炎患者 80%可以测出抗核抗体,多关节型和少关节型患者也有抗核抗体阳性结果,只有全身型患者极少抗核抗体阳性。

综上所述,幼年特发性关节炎的发病机制可能为,具备一定遗传特质的个体在受到各种感染性微生物攻击时,异常激活了自身免疫细胞,通过直接作用或分泌细胞因子或自身抗体产生自身免疫损害或组织变性。某些细菌及病毒的一种特殊抗原成分作为超抗原,其结构与人类主要组织相容性复合基因-Ⅱ抗原具有同源性,不需抗原提呈细胞加工处理即可直接与具有特殊可变区 β 链结构的 T 细胞受体结合而激活 T 细胞。可变区 β 链 T 细胞在超抗原刺激下被过度活化,从而激发免疫细胞或细胞因子(如肿瘤坏死因子)引起的免疫损伤。

三、病理

幼年特发性关节炎病变组织的典型改变是滑膜组织以淋巴细胞及浆细胞浸润为特征的慢性炎症,幼年特发性关节炎各型之间及与成人类风湿关节炎病理改变进行比较并未见显著差别。提示虽然诱因、病因及发病机制的异质性,但病理损害结果是殊途同归。早期病变为关节周围非特异性水肿、充血,纤维蛋白渗出,淋巴细胞和浆细胞浸润。反复发作后滑膜组织增厚呈绒毛状向关节腔突起,附着于软骨上并向软骨延伸形成血管翳,从而破坏关节软骨。中性粒细胞的蛋白酶类也在病变中发挥了溶解蛋白的作用。病变过程中淋巴样细胞在滑膜中聚集,局部大量聚集的活化 T 细胞,使炎性细胞因子大量增加(肿瘤坏死因子等)。反复、连续的炎症侵蚀关节软骨,导致关节面粘连融合,并被纤维性或骨性结缔组织所代替,导致关节僵直、变形。受累关节周围可以发生肌腱炎、肌炎、骨质疏松及骨膜炎。病变组织中淋巴结呈非特异性滤泡增生和分泌免疫球蛋白及类风湿因子的浆细胞增多。胸膜、心包膜及腹膜可见纤维性浆膜炎。皮疹部位毛细血管有炎症细胞浸润,眼部病变可见虹膜睫状体的肉芽肿样浸润。

四、诊断标准与分型

幼年特发性关节炎诊断虽不复杂,但确诊耗时长(6 周至 6 个月),确诊前要做大量的鉴别诊断工作。国际风湿病学会联盟有关幼年特发性关节炎诊断定义与美国幼年特发性关节炎相比幼年特发性关节炎将少关节型分为持续型和扩展型,增加了银屑病性关节炎,与附着点炎症相关关节炎和未分类关节炎等亚型;与幼年型慢性关节相比将少关节型分为持续型和扩展型,去掉强直性脊柱炎,增加了与附着点炎症相关关节炎和未分类关节炎等亚型。

通过近年来各国医师临床实践,现全世界普遍采用加拿大埃德蒙顿国际风湿病学会联盟三次会议讨论制定的幼年特发性关节炎诊断标准。具体诊断标准如下。

(一)总定义

幼年特发性关节炎是指 16 岁以下儿童的持续 6 周以上的不明原因关节肿胀,除外其他疾病。

(二)除外标准

以上总定义适用于所有类型的幼年特发性关节炎。但每一型需要除外的原则如下。

a.银屑病或一级亲属患银屑病。

b.男孩 6 岁以上发病的关节炎,HLA-B27 阳性。

c.强直性脊柱炎、肌腱附着点炎症、炎症性肠病性关节炎、Reiter 综合征、急性前葡萄膜炎或一级亲属患以上任意一种疾病。

d.类风湿因子 IgM 间隔 3 个月以上 2 次阳性。

e.患者有全身型幼年特发性关节炎表现。

这些除外原则在下面具体条文中都会提到,并且将来有可能进行修改。

(三)分型

1.全身型幼年特发性关节炎

一个或一个以上的关节炎,同时或之前发热至少 2 周,其中连续每天弛张发热时间至少 3 天,伴随以下一项或更多症状。

(1)短暂的、非固定的红斑样皮疹。

（2）全身淋巴结肿大。

（3）肝大、脾大。

（4）浆膜炎。

应除外下列情况：a,b,c,d。

2.少关节型幼年特发性关节炎

发病最初 6 个月 1～4 个关节受累,有两个亚型。

（1）持续性少关节型幼年特发性关节炎,整个疾病过程中关节受累数≤4 个。

（2）扩展性关节型幼年特发性关节炎,病程 6 个月后关节受累数≥5 个。

应除外下列情况：a,b,c,d,e。

3.多关节型幼年特发性关节炎（类风湿因子阴性）

发病最初的 6 个月,5 个以上关节受累,类风湿因子阴性。

应除外下列情况：a,b,c,d,e。

4.多关节型幼年特发性关节炎（类风湿因子阳性）

发病最初 6 个月 5 个以上关节受累,并且在最初 6 个月中伴最少间隔 3 个月且 2 次以上的类风湿因子阳性。

应除外下列情况：a,b,c,e。

5.银屑病性幼年特发性关节炎

1 个或更多的关节炎合并银屑病,或关节炎合并以下最少任何 2 项。

（1）指（趾）炎。

（2）指甲凹陷或指甲脱离。

（3）家族史中一级亲属有银屑病。

应除外下列情况 b,c,d,e。

6.与附着点炎症相关的幼年特发性关节炎

关节炎合并附着点炎症,或关节炎或附着点炎症,伴有下列情况中至少 2 项。

（1）有骶髂关节压痛和或炎症性腰骶部疼痛目前表现或病史。

（2）HLA-B27 阳性。

（3）6 岁以上发病的男性患者。

（4）急性或症状性前葡萄膜炎。

（5）家族史中一级亲属有强直性脊柱炎,与附着点炎症相关的关节炎,炎症肠病性关节炎,Reiter 综合征,急性前葡萄膜炎。

应除外下列情况 a,d,e。

7.未分类的幼年特发性关节炎

不符合上述任何一项或符合上述两项以上类别的关节炎。

五、临床表现

（一）全身型幼年特发性关节炎

约 20% 幼年特发性关节炎患者表现此型,突出的关节外症状是本型特征。全身症状包括弛张热、皮疹、肝脾淋巴结肿大、心包炎、胸膜炎、腹痛、白细胞增多及贫血,偶尔还发生弥散性血管内凝血。发热是本型突出症状,每天 1～2 次体温升高,达 39～40 ℃,每天体温可降至正常或接近正常,发热时呈重病容,热退后玩耍如常,病情呈戏剧性变化。发热可持续数周,甚至数月。皮疹为另一特征,一般在高热时出现,热退后消失,常于夜间明显,次晨消退,不留痕迹。皮疹多呈淡红色斑点或环形红斑,见于身体任何部位包括手脚心。偶有瘙痒,可见抓痕。多数患者有轻微心包炎和胸膜炎。偶见大量心包积液,需要减压治疗。肝、脾、淋巴结肿大可很明显,类似恶性疾病。个别患者除了发热、皮疹外无明显关节症状,此时只能疑诊本病,需要做大量鉴别诊断工作。全身症状可能复发,其间隔时间难以预测,但到青春期后再发者就较为罕见。本型致死者极少,预后取决于关节炎严重程度。

(二)多关节型幼年特发性关节炎

近35%～40%幼年特发性关节炎患者在病初6个月内病变累及多个关节(≥5个),即多关节型幼年特发性关节炎。几乎所有的关节均可受累,手足掌小关节、颈椎及髋关节受累也不少见。关节症状多表现为肿胀、疼痛、发热、触痛及活动障碍。指趾关节受累者,呈现典型梭形肿胀;累及颞颌关节表现为张口困难,幼儿可诉耳痛。病程长者,可影响局部发育出现小颌畸形;累及喉枢(环状软骨及杓状软骨)可致声哑、喉喘鸣和饮食困难。部分患者晨起关节活动障碍,但病变关节可不发红,即晨僵。关节腔内大量渗出及骨膜炎症使关节症状非常突出。本型关节外表现轻微,疾病活动期可有低烧、全身不适、激惹、生长滞缓、轻度贫血及很少见的类风湿结节。本型预后与关节炎严重度、持续时间及关节破坏程度有关。活动性关节炎可持续数月、数年,也可在几乎完全缓解后再发。偶见个别幼儿颌关节炎后导致口腔活动障碍,面部不对称而需要外科手术纠正。本型分类风湿因子阴性和类风湿因子阳性两亚型,类风湿因子阴性多关节型幼年特发性关节炎见于任何年龄,类风湿因子阳性型多关节炎多见于年长女孩,前者预后好于后者,类风湿因子阳性型多关节炎易见虹膜睫状体炎和其他并发症。

(三)少关节型幼年特发性关节炎

约40%幼年特发性关节炎患者在病初6个月内受累关节仅限于一个或很少几个(≤4个),即少关节型幼年特发性关节炎。少关节型幼年特发性关节炎患者通常发生大关节病变,呈不对称分布。就关节炎表现而言少关节型与多关节型并无差别,组织学改变均以滑膜炎症为基础。临床上少关节型可进一步分为二型:一型为持续少关节型,病程中受累关节始终≤4个,二型为扩展型,病程6个月之后受累关节数超过4个。少关节型中年长男孩,以下肢大关节受累者要注意与幼年强直性脊柱炎、炎症性肠病和瑞特病等鉴别,注意检测HLA-B27。少关节型幼年特发性关节炎中年长女性、抗核抗体及类风湿因子阳性者要注意并发慢性虹膜睫状体炎。虹膜炎常隐匿起病,早期只有用裂隙灯检查才能诊断。病变可以累及单侧或双侧眼睛,若未及时控制病情将发生前房瘢痕、继发性青光眼及白内障,导致严重视力障碍或失明。因此,应强调定期眼科随访。偶尔也见全身型与类风湿因子阳性多关节炎患者发生虹膜睫状体炎。

少关节型幼年特发性关节炎病程差异较大,在几年的病程中关节症状时轻、时重,最终的结果也多种多样。少关节病变若不属于强直性脊柱炎、瑞特病和炎症性肠病的早期表现,则很少伴有其他全身症状。

六、其他重要特征

除关节炎、发热及皮疹等基本临床症状外,幼年特发性关节炎应注意以下临床特征。

(一)与成人类风湿关节炎的差异

除类风湿因子阳性多关节炎型幼年特发性关节炎与成人类风湿关节炎相似临床特征外,大部分幼年特发性关节炎患者临床表现与成人类风湿关节炎不符。晨僵在幼年特发性关节炎患者中虽常见,但并非诊断幼年特发性关节炎的标准。多关节型幼年特发性关节炎关节受累没有部位限制,任何关节,甚至颞颌关节,关节炎也无需对称。幼年特发性关节炎少关节型是唯一无成人相对应亚型。幼年特发性关节炎少关节型多侵犯下肢大关节,膝关节最常受累。约 1/3 患者表现为对称性关节受累。

(二)关节外症状

幼年特发性关节炎关节外常见如发热、皮疹及肝脾淋巴结肿大等多系统症状,注意少数患者出现心脏、肝脏、肾脏及中枢神经系统损害的临床症状。

七、实验室诊断与检查

实验研究证明幼年特发性关节炎患者存在明显免疫功能紊乱。遗憾的是,众多实验研究结论得不到有效重复和多中心随机双盲对照研究的证实。这除了证明幼年特发性关节炎异质性特征外,同时表明至今没有发现公认一致的幼年特发性关节炎免疫发病确切机制。但某些免疫学指标检测可以帮助判断疾病活动性、鉴别诊断及部分自身免疫性疾病的定性及分型。

(一)免疫实验室检测

1.类风湿因子

类风湿因子系抗自身免疫球蛋白抗体,与成人型类风湿关节炎发病机制有密切关系,成人 IgM 型类风湿因子阳性检出率可达 80%。而在幼年特发性关节炎总体阳性率不足 15%,主要出现在多关节型幼年特发性关节炎之中,类风湿因子阴性并不能除外诊断幼年特发性关节炎。

2.隐匿性 IgM 型类风湿因子

有发现隐匿性 IgM 型类风湿因子在幼年特发性关节炎中有较高的检出率(71.4%),其中多关节型阳性率为 80.0%,少关节型阳性率为 71.4%,全身型阳性率为 58.8%。各型患者活动期隐匿性 IgM 型类风湿因子均值高于缓解期,并与病情活动性有关。遗憾的是此结果没有得到重复试验证实,也无多中心、大样本对照研究的相同结论。

3.抗核抗体

抗核抗体检测不能确定或排除幼年特发性关节炎诊断。256 例幼年特发性关节炎患者检测抗核抗体阳性结果分析与发病年龄偏小、不对称性关节炎及虹膜睫状体炎的发生有关。

4.抗环瓜氨酸抗体

研究表明 109 名幼年特发性关节炎患者中只有 2 名抗环瓜氨酸抗体为阳性,发生率不足 2%,远低于成年(63%)。因此,抗环瓜氨酸抗体难以作为幼年特发性关节炎诊断的筛选手段。也有学者发现 13% 的多关节型幼年特发性关节炎和 2% 的其他类型幼年特发性关节炎血清中抗环瓜氨酸抗体为阳性,健康对照仅 0.6% 阳性,其中类风湿因子阳性多关节型幼年特发性关节炎患者中 57% 抗环瓜氨酸抗体为阳性。HLA-DR4 阳性多关节型患者抗环瓜氨酸抗体阳性率高于 HLA-DR4 阴性的患者。

5.抗核周因子抗体

Nesher G 检测 64 名幼年特发性关节炎患者(28 名多关节型,26 名少关节型,10 名全身型),结果多关节型中抗核周因子抗体 10 名阳性,少关节型中 5 名阳性,全身型中 1 名阳性。因此建议将抗核周因子抗体作为幼年特发性关节炎诊断指标。

6.中性粒细胞胞质抗体

Muderl 等学者报道幼年特发性关节炎患者血清中抗中性粒细胞胞质抗体检测阳性率达35％,其中多关节炎型44％阳性,少关节炎型36％阳性,全身发病型仅16％阳性。

7.抗 Sa 抗体

在成人类风湿关节炎中阳性率为31.9％,在系统性红斑狼疮为4.3％,干燥综合征为3％,在多发性心肌炎及皮肌炎中阳性率为0,抗 Sa 抗体对成人类风湿关节炎诊断特异性为98.6％。研究发现抗 Sa 抗体与类风湿因子、RA3、SSA、SSB、RNP、Sm、Jo-1 及 Scl-70 等多种自身抗体无交叉反应性,Sa 抗体对幼年特发性关节炎的诊断价值罕见报道。

(二)非免疫学实验室检查

幼年特发性关节炎患者多有血沉加快(少关节型患者的血沉结果可以正常),外周血白细胞计数增多,C 反应蛋白升高,轻度贫血等,这对幼年特发性关节炎诊断无特异性,可在随访中提示幼年特发性关节炎活动性。若原本升高的白细胞、粒细胞及血小板突然下降即提示并发巨噬细胞活化综合征可能。

(三)影像学辅助检查

1.X 线检查

幼年特发性关节炎早期(病程 1 年左右)X 线仅显示软组织肿胀,关节周围骨质疏松,关节滑膜炎,关节附近呈现骨膜炎。晚期才能见到关节面软骨破坏、关节腔变窄、畸形、骨囊性变及骨质破坏等。其中,膝、手、踝及足关节最易受累。

2.MRI 检查

MRI 检查能够全面评估关节的病变,包括滑膜、关节积液、软骨、骨、韧带、肌腱及腱鞘等改变,有望成为早期幼年特发性关节炎诊断的敏感检测手段。30 例幼年特发性关节炎早期患者(症状≤1 年)均发现膝关节平均滑液厚度及髌上关节液体溢出量增加,37％半月板增生不全(11/30),27％骨骺骨髓异常(8/30),3 个膝关节有软骨轮廓不规则、裂隙及变薄,1 个关节腔有狭窄,无关节发生畸形。

3.超声检查

超声技术能够安全、准确地显示关节渗出液、滑膜增厚、软骨浸润和变薄而辅助诊断幼年特发性关节炎。幼年特发性关节炎活动期膝关节明显积液,滑膜明显增厚。

(四)骨密度检测

幼年特发性关节炎患者疾病初期和整个病程中均存在骨质丢失及骨密度降低,日后发生骨质疏松的风险显著增加。早期监测有利于幼年特发性关节炎的诊断和早期干预。65 名幼年特发性关节炎患者随访至成年发现有 43％发生腰椎骨密度下降,53％发生髋部骨密度下降。钙剂与维生素 D 可纠正全身骨密度降低。

(五)关节液分析

关节液分析不能确诊幼年特发性关节炎,但可以鉴别化脓性关节炎和结晶性关节炎(痛风在儿童少见),化脓性关节炎液外观呈混浊的绿、黄色,有大量的白细胞,以多形核细胞为主。

(六)滑膜组织活检

滑膜活检可除外慢性化脓性、结核性关节炎及其他少见病如类肉瘤病及滑膜肿瘤等疾病。

八、药物治疗

(一)非甾体抗炎药

目前公认非甾体抗炎药不能延缓或防止关节损害,但能减轻炎症、疼痛及肿胀等症状。各种非甾体抗炎药间有效性无显著差异,选择主要根据用药频率、药物剂型、不良反应及价格进行相应考虑。由于阿司匹林用药次数频繁(每天3次),要监测血水杨酸水平,易致肝损害或疑并发瑞氏综合征而不被推荐使用。各种非甾体抗炎药药理机制及不良反应基本相似,因此不能两种非甾体抗炎药联合使用。非甾体抗炎药在数天内就能逐步缓解症状,大多数对非甾体抗炎药有效的患者在头3个月显示明显的症状改善。对初始非甾体抗炎药治疗3周内无效的患者应改其他非甾体抗炎药。目前还无法预测个体对某种非甾体抗炎药是否有效。

国外以往采用萘普生[10~15 mg/(kg·d)分2次服用]和甲苯吡咯酸[20~30 mg/(kg·d)分3~4次服用]的报道较多,近年已开始应用有真正意义的选择性抑制环氧化酶2的新药,因不抑制环氧化酶1,胃肠道不良反应明显减少,这类药物将来有可能取代其他药物。

以下是几种常用非甾体抗炎药的临床循证医学证据评价。

1.布洛芬

92例幼年特发性关节炎(所有类型)使用布洛芬30~40 mg/(kg·d)或阿司匹林60~80 mg/(kg·d)12周,结果证明两组疗效相似,阿司匹林的不良反应更大。84例患者应用布洛芬的不同剂量[30、40及50 mg/(kg·d)]比较观察24周。三种剂量疗效相似。

2.美洛昔康与萘普生

萘普生为非选择性环氧化酶抑制剂,其疗效及不良反应与布洛芬相近。美洛昔康为环氧化酶2抑制剂。一组2~16岁,225例少关节型和多关节型病例入选的多中心、随机、双盲,美洛昔康与萘普生对照临床研究结果为:分3个月和12个月两个观察时点;美洛昔康两种剂量:0.125 mg/(kg·d)和0.25 mg/(kg·d),每天1次。萘普生10 mg/(kg·d),每天2次。182(81%)患者完成12个月的治疗。根据美国风湿病学会儿科疗效评分标准判断,结果为(3~12个月)美洛昔康0.125 mg/(kg·d)组为63%~77%,而美洛昔康0.25 mg/(kg·d)组为58%~76%,萘普生组为64%~74%。三组间疗效、不良反应及异常实验室指标无显著差异。

3.罗非昔布

国外研究表明罗非昔布与萘普生两组临床疗效相似,且均有良好耐受。

4.塞来昔布

242例2~16岁少关节和多关节型幼年特发性关节炎多中心研究结果:塞来昔布3 mg/kg,每天2次;或6 mg/kg,每天2次;萘普生7.5 mg/kg,每天2次。观察12周。结果2组剂量的塞来昔布至少与萘普生组疗效相当,美国风湿病学会儿科疗效评分分别为68.8%、80.5%和67.5%。其中6 mg/kg,每天2次的组疗效略佳。3组不良反应无明显著差别。

5.双氯芬酸

100例幼年特发性关节炎患者分3组,分别服用双氯芬酸、paduden(成分布洛芬)和阿司匹林,随访临床和实验室改变。结果12周时,3组疗效佳的百分比分别为64%、59%和53%,疗效相当。前2组不良反应比阿司匹林组少且轻。

(二)改变病情抗风湿药

非甾体抗炎药不能延缓或阻止病情发展,临床常需联合改变病情抗风湿药以稳定病情和减少远期致残率。欧洲抗风湿病联盟根据循证医学证据制定了14项类风湿关节炎治疗指南,其中大部分涉及改变病情抗风湿药(含生物和非生物制剂)的临床应用循证医学证据。尽管为成人类风湿关节炎指南,对儿童也有较好的指导作用,该指南第一项提出即一经诊断成人类风湿关节炎即可早期使用改变病情抗风湿药治疗。

1.甲氨蝶呤

甲氨蝶呤用于成人类风湿关节炎的治疗已有多年历史,因疗效肯定、安全可靠和价格低廉而成为治疗成人类风湿关节炎的基石,以甲氨蝶呤为基础的改变病情抗风湿药联合用药是公认的成人类风湿关节炎基本治疗方案,即使在生物制剂诞生的今天也未能削弱甲氨蝶呤在成人类风湿关节炎治疗中的地位。欧洲抗风湿病联盟指南上指出对活跃期成人类风湿关节炎患者治疗应首选甲氨蝶呤。有力证据表明,观察期6个月,每周服用中剂量($10\sim15\ mg/m^2$)是长期有效和安全的方案,比小剂量($5\ mg/m^2$)和安慰剂疗效好。美国风湿病学会儿科对于三组疗效评价为63%、32%及36%。美国一项研究发现幼年特发性关节炎患者大剂量服用甲氨蝶呤并不能增加疗效,潜在肝毒性和细胞毒作用反而增加。未同时接受非甾体抗炎药而用大剂量甲氨蝶呤治疗者的活动性关节数反多于接受小剂量者。

食物可以降低甲氨蝶呤的生物利用度,空腹应用好,剂量较大($>12\ mg/m^2$)宜采用肠道外给药,隔天给予叶酸(25%~50%甲氨蝶呤量)减少呕心、口腔溃疡及转氨酶异常,且不降低甲氨蝶呤的疗效。用药期间应定期查肝肾功能及血细胞检查。

欧洲抗风湿病联盟治疗推荐指出在甲氨蝶呤禁忌或不耐受时,替代药物应首选柳氮磺胺吡啶及来氟米特。

2.柳氮磺胺吡啶

有观察证明柳氮磺胺吡啶治疗少关节型幼年特发性关节炎及强直性脊柱关节病有效,但见效时间长。该药可长期服用,且不良反应不明显。个别患者会出现轻度胃肠道反应、白细胞减少及皮疹等,少数患者因出现严重腹泻而需停药。严重不良反应主要发生在全身发病型幼年特发性关节炎患者,其机制不清。

与安慰剂对照研究表明,以柳氮磺胺吡啶50 mg/(kg·d)治疗少关节炎型与多关节炎型幼年特发性关节炎安全、有效,但约有1/3患者不能耐受。初用剂量应每天10 mg/kg开始,每隔1周增加剂量10 mg/kg,有效剂量一般为30~50 mg/(kg·d),约4周见效,无不良反应者可用3个月或更长时间。

历时24周儿童幼年特发性关节炎随机双盲对照研究证实柳氮磺胺吡啶对多关节炎及少关节炎型幼年特发性关节炎有效,明显减少其他改变病情抗风湿药药物的应用,并维持长期的疗效。大样本报道(550例应用柳氮磺胺吡啶)与安慰剂组相比可见显效,不良反应包括胃肠道反应、白细胞降低、肝损害、骨髓抑制及可逆性男性不育等。有学者认为该药不宜在全身型幼年特发性关节炎中使用。

3.来氟米特

对来氟米特敏感的患者多数在2年内维持疗效。国外报道来氟米特与甲氨蝶呤相比,治疗16周后应用美国风湿病学会儿科疗效评价结果分别为89%和68%,疗效、不良反应与甲氨蝶呤相比均无明显差别。但来氟米特国内药物说明书提及"儿童安全性不明"问题应予以告知。

4.其他改良病情抗风湿药

一些临床对照研究显示羟氯喹、金制剂及青霉胺,在治疗幼年特发性关节炎时并无显著效果。羟氯喹常用于疾病的早期和轻微活动类风湿关节炎,常与其他改变病情抗风湿药药物联合应用,成人应用报道多。总体而言,此类药物缺乏儿科领域深入研究及系统评价。

(三)免疫抑制剂

1.环孢素 A

欧洲抗风湿病联盟治疗推荐指出,严重难治成人类风湿关节炎患者或对生物制剂及前述传统改良病情抗风湿药有禁忌者,可联合或单用下述药物:硫唑嘌呤、环孢素及环磷酰胺。目前关于环孢素 A 在幼年特发性关节炎多关节炎及少关节炎中的应用报道主要针对甲氨蝶呤耐药病例,认为有效,但缺少对照研究。环孢素 A 可用于全身型幼年特发性关节炎,尤其是合并巨噬细胞活化综合征患者。

2.环磷酰胺

环磷酰胺不常用在幼年特发性关节炎关节型的治疗,偶有治疗难治性全身型幼年特发性关节炎的报道。成人资料显示环磷酰胺治疗难治性成人类风湿关节炎有较好疗效,但缺少对照研究。

(四)糖皮质激素

欧洲抗风湿病联盟指南推荐指出,在初始治疗中糖皮质激素可短期与改变病情抗风湿药联合,有益于诱导缓解。糖皮质激素治疗成人类风湿关节炎价值有争议,成人类风湿关节炎的"强化治疗"理念认为"应依据病情活动度制订个体化的早期联合治疗方案,此后密切随访,根据疗效及时调整用药,使患者的病情活动度能在最短时间内达临床缓解,防止关节破坏及关节外损伤"。早期短期应用激素能有效控制关节炎症、抑制自身免疫反应,具有非甾体抗炎药或改变病情抗风湿药无法比拟的及时效应,特别是在关节外症状突出时。因此,近年国外不少研究均把糖皮质激素作为早期成人类风湿关节炎强化治疗的药物之一。但激素使用应慎重,尽可能选用小剂量和短疗程,注意补充钙剂和维生素 D 以防止骨质疏松。对病情严重或合并有关节外表现者,以较大剂量激素(如泼尼松 40~60 mg/d)快速诱导炎症缓解,6 周内减到 7.5 mg/d 以下,这可带来良好的益处/风险比。

(五)生物制剂

生物制剂已成为治疗成人类风湿关节炎的新里程碑,无论是缓解炎症还是阻滞骨侵蚀方面均有突出的表现,许多国家已将生物制剂列入成人类风湿关节炎的治疗指南中。目前,美国批准用于成人类风湿关节炎的生物制剂共有 5 种,包括 3 种抗肿瘤坏死因子-α 抗体:依那西普、英夫利昔单抗和阿达木单抗、一种作用于 T 细胞的阿巴昔普及一种作用于 B 细胞的利妥昔单抗,其中,肿瘤坏死因子-α 抑制剂研究最为深入。依那西普已批准应用于 2 岁以上儿童幼年特发性关节炎。

欧洲抗风湿病联盟风湿病指南推荐中将生物制剂临床适应证归纳如下:①初始改良病情抗风湿药治疗未达控制目标,且有预后不良因素的患者可考虑加用一种生物制剂(无预后不良因素者可考虑换另一种改良病情抗风湿药并加用甲氨蝶呤);②患者对甲氨蝶呤联合其他合成改良病情抗风湿药治疗反应不理想,可考虑使用生物制剂;③肿瘤坏死因子-α 抑制剂治疗失败者,应换另一种肿瘤坏死因子-α 抑制剂或阿巴西普及利妥昔等。临床研究显示,在缓解症状和体征方面,肿瘤坏死因子-α 抑制剂与甲氨蝶呤相似,而改善放射学进展方面,肿瘤坏死因子-α 抑制剂更胜一筹,而二者联合治疗早期成人类风湿关节炎疗效优于各自单药治疗,对甲氨蝶呤反应欠佳的患者早期加用肿瘤坏死因子-α 抑制剂疗效较晚期用更好。

1.依那西普

依那西普是一种重组的人可溶性肿瘤坏死因子受体融合蛋白,能可逆性地与肿瘤坏死因子 α 结合,竞争性抑制肿瘤坏死因子 α 与肿瘤坏死因子受体位点的结合。69 例对甲氨蝶呤治疗不能耐受或对甲氨蝶呤治疗反应差的幼年特发性关节炎患者,给予依那西普(0.4 mg/kg)每周 2 次皮下注射 3 个月后 51 例(74%)患者达到美国风湿病学会儿科疗效评分的改善标准。在第二阶段对这 51 例患者进行了随机双盲对照研究,治疗 4 个月后,接受安慰剂治疗的 26 例患者中,21 例复发,而接受依那西普治疗的 25 例患者中,仅有 7 例复发,复发率分别为 28% 比 81%($P=0.003$)。治疗组复发间隔时间>116 天,对照组为 28 天。复发后继续给予依那西普治疗与初始治疗时的疗效相当。

有报道称,对甲氨蝶呤治疗反应差的 4 岁以下幼年特发性关节炎患者对依那西普治疗有效。且有良好安全耐受性。42 例患者完成 4 年,26 例完成了 8 年的观察治疗。安全性结果显示:16 例(23%)发生了 39 例次不良反应,总的不良反应发生率为 0.12,且并没有随着治疗时间的延长而增加。感染发生率保持在较低水平,为 0.03。仅 1 例患者在给予依那西普治疗 5 年后出现了严重感染。无患者发生结核、机会感染、恶性肿瘤、淋巴瘤、狼疮、脱髓鞘病变或死亡。完成 8 年治疗的患者均达到改善。

依那西普与甲氨蝶呤联合应用治疗难治性幼年特发性关节炎观察 12 个月,联合甲氨蝶呤组 57% 有效,单用依那西普组为 48% 有效。非全身型幼年特发性关节炎比全身型幼年特发性关节炎疗效好。

2.英夫利昔单抗

英夫利昔单抗是人鼠嵌合的肿瘤坏死因子-α 单克隆抗体,它即可以结合可溶性又可结合膜型肿瘤坏死因子 α。Lahdenne 等报道:24 例常规药物疗效差、持续 1 年以上的活动性多关节炎型幼年特发性关节炎患者,在原有治疗的基础上,分别接受英夫利昔单抗(14 例)或依那西普(10 例)治疗,其中英夫利昔单抗(3~4 mg/kg)于第 0、2、6 周静脉注射,后每 4~8 周静脉注射 1 次;依那西普(0.4 mg/kg)每周皮下注射 2 次。评估时点为治疗后的 3、6、12 个月。结果发现:在各评估时点,依那西普治疗组达到改善的患者比例分别为 9/10、8/9 及 8/9;英夫利昔单抗治疗组达到改善的患者比例分别为 8/12、10/12 及 7/9;在第 12 个月时,两组达到改善的患者比例均为 67%。

英夫利昔单抗的不良反应主要为输液反应、皮疹、头痛和变态反应,高达 38% 的患者有输液反应,导致 20% 患者停止使用。大约 26% 输液反应发生在剂量 3 mg/kg 时,6~10 mg/kg 时发生率反而少,可能源于体内产生英夫利昔单抗抗体少。

3.阿达木单抗

美国食品药品管理局批准应用于 4 岁以上儿童。Lovell 等报道:阿达木单抗治疗 171 例 4~17 岁活动性多关节炎型幼年特发性关节炎患者,在第 48 周时,给予甲氨蝶呤与阿达木单抗联合治疗患者中,达美国风湿病学会儿科疗效评分改善的患者比例均高于阿达木单抗联合安慰剂组,且疗效持续到治疗后 104 周。

使用英夫利西和阿达木单抗后发生急性不良反应并不常见且多为轻到中度,极少为严重反应。多数情况下,可以采用糖皮质激素、抗组胺药或减慢滴速等方法处理。

共有 14 例发生与阿达木单抗相关的毒副作用。主要为注射局部反应和感染,7 例严重感染、结核、机会感染、并发狼疮、脱髓鞘病变及恶性肿瘤均有报道,没有死亡病例。

(六)关节腔注射

近年来关节腔糖皮质激素局部注射治疗少关节炎型幼年特发性关节炎和多关节炎型幼年特发性关节炎有较多评价,一般认为对少关节型患者关节内局部用药有利于减轻关节炎症状,改善关节功能。

一项 Meta 分析表明关节腔糖皮质激素局部注射对膝关节有效,但对腕关节与安慰剂相比无明显差别。其原因是否与关节活动负重更多有关不得而知。

不同糖皮质激素注射疗效不同。己曲安奈德与曲安奈德比较研究发现,治疗 85 例患者 130 关节,在 6 个月时前者 81.4% 有效,后者 53.3%,到 12 个月时分别为 60% 和 33.3%。该药使用 1 年内不宜超过 3 次,以免并发感染、皮下组织萎缩、色素减退及皮下钙化。

(七)自体干细胞移植

目前认为自体干细胞移植可作为传统药物和生物制剂治疗失败后的一种选择。

一项临床试验将 22 个难治性幼年特发性关节炎实施自体干细胞移植后加强免疫抑制治疗,并随访平均 80 个月。自体干细胞移植后,20 个可评价患者中,8 个达完全临床缓解,7 个部分缓解,5 个复发(一个发生在自体干细胞移植后 7 年)。随访中,2 个复发的患者重新运用免疫抑制剂死于感染。在自体干细胞移植后加强免疫抑制治疗使 22 个进展的难治的幼年特发性关节炎患者中 15 个获得持续的缓解和明显的改善。然而此过程造成的长期、严重的细胞免疫抑制与感染、死亡率升高密切相关。一些患者甚至发生致命巨噬细胞活化综合征。有报道认为,采取减少 T 细胞深度去除,移植前更好地控制系统疾病,移植后抗病毒预防治疗,减慢激素的减量速度等措施后没有发生自体干细胞移植相关的死亡。

(八)理疗

理疗对保持关节活动及肌力强度是极为重要的。应尽早开始为保护关节活动及维持肌肉强度所设计的锻炼。有些简单方法如清晨热浴及中药热浴都可能减轻晨僵及病情。明智地选择锻炼方式或夹板固定等手段有利于防止发生或纠正关节残废。

(九)外科手术

偶尔需要骨科手术来治疗幼年特发性关节炎,如早期施行的滑膜切除术偶有成功报道,但在儿童病例中治疗价值极有限。对严重关节破坏和残废患者可用关节置换术,尤其是髋和膝关节置换术可以帮助其恢复正常功能,但手术时机应选在儿童生长发育成熟后才能进行。有些患者理疗无效后可采用肌肉松解术来减轻关节挛缩。

(十)眼科治疗

要与眼科医师一道联合治疗幼年特发性关节炎患者虹膜睫状体炎,早期治疗十分重要,对幼年特发性关节炎患者,尤其是少关节型患者应每季度做一次裂隙灯检查,局部使用皮质激素和阿托品可以有效控制眼部的炎症,无效时也可以采用全身用药或局部注射皮质激素。

九、并发症

(一)感染

感染既是幼年特发性关节炎的诱因,也是最常见的并发症,尤其是在免疫抑制剂使用之后。

Aslan 在 70 例研究对象中(初发的幼年特发性关节炎 26 例,复发幼年特发性关节炎 20 例,健康对照 24 例),检查发现在初发幼年特发性关节炎中,有 10 例(38.46%)伴发感染,其中支原体肺炎 4 例,衣原体肺炎及空肠弯曲菌感染各 1 例;而在复发幼年特发性关节炎组中,8 例

（40%）出现感染,包括沙门菌感染1例,EB病毒、支原体肺炎及空肠弯曲菌感染各2例,伯氏螺旋体感染1例;正常对照组中仅发现肠道沙门菌及空肠弯曲菌感染各1例。并发感染时仅用经典抗风湿治疗可能无反应。

（二）肿瘤

幼年特发性关节炎合并肿瘤与并发肿瘤的报道都存在。来自德国的报道对幼年特发性关节炎患者使用生物制剂引发肿瘤的潜在风险提出警示,尤其是淋巴瘤。在德国1 200名幼年特发性关节炎使用依那西普患者中报道了有5名发生了肿瘤,发生肿瘤前都使用了细胞毒性药物(如甲氨蝶呤、来氟米特、硫唑嘌呤及环孢素A),有2例在使用依那西普后又使用阿达木单抗及英夫利昔单抗。肿瘤发生于依那西普使用后3周至6年,5例都同时使用了甲氨蝶呤,其中3例到成人期才发生肿瘤。因此,应预先通知监护人或患者发生肿瘤的风险。

（三）巨噬细胞活化综合征

大多数巨噬细胞活化综合征发生于全身型幼年特发性关节炎,但英国作者报道首例巨噬细胞活化综合征发生在活动性多关节型幼年特发性关节炎患者。EB病毒感染后导致巨噬细胞活化综合征的报道提示幼年特发性关节炎患者在EB病毒感染后可能存在免疫缺陷;法国报道24例巨噬细胞活化综合征(男9例,女15例),其中全身型幼年特发性关节炎18例,多关节型2例,狼疮2例,另外2例为未定型关节炎。

（四）淀粉样变治疗

淀粉样变是幼年特发性关节炎潜在的致死性并发症,欧洲及世界上其他一些国家统计大约有6%的幼年特发性关节炎患者发生淀粉样变,国内极少报道。苯丁酸氮介可用于淀粉样变治疗。

（五）其他并发症

1.心脏并发症

218例幼年特发性关节炎心脏损害的回顾性分析发现:临床表现为心悸、气促各有7例,血乳酸脱氢酶升高99例(46.9%);肌酸激酶同工酶MB升高24例(24.2%);发现心包炎12例(5.05%);心律失常有69例(31.65%)。55例行超声心动图检查,出现心脏结构、心包或瓣膜病变26例(47.3%)。

2.肺部并发症

荷兰学者证实多关节型和全身型幼年特发性关节炎患者可以存在显著呼吸肌肌力损害。幼年特发性关节炎还可见反复胸膜炎、肺结节、间质性肺炎及毛细支气管闭塞等,肺功能检查见肺活量下降和偶有二氧化碳弥散异常和气道阻塞改变。

3.中枢神经系统并发症

对213例幼年特发性关节炎进行回顾性分析发现其中10例出现神经系统表现。年龄7～14岁,其中6例类风湿因子(＋)多关节型,其余4例类风湿因子(一)多关节炎型。这些患者出现神经系统并发症的病程为2个月至7年。

十、病程与预后

国内没有幼年特发性关节炎致残率长期统计报道,幼年特发性关节炎儿童期死亡率低(0.9%～4.2%),大都能进入成年期。但很多患者(31%～55%)进入成年期后病情仍处于活动状态,需要继续治疗;关节功能残废和虹膜睫状体炎所致的视力障碍为主要严重后果。类风湿因子阴性幼年特发性关节炎 80％～90％患者预后良好,尽管其中一部分患者长期处于活动状态,但较少发生关节功能残废。约有半数以上类风湿因子阳性幼年特发性关节炎多关节型患者要发生永久性关节破坏和残废。全身型幼年特发性关节炎患者经长期随访(7～10 年)也有 25％左右发生严重关节残废,虽然这些患者类风湿因子均阴性。

(刘　燕)

第八节　幼年强直性脊柱炎

幼年强直性脊柱炎是典型的脊柱关节病,中青年为发病高峰,但部分病例往往在儿童期以某种潜在的形式发病,因此幼年强直性脊柱炎在病初常被误诊为幼年特发性关节炎。以下肢大关节炎为主要表现者常误诊为幼年特发性关节炎少关节型。典型的幼年强直性脊柱炎会逐渐表现出腰、臀及骶部疼痛,肌腱附着处炎症,MRI 会较早发现骶髂关节炎。幼年强直性脊柱炎以年长儿居多,鉴于相当多的幼年强直性脊柱炎患者伴有周围关节病变,因而也时常称为脊柱关节病综合征。

幼年强直性脊柱炎的周围关节病常呈不对称分布,足部关节也可受累,可以表现为一过性或反复发作的形式。骶髂关节炎是幼年强直性脊柱炎的特征性病变,但它可能在周围关节病发生后很长时间才得到证实。国内第五届儿科免疫学术会议提出为了早期诊断幼年强直性脊柱炎,建议将幼年型类风湿关节炎少关节 Ⅱ 型病例中的年长男孩,伴肌腱附着处炎症,HLA-B27 阳性,下肢关节炎为主,早期侵犯髋关节,有强直性脊柱炎家族史的患者诊断为早期幼年强直性脊柱炎,一旦有骶髂关节炎证据时即可确诊幼年强直性脊柱炎。

一、流行病学

早在 1900 年就有强直性脊柱炎的描述,但直到 1973 年才有了强直性脊柱炎的诊断标准。在以下几个方面幼年强直性脊柱炎不同于幼年型类风湿关节炎:即典型的骶髂关节炎,腰骶部病变,年长男孩占绝大多数,有家族史特征,RF 阴性,HLA-B27 阳性等。白种人中成年强直性脊柱炎发病率为 1％～1.6％,幼年强直性脊柱炎发病率明显低于成年人强直性脊柱炎,国内幼年强直性脊柱炎准确的发病率与流行情况无统计资料。

二、病因和发病机制

幼年强直性脊柱炎有明显的遗传特征,经常发现同一家庭中有数人患病,HLA-B27 检出率很高(90％～94％),但除幼年强直性脊柱炎之外,瑞特病、银屑病性关节炎、炎症性肠病、反应性关节炎及血清阴性肌腱病综合征都与 HLA-B27 高度相关。普通人群中 HLA-B27 阳性率仅 6％～8％,推测幼年强直性脊柱炎与 HLA-B27 高度关联,具有这种遗传背景的个体对某些环境因素容易发生异常反应而致病。感染可能就是一个重要的关键环境因素。幼年强直性脊柱炎、瑞特病及反应性关节炎相互间关系密切,可能有共同的感染因素在发病中起关键作用。有学者认为克雷伯杆菌、志贺菌与 HLA-B27 抗原有相似的分子结构,可能是发生强直性脊柱炎的重要原因。

三、临床表现

幼年强直性脊柱炎病初常为下背部、臀部、腹股沟及髋部等处反复发生疼痛,这些早期症状可能长期受到忽视而误诊,直到更多的特殊症状出现后才引起警觉。如果患者以下肢大关节起病,表现类似于少关节炎Ⅱ型幼年型类风湿关节炎,应更加重视幼年强直性脊柱炎早期病例的诊断。骶髂关节炎是明确诊断幼年强直性脊柱炎的关键条件。幼年强直性脊柱炎早期可能发现因腰骶关节病变所致腰椎前突消失,限制了脊柱下部前弯(Schober 征阳性)。若有肋椎关节病变会使胸部扩张度减小。约一半的幼年强直性脊柱炎病例早期都不能满足诊断标准,且有近一半的患者只有一次发作,约18%的患者有较为漫长的病变过程,多数人能保留完好的关节功能。

5%～10%幼年强直性脊柱炎患者发生急性虹膜睫状体炎。成人强直性脊柱炎患者长期发作后可能发生主动脉炎或主动脉扩张,幼年强直性脊柱炎主动脉病变发生率低于成年人,偶尔有报告幼年强直性脊柱炎出现主动脉瓣关闭不全。

四、实验室检查

幼年强直性脊柱炎无特殊检查项目,活动期可有轻度贫血,血沉加快,类风湿因子与抗核抗体均为阴性。放射检查对发现骶髂关节炎十分重要,但遗憾的是在初期,甚至几年内拿不到骶髂关节病依据。放射影像改变的特征是骶髂关节面硬化、糜烂或关节间隙增宽,继而发展到关节间隙变窄和僵直。CT 和 MRI 扫描会比普通 X 光片更早发现骶髂关节炎,MRI 能更为敏感地发现慢性炎症。在强直性脊柱炎晚期 X 线还可以发现韧带骨赘形成,关节突融合、形成"竹节样"脊柱。HLA-B27 阳性率同样可以高达 90%,也有报道称幼年强直性脊柱炎患者 HLA 阳性率低于成人强直性脊柱炎。多数学者认为 HLA-B27 阳性仍是早期鉴别诊断幼年类风湿关节炎与幼年强直性脊柱炎的重要线索。

五、诊断标准

(一)临床标准

(1)脊柱前弯受限(Schober 征阳性)或后伸,侧弯 3 个活动方向受限。

(2)下腰背部疼痛持续 3 个月以上,休息不能缓解,活动后反有减轻。

(3)胸部扩张受限,在第四肋间测量胸围,吸气时胸围增加≤2.5 cm。

(二)X 线标准

(1)双侧髋关节炎 2～4 级。

(2)单侧髋关节炎 3～4 级。

确诊至少需要 X 线标准中一项加上临床标准中一项。

六、治疗与预后

幼年强直性脊柱炎治疗基本同幼年型类风湿关节炎,非甾体抗炎药可减轻疼痛和防止僵化,理疗可维持良好的体态、肌肉强度和关节功能。有些幼年强直性脊柱炎患者对吲哚美辛治疗反应良好。有人报告柳氮磺胺吡啶治疗幼年强直性脊柱炎有效,起效时间平均 5 个月,但缺乏严格对照研究。有严重关节炎者需要强化用药,如加用甲氨蝶呤。糖皮质激素治疗幼年强直性脊柱炎疗效不肯定,因幼年强直性脊柱炎可在疗程中任何时候自行进入缓解,所以判断药效均要合理对照。近年来肿瘤坏死因子拮抗剂等生物制剂的使用能有效缓解临床和放射学症状,显著改善幼年强直性脊柱炎的预后,但价格昂贵,长期使用并发肿瘤及感染的机会可能增加。若能保持良好站、坐、睡姿态(睡木板床),幼年强直性脊柱炎总体预后是良好的。少部分患者进行性丧失脊柱活动性,一部分人因严重髋关节病变而需行全髋关节置换术。

(刘　燕)

第九节　系统性红斑狼疮

一、概述

系统性红斑狼疮是一种累及多系统的自身免疫性疾病,特征为广泛的血管炎和结缔组织炎症,存在抗核抗体,特别是抗 dsDNA 和抗 Sm 抗体阳性。小儿系统性红斑狼疮临床表现十分复杂,发病年龄以 10～19 岁青少年居多,10 岁以下仅占 1/3,女孩多见。临床除发热、皮疹等共同表现外,因受累脏器不同而表现不同,常常先后或同时累及泌尿、神经、心血管及血液等多个系统,常表现为中至重度多脏器损害。过程笃重,有潜在致命性,儿童系统性红斑狼疮的预后比成人更严重。但随诊疗进展,目前预后明显改善,10 年存活率 80% 左右。

二、病因和发病机制

本病是在遗传易感体质的基础上,外界环境作用激发机体免疫功能紊乱及免疫调节障碍而引起的自身免疫性疾病。

遗传因素方面,已有资料表明,系统性红斑狼疮发病与 HLA Ⅱ类基因 DR、DQ 位点的多态性,以及细胞毒 T 细胞淋巴相关抗原 4 等因素相关。有红斑狼疮体质的人,特别是女性,受到外界的诱因,如紫外线、药物及感染等刺激,引起体内一系列免疫紊乱,导致发病。患者细胞免疫功能低下,T-B 细胞之间,T 细胞亚群之间平衡失调,T 细胞绝对值减少及 T 抑制细胞减少,致使 B 细胞功能亢进,自发产生大量自身抗体。由于抗淋巴细胞抗体的产生,引起淋巴细胞减少,抗淋巴细胞抗体与神经元组织交叉反应,可引起中枢神经系统病变。大量自身抗体与抗原相结合形成抗原抗体复合物沉积在皮肤血管壁、表皮和真皮连接处、肾小球血管壁及其他受累组织,造成多脏器损害。

三、临床表现

(一)一般症状

发热,热型不规则,伴全身不适、乏力、食欲缺乏、体重下降及脱发等。

(二)皮疹

对称性颊部蝶形红斑,跨过鼻梁,边缘清晰,略高出皮面,日晒加重;上胸及肘部等暴露部位可有红斑样斑丘疹;掌跖红斑、指(趾)端掌侧红斑、甲周红斑及指甲下远端红斑等均为血管炎所致。也可有皮肤出血和溃疡。特别要注意鼻腔和口腔黏膜有无溃疡。

(三)关节症状

关节、肌肉疼痛,关节肿胀和畸形。

(四)心脏

可累及心内膜、心肌和心包,可表现为心力衰竭。

(五)肾脏

从局灶性肾小球肾炎到弥漫性增生性肾小球肾炎,重症可死于尿毒症。肾脏受累也可为首发症状。

(六)多发性浆膜炎

可累及胸膜、心包及腹膜,可单独或同时受累,一般不留后遗症。

(七)神经系统

头痛、性格改变、癫痫、偏瘫及失语等。

(八)其他

肝、脾、淋巴结肿大,可有咳嗽、胸痛及呼吸困难等症状。

(九)狼疮危象

狼疮危象是由广泛急性血管炎所致急剧发生的全身性疾病,常常危及生命。儿童较成人尤易发生危象,表现为:①持续高热,用抗生素无效。②暴发或急性发作出现以下表现之一者:全身极度衰竭伴有剧烈头痛;剧烈腹痛,常类似急腹症;指尖的指甲下或指甲周围出现出血斑;严重口腔溃疡。③肾功能进行性下降,伴高血压。④出现狼疮肺炎或肺出血。⑤严重神经精神狼疮的表现。

四、实验室检查

(一)血常规

白细胞计数减少,常 $< 4 \times 10^9 / L$,淋巴细胞减少,常 $< 1.5 \times 10^9 / L$,不同程度贫血,Coombs实验可阳性,血小板正常或减少。

(二)抗核抗体

抗核抗体多为周边型和斑点型,有抗 dsDNA 抗体、抗 DNP 抗体、抗 Sm 抗体、抗 SSA 抗体及抗 SSB 抗体等。

(三)免疫学检查

C3 降低;IgG 显著升高,IgA、IgM 也升高,γ 球蛋白升高,呈高 γ 球蛋白血症;循环免疫复合物测定阳性。

(四)尿常规

有尿蛋白、血尿及管型尿,肝肾功能测定可异常。

(五)狼疮带试验

活检取小块皮肤,用直接免疫荧光法观察,可发现表皮与真皮交界线上有颗粒或线状荧光带,为 IgG、IgA、IgM 及补体沉积所致。

(六)特殊检查

肾穿刺活组织检查,对狼疮肾炎的诊断、治疗和预后均有重要价值。近年报道,可应用经颅多普勒超声诊断儿童狼疮性脑病,认为经颅多普勒超声有效、简便、无创、价优,有助于长期随访观察系统性红斑狼疮病情。经颅多普勒超声为狼疮脑病脑血管早期功能性变化的检测提供了一项较敏感和特异的方法。

五、诊断标准

儿童系统性红斑狼疮的诊断标准与成人相同,常选用美国风湿病学会修订的系统性红斑狼疮诊断标准,其 11 项诊断条件包括:①脸颊部蝶形红斑。②盘状红斑。③光敏感。④口腔或鼻黏膜溃疡。⑤非侵蚀性关节炎。⑥肾炎:血尿,蛋白尿>0.5 g/d,细胞管型。⑦脑病:癫痫发作或精神症状。⑧浆膜炎。⑨血细胞减少:贫血、白细胞减少及血小板减少。⑩抗核抗体阳性:抗 dsDNA 抗体阳性,或抗 Sm 抗体阳性,或抗磷脂抗体阳性(包含抗心磷脂抗体阳性,或狼疮抗凝物阳性,或持续 6 个月梅毒血清试验假阳性三者之一)。⑪荧光抗核抗体阳性。

符合上述条件 4 项或 4 项以上者即可确诊系统性红斑狼疮。

六、治疗

(一)一般治疗

卧床休息,加强营养,低盐饮食,避免日光暴晒及预防接种,慎用各种药物,以免诱发疾病活动,预防感染。

(二)皮质激素

泼尼松 2 mg/(kg·d),总量≤60 mg,分次服用;病情控制,实验室检查基本正常后改为每天或隔天顿服,剂量逐渐减至 0.5~1 mg/kg,小剂量维持疗法须持续数年。重症可用甲泼尼松龙冲击疗法:10~30 mg/(kg·d),共 3 天,3 天后用泼尼松 1 mg/(kg·d),分次服用。注意血压,必要时加用血管扩张剂。

(三)免疫抑制剂

常用药为环磷酰胺、硫唑嘌呤和甲氨蝶呤等。由于此类药物对系统性红斑狼疮的活动控制不如激素迅速,因此,不提倡作为治疗系统性红斑狼疮的单一或首选药。环磷酰胺对各类系统性红斑狼疮均有效,特别是严重肾脏损害如弥漫性增生性肾炎、中枢神经系统和肺损害,早期与激素联合使用是降低病死率和提高生命质量的关键。有学者认为环磷酰胺静脉冲击治疗是减少肾纤维化、稳定肾衰竭的一种有效方法。其剂量为 0.5~1 g/m^2。每月 1 次,连用 6~8 次。首次剂量为 0.5 g/m^2,如无不良反应,第 2 个月可增至 0.8~1 g/m^2。第 8 次后改为每 3 个月 1 次,维持 1~3 年。同时将泼尼松减量至每天 0.5 mg/kg。另一环磷酰胺冲击治疗方案为每次 8~12 mg/kg,每天 1 次,连用 2 天为 1 个疗程(总量<1 g/疗程,至少间隔 2 周用 1 个疗程,连用 6 疗程后改为 3 个月 1 个疗程,维持 2 年;也有每月 1 个疗程,连用 6 个月后停药的半年方案及每月 1 次连用 6 个月,再 3 个月 1 次维持 2 年的长疗程治疗方案。多数学者认为在环磷酰胺静脉冲击治疗的同时应强调采用大量输入平衡液体,即水化疗法,以求更加安全。系统性红斑狼疮的药物治疗的过程中,要注意以下几点。

(1)急性肾衰竭:当肌酐清除率<20 mL/min 时,可在甲泼尼龙冲击获得缓解后,再进行环磷酰胺冲击。冲击时应充分水化(每天入水量>2 000 mL/m^2)。

(2)近 2 周内有过严重感染,或白细胞计数<4×10^9/L,或对环磷酰胺过敏,或 2 周内用过其他细胞免疫抑制剂,重症肾病综合征表现,人血清蛋白<2 g/L 时,应慎用环磷酰胺。由于儿童系统性红斑狼疮的发病高峰在 11~15 岁,因此,治疗时应该考虑青春期发育的问题。目前,在狼疮肾炎,应用环磷酰胺冲击治疗尿蛋白消失后可用硫唑嘌呤维持,剂量为每天 1~2.5 mg/kg。

（3）甲氨蝶呤与硫唑嘌呤可分别与激素联合应用，甲氨蝶呤的剂量为 $0.005\sim0.01/m^2$，每周 1 次顿服，对控制系统性红斑狼疮的活动及减少激素应用量有较好的作用，但不适合于重症狼疮肾炎和中枢神经系统狼疮的治疗。

（4）环孢霉素 A 由于该药有肾毒性并使血管收缩可致高血压，故在儿童系统性红斑狼疮尚未广泛应用。

（四）对症治疗

关节症状应用非甾体抗炎药，皮肤症状合并使用羟氯喹。

（五）其他

重症可用静脉注射用丙种球蛋白、血浆置换术及 DNA 免疫吸附等。近年来有使用 CD20 单克隆抗体等生物制剂，以及应用 CD_{34}^+ 细胞移植治疗重症系统性红斑狼疮的报道。

七、预后

儿童系统性红斑狼疮的预后与疾病的活动程度、肾脏损害的类型和进展情况、临床血管炎的表现及多系统受累的情况有关。弥漫增殖性狼疮肾炎（Ⅳ型）和持续中枢神经系统病变预后最差。该病死亡原因常见为感染、肾衰竭、中枢神经系统病变和脑血管意外、肺出血、肺动脉高压及心肌梗死等。

（刘　燕）

第九章

血液系统疾病

第一节　营养性贫血

营养性贫血是由多种原因导致的造血所需营养物质缺乏引起的贫血。是小儿贫血的常见类型，常由铁、维生素 B_{12} 或叶酸缺乏所致。

一、缺铁性贫血

营养性缺铁性贫血指由于各种原因所致体内铁的缺乏，制造血红蛋白的原料而产生的贫血，是儿童贫血中的最常见疾病。表现为小细胞低色素性贫血，骨髓增生活跃，中晚幼红增生为主，铁代谢检查显示机体铁缺乏，铁剂治疗有效。

（一）病因及发病机制

先天储铁不足、铁摄入量不足、生长发育过快、铁的吸收障碍和铁丢失过多等都是铁缺乏的原因。铁是合成血红蛋白的原料，缺铁时血红素生成不足，进而血红蛋白合成减少，导致新生的红细胞内血红蛋白含量不足，细胞质减少，细胞变小；而缺铁对细胞的分裂增殖影响较小，故红细胞数量减少程度不如血红蛋白减少明显，因而形成小细胞低色素性贫血。并且，缺铁可影响肌红蛋白合成，并使多种含铁酶的活性减低，从而造成细胞功能紊乱，产生一些非造血系统的临床表现。

（二）诊断

1.临床表现

以 6 个月至 2 岁多发，起病缓慢，贫血症状的轻重与贫血发生或进展的速度及贫血的程度有关。表现为皮肤黏膜逐渐苍白，易疲乏无力，年长儿可诉头晕、眼前发黑、耳鸣等，可有轻度肝大、脾大。也可出现非造血系统症状，如烦躁不安或萎靡不振，精神不集中、记忆力减退，食欲缺乏、异食癖、呕吐、腹泻、口腔炎、舌炎或乳头萎缩，明显贫血时心率增快，心脏扩大，甚至发生心力衰竭。细胞免疫功能低下，常合并感染。上皮组织异常而出现反甲。

2.辅助检查

（1）血常规：呈小细胞低色素性贫血，红细胞中心苍白区扩大、红细胞平均容积＜80 fl，红细胞平均血红蛋白＜27 pg，红细胞平均血红蛋白浓度＜0.31。

（2）骨髓象：红细胞系统增生活跃，以中、晚幼红细胞为主，其他系统正常。

（3）骨髓铁染色：细胞外铁和细胞内铁均降低。

（4）血清铁降低、总铁结合力增高和运铁蛋白饱和度降低。血清铁蛋白降低，红细胞游离原卟啉增高。

3.中华医学会儿科学分会血液学组制订的诊断标准

（1）贫血为小细胞低色素性：①红细胞形态有明显小细胞低色素的表现，红细胞平均血红蛋白浓度<0.31，红细胞平均容积<80 fl，红细胞平均血红蛋白<26 pg；②贫血诊断标准，按目前国内诊断标准。

（2）有明显的缺铁病因，如铁供给不足、吸收障碍、需要增多或慢性失血等。

（3）血清铁<10.7 μmol/L（60 μg/dL）。

（4）总铁结合力>62.7 μmol/L（350 μg/dL）；运铁蛋白饱和度<0.15 有参考意义，<0.1 有确诊意义。

（5）骨髓细胞外铁明显减少（0～＋）；铁粒幼细胞<15％。

（6）红细胞原卟啉>0.9 μmol/L（50 μg/dL）。

（7）血清铁蛋白<16 μg/dL。

（8）铁剂治疗有效，用铁剂治疗 6 周后，血红蛋白上升 20 g/L 以上。

符合第（1）条和（2）～（8）条中至少 2 条者，可诊断为缺铁性贫血。

（三）治疗

（1）加强护理，避免感染，注意休息等。

（2）去除病因：应去除病因，尽快针对引起缺铁的原因进行治疗，如调整饮食、驱除钩虫、治疗消化性溃疡等。不同的年龄段常有不同的病因，婴幼儿常以喂养不当为主，而年长儿除非有严重的偏食，否则病因常为消化道出血，治疗时应予以注意。

（3）铁剂治疗：其是特异性治疗，常为口服铁剂，剂量以元素铁计算，每次 1～2 mg/kg，每天 2～3 次，可与维生素 C 同时服用促进铁的吸收。口服铁剂应注意观察有无铁剂的毒副作用，如有恶心、呕吐、腹泻等应调整用药剂量，因为铁剂对胃黏膜有刺激，口服铁剂最好在饭后给予，同时避免和牛奶、咖啡或制酸剂一起服用，以免影响铁质的吸收。注射铁剂的疗效并不优于口服铁剂，并且可能出现严重的不良反应，故注射铁剂仅用于口服铁剂消化道不能耐受，经调整铁剂种类仍不能解决者，以及诊断明确而口服铁剂确实无效者。常用注射铁剂有右旋糖酐铁、山梨醇枸橼酸铁复合物。肌内注射铁剂时注射部位宜深，以防铁剂渗入皮下组织造成注射部位疼痛、皮肤着色、局部发炎等不良反应。

（4）对症治疗：一般病例无须输血。重症贫血并心功能不全或明显感染时可输浓缩红细胞每次 5～7 mL/kg，越是贫血严重，输血量应越少，输血速度应越慢，必要时可使用利尿剂以减轻心脏负荷，或采用换血疗法。

（5）应注意各种铁剂的特点，硫酸亚铁为二价铁，含铁量为 20％，其在十二指肠及空肠上段吸收，不良反应主要为胃部不适、恶心、呕吐、腹泻或便秘、黑便，溶液剂可使牙齿变黑。富马酸亚铁含铁量较高，为 33％，较难被氧化，生效较快。主要不良反应为胃肠道反应，较轻。琥珀酸亚铁是一种结合铁蛋白的有机络合物，含铁量高达 35％，在水溶液中高度溶解，其吸收平稳，无很高的吸收峰，较其他铁剂有更高的吸收率，生物利用度高。口服后胃肠道反应明显低于硫酸亚铁。葡萄糖酸亚铁含铁量为 11.6％，胃肠道反应较轻。

二、营养性巨幼细胞性贫血

营养性巨幼细胞贫血是由于营养性体内维生素 B_{12} 和/或叶酸缺乏,导致造血细胞及其他增殖较快的细胞的 DNA 合成障碍,从而产生的一种大细胞性贫血。常见于 6 个月至 2 岁婴幼儿。

(一)病因及发病机制

摄入量不足、需要量增加及吸收或代谢障碍等均可导致维生素 B_{12} 和/或叶酸缺乏。叶酸经叶酸还原酶的还原作用和维生素 B_{12} 的催化作用后变成四氢叶酸,后者是 DNA 合成过程中必需的辅酶。当维生素 B_{12} 和/或叶酸缺乏后,使四氢叶酸减少,导致 DNA 合成减少。幼稚红细胞内的 DNA 合成减少使其分裂和增殖时间延长,出现细胞核的发育落后于细胞质的发育,而血红蛋白的合成不受影响,使红细胞的胞体变大,形成巨幼红细胞。由于红细胞生成速度变慢,巨幼红细胞在骨髓内易被破坏,进入血液循环的红细胞寿命也较短,从而出现贫血。

(二)诊断

1.临床表现

(1)起病缓慢,全身症状与贫血的程度不一定成正比。厌食、腹胀、恶心,面色苍黄、口唇苍白。可有轻度肝大、脾大。

(2)由维生素 B_{12} 缺乏所致者可有明显精神神经症状,表现为智力及动作发育落后或倒退,表情呆滞、嗜睡或烦躁不安、少哭不笑,出现锥体外系或锥体束受累症状,如头部、肢体或全身颤抖、步态不稳、共济失调、肌张力增高、腱反射亢进、浅反射消失、踝震挛等。叶酸缺乏者可有轻微的精神症状,如躁动或抑郁、记忆力减退等。

2.辅助检查

(1)外周血常规显示大细胞性贫血,红细胞平均体积及红细胞平均血红蛋白浓度均高于正常,网织红细胞计数正常或减少;中性粒细胞计数可减少,中性粒细胞胞体增大,常分叶过多。血小板可减少。中性粒细胞 4 叶以上者占 15% 以上或 5 叶以上者占 5% 以上,应高度考虑本病。

(2)骨髓增生活跃或明显活跃,红系增生为主,各系均表现成熟延迟,红系以原红和早幼红细胞阶段为主,巨幼变细胞可达 30%。粒系可见巨大晚幼粒及杆状核及分叶过多,巨核系可见巨幼变及分叶过多,巨幼红细胞是诊断本病的主要依据,原始巨幼红细胞>5% 或早巨幼红细胞>10% 或者两者之和>15% 即可确诊巨幼细胞性贫血。

(3)血清维生素 B_{12} 或叶酸含量测定有助于确诊。

(三)治疗

(1)营养性巨幼红细胞性贫血应早发现、早诊断、早治疗。

(2)去除病因:去除引起维生素 B_{12} 或叶酸缺乏的病因,如改善饮食结构、均衡营养、及时添加辅食、治疗肠道疾病、纠正营养不良等。

(3)维生素 B_{12} 和叶酸治疗:补充所缺乏的维生素 B_{12} 和/或叶酸,一般情况可明显改善。①补充维生素 B_{12}:维生素 B_{12} 500~1 000 μg 一次肌内注射;或每次肌内注射 100 μg,每周 2~3 次,连用 2~4 周或直至血常规恢复正常。适用于维生素 B_{12} 缺乏引起者。②补充叶酸:口服叶酸5~20 mg/d,最好同时服用维生素 C 200 mg/d,适用于叶酸缺乏引起者。③维生素 B_6 治疗:维生素 B_6 10 mg,一天 3 次,适用于维生素 B_{12} 缺乏所致者,与维生素 B_{12} 合用,有助于神经精神症状的恢复。④对症治疗:贫血严重或伴有感染时或输注红细胞。

三、其他营养性贫血

一般而言,由铁或维生素 B$_{12}$、叶酸缺乏引起的贫血已经被明确定义而且相对较常见。相反,由其他一些维生素或矿物质等微量营养物质缺乏所引起的贫血其特征不太明确,并且在人类中相对罕见。当其发生时,常常不仅仅是单一的某种维生素或矿物质的缺乏,而是多种物质同时缺乏。在这种情况下,难以推论出哪种异常是由哪种物质缺乏所引起的。

(一)维生素 A 缺乏性贫血

维生素 A 慢性缺乏引起的贫血与铁缺乏症中所见相似。红细胞平均容积、红细胞平均血红蛋白浓度均减小,也可存在红细胞大小不均和异形红细胞增多,且血清铁浓度较低。与缺铁性贫血不同而与慢性病性贫血类似,维生素 A 缺乏患者的肝脏和骨髓中的贮存铁增加,血清转铁蛋白浓度通常正常或减低,应用医用铁剂治疗不能纠正贫血。

(二)锌缺乏

锌元素为大量含锌金属酶、锌活化酶和"锌指"转录因子所必需。人体在很多病理情况下均可发生锌缺乏,包括溶血性贫血如地中海贫血和镰状细胞性贫血。人体缺乏锌元素时会出现生长迟缓、伤口愈合不良、味觉知觉受损、免疫异常等,但目前尚无单纯锌元素缺乏导致贫血的证据。

（郝修伟）

第二节　溶血性贫血

一、分类

(一)红细胞内在异常

1 红细胞膜结构缺陷

如遗传性球形红细胞增多症、遗传性椭圆形红细胞增多症、棘状红细胞增多症、阵发性睡眠性血红蛋白尿等。

2.红细胞酶缺乏

如葡萄糖-6-磷酸脱氢酶缺乏、丙酮酸激酶缺乏症等。

3.血红蛋白合成或结构异常

如地中海贫血、血红蛋白病等。

(二)红细胞外在因素

1.免疫因素

体内存在破坏红细胞的抗体,如新生儿溶血病、自身免疫性溶血性贫血、药物所致的免疫性溶血性贫血等。

2.非免疫因素

如感染、物理化学因素、毒素、脾功能亢进、弥散性血管内凝血等。

二、遗传性球形红细胞增多症

遗传性球形红细胞增多症是红细胞膜缺陷中最常见的溶血性贫血。约80%的患者为常染色体显性遗传,多有家族发病史。极少数患者为常染色体隐性遗传。此病在我国不罕见。

(一)病因及发病机制

本病的发病机制不完全清楚。研究发现部分患者的红细胞收缩蛋白在结构或功能上存在异常。在少见的常染色体隐性遗传患者中收缩蛋白明显减少。部分患者红细胞骨架蛋白各组之间或骨架蛋白与膜之间的结合有缺陷。以上病理改变造成了红细胞膜的稳定性下降,使膜易于呈碎片状丢失,而膜面积减少,遂成球形。

(二)诊断

根据阳性家族史,一般溶血的特征,辅以红细胞形态、红细胞渗透脆性试验等可帮助确诊。

1.临床表现

发病年龄和病情轻重差距很大,发病年龄越早,病情越重。有的病例可在新生儿早期出现高胆红素血症,网织红细胞增高和典型的球形红细胞,严重的需要换血,甚至出现核黄疸。一般多于幼儿或儿童期出现明显症状,如轻重不等的贫血、间歇或持续的黄疸。轻症者可无症状,但在急性感染尤其病毒感染后可诱发急性溶血和骨髓不增生危象。脾脏于婴儿期以后逐渐增大,个别轻症病例可不肿大。肝脏不肿大或轻度肿大。由于骨髓代偿性增生,颅骨髓腔加宽,额骨和颞骨突起,但此种改变不如地中海贫血明显。

2.实验室检查

(1)血常规:贫血多为轻度或中度,血红蛋白多在60~100 g/L。网织红细胞在10%左右,溶血危象发作时可增至50%左右。血涂片可见数量不等的小球形红细胞(红细胞平均容积70~80 fl,红细胞平均血红蛋白浓度37%~48%),胞体小而染色深,无中央淡染区,一般占红细胞的20%~30%,也可少于10%。

(2)骨髓象:红细胞系增生极度活跃,以中、晚幼红细胞居多。粒红细胞比例倒置,但在不增生危象时,红细胞系增生不良。幼红细胞,包括网织红细胞的形态正常。

(3)红细胞渗透脆性试验:球形红细胞数量越多,渗透脆性增加越明显。当红细胞混悬于不同浓度的氯化钠低渗溶液中时,一般开始溶血为0.65%,完全溶血为0.4%,比正常对照明显增高。有10%~20%患者渗透脆性试验可正常。

(三)治疗

脾切除是临床治愈的唯一有效方法,可预防溶血危象和再生障碍危象的反复发作,可以避免发生持续的高胆红素血症和继发胆石症。手术后,贫血、网织红细胞增多和未结合胆红素增高现象得到纠正,临床症状消失。但脾切除不能根治本病,手术后红细胞膜的缺陷和球形红细胞依然存在,渗透脆性试验会仍不正常。

三、珠蛋白生成障碍性贫血

珠蛋白生成障碍性贫血也称地中海贫血、海洋性贫血。这是一组遗传性溶血性贫血,其共同特点是由于珠蛋白基因的缺陷使血红蛋白中的珠蛋白肽链有一种或几种合成减少或不能合成,导致血红蛋白的组成成分改变。本组疾病的临床症状轻重不一,大多表现为慢性进行性溶血性贫血。本病在国外以地中海沿岸国家和东南亚各国多见;我国长江以南各省均有报道,以广东、广西、海南、四川等省发病率较高。

(一)病因及发病机制

正常人血红蛋白中的珠蛋白含四种肽链,即 α、β、γ 和 δ。根据珠蛋白肽链组合的不同形成三种血红蛋白,即 HbA($α_2β_2$)、HbA$_2$($α_2δ_2$)和 HbF($α_2γ_2$)。当遗传缺陷时,珠蛋白基因缺失或点突变后,珠蛋白肽链合成障碍,从而出现慢性溶血性贫血。根据肽链合成障碍的不同,分别称为 α、β、δβ 和 δ 等地中海贫血。其中以 α 和 β 地中海贫血较常见。

(二)诊断

1.病史

家族中可有类似病史,父母籍贯多为此病高发地区。在慢性溶血性贫血过程中出现急性溶血时,多有感染或使用氧化性药物、抗疟药等病史。

2.临床表现

贫血是最常见的表现,不同类型贫血轻重不一。贫血严重者有肝、脾淋巴结肿大,可有黄疸。长期严重贫血可有心音低钝、心率增快、心脏扩大等贫血性心脏病表现。因骨髓长期代偿性增生,导致骨骼变大,髓腔增宽,1岁后可形成珠蛋白生成障碍性贫血的特殊面容,反复输血未合理使用祛铁剂时可并发含铁血黄素沉着症,过多的铁质沉积于心肌、肝、胰腺、脑垂体等脏器,导致相应的临床症状。

3.辅助检查

(1)血常规及血涂片检查:外周血红细胞和血红蛋白的下降,小细胞低色素性贫血,红细胞大小不均、中央浅染,靶形红细胞增多,或见有核红细胞增多。网织红细胞比例及绝对计数增高。

(2)血红蛋白 F 和 A$_2$定量测定及血红蛋白电泳:HbF、HbA$_2$明显增高提示 β-地中海贫血。婴儿期 HbF 含量变化大,要根据不同月龄的正常值判断有无 HbF 增高;HbF 明显增高还见于幼年型慢性粒细胞性白血病、红白血病和骨髓增生异常综合征,HbF 轻微增高可见于急性白血病、淋巴瘤、多发性骨髓瘤、再生障碍性贫血、恶性贫血、自身免疫性溶血性贫血和遗传性球形红细胞增多症的部分病例,应注意鉴别。HbBart 和 HbH 增高提示 α 地中海贫血;异常的血红蛋白区带见于异常血红蛋白病,如 HbS、HbC、HbE、HbD 病等,珠蛋白生成障碍性贫血有时合并有异常血红蛋白病。

(3)骨髓细胞学检查:骨髓红细胞系统增生明显活跃,以中晚红细胞为主。

(4)血清胆红素检测:总胆红素可增高,以非结合胆红素增高为主。

(5)红细胞渗透脆性试验:红细胞渗透脆性减低。

(6)基因检查:检查血红蛋白肽链的相应基因结构的异常,常用于 α 海洋性贫血和 β 海洋性贫血的产前检查。

4.诊断标准

(1)β珠蛋白生成障碍性贫血。①重型。临床表现:可有贫血、黄疸、肝大、脾大。儿童患者发育不良,智力迟钝,骨骼改变如颧骨隆起、眼距增宽、鼻梁低平,X 线可见外板骨小梁条纹清晰呈直立的毛发样等。实验室检查:Hb<60 g/L,呈小细胞低色素性贫血,红细胞形态不一、大小不均,有靶形红细胞(10%以上);网织红细胞增多,骨髓中红细胞系统极度增生。血红蛋白电泳:HbF>30%。家系调查可证明患者的父母均为轻型 β 珠蛋白生成障碍性贫血。凡符合上述临床表现,有重度溶血性贫血、HbF>30%,并能除外 HbF 增加的其他珠蛋白生成障碍性贫血者,可诊断 β 珠蛋白生成障碍性贫血。为进一步确定诊断可作 α 和 β 珠蛋白链的合成比率测定和基因分析。②轻型。临床表现:无症状或轻度贫血症状,无肝大、脾大或轻度肝大、脾大。血红蛋白稍降低或正常,末梢血中可有少量靶形红细胞,红细胞轻度大小不均。HbA₂>3.5%,HbF 正常或轻度增加(不超过 5%)。遗传学:父或母为 β 珠蛋白生成障碍性贫血杂合子,患者为杂合子除外其他珠蛋白生成障碍性贫血和缺铁性贫血。凡符合上述条件者可诊断轻型。③中间型:症状和体征介于重型和轻型 β 珠蛋白生成障碍性贫血之间。实验室检查同重型 β 珠蛋白生成障碍性贫血。遗传学:父或母均为 β 珠蛋白生成障碍性贫血杂合子;或父或母均为 β 珠蛋白生成障碍性贫血杂合子,但其中一方 HbF 持续存在;或父母中一方为 β 珠蛋白生成障碍性贫血杂合子,而另一方为 β 珠蛋白生成障碍性贫血。凡符合上述条件者可诊断中间型。多种不同基因的异常引起的中间型珠蛋白生成障碍性贫血需依据基因分析和 Hb 结构分析的结果作出区分。

(2)α 珠蛋白生成障碍性贫血:①重型 α 珠蛋白生成障碍性贫血。临床表现:胎儿在宫内死亡或早产或产后数小时内死亡。胎儿发育差,全身水肿,皮肤苍白、剥脱、轻度黄疸,肝大、脾大,体腔积液,可有器官畸形。孕妇可有妊娠期高血压疾病和分娩重型 α 珠蛋白生成障碍性贫血的胎儿史。实验室检查:血红蛋白明显减少,红细胞中心浅染、形态不一,大小不均,有核红细胞显著增多,靶形红细胞增多。有明显的溶血性贫血表现。血红蛋白电泳:Hb Bart 成分>80%,抗碱 Hb 增加,出现少量 Hb Portland 或少量 HbH。凡符合上述临床表现,Hb Bart>80%,并能除外其他原因所致的胎儿水肿和死胎者,可作出诊断。进一步确定诊断需做 α、β 珠蛋白链的合成比率测定和基因分析。②中间型 α 珠蛋白生成障碍性贫血。临床表现:轻度至中度贫血,可有肝大、脾大和黄疸。实验室检查:有溶血性贫血的特征;红细胞形态基本同重型 β 珠蛋白生成障碍性贫血所见,红细胞内可见包涵体。骨髓中红细胞系增生极度活跃。Hb 电泳出现 HbH 区带。遗传学:可发现父母均为 α 珠蛋白生成障碍性贫血。凡符合上述临床表现、Hb 电泳出现 HbH 区带并可除外继发性 HbH 病和其他血红蛋白病,大体可作出诊断。进一步确定诊断可做 α、β 珠蛋白链的合成比率测定和基因分析。③轻型 α 珠蛋白生成障碍性贫血又称标准型 α 珠蛋白生成障碍性贫血。临床表现:同轻型 β 珠蛋白生成障碍性贫血。可无贫血及任何症状。实验室检查:同轻型 β 珠蛋白生成障碍性贫血,出生时 Hb Bart 可占 5%~15%,几个月后消失,红细胞有轻度形态改变,靶形红细胞多见,血红蛋白电泳正常。遗传学:父母任一方有 α 珠蛋白生成障碍性贫血。若符合上述条件,并除外其他轻型珠蛋白生成障碍性贫血和缺铁性贫血后,大体可作出诊断。进一步确诊可做 α、β 珠蛋白链的合成比率测定和基因分析。④静止型 α 珠蛋白生成障碍性贫血:出生时 Hb Bart 可占 1%~2%,出生 3 个月后消失,无贫血,血红蛋白电泳正常,红细胞形态正常。凡符合上述条件,且能证明父母一方有 α 珠蛋白生成障碍性贫血,诊断基本成立。进一步确诊可做 α、β 珠蛋白链的合成比率测定和基因分析。

(三)治疗

(1)轻型珠蛋白生成障碍性贫血无须特殊治疗。中间型和重型珠蛋白生成障碍性贫血需治疗。

(2)适当注意休息和营养,积极预防感染。

(3)基因活化治疗:对于重型 β 珠蛋白生成障碍性贫血,可试用 γ 基因活化治疗,如羟基脲、5-氮杂胞苷、异烟肼等治疗能活化 γ 基因,表达产生足够的 γ 链,从而 γ 链与 α 链结合产生较大量的 HbF,而减少因过量的 α 链沉积在红细胞内而致骨髓内溶血。

(4)输血:定期输血是治疗重型 β 珠蛋白生成障碍性贫血的重要方法,为不影响生长发育,减轻骨髓外造血表现,目前多主张高量输血。

（5）铁螯合剂：去除因反复溶血和输血，在体内沉积过多的铁。常用去铁胺和二乙烯三胺五乙酸。

（6）脾切除：脾切除可改善贫血症状或减少输血。应在5岁以后施行，适应证：①输血需要量增加，每年需输注浓缩红细胞超过220 mL/kg；②脾功能亢进者；③巨脾引起压迫症状者。

（7）异基因造血干细胞移植：用异基因造血干细胞移植治疗重型β珠蛋白生成障碍性贫血的成活率可达70%以上，这是可能根治本病的方法。

（8）β珠蛋白生成障碍性贫血发病早，多于学龄前因继发感染、全身及心力衰竭死亡；中间型β珠蛋白生成障碍性贫血常可生存到成年；轻型预后良好。α珠蛋白生成障碍性贫血中，重型一般在宫内死亡或出生后数小时死亡；中间型无须治疗，预后尚好，症状较重者切脾效果较好；标准型和静止型预后良好。

四、红细胞酶缺陷溶血性贫血

（一）红细胞葡萄糖-6-磷酸脱氢酶缺乏症

葡萄糖-6-磷酸脱氢酶缺乏症是红细胞内葡萄糖-6-磷酸脱氢酶的遗传性缺陷导致的X伴性不完全显性遗传性疾病，男性发病率显著高于女性。临床上可表现出下列类型。①无溶血型：只有葡萄糖-6-磷酸脱氢酶缺乏而无溶血表现。②新生儿高胆红素血症。③先天性慢性非球形红细胞溶血性贫血。④蚕豆病。⑤药物诱发的溶血性贫血。⑥感染诱发的溶血性贫血。

1.病因及发病机制

本病是由于调控葡萄糖-6-磷酸脱氢酶的基因突变所致。葡萄糖-6-磷酸脱氢酶在磷酸戊糖旁路中是6-磷酸葡萄糖转化为6-磷酸葡萄糖酸反应中必需的酶。葡萄糖-6-磷酸脱氢酶缺乏时，使还原型三磷酸吡啶核苷减少，不能维持生理浓度的还原型谷胱甘肽，从而使红细胞膜蛋白和酶蛋白中的巯基遭受氧化，破坏红细胞膜的完整性，从而导致溶血。

2.诊断

（1）临床表现：①表现为新生儿高胆红素血症者在生后2~4天出现黄疸，生后5~7天为高峰，黄疸常为中重度，为溶血性黄疸，易发生胆红素脑病。其他症状有贫血、肝大、脾大。外周血中有红细胞碎片等红细胞破坏表现。②表现为先天性慢性非球形红细胞溶血性贫血者，从婴儿期或儿童期开始贫血、黄疸、脾大。可合并胆结石。药物应用或感染可诱发溶血加重而出现溶血危象或再生障碍性贫血危象。③表现为蚕豆病者，发病常在进食蚕豆或蚕豆制品后，也有哺乳期母亲食蚕豆致婴儿发病者。常于进食蚕豆后12~48小时发生急性血管内溶血，乏力、恶心、呕吐、腹痛、发热、黄疸、酱油尿、口唇苍白。可有脾大，严重者可出现嗜睡、昏迷、惊厥、休克、肾衰竭。④药物诱发的溶血性贫血：常有下列药物应用史，如伯氨喹等抗疟药、磺胺甲噁唑等磺胺药、氨基比林等解热镇痛药、呋喃唑酮等呋喃类药和其他一些药物。有些药物在治疗剂量下安全，而大剂量可诱发溶血，如乙酰氨基酚、阿司匹林、苯海拉明、丙磺舒、苯妥英钠、普鲁卡因胺、氯霉素、链霉素、异烟肼、奎宁、奎尼丁、水溶性维生素K_1、维生素K_3、维生素C、磺胺甲嘧啶、磺胺二甲基异噁唑等。一般服药后1~3天发生急性血管内溶血。⑤感染诱发的溶血性贫血：感染过程中出现急性溶血性贫血。

（2）辅助检查：红细胞葡萄糖-6-磷酸脱氢酶活性测定可见酶活性降低。特别应注意在输血后实验结果可能受影响。急性溶血期因大量新生红细胞产生，可造成葡萄糖-6-磷酸脱氢酶活性假性增高，葡萄糖-6-磷酸脱氢酶可下降不明显。可在急性溶血后2~3个月再复查。

3.治疗

（1）一般治疗：对于葡萄糖-6-磷酸脱氢酶缺乏症者应禁食蚕豆及蚕豆制品、相关药物；禁用樟脑丸等。

（2）蚕豆病、药物性溶血性贫血和感染诱发溶血性贫血者，应注意对症支持治疗，补液扩容、碱化尿液、利尿、纠酸，应维持水电解质平衡，防治感染。对血红蛋白<50 g/L以下的患者，应给予输氧处理。

（3）糖皮质激素：对溶血危象的病情危重者可用甲泼尼龙2～5 mg/(kg·d)静脉滴注，对非溶血危象的重症患者可静脉滴注氢化可的松5～10 mg/(kg·d)，3天后根据病情逐渐减量，1～2周停药。地塞米松0.5～0.8 mg/(kg·d)，可早期、短程（3～5天）静脉滴注。糖皮质激素可能有一定的阻断溶血的作用。

（4）输血：对于中重度贫血患者，应立即给予输血（新鲜、同型、未服用蚕豆或蚕豆制品、葡萄糖-6-磷酸脱氢酶正常的血液），输血量按5～10 mL/(kg·d)计算，根据病情输血1～3次，直至血红蛋白升至70 g/L以上。

（5）新生儿高胆红素血症可给予蓝光照射，部分加用清蛋白或血浆，必要时换血疗法。

（6）对先天性慢性非球形红细胞溶血性贫血Ⅰ型，如脾大明显，可做脾切除，必要时可做异基因造血干细胞移植。

（二）红细胞丙酮酸激酶缺乏症

红细胞丙酮酸激酶缺乏症是红细胞葡萄糖酵解途径中的丙酮酸激酶活性降低所致的一种溶血性贫血。其为常染色体隐性遗传。

1.病因及发病机制

红细胞丙酮酸激酶的作用是将磷酸烯醇丙酮酸转化成丙酮酸的辅酶，在此反应中二磷酸腺苷转变成三磷酸腺苷以维持红细胞的"离子泵"。红细胞丙酮酸激酶缺陷则三磷酸腺苷生成减少，红细胞的能量供应减少，"离子泵"的功能难以维持，红细胞内的钾离子丢失过多，而钠、钙离子增多，钙离子沉着在胞膜上使红细胞变僵硬，可塑性差，通过脾窦时容易破坏，从而发生溶血。

2.诊断

（1）临床表现。①表现为新生儿高胆红素血症者：常为丙酮酸激酶缺乏的纯合子或双重杂合子，生后数天内（大部分1天内）出现贫血、黄疸、肝大、脾大等溶血性贫血表现，严重者可有胆红素脑病表现。②表现为先天性非球形细胞性溶血性贫血Ⅱ型者：表现为慢性溶血性贫血，有贫血、黄疸、肝大、脾大。代偿好者无明显贫血，仅有黄疸表现。感染等可加重溶血。可有胆结石。③血常规显示贫血，可为正细胞性贫血或大细胞性贫血，网织红细胞明显增高，一般在2.5%～15%，高者可达70%。

（2）辅助检查。①红细胞丙酮酸激酶活性测定：显示丙酮酸激酶活性降低，为确诊本病的主要方法。荧光斑点法为定型试验，可作为筛查。定量测定时，纯合子丙酮酸激酶活性在正常值25%以下，杂合子在25%～35%。②2,3-二磷酸甘油酸测定：糖酵解通路中间产物，如2,3-二磷酸甘油酸含量增加。③红细胞丙酮酸激酶缺乏的实验室诊断标准：符合下列一条即可确定丙酮酸激酶缺乏的实验诊断。有临床表现或2,3-二磷酸甘油酸增高2倍以上，丙酮酸激酶荧光斑点法筛选试验示丙酮酸激酶活性下降；丙酮酸激酶活性定量正常25%以下；丙酮酸激酶活性在正常值25%～35%，伴有明显的家族史或2,3-二磷酸甘油酸增高2倍以上，或有其他中间代谢产物的改变。

3.治疗

（1）目前无特效治疗方法，主要为对症治疗。

（2）输血：贫血重者可输红细胞，新生儿高胆红素血症者必要时应换血治疗以避免胆红素脑病。

（3）脾切除：严重贫血需反复输血者可做脾切除，术后输血量减少，血红蛋白增高。

（4）药物治疗：有学者试用甲基蓝、维生素 C 等还原剂，效果不佳。也有口服甘露糖、半乳糖和果糖者，临床效果也不明显。

（5）造血干细胞移植：对严重溶血性贫血表现者可能是唯一的治疗手段。

五、自身免疫性溶血性贫血

自身免疫性溶血性贫血是一种获得性免疫性疾病，由于体内血液中出现对抗自身红细胞的抗体，使自身红细胞破坏，从而产生溶血性贫血。自身免疫性溶血性贫血分为温抗体型自身免疫性溶血性贫血（常由 IgG 抗体引起）和冷抗体型自身免疫性溶血性贫血（常由 IgM 抗体引起）。

（一）病因及发病机制

温抗体主要是 IgG，是一种不完全抗体，其 FAB 段与红细胞膜抗原结合，当通过脾脏等器官时，其 Fc 段与巨噬细胞膜的 Fc 受体结合，不需要激活补体，即被巨噬细胞吞噬或将抗体附着的部分膜吞噬，致红细胞容积与膜的比值增高，而成球形，由于球形红细胞的可塑性降低，再通过脾脏时易被破坏。

冷抗体是 IgM 抗体，在 4 ℃条件下，稀释至 1∶1 000 可使生理盐水中的红细胞凝集。在寒冷环境中，可使红细胞在小血管中凝集，引起阻塞而出现发绀和雷诺综合征。当体内温度低于 32.4 ℃时，IgM 抗体与红细胞膜上的抗原相结合，此时补体被激活，使红细胞膜损伤，从而发生血管内溶血。

（二）诊断

1.温抗体型自身免疫性溶血性贫血

温抗体型自身免疫性溶血性贫血是最常见的自身免疫性溶血类型，主要为血管外溶血。

（1）常继发于感染和其他自身免疫性疾病，如系统性红斑狼疮、类风湿关节炎、溃疡性结肠炎等，也可继发于免疫缺陷病，如先天性低丙种球蛋白血症等。也可继发于肿瘤，如淋巴瘤。

（2）常为急性起病，可有发热、苍白、乏力、呕吐、腹痛，可出现黄疸，尿为茶色、酱油样或洗肉水样。肝大、脾大。严重者可发生溶血危象或再生障碍性贫血危象，前者为严重溶血出现心脑肾等重要脏器功能不全表现，后者为溶血过程中并发三系血细胞降低，骨髓象显示三系血细胞增生低下。

（3）外周血显示贫血，大多为正细胞性贫血，小部分呈大细胞性贫血，外周血涂片可见破碎或异形红细胞。骨髓多数为红系显著增生，中晚幼红细胞为主。

（4）抗人球蛋白试验阳性是最重要的诊断依据，直接抗人球蛋白试验常阳性，间接抗人球蛋白试验 2/3 病例阳性。

（5）近 4 个月内无输血或特殊药物服用史，如果直接抗人球蛋白试验阳性，结合临床表现和实验室检查可以诊断；如抗人球蛋白试验阴性，但临床表现较符合，糖皮质激素或切脾术有效，除外其他溶血性贫血（特别是遗传性球形红细胞增多症），也可诊断为抗人球蛋白试验阴性的自身免疫性溶血性贫血。

2.冷凝集素综合征

冷凝集素综合征为一种冷抗体型自身免疫性溶血性贫血。

(1)原发病例找不到具体病因，但继发者常见于传染性单核细胞地增多症、支原体感染、巨细胞病毒感染、流行性腮腺炎，也可见于淋巴网状系统恶性肿瘤。

(2)溶血症状较轻，主要表现为长时间暴露在严寒空气中时，指(趾)端、鼻尖、耳郭等部位出现发绀、皮肤冰冷等，置温暖环境中后好转。

(3)抗人球蛋白试验阳性。

(4)冷凝集素试验阳性。

3.阵发性寒冷性血红蛋白尿

阵发性寒冷性血红蛋白尿是另一种冷抗体型自身免疫性溶血性贫血。

(1)继发者常见于先天性梅毒、麻疹、腮腺炎、水痘或流行性感冒。由体内的一种与补体有关的自身抗体(D-L溶血素)引起。

(2)寒冷季节在室外较长时间后进入温暖的室内后，几分钟至几小时内突然出现急性溶血表现，如腹痛、寒战、高热、头痛、恶心、呕吐、酱油尿等，症状消失快，可发生贫血，也可有轻度黄疸或肝大、脾大。

(3)冷热溶血试验阳性，其是确诊阵发性寒冷性血红蛋白尿的依据。

(4)抗人球蛋白试验在发作时或发作刚过时为阳性，间接抗人球蛋白试验常温下常阴性，而低温下常为阳性。

(三)治疗

1.去除原发病因

如为感染所致应尽快对相应感染进行治疗。对冷凝集综合征和阵发性寒冷性血红蛋白尿者应防寒保暖，这是这两种类型的最有效的治疗方法。

2.预防溶血危象

溶血严重时应及时给予适当的碱化和水化治疗，适当输血，防止休克和弥散性血管内凝血的发生。

3.输血应慎重

如果临床表现显示可输可不输时，尽量不输血，因输血有时可加剧溶血。溶血危象或溶血发展迅速，血红蛋白低于 40 g/L，心功能不全表现或脑缺氧表现时应输血。自身免疫性溶血性贫血输血时配血有时较困难，并且应输入洗涤红细胞。

4.糖皮质激素治疗

温抗体型自身免疫性溶血性贫血可采用糖皮质激素治疗。

5.大剂量免疫球蛋白

对激素耐药的难治性温抗体型自身免疫性溶血性贫血病例可静脉用大剂量免疫球蛋白。开始每 7～10 天用 1 个疗程，连用 4 个疗程后，隔 1 个月再用 1 个疗程。

6.免疫抑制剂

对激素治疗无效或需较大剂量才能维持血红蛋白的病例用免疫抑制剂，常用者有环磷酰胺、硫唑嘌呤，常与小剂量泼尼松联合应用。也可使用环孢素，每天 3～5 mg/kg。

7.脾切除

仅用于大剂量皮质激素才能控制病情者，免疫抑制剂治疗无效者，病情极重、内科方法治疗无法控制病情,危及生命时。

8.血浆置换

其可迅速清除血浆中的自身抗体、免疫复合物和胆红素等,从而改善临床症状,常用于危重及难治性病例。

9.去除病因和防寒保暖

阵发性寒冷性血红蛋白尿糖皮质激素治疗常无效,免疫抑制剂治疗也可能疗效不佳,主要治疗为去除病因和防寒保暖。

六、微血管病性溶血性贫血

微血管病性溶血性贫血是指正常红细胞在通过有微血管病变的血管时,于血管壁上皮损伤、血管内微血栓形成使管腔变窄及血管内存在纤维蛋白条索等使红细胞被挤破、撕裂等所致的溶血性贫血,也被称为红细胞碎片综合征。它是一组较少见的溶血性贫血。最为典型的是血栓性血小板减少性紫癜、溶血尿毒综合征及弥散性血管内凝血。

(一)病因及发病机制

本病主要是在有病变的微血管内皮变得粗糙、腔内血栓形成及网状纤维索条存在时,正常的红细胞在流速很快、压力很大的血流通过时,红细胞被挤破,更有许多红细胞被纤维索条挂住或绊住,像枕头搭在晒衣绳上那样,也有人形容像用细线绷直来切割松花蛋一样,使许多红细胞切割破裂,变成盔形、三角形、多角形、半月形的畸形红细胞及红细胞碎片。如果红细胞只被割去一小块红细胞膜,创口可以又黏合起来而形成小红细胞。红细胞被破坏的速度与程度不同,发生溶血性贫血的程度也不同。

(二)诊断

1.临床表现

在原发病临床表现的基础上还有如下表现。

(1)溶血:贫血、黄疸,游离血红蛋白增加,结合珠蛋白含量下降,出现血红蛋白尿或含铁血红素尿。

(2)周围血出现畸形和碎片红细胞。

(3)网织红细胞增高。

(4)血小板减少,可见程度不等的皮肤黏膜出血。

2.诊断依据

(1)有血管内溶血的临床和实验室检查所见,常伴有血小板减少和皮肤黏膜出血表现。

(2)出现较多的畸形和碎片红细胞是诊断的重要依据。

(三)治疗

首先治疗原发病(血栓性血小板减少性紫癜、溶血尿毒综合征等)。于微血管病性溶血性贫血病理基础是微小血管内有纤维蛋白性和血小板性血栓形成,故提倡抗凝治疗,尤其有弥散性血管内凝血时更为合适。肝素以早期应用为佳,且必须达到最小有效量。此外也可应用阿司匹林和双嘧达莫,也可并用右旋糖酐-40以保护受损的血管壁和红细胞,抑制血小板凝聚。此外,也可试用尿激酶和链激酶。

(郝修伟)

第三节　骨　髓　衰　竭

一、纯红细胞再生障碍性贫血

此类贫血仅有红细胞系统的发育障碍,白细胞和血细胞无改变。骨髓中有核红细胞极度减少,红细胞寿命短于正常。一般分为先天性和获得性两大类。

(一)先天性纯红细胞再生障碍性贫血

先天性纯红细胞再生障碍性贫血是一种比较少见的原因不明的贫血。

1 病因

病因虽没明确,但有的可有家族发病史,故考虑为先天性基因异常。

2 诊断

(1)临床表现:起病缓慢,明显的贫血多于生后 2～4 个月或迟至 1 岁时出现,约 15％于生后数天内发病,但也有至 6 岁时开始出现症状的。早产儿的发病数较高,约有 25％患者合并拇指三指节畸形、先天性心脏病、尿道畸形、斜视或表现为 Turner 综合征外貌,但染色体核型正常。临床除畸形外,贫血是唯一的症状。

(2)辅助检查:一般呈正细胞正色素性贫血。白细胞和血小板正常。骨髓穿刺具有决定性诊断价值,虽然血清中红细胞生成素增高,但骨髓中红细胞系统增生极度低下,粒细胞∶红细胞可低至 50∶1。

3.治疗

主要采用肾上腺皮质激素和输血治疗。必要时可行脾切除。

(1)肾上腺皮质激素:多数患者应用泼尼松后明显好转。治疗开始越早,疗效越好。若于发病 3 个月内开始治疗,几乎 100％的患者都出现良好的治疗反应;若 3 个月后才开始服用泼尼松,则疗效差。剂量为每天 60 mg/m²,分 3～4 次服用。

(2)输血:对肾上腺皮质激素反应不佳的患者需要输血维持,最好采用浓缩红细胞,不必输全血。

(3)以上治疗无效时,可试用免疫抑制剂,如环磷酰胺、抗胸腺球蛋白等。骨髓移植也可考虑。

(二)获得性纯红细胞再生障碍性贫血

获得性纯红细胞再生障碍性贫血多数原因不明,一般分为特发性和继发性两类。

1.特发性

骨髓红细胞系暂时性生成低下。多见于 4 个月至 6 岁的小儿,病程可持续数月至 1 年,病因不明,大多自然缓解。近年发现有的患者血浆中红细胞生成素增多,同时存在一种抗体,通过补体介导免疫反应而破坏骨髓的原红细胞。因而认为本症可能由于免疫功能异常所致。

2.继发于药物或感染

应用大剂量氯霉素可使红细胞生成受到抑制,出现网织红细胞减少,骨髓红细胞系增生低下,但这种改变是可逆的。其他药物如氨基比林、青霉素、苯巴比妥、苯妥英钠等可出现类似的反应。病毒感染后,可出现暂时性的红细胞系增生低下。

由于免疫因素引起的获得性纯红细胞再生障碍性贫血,可采用肾上腺皮质激素治疗;效果不显著的可采用环磷酰胺或硫唑嘌呤。继发于药物或感染的,多可自然缓解。

二、获得性再生障碍性贫血

再生障碍性贫血是由一种或多种原因引起的造血干细胞及造血微环境的损伤或免疫机制改变,导致骨髓造血功能衰竭,表现为全血细胞减少的一组综合征。

(一)病因及发病机制

获得性再生障碍性贫血的常见病因与电离辐射、感染、药物及化学物质等因素有关。其发病机制复杂,常常是多种因素共同参与,通过多种机制发挥致病作用。较为公认的机制有造血干细胞质和量的异常、造血微环境异常、免疫因素。不同患者上述三种机制占的比例可能有所差别。

(二)诊断

1.临床表现

贫血、出血和感染是再生障碍性贫血最常见的临床表现,一般不会有肝大、脾大,但当反复输血或有继发感染时可有肝大、脾大。

2.辅助检查

外周血显示三系减少,网织红细胞计数减少。骨髓增生明显低下,红系、粒系,特别是巨核细胞明显减少,非造血细胞增多。

3.诊断标准

(1)再生障碍性贫血:全血细胞减少,网织红细胞绝对值减少(如二系减少,其中必须有血小板减少);一般无脾大;骨髓至少1个部位增生减低或重度减低(有条件则应做骨髓活检);除外其他全血细胞减少的疾病,如夜间阵发性血红蛋白尿、骨髓增生异常综合征、急性白血病等;一般抗贫血药物治疗无效。根据上述标准诊断再生障碍性贫血后,再进一步分型为急性型再生障碍性贫血或慢性型再生障碍性贫血。

(2)急性型再生障碍性贫血(重型再生障碍性贫血Ⅰ型、SAA-Ⅰ型)。①临床:起病急,贫血呈进行性加剧,常伴严重感染、出血。②血常规:除血红蛋白进行性下降外须具有下列 3 项中的 2 项:网织红细胞相对值 $<1\%$ 或绝对值 $<15\times10^9/L$;白细胞明显减低,中性粒细胞绝对值 $<0.5\times10^9/L$;血小板 $<20\times10^9/L$。③骨髓象:多部位增生减低,三系造血细胞明显减低,非造血细胞明显增多,淋巴细胞增多($>70\%$);骨髓小粒中非造血细胞明显增加。

(3)慢性型再生障碍性贫血。①临床:起病慢,病情进展缓慢,贫血轻度或中度,感染和出血均较轻。②血常规:网织红细胞、白细胞、血小板 3 项中至少有 2 项减低(包括血小板减低)。③骨髓象:二到三系细胞减低(巨核细胞系必须减低),淋巴细胞增多($>30\%$)。骨髓小粒中非造血细胞增多。

(4)重型再生障碍性贫血Ⅱ型(SAA-Ⅱ型):如慢性型再生障碍性贫血病情加重,网织红细胞、白细胞、血小板减低如急性型再生障碍性贫血者。

(三)治疗

(1)急性再生障碍性贫血多采用联合免疫抑制疗法,慢性再生障碍性贫血常采用雄激素等刺激造血药物、中药和环孢素联合治疗。慢性重型再生障碍性贫血参照急性再生障碍性贫血方法治疗。

(2)加重护理是再生障碍性贫血的主要治疗手段之一,对重型再生障碍性贫血患者应尽量安置在无感染环境,最好是安置在层流病房,做好皮肤和黏膜护理,软食,注意饮食卫生,必要时饮食和用具可消毒,以减少感染和出血的发生。

(3)支持治疗:再生障碍性贫血的支持治疗尤其重要,应积极预防与控制感染,粒细胞减少者可用粒细胞集落刺激因子或粒细胞-巨噬细胞集落刺激因子,一旦发生感染,应联合使用强有力的杀菌型抗生素或按药敏试验选药。输血使血红蛋白维持在 $60\sim70$ g/L;血小板 $<10\times10^9$/L 者应及时输注血小板,血小板在 10×10^9/L 以上但有出血表现也应输注血小板。

(4)联合免疫治疗。①大剂量丙种球蛋白:丙种球蛋白作为免疫系统的重要组成部分,在免疫调节与防御感染中起着重要作用,丙种球蛋白能提供大量保护性抗体,发挥免疫过继作用,帮助机体渡过难关,减轻症状,为治疗赢得时间,适用于急性再生障碍性贫血。②大剂量甲泼尼龙:甲泼尼龙为人工合成的中效类糖皮质激素,具有较强的抗炎作用,水钠潴留作用较小,一般不引起电解质紊乱,且对肾上腺皮质抑制作用较轻。适用于急性再生障碍性贫血未并发感染者。首剂每天 $20\sim30$ mg/kg,静脉输注,每连用 $3\sim7$ 天减量 1/2,直至每天总剂量为 1 mg/kg 时,总疗程 $1\sim1.5$ 个月。治疗期间监测血压和血电解质水平,积极预防感染、保护消化道和应用钙剂防治骨质疏松等。大剂量甲泼尼龙的疗效有争议,有学者认为其有免疫抑制作用,可能加重感染。但也有学者认为其对急性再生障碍性贫血有明显的早期疗效,有减轻出血的作用,可减轻抗胸腺球蛋白或抗淋巴细胞球蛋白的不良反应。目前较为公认的是其对急性再生障碍性贫血无明显的远期疗效。③抗胸腺球蛋白和抗淋巴细胞球蛋白常用剂量:猪抗胸腺球蛋白:$20\sim25$ mg/(kg·d);兔抗胸腺球蛋白:$2.5\sim5$ mg/(kg·d);马抗淋巴细胞球蛋白:$10\sim20$ mg/(kg·d)。上述剂量抗胸腺球蛋白/抗淋巴细胞球蛋白溶于生理盐水后,行缓慢静脉滴注,连用 5 天。应用之前,先行皮肤过敏试验。④环孢霉素 A:环孢霉素 A 通过调节 T 细胞亚群比例,白细胞介素 2 及重组人干扰素 γ 的生成与作用,促进骨髓造血功能恢复。环孢霉素 A 疗效发挥较慢,口服胶囊剂量为 $5\sim8$ mg/(kg·d),分两次口服。⑤环磷酰胺:有学者用大剂量环磷酰胺治疗急性再生障碍性贫血取得较好疗效,但此方法不良反应大,易感染,目前应用尚少。

(5)雄激素:适用于慢性型再生障碍性贫血,是目前治疗慢性再生障碍性贫血的首选药物之一。雄激素显效时间多数在用药后 $2\sim4$ 个月,临床常用的制剂如下。①十一酸睾酮 $80\sim160$ mg/d。②司坦唑醇 $6\sim12$ mg/d。③美雄酮:$10\sim15$ mg/d。以上为成人剂量,儿童按体重调节用药量。

(6)中医中药:中药对慢性再生障碍性贫血有一定的疗效,可与雄激素、环孢素合用。

(7)造血干细胞移植:重型再生障碍性贫血如联合免疫抑制疗法无效,可选用异基因造血干细胞移植。如决定移植,则应尽量少输血,以减少移植排斥的发生。

三、先天性再生障碍性贫血

先天性再生障碍性贫血又称范可尼贫血,先天性再生障碍性贫血是常染色体隐性遗传性疾病(除 B 亚型为 X-性连锁遗传)。先天性再生障碍性贫血患者的临床表现以多样化形体畸形、智力发育异常、进行性骨髓衰竭、高发肿瘤倾向和多脏器受累为特征,也是青少年白血病的主要病因之一。本病的平均发病率约为 1/160 000,在非洲和西班牙曾报道为 1/20 000。先天性再生障碍性贫血突变基因携带者频率在正常人群中为 1/300,在高发人群中为 1/180。但关于我国的先天性再生障碍性贫血发病情况和相关突变基因携带频率目前尚缺乏统计学资料。

(一)病因及发病机制

对于先天性再生障碍性贫血的研究是医学研究领域进展最快的学科之一。现临床将先天性再生障碍性贫血分为 15 个不同的互补亚型,并已有 15 个相关基因相应被克隆,其蛋白产物也相应用英文字母 A～P 顺序命名。除 B 亚型定位于 X 染色体外,其他亚型均定位于常染色体上。先天性再生障碍性贫血患者多存在先天性的形体畸形和智力发育障碍及骨髓衰竭,尽管目前对其病因、发病机制还不十分清楚,但已有研究结果提示,其是由于这些基因的突变而产生功能异常的蛋白产物,进而导致胎儿及早期胚胎发育阶段的异常,且与细胞凋亡及造血生长因子调节过程异常有关。具体的确切病因和病理机制还有待于进一步研究明确。

(二)诊断

1.临床表现

(1)贫血是先天性再生障碍性贫血患者的重要临床特征,表现为单系或全血细胞减少、巨细胞贫血和胎儿血红蛋白增高;以后逐渐出现骨髓增生低下,多以巨核细胞减少为明显;疾病晚期,可出现较特异的染色体 1 号、3 号长臂的重复和 7 号染色体的缺失;最终约 90% 的先天性再生障碍性贫血患者死于骨髓衰竭。但有约 30% 以上的患者缺乏上述典型症状,易造成诊断的延误。

(2)畸形和智力发育障碍占先天性再生障碍性贫血患者临床表现的 70%。随着年龄增长,先天性再生障碍性贫血患者可出现发育迟滞现象,表现为体格矮小、小头畸形、眼球小,皮肤色素沉着,拇指或桡骨不发育或缺如,呈多指、有指蹼等。部分患者可存在生殖系统发育不全,如 50% 的女性患者可有不孕,而先天性再生障碍性贫血孕妇易并发合并症(子痫间、早产);男性患者则多见性腺发育不全、外生殖器畸形、精子数量减少等。此外,先天性再生障碍性贫血患者还常合并贫血、出血和感染。

2.辅助检查

(1)染色体断裂检测:在先天性再生障碍性贫血上的筛选应用被称为是黄金标准,以丝裂霉素和二环氧丁烷诱导为最常用。染色体断裂可有染色单体或染色体断裂,染色体末段丢失或中间丢失,环状染色体,三径向重组等多种不同结构变化。

(2)基因突变的检测:对于染色体断裂呈阳性的患者,明确其临床互补亚型后再用分子遗传学技术检测基因突变。由于先天性再生障碍性贫血患者中最常见的是 A 亚型(70%),其次是 C 亚型(15%)和 G 亚型(10%),因此检测的顺序应依次为 A 亚型、C 亚型和 G 亚型。此外,二代测序技术更加速了测序,并提高了准确率,促进了先天性再生障碍性贫血诊断的发展。

3.诊断标准

应特别重视先天性再生障碍性贫血的早期发现和早期诊断。国际先天性再生障碍性贫血研究基金会提出了诊断的主要和次要条件。

(1)主要条件:①有阳性家族史;②骨髓再生障碍;③特征性先天畸形;④自发性染色体断裂;⑤儿童骨髓增生异常综合征;⑥儿童急性髓系白血病;⑦对放(化)疗异常敏感;⑧伴乳腺或其他肿瘤的家族史。

(2)次要条件:①有全血细胞减少的家族史;②不能用维生素 B_{12} 和叶酸缺乏解释的大细胞性贫血;③非肝炎性和非酒精性肝炎的肝脏肿瘤;④患者<30 岁出现卵巢衰竭;⑤患者<5 岁诊断脑肿瘤;⑥患者<5 岁诊断肾母细胞瘤;⑦不能解释的胎儿血红蛋白增高;⑧男不育、女不孕者。

（三）治疗

1.药物治疗

常用雄激素和皮质激素,多数有效,由于先天性再生障碍性贫血是一种先天性遗传病,而疗效难以持久,能根治本病。也有采用造血生长因子如粒细胞-巨噬细胞集落刺激因子和白细胞介素 3 治疗先天性再生障碍性贫血,部分患者有一过性疗效,能改善症状。

2.骨髓移植

骨髓是目前治愈先天性再生障碍性贫血的唯一手段,包括同基因和异基因骨髓移植及无关供体移植。

3.基因治疗

先天性再生障碍性贫血相关基因的克隆使基因治疗成为先天性再生障碍性贫血治疗的新途径。目前先天性再生障碍性贫血基因治疗是在体外将正常的先天性再生障碍性贫血基因导入患者的干/祖细胞,然后回输患者,从而纠正患者的遗传缺陷。

四、骨髓增生异常综合征

骨髓增生异常综合征是属于骨髓增生性疾病中的一种,在成年人中多见,在儿童中也有一定的比例。骨髓增生异常综合征常表现为难治性贫血,伴有苍白、感染发热和出血等症状,外周血常规常表现为三系血细胞减少,骨髓增生活跃或者明显活跃,且伴有血三系细胞病态造血,原始细胞和早期细胞增多,可达 1%～20%。儿童骨髓增生异常综合征的发病率国内尚无确切资料。一般认为其发生率占儿童血液肿瘤的 3%～7%。骨髓增生异常综合征的发病率与年龄有一定的关系,婴幼儿骨髓增生异常综合征的年发病率显著高于年长儿童。男孩多于女孩,男女比例为1.5：1。近 1/3 患者伴有先天性或遗传性异常。

（一）病因及发病机制

骨髓增生异常综合征的病因及发病机制尚未完全阐明,但其病因与其他恶性肿瘤类似,包括基因背景、物理化学因素及生物因素等诸多原因综合的结果,其中基因背景在骨髓增生异常综合征的发病机制中占主要地位。近年来,对其分子遗传学的改变有了深入的了解。目前认为,骨髓增生异常综合征的基本缺陷存在于单个造血干细胞,使之发生突变形成病变克隆。

（二）诊断

1.临床表现

其表现多样,通常起病隐匿,症状轻重取决于贫血、白细胞和血小板减少的程度和速度。有头晕、乏力、衰弱、食欲减退和长达数月至数年的贫血症状,部分病例体重减轻。并发症以出血和感染多见,在未转变为急性白血病的病例中,大多死于此两种原因,两者的发生率分别为 20% 和40%。易感染者多见于 7 号染色体单体型骨髓增生异常综合征,可能与中性粒细胞趋化作用减弱有关。肝、脾淋巴结肿大虽在骨髓增生性疾病中多见,但其在儿童骨髓增生异常综合征中却较为少见。部分病例可有四肢骨关节酸痛。

2.辅助检查

（1）血常规:常表现为一系或一系以上血细胞减少,部分患者网织红细胞百分率增高。贫血一般呈正细胞正色素性,红细胞大小不一,可见单个核或多个核有核红细胞及卵形大红细胞。粒系形态变化明显,核质发育不平衡,可伴有分叶过多畸形,或中性粒细胞胞质中颗粒减少,可见大型血小板或形态异常。有些患者血小板可正常,但有出血倾向者血小板对胶原等诱导的聚集作用异常,黏附性降低。

(2)骨髓涂片:骨髓增生异常综合征的骨髓呈病态造血现象,骨髓有核细胞增生活跃或正常,有 1/4 左右患者的骨髓增生低下,而增生活跃时可伴有骨髓纤维化,出现骨髓"干抽"现象。

(3)骨髓活检:骨髓活检除了观察骨髓中细胞学改变之外,还可见到下列主要组织学变化。红系前体细胞成熟障碍,常形成分化在同一阶段的幼红细胞岛,伴有早幼红细胞增多;骨髓中原粒细胞和早幼粒细胞离开骨小梁附件呈中心性族生;巨核细胞形态异常,体积大小不一,细胞核呈低分叶的鹿角样和不规则的过多分叶,小型巨核细胞多见。

(4)细胞遗传学:约 50% 的儿童原发骨髓增生异常综合征具有染色体异常,最常见的染色体异常有－7、7q－和＋8,其次是 6、9、11 数目增加和 11、12、13 的缺失,而一些在成人骨髓增生异常综合征较为多见的染色体异常包括－5、5q－和－Y 在儿童骨髓增生异常综合征中却不存在。极少数可出现 Ph 染色体。

综上所述,儿童骨髓增生异常综合征的诊断标准:无原发急性粒细胞白血病的染色体易位合并以下至少 2 条标准时可以诊断骨髓增生异常综合征。①持续不明原因的难治性贫血、中性粒细胞减少或血小板减少;②红细胞系、粒细胞系或巨核细胞系至少二系病态造血;③具有获得性持续存在的克隆性细胞遗传学异常;④骨髓幼稚细胞≥5%。

(三)治疗

至今骨髓增生异常综合征尚无肯定有效的治疗方法,支持疗法仍为重要的治理措施,贫血严重者输血或少浆红细胞,感染时用相应的抗生素。下列疗法有一定的疗效可试用。

1.刺激细胞造血

(1)雄激素:司坦唑醇,剂量每天 0.1～0.2 mg/kg;美雄酮,剂量每天 0.3～0.5 mg/kg;达那唑,剂量每天 10～20 mg/kg,疗程 2～6 个月或更长。

(2)皮质激素:有报道用大剂量甲泼尼龙治疗骨髓增生异常综合征亚型难治性贫血,剂量每天 100 mg/m²,连用 3 天,5 例患者中 2 例缓解,但异常的核型没有消除,治疗难治性贫血合并幼稚细胞增多却无效。

(3)集落刺激因子:能刺激多种血细胞增加,尤其刺激中性粒细胞增殖和成熟,并抑制恶性克隆。剂量为每天 120 μg/m²,静脉滴注或皮下注射,间歇用药,用 2～5 天,停 2～10 天。

2.全反式维 A 酸

治疗骨髓增生异常综合征剂量每天 20～60 mg/m²,疗程 1～9 个月。

3.干扰素

剂量每天 200 000 U/m₂,皮下注射,每天 1 次,如不良反应严重改为每周 3 次。

4.化学治疗(适用于治疗难治性贫血合并幼稚细胞增多类型)

(1)小剂量阿糖胞苷:剂量为 10～20 mg/m₂,每天 1～2 次,皮下注射 10 天至 10 个月,完全和部分缓解率分别为 30%,似乎能延长存活期。

(2)小剂量三尖杉碱:剂量为 0.5～1 mg,静脉滴注,每天或隔天 1 次,10～15 次为 1 个疗程。

(3)联合化疗:化疗方案 HOAP、HA、COAP、DA 等。特别是难治性贫血合并幼稚细胞增多类型宜采用较为强烈的联合化疗,可能延缓或阻止疾病向急性白血病转化。

5.造血干细胞移植

如患者一般情况好,骨髓无纤维化,化疗后缓解,又有组织配型合适的供体,可考虑做造血干细胞移植治疗,以获得治愈或延长生存期。

6.抗氧化治疗

有报道采用抗氧化剂阿米福汀治疗,保护造血干细胞免受超氧化基团的破坏作用,在儿童骨髓增生异常综合征均有一定的治疗作用。

(郝修伟)

第四节 红细胞增多症

儿童时期当血红蛋白>160 g/L,血细胞比容>0.55,红细胞容量绝对值>35 mL/kg 时称为红细胞增多症。其可分原发性(真性)红细胞增多症和继发性红细胞增多症两类。

一、真性红细胞增多症

(一)病因

真性红细胞增多症目前原因不明,是一种异常的多能干细胞克隆增殖造成的骨髓增生性疾病。发病率约 1/10 万,多发生于 60 岁左右的老年人,男性多见,儿童时期极少见。

特点为红细胞数量升高,全血容量绝对增多,皮肤黏膜显著红紫,血液黏稠度增加,微循环障碍。可有头痛、头晕、耳鸣、视力障碍、乏力、面色发红、眼结膜充血,高血压、肝大、脾大及血管栓塞症状。

(二)诊断

(1)临床表现:临床有多血症表现、脾大。

(2)实验室检查:①血红蛋白>170~180 g/L;②周围血红细胞>6.0×10^{12}/L;③血细胞比容为 0.54,可见幼稚红细胞及粒细胞,白细胞计数>11.0×10^9/L,血小板>300×10^9/L,血小板功能不良,脾亢者血小板减少;④红细胞容量>27 mL/kg。骨髓各细胞系增生,红细胞系增生显著,粒细胞/红细胞的比值降低。

(3)除外家族性及继发性红细胞增生症。

(三)治疗

(1)无特殊治疗方法,一般采用间断静脉放血,以使血细胞比容迅速降至正常,以缓解症状,减少血栓形成及出血。

(2)化疗:可采用白消安片、环磷酰胺或羟基脲等,但疗效不佳。

(3)对症治疗:皮肤瘙痒者可用抗组胺药物西咪替丁、考来烯胺等。高尿酸血症者可选用别嘌呤醇。痛风者也可用皮质激素治疗。

二、继发性红细胞增多症

(一)病因

1.氧释放障碍或组织缺氧

环境中含氧不足如高山病;心血管疾病如发绀型心脏病、肺动-静脉瘘;呼吸系统疾病如肺源性心脏病;血红蛋白病使组织释放氧障碍;化学毒物如一氧化碳、硫化物中毒。钴盐也可致本病。

2.骨髓生成红细胞的功能增强

肾脏疾病如肾脏肿瘤、血管瘤、腺瘤、肾囊肿、肾盂积水、肾动脉狭窄等。其他肿瘤如原发性肝癌、子宫肌瘤、小脑血管瘤、嗜铬细胞瘤。醛固酮增多症和化学药物如糖皮质激素、睾酮及生长激素等。

(二)诊断

除红细胞数、血细胞比容、血红蛋白增高外多伴有原发病的表现,白细胞数和血小板多正常。

(三)治疗

主要治疗原发病,根除原发病后,红细胞增多现象可自然痊愈。若血细胞比容超过 60%,则血液黏稠度极度增加,应间断静脉放血用等量血浆或生理盐水换血,以降低血液黏滞度。

(郝修伟)

第五节 白细胞疾病

白细胞计数和分类计数在儿童各种疾病的诊断、治疗和预后评估是很有价值的,白细胞形态与功能异常也很有临床意义,如严重感染或各种中毒时,中性粒细胞可出现中毒颗粒或球形包涵体,或见到空泡形成。

一、白细胞减少和粒细胞缺乏症

外周血白细胞总数持续低于 $4\times10^9/L$ 时称为白细胞减少,其中主要是中性粒细胞减少。婴儿外周血中性粒细胞低于 $1.0\times10^9/L$、儿童低于 $1.5\times10^9/L$ 时称为粒细胞减少症;粒细胞低于 $0.5\times10^9/L$ 时称为粒细胞缺乏症。粒细胞减少易导致感染,尤其是细菌感染,感染的发生率与粒细胞减少程度常成正比。

(一)病因及分类

导致粒细胞减少的原因很复杂,有先天性和获得性原因。其分类主要是根据粒细胞的生成减少和破坏增多两方面进行。

1.粒细胞生成减少

(1)先天性:遗传性婴儿粒细胞缺乏症;家族性良性粒细胞减少症;慢性良性粒细胞减少症;伴有网状组织发育不全的粒细胞减少症;周期性粒细胞减少症;伴有免疫球蛋白缺陷的粒细胞减少症;伴有细胞免疫功能异常的粒细胞减少症;伴有胰腺功能不足的粒细胞缺乏症;伴有代谢疾病的粒细胞缺乏症,如特发性高血糖症等;骨髓发育不全所致粒细胞减少症;骨髓浸润,如石骨症、胱氨酸累积症。

(2)获得性:各种原因引起的骨髓造血功能衰竭,各种白血病和肿瘤所致的骨髓浸润。

2.粒细胞破坏增多或分布异常

(1)免疫性。①药物免疫反应性粒细胞减少症:药物作为一种半抗原,在特异体质患者体内引起第Ⅱ型变态反应-细胞溶解反应,氨基比林是这种反应的代表。②新生儿同种或异种免疫所致粒细胞减少症。③特发性或继发性自身免疫性粒细胞减少症,如系统性红斑狼疮、淋巴瘤、幼年特发性关节炎等。

（2）非免疫性：假性粒细胞减少症，多由于分布异常所致；骨髓无效生成；各种病毒及细菌感染所致；脾功能亢进。

（二）临床表现

1.各种原因所致的中性粒细胞减少症

其临床症状相似，与中性粒细胞减少的程度相关，起病可急可缓。原因不明的白细胞减少症起病缓慢，可无症状，只在验血常规时才发现。因对病原菌的易感性个体差异大，少数患者可无感染。

2.粒细胞缺乏症

如果为化学药物或毒物通过免疫反应所引起者，起病多急骤，常突然感畏寒或寒战、高热、头痛及全身疲乏等，当粒细胞绝对值在 $(0.5\sim1.0)\times10^9/L$ 时，有中度感染的危险，如粒细胞低于 $0.5\times10^9/L$ 时，在短期内几乎所有病例均有严重感染，多有寒战、高热、乏力、黏膜溃疡等症状，可有肝大、脾大甚至有黄疸，可迅速发展成脓毒败血症而死亡。

（三）诊断

婴儿外周血中性粒细胞低于 $1.0\times10^9/L$、儿童低于 $1.5\times10^9/L$ 时即可诊断。但应根据病史、体格检查和实验室检查进行综合分析，其中着重了解其服用药物、毒物接触、放射性物质接触及感染史；了解家族成员中有无反复感染史及验血常规结果，了解家族中不明原因死亡者，实验室检查重点是反复检查白细胞数及其分类计数。

（四）治疗及预后

（1）去除病因，治疗原因发病、停止使用或接触有害的理化因素等。

（2）积极预防感染、注意隔离、防止新的感染源，注意口腔黏膜、肛门周围易感染处的卫生，根据情况选用抗生素。在抗生素诞生之前，粒细胞缺乏症死亡率高达 70%～90%，现已下降至 25%左右。但全身衰竭、伴黄疸或合并严重感染者死亡率仍高。

（3）提升白细胞：①粒细胞急剧下降者，可输新鲜血或输分离的白细胞，可协助机体控制感染，但效果不肯定。②药物：对于粒系祖细胞增生障碍的，可试用重组集落刺激因子，如粒巨噬系集落刺激因子、粒系集落刺激因子或白细胞介素 3 等。粒细胞-巨噬细胞集落刺激因子和粒细胞集落刺激因子应用于化疗药物所致的粒细胞减少，已取得较好效果。③严重的粒细胞生成减少应用骨髓移植，也有较好疗效。

二、遗传性粒细胞功能异常疾病

遗传性粒细胞功能异常性疾病罕见，主要有四种综合征。

（一）惰性白细胞综合征

惰性白细胞综合征又称中性粒细胞"麻痹"，目前认为其病因是基因缺陷。中性粒细胞膜缺陷而致细胞膜僵硬，不易由骨髓释放入血液循环中而致外周血粒细胞减少，中性粒细胞趋化性和游走性减弱。其临床特点如下。

（1）粒细胞绝对计数低，即使细菌感染时粒细胞数也不升高，但中性粒细胞吞噬和杀菌功能正常。提示骨髓释放中性粒细胞障碍，粒细胞移动功能异常。

（2）自出生后反复发生感染，如口腔炎、中耳炎、牙龈炎和低热，感染可波及胃肠道，但不会化脓。

（3）骨髓象正常。

(4)皮肤窗口试验无粒细胞聚集、黏附,单核细胞正常。

(二)湿疹、IgE 增高和反复感染综合征本综合征

其特点为慢性湿疹和反复皮肤葡萄球菌化脓性感染、血清 IgE 增高、粒细胞趋化性异常,但其吞噬和杀菌力正常,患者反复发生皮肤、肺部和关节等化脓性感染、面部皮肤粗糙、生长发育落后。

(三)ChedLak-Higashi 综合征

ChedLak-Higashi 综合征分别由 ChedLak、Higashi 于 1952 年和 1954 年发现。本病为常染色体隐性遗传,是一种原因不明的全身性疾病。此综合征特点是:①自幼易反复发生皮肤、呼吸道化脓性感染,也可发生病毒及霉菌感染。②眼睑、四肢皮肤白化,皮肤呈多样颜色,眼底苍白、畏光、眼球震颤。③一旦出现高热、肝脾和淋巴结肿大、全血细胞减少、溶血性贫血等,是疾病恶化症状。④中性粒细胞数减少,功能缺陷,游走性和趋化性功能不全,杀菌力低,吞噬功能正常。中性粒细胞胞质中可见巨大灰绿色、过氧化酶染色阳性屈光颗粒,该颗粒不易释放溶酶体酶到吞噬的空泡中,因此机体对细菌易感。⑤本综合征恶性淋巴瘤发生率高。

(四)焦勃综合征

焦勃综合征于 1966 年由 Davis 首先报道,为粒细胞吞噬功能不全的综合征之一。病因不明,为常染色体隐性遗传。白细胞总数、中性粒细胞、嗜酸性粒细胞增高,中性粒细胞趋化性及吞噬功能正常,杀菌能力减退;免疫球蛋白中 IgE 含量升高。自幼发生金黄色葡萄球菌感染,易形成冷性脓肿,缺乏炎症时的红、热和痛等表现。

三、慢性肉芽肿病

儿童慢性肉芽肿是致死性遗传性白细胞功能缺陷,多为性联隐性遗传,女性为基因携带者,男性发病,少数为常染色体隐性遗传。发病多在 2 岁以内,少数可晚致 10 岁以后。

正常粒细胞对细菌吞噬、脱颗粒产生过氧化氢,并在吞噬细菌后释放新生态氧,使碘、氯化合物氧化为游离的碘和氯,形成完整的过氧化氢-过氧化物酶-碘离子杀菌系统。本病由于缺乏葡萄糖氧化酶,不能产生过氧化氢,以致对不能产生过氧化氢的细菌(如金黄色葡萄球菌、白念珠菌、克雷伯杆菌、E 组大肠埃希菌等)缺乏杀菌功能,而对能产生过氧化氢的细菌(如链球菌、肺炎球菌等)仍有杀灭作用。

(一)临床特点

(1)反复发生全身各部位的化脓性感染,如肺炎、皮下脓肿、脓疱病、骨髓炎(常见于四肢远侧小骨)。

(2)可有皮肤肉芽肿,肝、脾和淋巴结肿大,淋巴结化脓性感染,有脓液漏出。

(3)血液学特点为中性粒细胞升高,感染性贫血和高球蛋白血症。

(二)诊断

四唑氮试验是本病诊断的主要方法。患者的中性粒细胞不能还原四唑氮。

(三)治疗及预后

重点在预防和治疗感染。

(1)应选用广谱抗生素,如双氯西林、头孢三代和利福平等。磺胺异噁唑能促进患者吞噬细胞的杀菌能力,白细胞介素 α 也可增强中性粒细胞的杀菌能力。

(2)输注白细胞和和骨髓移植对此病有益。

（3）粒细胞集落刺激因子可减少感染或缩短病程，但不宜长久使用。肾上腺皮质激素不宜使用，它可加重粒细胞功能缺陷。

（4）总之，治疗效果不甚满意，40%的患者在 12 岁内死于肺部感染。

四、嗜酸性粒细胞增多症

外周血中嗜酸性粒细胞正常值(0.05～0.30)×10^9/L，分类计数中嗜酸性粒细胞＜5%。超过正常值者为嗜酸性粒细胞增多，按嗜酸性粒细胞增高程度分为三型。①轻型：正常＜嗜酸性粒细胞＜10%。②中型：嗜酸性粒细胞 10%～40%，直接计数(1～5)×10^9/L。③重型：嗜酸性粒细胞 50%～90%，直接计数为 10×10^9/L。

嗜酸性粒细胞增多症是一种与多种变态反应有关的临床综合征，包括热带嗜酸性粒细胞增多症、单纯性肺嗜酸性粒细胞浸润症、嗜酸性粒细胞性哮喘症、特发性嗜酸性粒细胞过度增多综合征、嗜酸性粒细胞肉芽肿等多种综合征。

(一)热带嗜酸性粒细胞增多症

热带嗜酸性粒细胞增多症因其多见于热带、亚热带地区而得名。

1.病因

此综合征与多种变态反应因素有关，最重要的是寄生虫的侵扰，特别是蠕虫及蚴虫的内脏移行尤为重要，其次有体质过敏者在各种细菌、病毒、螺旋体感染后或昆虫叮咬后也可导致嗜酸性粒细胞增多。此外，药物、花粉、食物等过敏也可产生嗜酸性粒细胞增多。

2.临床表现

起病迟缓且无特征性症状和体征。患者常有不规则发热、乏力、食欲缺乏、消瘦、咳嗽、咯血、喘息、胸闷、腹胀、腹泻等，体检可有淋巴结肿大或肝大、脾大或肺部可闻到哮鸣音。

3.实验室检查

白细胞数增多，主要是嗜酸性粒细胞增高，可占 10%～90%。多数患者可查到寄生虫或其他变应原证据。肺癌 X 线检查可有片状或粟粒样阴影，其阴影多为一过性或游走性。

4.诊断

根据临床症状、血液嗜酸性粒细胞绝对计数和分类计数增多、肺癌 X 线改变，诊断一般不难，诊断过程中应寻找变应原以利治疗。

5.治疗

治疗应以治因为主，抑制免疫反应为辅。

（1）抑制免疫反应：多用常规剂量的肾上腺皮质激素，可使症状缓解。

（2）病原治疗：对于丝虫感染可用乙胺嗪；其他寄生虫幼虫移行所致嗜酸性粒细胞增多症可采用阿苯达唑治疗。

(二)单纯性肺嗜酸性粒细胞浸润症

寄生虫感染可引起单纯性肺嗜酸性粒细胞增多症，即单纯性肺嗜酸性粒细胞浸润症。是由于寄生虫幼虫移行致肺时，引起肺部的损伤和局部的出血，在肺间质和肺泡壁及终末支气管壁有炎性细胞和嗜酸性粒细胞浸润，有时也能在虫体周围形成肉芽肿。肺部 X 线检查可显示肺纹理增多、增粗、紊乱，密度一般较低，常在肺上野靠近胸膜呈现边缘模糊的小片状或大片状阴影，可呈游走性，可在 1～2 周消失。慢性者也可持续较长时间。

（三）嗜酸性粒细胞增多性哮喘症

本症的主要病因为蛔虫感染或其他致敏原所致的变态反应，以哮喘和嗜酸性粒细胞增多为特征。患者哮喘，夜间加剧，部分病例有肺功能障碍，血液及呼吸道分泌物中嗜酸性粒细胞增加，多数患者可有排蛔虫史或粪便中查到蛔虫卵。肺部除肺纹理增粗外无其他片状阴影。治疗同前。

（四）流行性嗜酸性粒细胞增多症

流行性嗜酸性粒细胞增多症又称传染性粒细胞增多症，病因不完全清楚，但一般认为由急性大量蛔虫感染或病毒、真菌孢子等引起的变态反应。临床特点：①发病急，持续时间短，呈流行性；②发热、胸痛、胸闷、咳喘，夜间加重；③病毒所致者有关节痛、淋巴结肿大；④血中白细胞增多，嗜酸性粒细胞为主；⑤胸部 X 线呈肺纹理增粗，有网状结节样或小片状阴影。可用驱虫药与激素联合治疗由寄生虫引起的病例，其他原因所致者按病因给予相应治疗。

（郝修伟）

第六节　血小板疾病

一、免疫性血小板减少性症

2009 年美国血液学协会正式将特发性血小板减少性紫癜更名为免疫性血小板减少症，首字母缩写仍用"免疫性血小板减少性症"表示。去掉"特发性"，强调了自身"免疫性"的重要作用。而"紫癜"描述不太准确也被省略，因为大多数患者并没有表现出紫癜症状。此症是儿童最常见的出血性疾病。根据病因分为原发性和继发性两种。原发性是指没有基础疾病或药物所引起的血小板减少症。继发性是指除了原发性以外其他所有免疫介导的血小板减少症。

（一）病因及发病机制

病毒感染可能是儿童免疫性血小板减少性症发病或病情反复的主要相关病因，目前已发现十余种病毒与免疫性血小板减少性症的发病有关。多数学者认为此病是由于机体产生抗血小板自身抗体，导致血小板破坏过多；和/或骨髓巨核细胞分化成熟障碍，导致血小板生成减少，从而出现皮肤黏膜、脏器出血。其发病机制涉及多种免疫细胞和细胞因子。此病临床表现差异较大。轻症者仅有外周血血小板下降而无出血表现，重症者可有内脏出血甚至颅内出血危及生命。

（二）临床表现

本病见于小儿各年龄时期，皮肤黏膜出血是免疫性血小板减少性症最常见的临床表现，如果没有严重的鼻出血和消化道出血，一般不伴面色苍白等贫血的症状。研究发现严重的内脏出血并不多见，颅内出血的发生率低于广泛引用的 $1\%\sim3\%$，更接近于 $0.1\%\sim0.5\%$。

新的免疫性血小板减少性症分型，淡化了急性免疫性血小板减少性症的概念，分为新诊断免疫性血小板减少性症（病程＜3 个月）、持续性免疫性血小板减少性症（病程 3～12 个月）、慢性免疫性血小板减少性症（病程＞12 个月）并将慢性免疫性血小板减少性症病程延长至 12 个月。$80\%\sim90\%$的免疫性血小板减少性症患者 6 个月内可获得缓解，但大龄儿童（青少年）转为慢性的可能性较大。

（三）诊断

免疫性血小板减少性症是一种排除性诊断,没有临床和实验室诊断金标准。除血小板计数减少所导致的出血症状外,无其他症状如食欲缺乏,骨骼疼痛,盗汗,肝、脾或淋巴结肿大。婴幼儿时期需排除遗传性血小板减少症,如巨大血小板综合征、维斯科特-奥尔德里奇综合征、肌球蛋白重链9相关性疾病等。年长儿需排除范可尼综合征、血管性血友病、系统性红斑狼疮、急性白血病、再生障碍性贫血、骨髓增生异常综合征等。在接诊首次出现瘀点、瘀斑患者时,还应考虑非意外伤害及脑膜炎球菌感染的可能。

（四）治疗

儿童免疫性血小板减少性症多为自限性,治疗措施更多取决于出血的症状,而非血小板计数。当血小板计数>20×10⁹/L,无活动性出血表现,可先观察随访,不予以治疗。在此期间,必须动态观察血小板计数的变化;如有感染需抗感染治疗。

1.一般疗法

适当限制活动,避免外伤;有或疑有细菌感染者,酌情使用抗感染治疗;避免应用影响血小板功能的药物,如阿司匹林等;慎重预防接种。

2.免疫性血小板减少性症的一线治疗

血小板计数<20×10⁹/L和/或伴活动性出血,建议使用以下治疗,一般无须血小板输注。①肾上腺糖皮质激素:常用泼尼松剂量从1.5～2 mg/(kg·d)开始(最大不超过60 mg),分次口服,血小板计数>100×10⁹/L后稳定1～2周,逐渐减量直至停药,一般疗程4～6周。也可用等效剂量的其他糖皮质激素制剂代替。糖皮质激素治疗4周,仍无反应,说明治疗无效,应迅速减量至停用。②静脉输注免疫球蛋白治疗:常用剂量400 mg/(kg·d)×(3～5)天;或0.8～1.0 g/(kg·d),用1天或连用2天,必要时可以重复。③静脉输注抗D免疫球蛋白:用于Rh(D)阳性的免疫性血小板减少性症患者,提升血小板计数作用明显。常用剂量50～75 μg/(kg·d)×(1～3)天。

3.免疫性血小板减少性症的二线治疗

对一线治疗无效病例需对诊断再评估,进一步除外其他疾病,然后根据病情酌情应用以下二线治疗。

(1)药物治疗。①大剂量地塞米松:地塞米松0.6 mg/(kg·d),连用4天,每4周1个疗程,酌情使用4～6个疗程。②抗CD20单克隆抗体:标准剂量方案375 mg/m²,静脉滴注,每周1次,共4次。③促血小板生成剂:对于严重出血,一线治疗无效可选用。重组人血小板生成素:剂量1.0 μg/(kg·d)×14天。血小板生成素受体激动剂:首次应用从1 μg/kg开始。若最大剂量应用4周,血小板计数不升视为无效,停药。④免疫抑制剂及其他治疗:常用的药物包括硫唑嘌呤、长春新碱、环孢素A及干扰素等,可酌情选择。

(2)脾切除术:鉴于儿童患者的特殊性,应严格掌握适应证,尽可能地推迟切脾时间。在脾切除前,必须对免疫性血小板减少性症的诊断重新评价,骨髓巨核细胞数量增多者方可考虑脾切除术。脾切除指征可参考以下指标:①经以上正规治疗,仍有危及生命的严重出血或急需外科手术者;②病程>1年,年龄>5岁,且有反复严重出血,药物治疗无效或依赖大剂量糖皮质激素维持(>30 mg/d);③病程>3年,血小板计数持续<30×10⁹/L,有活动性出血,年龄>10岁,药物治疗有效者;④有使用糖皮质激素的禁忌证。

(3)免疫性血小板减少性症的紧急治疗:若发生危及生命的出血,应积极输注浓缩血小板制剂以达迅速止血的目的。同时用甲泼尼龙冲击治疗10～30 mg/(kg·d)共用3天,和/或静脉输注丙种球蛋白 1 g/(kg·d)连用 2 天,以保证输注的血小板不被过早破坏。

4.免疫性血小板减少性症的疗效判断

(1)完全反应:治疗后血小板计数≥100×10⁹/L,且没有出血表现。

(2)有效:治疗后血小板计数≥30×10⁹/L,并且至少比基础血小板数增加 2 倍,且没有出血表现。

(3)激素依赖:需要持续使用皮质激素,使血小板计数≥30×10⁹/L 或避免出血。

(4)无效:治疗后血小板计数<30×10⁹/L 或者血小板数增加不到基础值的 2 倍或者有出血表现。在免疫性血小板减少性症的疗效判断时,至少检测两次血小板计数,两次检测间隔 7 天以上。

5.预后

儿童免疫性血小板减少性症预后良好,80%～90%的病例在 12 个月内血小板计数恢复正常,10%～20%发展为慢性免疫性血小板减少性症,约 30%的慢性免疫性血小板减少性症患者仍可在确诊后数月或数年自行恢复。尽管大多数患者在病程中出现血小板计数明显降低,但是发生严重出血的比例很低,颅内出血的发病率为 0.1%～0.5%。约 3%的儿童慢性免疫性血小板减少性症为自身免疫性疾病的前驱症状,经数月或数年发展为系统性红斑狼疮、类风湿病等。

二、继发性血小板减少性紫癜

继发性血小板减少性紫癜除出血倾向、血小板减少及相应的实验室结果外,尚有明确的原发病或原发因素存在。血小板减少可因生成障碍或破坏增加所致。

(一)病因

1.血小板生成障碍

(1)药物:氯霉素、苯类、抗肿瘤药物。

(2)物理因素:放射性核素、X 线照射。

(3)血液病:再生障碍性贫血、白血病、骨髓增生异常综合征、淋巴瘤、恶性组织细胞增生症、骨髓纤维化、恶性肿瘤骨转移等。

2.血小板破坏增加

(1)感染:细菌、病毒、寄生虫感染。

(2)药物:水杨酸类、磺胺类、青霉素、链霉素、奎宁、奎尼丁、巴比妥类、甲丙氨酯、洋地黄、利福平、异烟肼等。

(3)结缔组织病:系统性红斑狼疮、抗磷脂综合征等。

(4)其他:脾功能亢进、过敏性紫癜、尿毒症、弥散性血管内凝血、溶血尿毒综合征、血栓性血小板减少性紫癜、输血后紫癜、巨大血管瘤等。

(二)诊断

有出血倾向及血小板减少,有明确的原发病、服药史或其他引起血小板减少的因素存在,骨髓检查巨核细胞减少(血小板生成障碍者)或增加(血小板破坏增加者)可以诊断。

(三)治疗

主要治疗原发病或去除原发因素,必要时可输新鲜浓缩血小板。

三、血小板增多症

(一)原发性血小板增多症

原发性血小板增多症为原因不明的以巨核细胞增生为主,致血小板持续增高伴出血倾向的一种骨髓增殖性疾病。

1.诊断

(1)临床表现:起病缓慢,自发性出血,出血程度及部位各异,以鼻出血最常见,其次是皮肤黏膜出血。可伴血栓形成,多发于脾脏,也可在下肢、肠系膜、肾和脑组织。肝大、脾大,以脾大明显。

(2)实验室检查:血常规见血小板计数持续增高,一般$>800\times10^9$/L,血小板畸形成巨大型,白细胞增高,绝大多数在30×10^9/L以上,最高可达60×10^9/L,可见核左移。骨髓象呈三系增生活跃,以巨核细胞增生最明显,多为成熟型巨核细胞。血小板功能检查异常。

2.治疗

(1)放射性磷:效果较好,初次口服或静脉注射$3\sim4$毫居里(此为成人剂量,儿童按年龄酌减),一般$4\sim6$周血小板数控制至正常,必要时3个月左右可重复1次。

(2)化疗:烷化剂为主。①羟基脲:首选,安全但起效慢,约4周左右。②白消安片:以前作为首选,现仍为有效的化疗药,剂量$4\sim6$ mg/d,待血小板恢复正常时停用或小剂量维持。③苯丁酸氮芥:$0.1\sim0.15$ mg/(kg·d),待血小板减少至50%后药量减半。④血小板功能抑制药:小剂量阿司匹林10 mg/(kg·d),可减少血栓形成。双嘧达莫5 mg/(kg·d)口服。⑤干扰素:每次$100\sim300$ IU,隔天皮下注射,待血小板$<400\times10^9$/L可停用。

(二)继发性血小板增多症

临床上在某些生理状态及不同类型的急慢性疾病时,均有可能使血小板升至400×10^9/L,称继发性(反应性)血小板增多症。

1.病因

(1)炎症性疾病:急性或慢性感染,急性风湿热、类风湿病、川崎病、过敏性紫癜等结缔组织病,慢性肝炎。

(2)急性出血。

(3)免疫性疾病:结缔组织病、移植物抗宿主病、肾病综合征。

(4)血液病:营养性贫血、慢性溶血性贫血、血红蛋白病、维生素E缺乏、白血病化疗中、组织细胞增生症。

(5)肿瘤:淋巴瘤、神经母细胞瘤等。

(6)药物:长春新碱、肾上腺素、肾上腺皮质激素。

(7)其他:脾切除术后或先天性无脾、外科手术后、大出血、肾上腺皮质功能亢进。

(8)运动后。

(9)血小板减少症的恢复期。

2.诊断

据下述特点可以诊断:①具有原发病临床表现或有原发因素存在;②血小板功能、形态正常,血小板计数增多,多在$(400\sim800)\times10^9$/L;③白细胞计数正常;④栓塞及出血少见;⑤骨髓巨核细胞轻微增加。

3.治疗

主要治疗原发病或去除原发因素,如血小板升高明显且持久,可用小剂量阿司匹林或双嘧达莫抗凝。当血小板＞$800 \times 10^9/L$伴有出血或血栓等,可做血小板单采术,缓解症状。

四、血小板功能缺陷病

血小板功能缺陷病是指血小板计数正常,而由血小板黏附、凝聚、释放、促凝功能及花生四烯酸代谢缺陷而致的出血性疾病。其分为先天性与获得性两种,小儿多为先天遗传性,以血小板无力症、血小板病及巨大血小板综合征较常见。

(一)血小板无力症

血小板无力症为常染色体隐性遗传,血小板内缺乏与聚集有关的膜糖蛋白Ⅱb、膜糖蛋白Ⅲa及与膜结合的肌动球蛋白,也可有血小板酶缺陷及钙、镁离子缺乏。

1.诊断

(1)临床表现:常有家族史,多见于近亲婚配。自幼出血,程度不一,多为中度出血,皮肤黏膜出血为主,深部出血少见,严重者也可有颅内出血。出血症状随年龄增大而减轻。

(2)实验室检查:①血小板计数及血小板寿命正常,血小板散在分布,不成簇,形态可异常,颗粒减少,可有空泡;②出血时间延长,血块回缩不良;③血小板聚集不良,加二磷酸腺苷、肾上腺素、胶原、凝血酶、花生四烯酸及5-羟色胺等均无聚集反应,加瑞斯托霉素聚集正常或减低;④血小板黏附性减低;⑤血小板膜糖蛋白Ⅱb、Ⅲa缺乏;⑥束臂试验阳性。

2.治疗

无根治方法,主要是局部止血和输血小板。

(二)先天性血小板病

先天性血小板病为常染色体显性遗传,其血小板释放功能缺陷引起出血,分贮藏池病和环加氧酶缺乏症两型。

1.发病机制

(1)贮藏池病:血小板内致密体形成缺陷,内源性二磷酸腺苷、5-羟色胺和钙含量下降,血小板功能异常。

(2)环加氧酶缺乏症:其又称轻型血小板病或阿司匹林样缺陷。先天性常染色体显性遗传,花生四烯酸代谢缺陷而致。

2.诊断

(1)贮藏池病:①阳性家族史;②轻中度出血,儿童期或青年期发病,以皮肤黏膜出血为主,也可有严重出血;③部分病例伴白化病;④血小板数正常或轻度减少,形态多正常,也可体积偏小或畸形;⑤出血时间延长;⑥血小板第Ⅲ因子活性降低,血小板玻璃黏附能力下降;⑦血小板聚集试验,加二磷酸腺苷、肾上腺素、花生四烯酸诱导第一波正常,无第二波,对胶原无聚集反应;⑧阿司匹林处理的正常人血小板混合纠正试验可纠正。

(2)环加氧酶缺乏症:①阳性家族史;②轻中度出血,皮肤黏膜为主,无关节与肌肉出血;③服阿司匹林后出血明显加重;④血小板数及血小板形态正常,也有血小板体积偏大或偏小者;⑤出血时间延长;⑥血小板聚集试验,对胶原及花生四烯酸无反应,对肾上腺素、二磷酸腺苷诱导第一波正常、第二波降低;⑦血小板第3因子正常;⑧血小板对玻璃珠黏附力正常;⑨阿司匹林处理的正常人血小板混合纠正试验不纠正。

3.治疗

(1)禁用抑制血小板功能药物,如阿司匹林类、吲哚美辛、巴比妥类、抗组织胺、局部麻醉剂、α肾上腺素类、β受体阻滞剂、氯喹、氯丙嗪、右旋糖酐、双嘧达莫、前列腺素 E1 等。

(2)尽量避免外伤及手术,局部出血可用止血粉、云南白药、吸收性明胶海绵、凝血酶等局部止血。

(3)出血重者可输新鲜血或血小板。

(三)巨大血小板综合征

巨大血小板综合征为常染色体隐性遗传,主要是血小板膜缺陷所致出血,儿童少见。

1.诊断

要点:①家族史阳性;②生后数天即起病,出血较严重,但无关节及深部出血;③血小板数正常或轻中度减少,血小板体积巨大,直径 4 μm 以上;④出血时间延长,血块回缩正常;⑤血小板第Ⅲ因子有效性正常或下降,血小板黏附性正常或降低;⑥血小板聚集试验,对二磷酸腺苷、胶原、肾上腺素反应正常,对瑞斯托霉素、牛纤维蛋白原无反应或反应低下。

2.治疗

无特效治疗,重症者可输血小板,但易产生抗血小板膜上糖蛋白 Ib 抗体。

（郝修伟）

第七节 白 血 病

一、急性白血病

白血病是造血系统的恶性肿瘤,其特征是某一系统的血细胞过度增殖并浸润体内各组织器官,产生相应的临床体征,末梢血细胞有质和量的改变。急性白血病占小儿白血病的 95%,其中,急性淋巴细胞性白血病占 70%～85%,急性髓性白血病占 15%～30%。

(一)病因及发病机制

小儿白血病确切病因不明,只有 5%的患者发病与内在遗传因素有关,其余大部分为后天获得性的,与环境因素、电离辐射、化学物质接触、某些病毒感染等因素有关。

(二)诊断

1.病史

急性白血病应询问有无致白血病化学物质的接触史,如苯及衍生物、亚硝胺类物等,有无使用抗肿瘤的细胞毒性药物史,是否接受过量的放射线,有无白血病和其他肿瘤的家族史。

2.临床表现

(1)进行性贫血、出血、发热、感染。

(2)白血病细胞浸润表现:骨关节疼痛、肝脾和淋巴结肿大、腮腺肿大、睾丸肿大和中枢神经系统受累出现的头痛、呕吐等表现,其他表现有面神经炎、肾衰竭等。

(3)辅助检查。①血液检查:Hb 和 RBC 下降,常为正细胞正色素性贫血;白细胞质和量的改变,白细胞计数高低不一,高者常达 50×10^9/L,甚至＞300×10^9/L,低者可少于 0.5×10^9/L,

大部分患者周围血中可见原始细胞和幼稚细胞;血小板数减少。也有无贫血和血小板减少者。②骨髓检查:大多数患者骨髓象呈有核细胞增生明显活跃或极度活跃,少数增生低下,极少数情况下骨髓穿刺出现"干抽",此时需做骨髓活检。骨髓中可见原始细胞和幼稚细胞(白血病细胞)百分比例明显增高,甚至为清一色的原幼细胞。③白血病免疫学分型、细胞遗传学和分子遗传学检查:可显示是何种类型白血病,有无染色体异常及异常融合基因。这些结果对急性白血病分类、治疗方案选择及预后评估有重要意义。④X线胸片:可判断有无纵隔增宽,肺组织有无白血病细胞浸润,同时检查有无肺结核。⑤B超:腹部B超可了解肝、脾、肾等脏器和腹腔内、腹膜后淋巴结的受累程度。⑥脑脊液检查:判断有无中枢神经系统的浸润。⑦各重要脏器功能检查:肝肾功能、心肌酶学、心电图、心功能、脑电图等。

3.诊断标准

有贫血、出血、感染或有各器官浸润表现均要考虑急性白血病的诊断。确诊有赖于骨髓检查,骨髓有核细胞中原始细胞(急性淋巴细胞性白血病为原始淋巴细胞和幼稚淋巴细胞之和,急性单核细胞性白血病为原始单核细胞和幼稚单核细胞之和)≥30%可以确诊为急性白血病。如比例增高但未达到30%时应考虑下列因素:①是否在骨髓检查前用过肾上腺皮质激素或其他化疗药物;②是否为转移肿瘤,如恶性淋巴瘤和神经母细胞瘤骨髓转移;③是否为骨髓增生异常综合征;④是否骨髓取材不佳,骨髓被血液稀释。

(1)MICM分型。

细胞形态学分型:通常采用FAB分型,据细胞形态及细胞化学染色将急性白血病分为急性淋巴细胞性白血病和急性非淋巴细胞性白血病。急性淋巴细胞性白血病进一步分为L1、L2、L3三个亚型。急性髓性白血病进一步分为M0~M7八型。

FAB于提出了急性淋巴细胞性白血病的形态学诊断标准,标准如下。

M1:原粒细胞(Ⅰ型和Ⅱ型)在非红系细胞中≥90%,此原粒细胞中至少有3%原粒细胞过氧化酶或苏丹黑染色阳性,早幼粒细胞以下的各阶段粒细胞或单核细胞<10%。

M2:原粒细胞在非红系细胞中占30%~89%,单核细胞<20%,早幼粒以下阶段至中性分叶核粒细胞>10%,单核细胞<20%;如有的早期粒细胞形态特点既不像原粒细胞Ⅰ型和Ⅱ型,也不像早幼粒细胞(正常的或多颗粒型),核染色质很细,有1~2个核仁,胞质丰富,嗜碱性,有不等量的颗粒,有时颗粒聚集,这类细胞>10%时,也属此型。

M3:骨髓中以多颗粒的早幼粒细胞为主。

M4:有以下多种情况。骨髓中非红系细胞中原始细胞>30%,原粒细胞加早幼、中性中幼及其他中性粒细胞在30%~79%,不同阶段的单核细胞(常为幼稚和成熟单核细胞>20%;骨髓象如上述,外周血中单核细胞系(包括原始、幼稚及单核细胞)≥5×10⁹/L;外周血单核细胞系<5×10⁹/L,而血清溶菌酶及细胞化学支持单核细胞系的细胞有显著数量者;骨髓象类似M2,而单核细胞>20%,或血清溶菌酶(11.5 mg/L±4 mg/L)的3倍或尿溶菌酶超过正常(2.5 mg/L)的3倍;骨髓象类似M2,而外周血单核细胞≥5×10⁹/L时。M4Eo:骨髓非红系细胞中嗜酸性粒细胞5%,这些嗜酸性粒细胞较异常,除有典型的嗜酸颗粒外,还有大的嗜碱(不成熟)颗粒,还可有不分叶的核,细胞化学染色氯乙酸酯酶及PAS染色明显阳性。

M5:分为2个亚型。M5a:骨髓中非红系细胞中原始单核(Ⅰ型和Ⅱ型)≥80%;M5b:骨髓中原始单核细胞占非红系细胞比例<80%,其余为幼稚及成熟单核细胞等。

M6:骨髓中非红细胞系中原始细胞(原粒或原单核细胞)Ⅰ型和Ⅱ型≥30%,红细胞系≥50%。

M7：急性巨核细胞白血病，骨髓中原巨核细胞≥30%，如原始细胞呈未分化型，形态不能确定时，应做电镜血小板过氧化物酶活性检查，或用血小板膜糖蛋白Ⅱa、Ⅱb或Ⅲa或ⅧR：Ag，以证明其为巨细胞系。如骨髓干抽，有骨髓纤维化，则需骨髓活体组织检查，用免疫酶标技术证实有原巨核细胞增多。

M0：<3%的幼稚细胞 MPO（+）和苏丹黑 B（+），>20%的幼稚细胞表达髓细胞抗原而无淋巴细胞抗原。

免疫学分型：应用单克隆抗体检测白血病细胞表面的抗原标记，可了解白血病细胞来源和其分化程度，可帮助急性髓性白血病和急性淋巴细胞性白血病的区分，并进一步帮助各亚型之间的区分。

急性淋巴细胞性白血病分为 T 系急性淋巴细胞性白血病和 B 系急性淋巴细胞性白血病。T 系急性淋巴细胞性白血病：白血病细胞表面具有 T 细胞标志，如 CD1、CD3、CD5、CD8 和 TdT 阳性，T 系急性淋巴细胞性白血病常有纵隔肿块，常见于年龄较大的男性，预后较差。B 系急性淋巴细胞性白血病分四个亚型。①早期前 B 细胞型：HLA-DR、CD19 和/或 CyCD22 阳性，而其他 B 系淋巴细胞标志阴性；②普通 B 细胞型：除 HLA-DR、CD19、CyCD22 阳性外，CD10 阳性，而 CyIg、SmIg 阴性，此型预后较好；③前 B 细胞型：CyIg 阳性，SmIg 阴性，其他 B 系标志及 HLA-DR 阳性；④成熟 B 细胞型：SmIg 阳性，CyIg 阴性，其他 B 系标志及 HLA-DR 阳性，此型预后常较差。

伴有髓系标志的急性淋巴细胞性白血病：具有淋巴系的形态学特征，免疫标志以淋巴系特异抗原为主，但伴有个别的、次要的髓系特异性抗原标志，如 CD13、CD33、CD14 等阳性。

急性非淋巴细胞性白血病：M1～M5 型常有 CD33、CD13、CD14、CD15、MPO 等髓系标志中的一项或多项阳性，CD14 阳性多见于单核细胞系。而 M6 血型糖蛋白 A 阳性；M7 血小板膜抗原Ⅱb、Ⅲa 阳性，或 CD41、CD68 阳性。

细胞遗传学异常：急性淋巴细胞性白血病细胞染色体异常种类多，可分为染色体数量异常和染色体结构异常两类，染色体数量有≤45 条染色体的低二倍体和≥47 条的高二倍体，染色体结构异常常有 t（12；21）、t（9；22）、t（4；11）等。急性淋巴细胞性白血病常见核型改变为 t（9；22）、t（8；21）、t（15；17）、t（11q）、t（11；19）等。

分子遗传学异常：急性淋巴细胞白血病中如有 BCR/ABL 和 mLL/AF4 融合基因属高危。急性早幼粒细胞白血病 PmL/RARα 融合基因阳性。

（2）急性淋巴细胞性白血病临床分型。①标危组：必须同时满足以下所有条件，年龄≥1 岁且<10 岁；白细胞计数<50×10⁹/L；泼尼松反应良好（第 8 天外周血白血病细胞<1×10⁹/L）；非 T 系急性淋巴细胞性白血病；非成熟 B 系急性淋巴细胞性白血病；无 t（9；22）或 BCR/ABL 融合基因；无 t（4；11）或 mLL/AF4 融合基因；无 t（1；19）或 E2A/PBX1 融合基因；治疗第 15 天骨髓呈 M1（原幼淋细胞<5%）或 M2（原幼淋细胞 5%～25%），第 33 天骨髓完全缓解。②中危组：无 t（9；22）或 BCR/ABL 融合基因；泼尼松反应良好（第 8 天外周血白血病细胞<1×10⁹/L）；标危诱导缓解治疗第 15 天骨髓呈 M3（原幼淋细胞>25%）或中危诱导缓解治疗第 15 天骨髓呈 M1/M2；第 33 天 MRD<10⁻²。以上 4 条必须完全符合，同时符合以下条件之一：白细胞计数≥50×10⁹/L；年龄≥10 岁；T 系急性淋巴细胞性白血病；t（1；19）或 E2A/PBX1 融合基因；年龄<1 岁且无 mLL 基因重排。③高危组：只要符合以下条件之一即可诊断为高危。t（9；22）或

BCR/ABL 融合基因阳性;t(4;11)或 mLL/AF4 融合基因阳性;泼尼松反应不良(第 8 天外周血白血病细胞≥1×10⁹/L);中危诱导缓解治疗第 15 天骨髓呈 M3;第 33 天骨髓形态学未缓解(>5%),呈 M2/M3;第 33 天 MRD≥10^{-2},或第 12 周 MRD≥10^{-3}。

(3)中枢神经系统白血病诊断标准:治疗前有或无中枢神经系统症状或体征,脑脊液中白细胞计数>0.005×10⁹/L(5/μL),并且在脑脊液沉淀制片标本中其形态为确定无疑的原、幼淋巴细胞,可以确诊。能排除其他原因引起的中枢神经系统表现和脑脊液异常。

(4)睾丸白血病诊断标准:单侧或双侧睾丸肿大,质地变硬或呈结节状缺乏弹性感,透光试验阴性,睾丸超声检查可发现非均质性浸润灶,活组织检查可见白血病细胞浸润。

(三)治疗

1.一般治疗

加强护理,防止感染,当化疗期间粒细胞低时应避免去人群多的地方,有条件者在粒细胞减少期可置于层流室。血小板低时防止碰撞。

2.化疗

化疗原则:早期、足量、联合、规则和个体化。

(1)急性淋巴细胞性白血病的化疗:除急性成熟 B 细胞白血病外的急性淋巴细胞性白血病采用以下治疗方案,化疗总疗程 2~3 年。急性成熟 B 细胞白血病采用 Burkitt 淋巴瘤的强烈、短程化疗方案。①诱导缓解治疗:是患者能否长期存活的关键,需及早适量联合用药。诱导方案甚多,最常用的是 VdLP 方案,可获 95% 以上的完全缓解率。泼尼松诱导试验:在 VdLP 之前,用泼尼松 60 mg/(m²·d),分次口服 7 天,第 8 天计数外周血白血病细胞,如高于 1×10⁹/L,则为泼尼松反应不良。治疗前白细胞负荷高,应警惕发生肿瘤溶解综合征。②缓解后治疗。庇护所治疗:大多数化疗药不能进入中枢神经系统、睾丸等部位,这些部位即为白血病细胞的庇护所。庇护所治疗是急性淋巴细胞性白血病治疗的关键之一。常用大剂量甲氨蝶呤治疗。大剂量甲氨蝶呤使用剂量为每次 3~5 g/m²(标危每次 3 g/m²,中高危每次 5 g/m²),总量的 1/10(≤0.5 g)在 30 分钟左右快速静脉滴注,余量在 23.5 小时左右均匀滴注,首剂进入后做三联鞘注。甲氨蝶呤开始静脉滴注 36 小时后(目前大多单位已推迟到 72 小时)开始用亚叶酸钙片解救,15 mg/m²,每 6 小时 1 次,肌内或静脉注射,共 3~6 次。44 小时和 68 小时测血浆中甲氨蝶呤浓度,根据甲氨蝶呤血药浓度调整亚叶酸钙片剂量,直至甲氨蝶呤血药浓度低于 0.1 μmol/L。同时使用巯嘌呤50 mg/(m²·d),共 7 天。大剂量甲氨蝶呤治疗 10~15 天重复 1 次,连用 3 次,以后每 2 个月左右1 次,总共 4~6 次。此方案应注意水化与碱化,密切注意甲氨蝶呤的不良反应。特别要注意消化道黏膜损害及骨髓抑制。每个疗程开始之前均要做相关检查,只有外周血白细胞计数>3.0×10⁹/L、中性粒细胞>1.5×10⁹/L、肝肾功能正常时才能进行。③中枢神经系统白血病的防治。预防中枢神经系统白血病的方式如下。鞘注:多采用三联鞘注,甲氨蝶呤 12.5 mg/m²,阿糖胞苷30 mg/m²,地塞米松 5 mg/m²,开始每周 1 次,1 个月后每 4 周 1 次,以后间隔时间渐长,共 16~20 次。大剂量甲氨蝶呤治疗:大剂量甲氨蝶呤与三联鞘注联用可较好地预防中枢神经系统白血病。颅脑放疗:一般用于 3 岁以上患者,适用于外周血白细胞>100×10⁹/L,有 t(4;11)和 t(9;22)核型异常、中枢神经系统白血病和不宜做大剂量甲氨蝶呤治疗者。完全缓解 6 个月开始,总剂量18 Gy,分 15 次于 3 周完成。放疗期间用甲氨蝶呤＋巯嘌呤口服维持或用 VP 方案。一旦发生脑膜白血病,应 2~3 天做 1 次三联鞘注,到脑脊液常规正常后间隔时间拉长,并配合颅脑放疗。

(2)急性髓性白血病的化疗:除 M3 外,其他急性髓性白血病用以下化疗方案。诱导缓解方案为 DAE 方案,柔红霉素 30~40 mg/(m²·d),第 1~3 天,阿糖胞苷 200 mg/(m²·d),第 1~7 天,依托泊苷 100 mg/(m²·d),第 1~3 天。疗程 4 周,重复 1~2 个疗程,直至完全缓解。然后接大剂量阿糖胞苷治疗 3 个疗程,大剂量阿糖胞苷每次 2 g/m²,每 12 小时 1 次,连续 6 次,柔红霉素 40 mg/(m²·d)×2 天。上述方案完成后可停药观察或继用 HA 方案和大剂量阿糖胞苷交替治疗,HA 方案 2 个疗程后大剂量阿糖胞苷 1 个疗程,据病情用 1~2 轮。

急性髓性白血病各形态亚型(除 M4、M5 外)完全缓解后作三联鞘注 2 次即可,M4、M5 患者诱导化疗期做三联鞘注 3~4 次,完全缓解后每 3 个月鞘注 1 次,直至终止治疗。

急性早幼粒细胞性白血病(M3)用全反式维 A 酸和三氧化二砷,配合用米托蒽醌静脉滴注、甲氨蝶呤及巯嘌呤口服治疗。疗效较好。

3.造血干细胞移植

急性髓性白血病(除 M3 外)和高危急性淋巴细胞性白血病可在缓解后进行造血干细胞移植。其他类型可先化疗,如有复发,可在第二个缓解期移植,选用异体造血干细胞移植。

4.对症治疗

持续发热 38.5 ℃以上超过 2 小时即要做血培养,在血培养结果未出来前按经验用药,应尽早联合应用强有力的杀菌型抗生素,如考虑 G⁺ 菌者首选万古霉素,G⁻ 菌者首选头孢他啶,必要时用泰能。血液输注是常用的支持疗法,根据情况成分输血,保持血红蛋白(60~70)g/L 以上,血小板少于 20×10⁹/L 时输浓缩血小板悬液,强化疗后,尤其在粒细胞减少期可使用粒细胞集落刺激因子或粒细胞-巨噬细胞集落刺激因子促进粒细胞的恢复。呕吐明显者用盐酸昂丹司琼,消化道反应明显而进食少者可采用静脉营养。

二、慢性粒细胞白血病

慢性粒细胞白血病是起源于骨髓多能造血干细胞的一种克隆性恶性肿瘤。是儿童最主要的慢性白血病,其略占儿童白血病 2%~7%。

(一)病因及发病机制

放射性射线接触是唯一确定的环境因素,大多数病例无明显可知的病因。

90%的慢性粒细胞白血病有经典的染色体易位,形成 Ph 染色体。9 号染色体和 22 号染色体易位产生 t(9;22)(q34;q11),9 号染色体的 C-Abl 易位到 22 号染色体的主要断裂点簇集区,形成 BCR/ABL 融合基因。BCR/ABL 形成后,C-Abl 基因产生的 P145 减少,BCR/ABL 产生新蛋白 P210,从而增加了酪氨酸激酶活性和自动磷酸化,一些参与细胞分化的蛋白正常功能下降,细胞恶性转化。

3%慢性粒细胞白血病表现为其他易位,5%~10%无 Ph 染色体。

(二)诊断

1.临床表现

起病缓慢,常乏力、多汗、食欲下降、消瘦。加重后可有苍白、低热等。肝大、脾大,以脾大突出,常为巨脾。

2.辅助检查

慢性粒细胞白血病根据临床病情分为三期,分别为疾病的不同发展阶段,其临床特点和实验室检查各有不同。

慢性期常为白细胞增高,常达 100×10⁹/L 以上,各阶段中性粒细胞明显增多。血小板可增多。骨髓增生极度活跃，经粒细胞系为主，慢性期原始粒细胞加早幼粒细胞少于 10%，加速期嗜碱性粒细胞增高超过 20%，急变期原始细胞常＞30%，红系相对减少，巨核细胞增多。

中性粒细胞碱性磷酸酶积分降低。尿酸增高，血清乳酸脱氢酶含量增高。

细胞遗传学检查，90%慢性粒细胞白血病有 Ph 染色体，分子生物学检查示 BCR/ABL 融合基因阳性。

3.诊断标准

(1)慢性期。①病史：无症状，或有低热、乏力、多汗或体重减轻等。②体征：可有脸色苍白、瘀斑、肝大、脾大、胸骨压痛等。③实验室检查。血常规：白细胞计数明显增高，以中性中晚幼粒和杆状核细胞为主，原始细胞（Ⅰ＋Ⅱ型）≤5%～10%。嗜酸性粒细胞或嗜碱性粒细胞可以增高，或有少量有核红细胞。骨髓象：骨髓增生极度活跃，以粒系增生为主，中晚幼粒细胞和杆状核粒细胞增多，原始细胞（Ⅰ＋Ⅱ型）≤10%。Ph 染色体或 BCR/ABL 融合基因阳性，CFU-GM 培养显示集落和集簇较正常明显增加。

(2)加速期：有下列之两项者。①不明原因的发热、贫血、出血加重和/或骨骼疼痛；②脾脏进行性增大；③非药物所致的血小板进行性下降或进行性增高；④外周血中或骨髓中，原始细胞（Ⅰ＋Ⅱ型）＞10%；⑤外周血中嗜碱性粒细胞≥20%；骨髓中有显著的胶原纤维增多；⑥出现 Ph 染色体以外的其他染色体异常；⑦出现 CFU-GM 增殖和分化缺陷：集簇增多，集簇/集落比例增高。

(3)急变期：出现下列之一者。①原始细胞（Ⅰ＋Ⅱ型）或原始淋巴细胞、幼稚淋巴细胞或原始单核细胞、幼稚单核细胞在外周血中或骨髓中＞20%；②外周血中原粒细胞和早幼粒细胞之和＞30%。③骨髓中原粒细胞和早幼粒细胞之和＞50%；④骨髓外原始细胞浸润。

(三)治疗

1.化疗

传统方法是用化疗控制症状，减少白细胞。大部分可达血液学缓解，但难以达到真正缓解，即细胞遗传学反应率低，不能推迟急变期出现。在慢性期可采用白消安或羟基脲等单药治疗。加速期可联合应用羟基脲和环磷酰胺等。急变期按急性白血病治疗。

白消安 0.06～0.1 mg/(kg·d)，分 3 次口服，白细胞降低 1/2 或降至(30～40)×10⁹/L 时减半量，降至(10～20)×10⁹/L 时减至最小维持量。或用羟基脲 20～40 mg/(kg·d)，分 2 次口服，白细胞正常后小剂量维持。

2.干扰素治疗

能使血液学缓解，Ph 染色体受抑，缓解率可达 70%，其细胞遗传学反应率达 40%。常用人 α干扰素 5×10⁶/(m²·d)，每天皮下注射。

3.甲磺酸伊马替尼

伊马替尼与 BCR/ABL 蛋白的三磷酸腺苷结合位点，阻止三磷酸腺苷的结合，减少其磷酸化能力，从而发挥其特异性抑制恶性克隆的作用。其疗效显著，不良反应较低。目前常为慢性粒细胞白血病的一线用药。儿童剂量 240～360 mg/(m²·d)。如有耐药可用二线药物达沙替尼或尼洛替尼。

伊马替尼可能使患者长期存活，甚至分子生物学缓解。

4.造血干细胞移植

异基因造血干细胞移植对慢性粒细胞白血病具有较好的疗效，5 年生存率在 75%左右，移植应在慢性期进行。

(郝修伟)

第十章

儿科常见危重症

第一节　早产儿呼吸暂停

早产儿呼吸暂停为呼吸停止≥20秒或伴有心率下降或血氧饱和度下降，一些早产儿特别是极早早产儿经历较短的呼吸中断就可以导致心率或血氧饱和度下降。心动过缓及发绀常在呼吸停止20秒后出现，当呼吸停止30～40秒后出现苍白、肌张力低下，此时婴儿对刺激反应可消失。

胎龄越小呼吸暂停的发作越多，发作持续时间并不一致，通常在校正胎龄37周前消退，但胎龄＜28周出生的婴儿，呼吸暂停常持续至矫正胎龄43周。严重反复发作的呼吸暂停如处理不当可因脑缺氧损害造成脑室周围白质软化和耳蜗背侧神经核受损，导致脑性瘫痪及高频性耳聋，故呼吸暂停必须及时发现，迅速纠正。

一、病因及发病机制

早产儿呼吸暂停可分为特发性及继发性两类。

（一）特发性呼吸暂停

特发性呼吸暂停是指无任何原发疾病而发生的呼吸暂停，发病机制可能与下列因素有关。

1.与脑干神经元的功能有关

早产儿脑干神经细胞间树状突少，神经元细胞间突触少，呼吸控制不稳定，当神经元传入冲动少时，呼吸中枢传出冲动也少，即引起呼吸暂停，胎龄越小，中枢越不成熟，脑干听觉诱发反应显示传导时间延长，随着胎龄增加传导时间缩短，呼吸暂停发作亦随之减少。

2.与胎龄大小及对 CO_2 的敏感性有关

胎龄越小中枢越不成熟，对 CO_2 升高的反应敏感性低，尤其低氧时化学感受器对 CO_2 的刺激反应更低易使呼吸抑制。

3.与快速眼动相睡眠期有关

早产儿快速眼动相睡眠期占优势，此期内呼吸不规则，肋骨下陷，肋间肌抑制，潮气量降低，肺容量降低30%，PaO_2 下降后呼吸功增加，早产儿膈肌的氧化纤维数量少易疲劳而产生呼吸暂停。

4.与上气道呼吸肌张力有关

上气道呼吸肌，如颏舌肌，能起着吸气时保持咽部开放的作用，早产儿颏舌肌张力低下，快速眼动睡眠期常可引起梗阻性呼吸暂停发作。

5.与神经递质有关

早产儿神经递质儿茶酚胺量低,致使化学感受器敏感性差,易造成低通气及呼吸暂停。

(二)继发性呼吸暂停

1.低氧血症

早产儿肺透明膜病当肺广泛萎陷时,动脉导管开放左向右分流肺血流增加肺顺应性降低时,感染性肺炎时的低氧血症均可导致呼吸暂停发作,当上述疾病出现呼吸暂停发作时常为疾病恶化的象征。

2.中枢疾病

早产儿易发生脑室及脑室周围出血,严重时可发生呼吸暂停。严重的中枢缺氧性损害及中枢感染时均易导致呼吸暂停发作。

3.异常高反射

由于贲门、食管反流或其他因素所致的咽部分泌物积聚,通过喉上神经可反射性抑制呼吸,吮奶时奶汁刺激迷走神经,小于 32 周龄者吞咽常不协调及放置胃管刺激咽部时均可引起呼吸暂停。

4.早产儿贫血

医源性失血,超过总血容量的 10% 时,因中枢灌注压降低可引起呼吸暂停发作,早产儿晚期贫血亦可导致严重呼吸暂停发作。

5.感染

如败血症时。

6.代谢紊乱

早产儿易倾向发生低血糖、低血钙、代谢性酸中毒等均易导致呼吸暂停发作。

7.环境温度

相对高的控制环境温度可诱发呼吸暂停发作。

8.体位不当

颈部过度屈曲或延伸时,因上气道梗阻可引起呼吸暂停。

9.药物抑制

镇静剂用量太大,速度太快时可引起呼吸暂停。

继发于上述病因呼吸暂停发作时又分三种类型:第一类为中枢性呼吸暂停,发作时无吸气动作;第二类为梗阻性呼吸暂停,发作时有呼吸动作但因气道阻塞而无气流进入;第三类为混合性呼吸暂停,先为气流阻塞性呼吸暂停继之发生中枢性呼吸暂停。

二、监护

所有小于 34 周龄的婴儿生后的第 1 周内,条件许可时必须以呼吸暂停监护仪监护,或以心、肺监护仪监护心率及呼吸,并设置好心率的呼吸暂停时间报警值,当心率小于 100 次/分出现报警时应检查患儿有无呼吸运动及有呼吸运动而无气流进入,每个有呼吸暂停发作的婴儿均应详细记录呼吸暂停发作的时间、发作时的严重情况及经过处理等。

三、诊断

根据上述定义即可诊断。

早产儿特发性呼吸暂停往往在生后第2~6天发生,生后第一天或一周后出现呼吸暂停发作者常有原因可以找到,在做出早产儿特发性呼吸暂停诊断时必须排除可能存在的继发因素,应从病史、体检着手考虑,出生第一天发生呼吸暂停常提示肺炎、败血症或中枢缺氧缺血性损害;根据不同情况考虑行动脉血气、血糖、血钙、血电解质、血细胞比容、胸片、血培养及头颅B超检查以明确病因诊断。

四、治疗

早产儿频繁发作的呼吸暂停(指每小时发作2~3次以上者)无继发因素可查得时可按下列步骤进行治疗。

(一)增加传入神经冲动,防止触发因素

1.给予刺激增加传入冲动

发作时可先用物理刺激如弹/拍足底,摇动肩胸部等,并可置振荡水袋于患儿背部,定时加以振荡刺激(给予前庭及本体感受刺激)以减少呼吸暂停发作。

2.防止触发因素

置于低限的中性环境温度中,保持皮肤温度于36.2 ℃可减少发作,避免寒冷刺激面部,面罩或头罩吸氧均需加温湿化,避免咽喉部用力吸引,摆好头位,不要屈颈及过度延伸头颈部,以免引起气道梗阻。

(二)给氧

反复发作、有低氧血症倾向者在监测PaO_2情况下(可用经皮测氧分压、脉搏血氧饱和度仪及血气)可给予低浓度氧,一般吸入氧浓度不超过25%,将PaO_2保持在6.65~9.31 kPa。SpO_2保持在85%~95%;轻度低氧引起呼吸暂停发作者给氧可减少呼吸功和/或可减少中枢因低氧所致的抑制反应。

(三)俯卧位

俯卧位可改善肺的通气功能,可减少呼吸暂停发作。俯卧位基础上,抬高头部15°或采取头胸腹腿由上而下倾斜的"三阶式姿势"。

(四)皮囊加压手控通气

上述治疗无效,发作严重时需以面罩皮囊加压手控通气,使呼吸立刻恢复,并可同时加用药物治疗。

(五)药物治疗

可用甲基黄嘌呤类药物(茶碱、氨茶碱、咖啡因)。对出生胎龄≤30周或出生体重≤1 500 g的早产儿尽早使用咖啡因;对出生胎龄>30周且出生体重>1 500 g的早产儿,在呼吸暂停发作后开始使用咖啡因;不推荐氨茶碱作为首选,仅在临床应用咖啡因不可及时静脉应用氨茶碱,并且用药过程中常规进行治疗性药物监测。

1.茶碱或氨茶碱(含茶碱量85%)

国内常用氨茶碱,可静脉注射或口服,剂量随孕周龄、生后年龄而异,推荐负荷量为4~6 mg/kg,隔6~8小时后用维持量每次1.4~2 mg/kg,作用机制包括:①增加延髓化学感受器对

CO_2 的敏感性,使呼吸规则,潮气量增加;②抑制磷酸二酯酶,增加环磷酸腺苷水平,作用于多种神经介质;③增加呼吸的驱动作用;④增加膈肌收缩减少膈肌疲劳;⑤增加儿茶酚胺的作用,从而增加心脏搏出,改善组织氧合。应用茶碱或氨茶碱时如条件许可应行血药浓度监测,血药浓度应保持在$6 \sim 12~\mu g/mL$,峰浓度应在用维持量 3 剂后测定,静脉给药者在给药后 $0.5 \sim 1$ 小时采血测定,口服者在用药后 2 小时测定,药物平均半衰期为30 小时,出生 3 周后半衰期可缩短至20 小时。茶碱在体内的代谢可受某些同时应用的药物影响,并与体内某些脏器的功能有关,如红霉素可使茶碱在体内的代谢率减慢,充血性心力衰竭、严重肝脏疾病时代谢率亦可减慢,如有上述情况可延长给药间隔时间,茶碱的毒性与血浆浓度有关,新生儿期当血浓度为20 $\mu g/mL$时可发生心动过速(心率可大于180 次/分),继之出现激惹、不安及胃肠道症状如呕吐、腹胀和/或喂养不耐受等;当与洋地黄类药物一起应用时可出现心动过缓,血浓度如大于 50 $\mu g/mL$ 时可出现抽搐,茶碱又可增加肾小球滤过率引起利尿、利钠,在应用过程中因对糖皮质激素及儿茶酚胺的刺激会导致高血糖及游离脂肪酸增加,茶碱亦可使脑血管收缩,增加脑血管阻力,减少脑血流,但对中枢功能的影响不大。

2.咖啡因

常用枸橼酸咖啡因(10 mg 枸橼酸咖啡因中含咖啡因基质 5 mg),此药对中枢的刺激作用较茶碱强,但不良反应较茶碱弱。治疗量与中毒量间的范围较大,较为安全。负荷量为枸橼酸咖啡因20 mg/kg,口服或静脉注射,负荷量应用 24 小时后用维持量 $5 \sim 10$ mg/kg,1 天 1 次(或可分为 1 天 2 次),口服能完全吸收。作用机制与茶碱同,能增加中枢对呼吸的驱动作用及增加对CO_2 的敏感性,有条件时应做血浓度监测,将浓度维持在 $10 \sim 20~\mu g/mL$,血液平均半衰期为100 小时,毒性小无心血管、胃肠道不良反应,降低药物代谢的因素与茶碱相同。血浓度大于50 $\mu g/mL$时有激惹不安,静脉给药时亦可产生高血糖及游离脂肪酸增加。

(六)持续气道正压(CPAP)

可用鼻塞或气管插管进行,压力可置于 nCPAP $0.4 \sim 0.6$ kPa,由于用 CPAP 后能将气体阻滞于肺内,增加功能残气量可改变肺的牵张感受器,达到稳定胸壁顺应性,消除吸气时对肋间反射的抑制,使呼吸暂停发作的次数减少。

(七)机械通气

上述治疗无效者,严重反复发作持续较长时间者可用机械通气,无肺部疾病者呼吸机初调值:吸气峰压 $1.47 \sim 1.76$ kPa,吸气时间 $0.75 \sim 1$ 秒,呼吸率 $20 \sim 25$ 次/分,吸入氧浓度 0.25 左右(一般与应用呼吸机前一致)。

(八)病因治疗

如短期内医源性失血量达总血液量的 10% 时应及时输血。

生后 1 个月左右一般情况良好的早产儿吸暂停缓解后再次出现时,必须检查血红蛋白或细胞比容以排除贫血引起的呼吸暂停,有贫血时输血治疗可使呼吸暂停迅速停止。

(九)警惕婴儿猝死综合征

对于一般情况良好、体重已达 2 kg 左右的待出院早产儿,如再次出现呼吸暂停又无病因可查得时,可重新应用氨茶碱治疗,条件许可对于这类患儿应作脑干听觉诱发反应测定,如脑干功能异常除继续应用氨茶碱外,应警惕婴儿猝死综合征的发生,出院时应教会其父母亲或家属做正确的心肺复苏。

(谭海明)

第二节 新生儿窒息

新生儿窒息是指婴儿出生 1 分钟内未起动自主呼吸或未建立有效通气的呼吸动作,呈现外周性(四肢肢端)和/或中央性(面部、躯干和黏膜)发绀甚至肤色苍白,肌张力不同程度的降低(严重时四肢松软),心率可能下降至 100 次/分以下,甚至 60 次/分以下,血压正常或下降,最严重者甚至无心跳。主要是由于产前或产程中胎儿与母体间的血液循环和气体交换受到影响,致使胎儿发生进行性缺氧、血液灌流降低,称胎儿窒息或宫内窘迫。少数是出生后的因素引致的。产前、产时或产后因素导致的窒息可统称为围产期窒息。

几十年来,为降低围产新生儿窒息的发生率、病死率和致残率,我国儿科学工作者进行了十分艰苦的努力。近年来在卫健委和中华医学会的领导和组织下,参照国外成功的经验,成立了"中国新生儿复苏专项专家组",制订了新生儿窒息复苏指南,广泛开展复苏的人员培训,同时大力推动复苏所需设备、用品的国产化,我国新生儿窒息复苏工作揭开了崭新的一页,各地纷纷报道执行复苏指南取得的成效。然而,在许多地区新生儿窒息仍是新生儿死亡和导致智力障碍的主要因素之一。如何做到凡有婴儿出生的地方,都有经过复苏培训的人员,都具备合适的复苏场所和应有的设备、用品,还需要我们继续进行十分艰苦的努力。

一、病因

产前或产程中,常见的因素如下。

(一)母亲因素

任何导致母体血氧含量降低的因素都会引致胎儿缺氧,如急性失血,贫血(Hb<100 g/L)、一氧化碳中毒,低血压,妊娠期高血压疾病,慢性高血压或心、肾、肺疾病,糖尿病等。另外要注意医源性因素:①孕妇体位,仰卧位时子宫可压迫下腔静脉和腹主动脉,前者降低回心血量,后者降低子宫动脉血流;②孕妇用药:保胎用吲哚美辛可致胎儿动脉导管早闭,妊娠期高血压疾病用心痛定可降低胎盘血流,孕妇用麻醉药,特别是腰麻和硬膜外麻可致血压下降。

(二)脐带因素

脐带超过 75 cm(正常 30～70 cm)时易发生打结、扭转、绕颈、脱垂等而致脐血流受阻或中断。

(三)胎盘因素

胎盘功能不全、胎盘早剥、前置胎盘等。

(四)胎儿因素

宫内发育迟缓,早产,过期产,宫内感染。

(五)生产和分娩因素

常见的因素是滞产,现代妇产科学将第一产程分潜伏期和活跃期,初产妇潜伏期正常约需 8 小时,超过 16 小时称潜伏期延长;初产妇活跃期正常需 4 小时,超过 8 小时称活跃期延长;或进入活跃期后宫口不再扩张达 2 小时以上称活跃期停滞;而第二产程达 1 小时胎头下降无进展称第二产程停滞。以上情况均可导致胎儿窘迫。其他因素有急产、胎位异常、多胎、头盆不称、产力异常等。

少数婴儿出生后不能启动自主呼吸的常见原因是中枢神经受药物抑制（母亲分娩前30分钟至2小时接受镇静剂或麻醉药）、早产儿、颅内出血、先天性中枢神经系统疾病、先天性肌肉疾病、肺发育不良等。

二、病理生理

(一)生化改变

由于缺氧，糖原进入无氧酵解，导致大量乳酸堆积，即代谢性酸中毒。同时 CO_2 潴留致高碳酸血症，即呼吸性酸中毒。故婴儿出现严重混合性酸中毒和低氧血症，血气分析可见 $PaO_2\downarrow$、$SaO_2\downarrow$、$PaCO_2\downarrow$、$pH\downarrow$、$BE\downarrow$。此外，很快出现低血糖（由于糖源耗竭）、低血钙和高血钾，并见氧自由基、心钠素等释放，以及血清肌酸激酶同工酶（CPK-MB）和乳酸脱氢酶增高。

(二)血流动力学改变

新生儿窒息后，回复到胎儿型循环，此时肺血管收缩，阻力增加，肺血流量减少，故左心房血流量亦减少，压力降低，通过卵圆孔右向左分流增加，新生儿即出现发绀。如此状态持续则可诊断为"持续胎儿循环"或"肺动脉高压"。另外，窒息初期，血液重新分配，肠、肾、皮肤、肌肉、肺血管收缩，心排血量和血压基本正常，保证了脑、心、肾上腺的血液供应。但这种代偿时间短暂，随着窒息持续，缺氧、酸中毒和低血糖等代谢紊乱造成脑和心等重要脏器损伤，血压、心率下降，加重缺氧、酸中毒和器官损伤，形成恶性循环。

(三)再灌注损伤

近年来研究发现，窒息过程的缺氧、缺血、酸中毒等对重要脏器（如脑）的损伤只是初步的，更重要的损伤往往发生在经过复苏、血液再灌注之后，由于一些有害的兴奋氨基酸的释放、钙内流及大量氧自由基产生，造成重要脏器更多细胞凋亡和坏死。

(四)重要脏器损伤

1.脑

对缺氧最敏感。动物试验发现，窒息8分钟，部分动物出现脑损伤；窒息12.5分钟，全部动物发生脑损伤。主要改变是脑水肿、出血、脑实质坏死和白质软化。

2.心脏

缺氧、酸中毒、ATP减少、钙离子内流及心肌糖源耗竭均可致心肌受损，使心排血量、血压和心率下降。有报道缺氧可致心脏乳头肌坏死，导致房室瓣反流而发生心力衰竭。

3.肾脏

窒息后不少新生儿出现尿少[尿量<1 mL/(kg·h)]、血尿、蛋白尿和管型尿，少数因重度窒息致肾皮质和/或肾小管坏死而致肾衰竭，监测尿 α_1 及 β_2 微球蛋白有助早期发现肾功能减退。

4.胃肠道

可发生应激性溃疡并出血，早产儿窒息可诱发坏死性小肠结肠炎。

5.肝脏

缺氧可全面影响肝脏功能，包括转氨酶升高、黄疸加重、凝血因子生成障碍而引起出血等。

6.肺脏

缺氧、酸中毒可引起肺血管收缩及血管活性介质释放，而导致持续肺动脉高压；又由于肺泡上皮细胞坏死、脱落，形成透明膜，而发生肺透明膜病；同时肺毛细血管受损伤，如凝血因子减少（肝脏受损所致），加上医源性因素（如心功能受损情况下，仍大量输入碳酸氢钠、全血、清蛋白等),可发生肺出血;如窒息同时有胎粪吸入,则可发生肺不张、张力性气胸等严重并发症。

三、临床表现

正常分娩过程,胎儿要经历短暂缺氧,这是由于子宫阵阵收缩,子宫、胎盘和脐带受到挤压而使血流间歇性减少甚或中断,致胎儿间歇性缺氧,即窒息。但时间短暂,每次宫缩平均历时 50～75 秒,宫缩停止,血流便恢复。90% 的胎儿可以耐受此过程,娩出后 2～5 秒便发出第一声哭声,起动自主呼吸,1 分钟内出现规律呼吸。约 10% 的胎儿受到一些病理因素的影响,出生后起动自主呼吸有困难,表现为轻或中度窒息:发绀,心率 100 次/分左右,肌张力尚可或稍差,需简单复苏支持。其中约 1% 的胎儿因缺氧严重,表现为重度窒息:中央性发绀,甚或肤色苍白,肌张力低,心率低于 100 次/分甚至低于 60 次/分,需强有力的复苏措施。90% 的新生儿窒息发生在产前或产时,前者称孕期胎儿窘迫,多为慢性缺氧;后者称产时胎儿窘迫,多为急性缺氧或慢性缺氧急性加重。

(一)慢性缺氧或慢性窒息

慢性缺氧或慢性窒息较多见。由于上述各种致病因素影响,使胎儿间歇发生缺氧缺血。开始通过血液重新分配进行代偿,如病因不去除,胎儿由于缺氧和酸中毒逐渐加重,出现胎动异常,胎心率不规则(<120 次/分或>160 次/分),排出胎粪。如生物物理学监测(包括胎儿呼吸、胎动、肌张力、胎儿心率反应、羊水量等)异常、心音图异常或胎儿头皮血 pH<7.2(正常 7.25～7.35),接近足月,应考虑结束妊娠。此时婴儿娩出,多为轻度窒息,发绀可能主要是外周性(四肢肢端),呼吸轻度抑制,对复苏反应良好,少有后遗症。如胎儿窘迫持续,发展为严重酸中毒和低血压,必然导致重要脏器损伤。此时婴儿娩出,虽经积极复苏抢救,难免发生并发症和后遗症。可见,早期检出胎儿窘迫并密切观察十分重要,这有待产科医师、儿科医师密切合作,共同研究,必要时提早分娩,即宁要一健康的、接近足月的早产儿,而不应等发生了脑损伤才让婴儿娩出,此时娩出的可能是一个足月儿,但将来可能是个智残儿,这是我们一定要避免发生的。

(二)急性缺氧或急性窒息

急性缺氧或急性窒息临床上并不少见,如产程中突然发现持续的脐血流受阻或中断。急性窒息的典型过程,根据在猕猴所做的实验(正常、足月猕猴胎儿剖宫产娩出,未开始呼吸便将其头放入一袋盐水内),分为 4 个期。①原发性呼吸增快:1～2 分钟,一阵阵喘气,肢体挣扎,皮色红,反应良好、活跃。②原发性呼吸停止:约 1 分钟,发绀,心率下降,约 100 次/分,肌张力及对刺激反应尚可,刺激它可恢复自主呼吸。③继发性呼吸增快:5～6 分钟,深而不规则的连续喘气,发绀加重,血压开始下降。④继发性(终末性)呼吸停止:约在窒息开始后 8 分钟出现,呼吸动作完全停止,刺激不能诱发自主呼吸,肌张力进行性降低,显著苍白,心率和血压进一步下降。如不复苏抢救,于数分钟内死亡。

在实验性窒息过程中,PaO_2 在 3 分钟内从 3.3 kPa(25 mmHg)降至 0,$PaCO_2$ 按 1.3 kPa(10 mmHg)/min 速度升高,即在 10 分钟内从 6.0 kPa(45 mmHg)升至 20.0 kPa(150 mmHg),血中乳酸含量从 15 mmol/L 升至 10 mmol/L,pH 在 10 分钟内从 7.3 降至 6.8～6.5。终末期并出现高钾血症,血钾高达 15 mmol/L。

临床上很难准确判定一名窒息婴儿是处在原发性呼吸停止或继发性(终末性)呼吸停止。若婴儿出生后无呼吸或只阵发性喘气(无效的呼吸动作),说明婴儿极需辅助通气,故均应认真进行复苏抢救。有条件者,可测血中 pH,如 pH>7.25,则多属原发性呼吸停止,即轻或中度窒息,经处理很快出现自主呼吸；如 pH 在 7.0～7.10，可能是原发性也可能是继发性呼吸停止，经刺激可能出现微弱自主呼吸，但不足以建立肺泡通气，需短时间的复苏支持；如 pH<7.0，多为严重窒息，肌肉松弛，心率低于60次/分，肯定是处在继发性（终末性）呼吸停止阶段，如仍得不到正确的复苏抢救，婴儿最终死亡，全过程在足月儿约 20 分钟。

四、诊断

主要根据临床表现做出诊断，并决定是否需要进行复苏。

新生儿窒息的诊断标准至今尚未统一。1953 年美国麻醉科医师 Virginia Apgar 提出 Apgar 评分（表 10-1），包括 5 个项目，每一项目分 0 分、1 分和 2 分 3 个分度。婴儿娩出后 1 分钟、5 分钟各进行一次评分，1 分钟评分在 4～7 分为轻度窒息，0～3 分为重度窒息；如 1 分钟评分正常（8 分及以上），但 5 分钟评分在 7 分或以下，仍应诊断为窒息。必要时在 10 分钟、15 分钟和 20 分钟再行评分。Apgar 评分提出后在国外继而在国内广为应用，对及时发现和处理窒息及不良预后的判断起了很好的作用。但现在人们认识到，婴儿出生后第一秒便要进行初步评估，以确定该婴儿是正常分娩或需要复苏支持；一名窒息婴儿生后1分钟已经历了至少 2 次甚至 3 次评估及一系列的处理，故 1 分钟 Apgar 评分已不可能反映婴儿出生时状况，但是 5 分钟、10 分钟、15 分钟和 20 分钟的 Apgar 评分，对估计婴儿对复苏的反应及对不良预后的判断仍有参考价值。在实际工作中，除使用 Apgar 评分，将当时的复苏情况予以详细记录也十分重要。

表 10-1　Apgar 评分表

体征	评分		
	0	1	2
心率（次/分）	0	<100	>100
呼吸	无	不规则，喘气	规则，哭声响亮
肌张力	松软	降低或正常，但无活动	正常伴活跃动作
对咽插管反应	无	面部有少许反应	反应好，咳嗽
躯干颜色	苍白	紫蓝	红润

由于 Apgar 评分存在局限性，美国儿科学会（AAP）和美国妇产科学会（ACOG）共同制订了新生儿窒息诊断标准：①脐动脉血显示严重代谢性或混合性酸中毒，pH<7.0；②Apgar 评分 0～3 分，并且持续时间>5 分钟；③有神经系统表现，如惊厥、昏迷或肌张力低；④多脏器损伤。2013 年我国医师协会新生儿专业委员会制定了新生儿窒息诊断建议：产前具有可能导致窒息高危的因素；1～5 分钟 Apger 评分≤7 分，仍未建立有效自主呼吸；脐动脉血 PH<7.15，4 排除其他引起低 Apgar 评分的病因。

五、新生儿窒息的复苏术

美国心脏协会（AHA）和美国儿科学会（AAP）发表的"新生儿复苏指南"[以下简称"美国指南（05）"]。我国参照美国的方案，发表由"中国新生儿复苏项目专家组"修订的"新生儿窒息复苏指南"[以下简称"指南（07）"]，这是我国实施新生儿窒息复苏的指导性文件。以下简要介绍"指南（07）"的一些特点及一些参考意见。

（1）首先强调3个30秒:第1个30秒决定是否要复苏,不要等待1分钟进行Apgar评分后认为"有窒息"再开始复苏,而是生后立即用几秒钟时间进行快速评估四项指标(是否足月? 羊水是否清? 是否呼吸或哭? 肌张力好否?),如全为"是",不必进行复苏,但只要4项中有1项为"否",则进行初步复苏(进入A即通畅的气道:包括保暖、头轻度仰伸位、清理气道、擦干全身、触觉刺激诱发自主呼吸)。以上快速评估及初步复苏共需时30秒。第2个30秒根据评估3项生命体征:呼吸、心率和肤色,决定是否需要进入B(B即人工正压通气)。第3个30秒再次评估3项生命体征,特别是心率(可听诊心脏或触摸脐带根部脐动脉搏动)。心率大于100次/分说明病情稳定,心率小于60次/分需进入C(C即胸外心脏按压)和D(D即应用肾上腺素和/或扩容剂)。

（2）羊水胎粪污染的处理问题:国内、外对是否早期插管吸引或用表面活性物质冲洗等存在不同意见。指南(07)和美国指南(05)都明确规定:羊水胎粪污染不论稀或稠,不再推荐头娩出后肩娩出前插管吸引,只要婴儿有活力(呼吸规则或哭声响亮,肌张力好,心率大于100次/分),则继续初步复苏而不插管,如无活力(上述3项中有1项不好者),立即插管吸引。

（3）用氧或空气复苏问题:国内、外近年来都有用空气(含21%的氧)进行新生儿窒息复苏的成功经验,主要是用于足月儿,至于对早产儿,其安全性及效果尚不清楚。总之,对用空气进行复苏尚需进行更深入的研究。

（4）用药问题:复苏一般不再推荐使用碳酸氢钠,但经加压通气及心脏按压改善通气和循环以后,如确定存在代谢性酸中毒,特别是较重的酸中毒,可以适当使用碳酸氢钠。纳洛酮一般也不再推荐使用,除非指征明确:①正压人工呼吸使心率和肤色恢复正常后,出现严重的呼吸抑制。②母亲分娩前4小时内注射麻醉药史;则推荐静脉内给药。若母亲是吸毒者,则一定不能使用纳洛酮,否则会使病情加重。肾上腺素要静脉内给药,药量是1:10 000,每次0.1~0.3 mL/kg。

（5）专项强调早产儿(特别是出生体重低于1 500 g的极低出生体重儿和低于1 000 g的超低出生体重儿),复苏需关注的6个方面,如保暖特别重要。初步复苏中的擦干身只适用于足月儿,对早产儿(特别是极低出生体重儿和超低出生体重儿)则不应费时去擦身,而是除头颅外,全身立即放入聚乙烯塑料袋(保鲜袋)内并放在辐射保暖台上。但无论是早产儿或足月儿都要避免高体温,缺血后高体温可加重脑损伤。

（6）人工正压通气问题:新生儿窒息复苏首先是要让肺泡有良好的通气和换气,建立稳定的功能残气量,避免肺内分流。要达此目标就要正确进行人工正压通气,正确应用PEEP和CPAP,特别是早产儿及早应用CPAP可减少插管和正压通气的并发症。

（7）强调每次高危分娩都有一名熟悉新生儿复苏的人员参加,要达此目标:①要有计划广泛开展理论与实践相结合的人员培训,让各级医疗机构凡有分娩的地方都要有人熟悉进行新生儿复苏;人员掌握的技术可分两个层次:多数人掌握保持气道通畅和让肺膨胀的技术(如用面罩气囊加压通气),少数人掌握较全面的复苏技术如气管插管、正压通气、胸外按压及用药等。②要建立良好的产儿合作机制,提高预见性,及早发现高危分娩。③国外用复苏现场录影带做回顾研究,发现即使是高年资的顾问医师在复苏时都有不规范的动作,因此强调复训的重要性。

（8）强调事前做好准备,包括场所(保暖、抢救台、光照、电源等)、设备、药物及各种用品等。

（9）强调各级政府和医疗机构的有力领导和支持,才有可能保证上述各项的实现。

（10）新生儿窒息复苏成功的关键在于:①预见性,根据存在的高危因素预测婴儿出生时需要复苏;②足够的准备,包括熟悉复苏的人员、场所、设备、药品和用品等;③正确的评估;④迅速开始各项支持措施。

（11）特别强调复苏后继续监护，包括体温、生命体征、血液生化与血气分析，以及各重要脏器的功能，并积极防止感染。

（谭海明）

第三节　新生儿休克

休克是由各种病因引起的全身器官微循环障碍，导致以组织细胞缺氧缺血、代谢紊乱和脏器功能损害为特征的危重临床综合征，休克是新生儿常见的急症。与其他年龄小儿相比，新生儿休克的病因更复杂，病情进展迅速，死亡率高达 50%。早期症状不明显，至血压下降、症状明显时，病情常难以逆转，且在病因、病理生理及临床诸方面都有其特殊性。因此临床最重要的问题是早期诊断及时治疗。

一、病因

（一）心源性休克
主要见于心肌功能不全、窒息缺氧、先天性心脏病及心律失常等导致心脏功能的衰竭。

（二）感染性休克
由于内源性或外源性感染，导致细菌释放内、外毒素进入循环血内所致。以革兰阴性细菌感染最常见。

（三）低血容量性休克
由于产时出血、新生儿期出血等因素造成患儿急性、亚急性失血所致。

（四）神经源性休克
分娩所致的脑损害，如大量的颅内出血或严重的缺氧缺血性脑病。

（五）药源性休克
药源性休克较少见，多由血管扩张剂等的不适当应用所致。
其中以感染引起的新生儿感染性休克与窒息引起的新生儿心源性休克最为常见。

二、临床表现

（一）心排血量减少所致的症状及体征
早期血压正常或略升高，以后血压下降，新生儿平均动脉压小于其胎龄，股动脉搏动弱或未能触及，心音低钝，心率增快超过 160 次/分或心率减慢低于 100 次/分。

（二）微循环障碍所致的症状和体征
皮肤颜色苍白或青灰，可有花斑纹；肢端发凉，上肢达肘部，下肢达膝部，指端与肛门温度相差 6 ℃以上；皮肤毛细血管再充盈时间延长（足跟部≥5 秒、前臂内侧≥3 秒）。

（三）脏器灌注不良所致的症状和体征
反应低下，表现嗜睡或昏睡，也可有先激惹后转为抑制的表现，肢体肌张力减弱；气促，出现三凹征，有时肺部可闻及啰音，是因肺顺应性降低，肺水肿所致；尿量减少[<1 mL/(kg·h)]，连续 8 小时，表示肾小球滤过率降低，肾小管上皮受损，可导致急性肾衰竭和电解质紊乱；感染性休

309

克时,胃肠道黏膜最先且最易受累,表现为应激性溃疡出血、腹胀及中毒性肠麻痹。

上述症状及体征并非每个患儿都出现,尤其是早期轻症患儿。切记血压降低是晚期重症休克的表现,此时治疗已较困难。

三、辅助检查

(一)血气分析

休克时存在复杂的血气与酸碱平衡失调,常有阴离子间隙增高。代谢性酸中毒是最早、最敏感的变化,且与休克呈正相关,血 pH<7.0 已为严重休克,pH<6.8 则预后不良。通常休克患儿的 $PaCO_2$ 并不升高,如 $PaCO_2$ 突然升高,注意合并肺水肿可能。

(二)体液因子、细胞因子及炎症介质检查

前炎症介质如肿瘤坏死因子(TNF)、白细胞介素(IL)、凝血因子如组织因子(TF)、抗凝血酶(AT)等均可见不同程度升高或下降。

(三)测量中心静脉压(CVP)

CVP 是监护休克患儿液体需要量的重要指标,其反映右房充盈压,新生儿的 CVP 应维持在 0.7~1.1 kPa(5~8 mmHg)。测量 CVP 有助于判定休克的种类、输液的量及利尿剂的应用,如 CVP<0.7 kPa(5 mmHg),考虑低血容量性休克或液体量不足,可以继续扩容。如 CVP>1.1 kPa(8 mmHg),考虑心源性休克或血容量已足,继续扩容可加重心脏负担,使休克恶化。

(四)其他检查

胸片,心电图,心脏、腹部、头颅 B 超,凝血全套检查,弥散性血管内凝血全套检查,电解质及肾功能检查,血常规,血培养等均有助于病因或病情的诊断。

四、诊断

(一)临床诊断

根据病史、详细体检,一般可诊断。对有可能发生休克的新生儿,应密切观察和监测休克的早期诊断指标,如皮肤颜色苍白,肢端凉至膝关节、肘关节以下,以及前臂内侧皮肤毛细血管再充盈时间超过 3 秒,股动脉搏动减弱等,及早做出诊断和治疗。

(二)病因诊断

1.心源性休克

有心脏原发病,常伴有心功能不全、心律失常和肺动脉高压症状,须注意心力衰竭方面的表现与检查,如心电图、胸片、心脏彩超等。

2.低血容量性休克

可见皮肤苍白、CVP 下降。失血引起的休克有贫血,血细胞比容下降。

3.感染性休克

早期表现为发热,呼吸、心率增快,持续性酸中毒,血乳酸明显升高,晚期为低血压,严重者可导致多器官功能衰竭,CVP 增高。

4.窒息性休克

有严重的窒息史,心脏扩大,心肌酶学异常,心电图多有心肌缺血改变,CVP 升高。

(三)分度诊断

目前新生儿休克程度的判断常依据 cabal 休克评分法分度,见表 10-2。

表 10-2　新生儿休克评分标准

评分	皮肤颜色	皮肤再充盈时间(S)	四肢温度	股动脉搏动	收缩压(mmHg)
0	正常	<3	肢端温暖	正常	>60
1	苍白	3～4	凉至膝关节、肘关节以下	弱	45～60
2	花纹	>4	凉至膝关节、肘关节以上	触不到	<45

注:轻度,3分;中度,4～7分;重度,8～10分。

五、治疗

(一)治疗原则

近年来提出"休克复苏"概念,强调休克应尽早治疗。早期复苏能有效改善器官组织的低灌注,纠正组织缺氧。休克的血流动力学的氧代谢紊乱纠正以后,仍然有部分患儿因全身炎症反应、缺血再灌注和肠道细菌、毒素移位而最终发生多器官功能障碍(MODS)。因此,防治 MODS 是休克复苏治疗的根本目标。

(二)治疗方案

1.扩容

目前研究发现用等渗晶体液比用清蛋白胶体液进行急性扩容好,因为等渗晶体液更容易获得,成本更低,感染等并发症更少。更重要的是并未发现清蛋白比生理盐水治疗低血压更有效。考虑低血容量时10～20分钟内注入生理盐水 10～20 mL/kg 扩容,然后根据心率、血压及毛细血管再充盈时间等血流动力学指标评估是否继续输液。若循环无明显改善,可再给予第 2 次及第 3 次10～20 mL/kg 的扩容。如果大量失血或弥散性血管内凝血时,建议输注浓缩红细胞和新鲜冷冻血浆。一旦诊断脓毒性休克,使用抗生素前应完善病原体培养,第一个 6 小时内应达到:CRT≤2 秒、血压正常脉搏正常且中央搏动无差异,肢端温暖、尿量 1 ml/(kg·h)、意识状态正常。

2.纠正负性肌力因素

窒息、酸中毒、低血糖等其他代谢异常需及时给予纠正,这样可以提高心排血量。此外,循环衰竭的婴儿经常会出现低血钙症,尤其是输入大量液体复苏时,必须纠正低钙血症。这种情况下补钙经常会有正性肌力作用。

3.血管活性药物

用以升压、强心、改善器官灌注。当给予充分的液体复苏,血容量难以迅速恢复,血压仍低于正常时使用。近年来,应用血管活性药物的目的发生很大变化,不仅要升高动脉压,更需要改善内脏血流灌注。多巴胺和肾上腺素尽管有理想的升压效应,但明显增加肠道和肾脏缺血,而去甲肾上腺素既可升高动脉压,又可改善内脏血流灌注,逐渐成为抗休克的主要药物,但新生儿休克目前仍首选多巴胺。

轻、中度休克可应用多巴胺 5～10 μg/(kg·min)至休克纠正后 24 小时。重度休克多巴胺起始剂量 10 μg/(kg·min),如 15 分钟后血压不回升,可每 10～15 分钟增加 2.5 μg/(kg·min),直至多巴胺剂量达 20 μg/(kg·min)。如仍无效,可使用去甲肾上腺素,起始剂量 0.05～0.1 μg/(kg·min),每 10～15 分钟增加 0.05 μg/(kg·min)直至剂量达 1 μg/(kg·min)。心源性休克时,为增强心肌收缩力,可使用多巴酚丁胺 5～15 μg/(kg·min)。若心率小于 120 次/分,可使用异丙肾上腺素 0.05～0.5 μg/(kg·min),从小剂量开始,维持心率约 160 次/分。

4.其他药物

糖皮质激素对于胎龄及体重低的早产儿,在存在扩容剂和升压药无效的低血压时使用可能有效。上述作用通过多种机制实现,包括纠正早产儿肾上腺素皮质激素不足状态,抑制儿茶酚胺代谢,降低血儿茶酚胺浓度,恢复血管对儿茶酚胺敏感性等。使用方法:氢化可的松 3～5 mg/(kg·d)或甲泼尼龙 2～3 mg/(kg·d),分 2～3 次,疗程 1 周。

六、预后

休克的病死率各家报道不一致,其预后与下列因素有关。

(一)与休克分度有关

轻、中度休克病死率为 12%,重度休克为 82%。

(二)与休克类型有关

心源性者 68%,感染性者 20%。

(三)与器官衰竭数目有关

>2 个者为 55%。

(四)与血 pH 有关

pH>7.15 者为 20%,pH<7.15 者为 75%。

(五)与原发病能否矫正有关

此外,发病日龄越早,体重越低,诊治越晚,或合并严重皮肤硬肿等均预后不佳。

(谭海明)

第四节 呼 吸 衰 竭

由于直接或间接原因导致的呼吸功能异常,使肺脏不能满足机体代谢的气体交换需要,造成动脉血氧下降和/或 CO_2 潴留称为呼吸衰竭。呼吸衰竭有着明确的病理生理含义,单靠临床难以确诊,要根据血气分析做诊断。正常人动脉氧分压(PaO_2)为 11.3～14.0 kPa(85～105 mmHg),二氧化碳分压($PaCO_2$)为 4.7～6.0 kPa(35～45 mmHg),pH 7.35～7.45。若 PaO_2 低于 10.6 kPa(80 mmHg);$PaCO_2$ 高于 6.0 kPa(45 mmHg),可认为呼吸功能不全。如 PaO_2 低于 8.0 kPa(60 mmHg),$PaCO_2$ 高于 6.7 kPa(50 mmHg),即可诊断呼吸衰竭。在不同类型呼吸衰竭和不同具体情况也不能一概套用上述标准。如低氧血症型呼吸衰竭 $PaCO_2$ 可不增高,呼吸衰竭患儿吸氧后 PaO_2 可不减低。

小儿呼吸衰竭主要发生在婴幼儿,尤其是新生儿时期。它是新生儿和婴幼儿第一位死亡原因。由于对小儿呼吸生理的深入了解和医疗技术的进步,小儿呼吸衰竭的治疗效果已较过去明显提高,本节重点介绍新生儿和婴幼儿呼吸衰竭有关问题。

一、病因

呼吸衰竭的病因可分三大类,即呼吸道梗阻、肺实质性病变和呼吸泵异常。

(一)呼吸道梗阻

上呼吸道梗阻在婴幼儿多见。喉是上呼吸道的狭部,是发生梗阻的主要部位,可因感染、神经体液因素(喉痉挛)、异物、先天因素(喉软骨软化)引起。下呼吸道梗阻包括哮喘、毛细支气管炎等引起的梗阻。重症肺部感染时的分泌物、病毒性肺炎的坏死物,均可阻塞细支气管,造成下呼吸道梗阻。

(二)肺实质疾病

1.一般肺实质疾病

一般肺实质疾病包括各种肺部感染如肺炎、毛细支气管炎、间质性肺疾病、肺水肿等。

2.新生儿呼吸窘迫综合征(RDS)

主要由于早产儿肺发育不成熟,肺表面活性物质缺乏引起广泛肺不张所致。

3.急性呼吸窘迫综合征(ARDS)

常在严重感染、外伤、大手术或其他严重疾病时出现,以严重肺损伤为特征。两肺间质和肺泡弥散的浸润和水肿为其病理特点。

(三)呼吸泵异常

呼吸泵异常包括从呼吸中枢、脊髓到呼吸肌和胸廓各部位的病变。共同特点是引起通气不足。各种原因引起的脑水肿和颅内高压均可影响呼吸中枢。神经系统的病变可以是软性麻痹,如急性感染性多发性神经根炎,也可以是强直性痉挛,如破伤风。呼吸泵异常还可导致排痰无力,造成呼吸道梗阻、肺不张和感染,使原有的呼吸衰竭加重。胸部手术后引起的呼吸衰竭也常属此类。

二、类型

(一)低氧血症型呼吸衰竭

低氧血症型呼吸衰竭又称Ⅰ型呼吸衰竭或换气障碍型呼吸衰竭。主要因肺实质病变引起。血气主要改变是动脉氧分压下降,这类患儿在疾病早期常伴有过度通气,故动脉 $PaCO_2$ 常降低或正常。若合并呼吸道梗阻因素,或疾病后期,$PaCO_2$ 也可增高。由于肺部病变,肺顺应性都下降,换气功能障碍是主要的病理生理改变,通气/血流比例失调是引起血氧下降的主要原因,也大多有不同程度的肺内分流增加。

(二)通气功能衰竭

通气功能衰竭又称Ⅱ型呼吸衰竭。动脉血气改变特点是 $PaCO_2$ 增高,同时 PaO_2 下降,可由肺内原因(呼吸道梗阻,生理无效腔增大)或肺外原因(呼吸中枢、呼吸肌或胸廓异常)引起。基本病理生理改变是肺泡通气量不足。这类患儿若无肺内病变,则主要问题是 CO_2 潴留及呼吸性酸中毒。单纯通气不足所致的低氧血症不会很重,而且治疗较易。因通气不足致动脉氧分压低到危险程度以前,$PaCO_2$ 的增高已足以致命。

三、临床表现

(一)呼吸的表现

因肺部疾病所致呼吸衰竭,常有不同程度呼吸困难、三凹征、鼻翼翕动等。呼吸次数多增快,到晚期可减慢。中枢性呼吸衰竭主要为呼吸节律的改变,严重者可有呼吸暂停。应特别指出,呼吸衰竭患儿呼吸方面表现可不明显,而类似呼吸困难的表现也可由非呼吸方面的原因引起,如严重代谢性酸中毒。单从临床表现难以对呼吸衰竭做出准确诊断。

(二)缺氧与 CO_2 潴留的影响

早期缺氧的重要表现是心率增快,缺氧开始时血压可升高,继则下降。此外,尚可有面色发青或苍白。急性严重缺氧开始时烦躁不安,进一步发展可出现神志不清、惊厥。当 $PaCO_2$ 在 5.3 kPa(40 mmHg)以下时,脑、心、肾等重要器官供氧不足,严重威胁生命。

CO_2 潴留的常见症状有出汗、烦躁不安、意识障碍等。由于体表毛细血管扩张,可有皮肤潮红、嘴唇暗红,眼结膜充血。早期或轻症心率快,血压升高,严重时血压下降,年长儿可伴有肌肉震颤等,但小婴儿并不多见。CO_2 潴留的确切诊断要靠血液气体检查。以上临床表现仅供参考,并不经常可见。一般认为 $PaCO_2$ 升高到 10.6 kPa(80 mmHg)左右,临床可有嗜睡或谵妄,重者出现昏迷,其影响意识的程度与 $PaCO_2$ 升高的速度有关。若 $PaCO_2$ 在数天内逐渐增加,则机体有一定的代偿和适应,血 pH 可只稍低或在正常范围,对患儿影响较小。若通气量锐减,$PaCO_2$ 突然增高,则血 pH 可明显下降,当降至7.20以下时,严重影响循环功能及细胞代谢,危险性极大。CO_2 潴留的严重后果与动脉 pH 的下降有重要关系。缺氧和 CO_2 潴留往往同时存在,临床所见常是两者综合的影响。

(三)呼吸衰竭时其他系统的变化

1.神经系统

烦躁不安是缺氧的早期表现,年长儿可有头痛。动脉 pH 下降,CO_2 潴留和低氧血症严重者均可影响意识,甚至昏迷、抽搐,症状轻重与呼吸衰竭发生速度有关。因肺部疾病引起的呼吸衰竭可导致脑水肿,发生中枢性呼吸衰竭。

2.循环系统

早期缺氧心率加快,血压也可升高,严重者血压下降,也可有心律不齐。有报道称婴幼儿肺炎极期肺动脉压增高,可能与缺氧所致血浆内皮素增加有关。唇和甲床明显发绀是低氧血症的体征,但贫血时可不明显。

3.消化系统

严重呼吸衰竭可出现肠麻痹,个别病例可有消化道溃疡、出血,甚至因肝功能受损,谷丙转氨酶增高。

4.水和电解质平衡

呼吸衰竭时血钾多偏高,血钠改变不大,部分病例可有低钠血症。呼吸衰竭时有些病例有水潴留倾向,有时发生水肿,呼吸衰竭持续数天者,为代偿呼吸性酸中毒,血浆氯多降低。长时间重度缺氧可影响肾功能,严重者少尿或无尿,甚至造成急性肾衰竭。

四、诊断

虽然血气分析是诊断呼吸衰竭的主要手段,但对患儿病情的全面诊断和评价,不能只靠血气,还要根据病史、临床表现和其他检查手段做出全面的诊断分析。

(一)病史

在有众多仪器检查手段的当前,仍应详细了解病史,对呼吸衰竭诊断的重要性在于它仍是其他诊断手段所不能代替的,不但有助于我们了解病情发生的基础,还便于有针对性地治疗。以下是需要注意询问了解的内容。

(1)目前患何种疾病,有无感染或大手术,这都是容易发生 ARDS 的高危因素;有无呼吸系统、循环系统、神经系统疾病,这些疾病有可能导致呼吸衰竭;有无代谢疾病、尿毒症或糖尿病酸中毒的呼吸表现可酷似呼吸衰竭,要注意鉴别。

(2)有无突然导致呼吸困难的意外情况,如呕吐误吸或异物吸入,这在婴幼儿尤易发生,是否误服了可抑制呼吸的药物。

(3)有无外伤史,颅脑外伤、胸部外伤均可影响呼吸,有无溺水或呼吸道烧伤。

(4)患儿曾接受何种治疗处理,是否用过抑制呼吸的药物,是否进行了气管插管或气管切开,有无因此导致气胸。

(5)有无发生呼吸困难的既往史,有无哮喘或呼吸道过敏史。

(6)新生儿要注意围产期病史,如母亲用药情况,分娩是否顺利,有无早产,是否有宫内窒息,有无引起呼吸窘迫的先天畸形(如横膈疝、食管闭锁)。

(二)可疑呼吸衰竭的临床表现

呼吸困难和气短的感觉、鼻翼翕动,呼吸费力和吸气时胸骨上、下与肋间凹陷都反映呼吸阻力增大,患儿在竭力维持通气量,但并不都表明已发生呼吸衰竭,而呼吸衰竭患儿也不一定都有上述表现。呼吸衰竭时呼吸频率改变不一,严重者减慢,但在肺炎和ARDS早期,可以呼吸增快。胸部起伏情况对判断通气量有参考价值,呼吸衰竭时呼吸多较浅,呼吸音减弱,有经验者从呼吸音大致能粗略估计进气量的多少。

(三)血气分析

婴幼儿时期PaO_2、$PaCO_2$和剩余碱(BE)的数值均较儿童低,不同年龄患儿呼吸衰竭的诊断应根据该年龄组血气正常值判断;忽略婴幼儿与儿童的不同,应用同一标准诊断呼吸衰竭是不妥当的。

通常$PaCO_2$反映通气功能,PaO_2反映换气功能,若PaO_2下降而$PaCO_2$不增高表示为单纯换气障碍;$PaCO_2$增高表示通气不足,同时可伴有一定程度PaO_2下降,但是否合并有换气障碍,应计算肺泡动脉氧分压差。比较简便的方法是计算PaO_2与$PaCO_2$之和,此值小于14.6 kPa(110 mmHg)(包括吸氧患儿),提示换气功能障碍。

对于通气不足引起的呼吸衰竭,要根据病史和临床区别为中枢性还是外周性。中枢性通气不足常表现呼吸节律改变或呼吸减弱;外周通气不足,常有呼吸道阻塞,气体分布不均匀或呼吸幅度受限制等因素,大多有呼吸困难。对于换气障碍引起的呼吸衰竭,可根据吸入不同浓度氧后血氧分压的改变,判断换气障碍的性质和程度。吸入低浓度(30%)氧时,因弥散功能障碍引起的PaO_2下降可明显改善;因通气/血流比例失调引起者可有一定程度改善;因病理的肺内分流增加引起者,吸氧后PaO_2升高不明显。根据吸入高浓度(60%以上)氧后动脉PaO_2的改变,可从有关的图中查知肺内分流量的大小。

(四)对呼吸衰竭患儿病情的全面评价

除肺功能外,要结合循环情况和血红蛋白数值对氧运输作出评价。患儿是否缺氧,不能只看PaO_2,而要看组织氧供应能否满足代谢需要。组织缺氧时乳酸堆积。根据北京儿童医院对肺炎患儿乳酸测定结果,Ⅱ型呼吸衰竭乳酸增高者在婴幼儿占54.2%,新生儿占64.2%。临床诊断可参考剩余碱(BE)的改变判断有无组织缺氧。

要在病情演变过程中根据动态观察作出诊断。对呼吸性酸中毒患儿要注意代偿情况,未代偿者血液pH下降,对患儿影响大。代偿能力受肾功能、循环情况和液体平衡各方面影响。急性呼吸衰竭的代偿需5~7天。因此,若患儿发病已数天,要注意患儿既往呼吸和血气改变,才能对目前病情做出准确判断。如发病 2 天未代偿的急性呼吸衰竭与发病 8 天已代偿的呼吸衰竭合并代谢性酸中毒可有同样的血气改变（$PaCO_2$ 增高，BE 正常）。

五、病程及预后

急性呼吸衰竭的病程视原发病而定，严重者可于数小时内导致死亡，亦可持续数天到数周，演变成慢性呼吸衰竭。原发病能治愈或自行恢复，现代呼吸衰竭抢救技术能使大多数患儿获救，关键在于防止抢救过程中的一系列并发症和医源性损伤，尤其是呼吸道感染。患儿年龄可影响病程，婴儿呼吸衰竭常在短时间内即可恢复或导致死亡，年长儿通常不致发展到呼吸衰竭地步，一旦发生，则治疗较难，且所需时间常比婴儿长。开始抢救的时间对病程长短也有重要影响，并直接影响预后。错过时机的抢救，会造成被动局面，大大延长治疗时间，甚至造成脑、肾、心等重要生命器官的不可逆损害。

呼吸衰竭的预后与血气和酸碱平衡的改变有密切关系。有研究曾对 28 例血氧分压 <4.7 kPa（36 mmHg）和 202 例 pH<7.2 的危重患儿进行分析。结果表明：危重低氧血症多见于新生儿（52.6%）和婴儿（44.9%），1 岁以上小儿仅占 2.5%。危重低氧血症的病死率高达 41%，危重低氧血症发生后 24 小时内死亡的病例占死亡总人数的 53%，可见其严重威胁患儿生命。

危重酸中毒的总病死率为 51%，其中单纯呼吸性酸中毒为 32%，危重呼吸衰竭患儿常有混合性酸中毒，其病死率高达 84%，危重酸中毒的严重性还表现在从发病到死亡的时间上，血液 pH 越低，病死率越高，存活时间也越短。如以死亡患儿测定 pH 后平均存活时间计，pH 7.100~7.199 患儿平均为 31.7 小时，pH 7.0~7.099 者 21.4 小时，pH 6.90~6.999 者 18.5 小时，pH 在 6.900 以下仅 11.2 小时。虽然危重酸中毒有很高的病死率，但 pH 在 7.1 以下的 71 例患儿中仍有 21 例存活，其关键在于能否得到及时合理治疗。

六、治疗原则

呼吸衰竭治疗的目的在于改善呼吸功能，维持血液气体正常或近于正常，争取时间渡过危机，更好地对原发病进行治疗。近代呼吸衰竭的治疗是建立在对病理生理规律深刻了解的基础上，并利用一系列精密的监测和治疗器械，需要的专业知识涉及呼吸生理、麻醉科、耳鼻喉科、胸内科各方面，其发展日趋专业化，治疗效果也较过去有明显提高。处理急性呼吸衰竭，首先要对病情做出准确判断，根据原发病的病史及体检分析引起呼吸衰竭的原因及程度，对病情做出初步估计，看其主要是通气还是换气障碍（两者处理原则不同），然后决定治疗步骤和方法。要对早期呼吸衰竭进行积极处理，这样常可预防发生严重呼衰，减少并发症。严重濒危者则需进行紧急抢救，不要因等待检查结果而耽误时间。呼吸衰竭的治疗只是原发病综合治疗中的一部分，因此要强调同时进行针对原发病的治疗，有时原发病虽无特效疗法，但可自行恢复，则呼吸衰竭的治疗对患儿预后起决定性作用。

改善血气的对症治疗有重要作用，呼吸功能障碍不同，侧重点也不同。呼吸道梗阻患儿重点在改善通气，帮助 CO_2 排出；ARDS 患儿重点在换气功能，须提高血氧水平；而对肺炎患儿则要兼顾两方面，根据不同病例特点区别对待。本节重点讨论呼吸衰竭的一般内科治疗，呼吸急救技术和呼吸衰竭治疗的新方法。

要重视一般内科治疗，包括呼吸管理，应用得当，可使多数早期呼吸功能不全患儿，不致发展到呼吸衰竭。一旦发生呼吸衰竭,须应用呼吸急救技术时,要尽量从各方面减少对患儿的损伤,尽可能选用无创方法,充分发挥患儿自身恢复的能力。通过气管插管应用呼吸机是现代呼吸急救的重要手段,但可带来一系列不良影响。应用呼吸机时为减少肺损伤,近年特别强调"肺保护通气",值得重视。不同病情患儿,选用不同治疗呼吸衰竭的新方法,可解决一些过去不能解决的问题,减少或避免对患儿应用损伤更大的治疗,但临床上多数严重呼吸衰竭患儿,还是主要靠常规呼吸机治疗。

七、一般内科治疗

(一)呼吸管理

1.保持呼吸道通畅

呼吸道通畅对改善通气功能有重要作用。由积痰引起的呼吸道梗阻常是造成或加重呼吸衰竭的重要原因,因此在采用其他治疗方法前首先要清除呼吸道分泌物及其他可能引起呼吸道梗阻的因素,以保持呼吸道通畅。口、鼻、咽部的黏痰可用吸痰管吸出,气管深部黏痰常需配合湿化吸入,翻身拍背,甚至气管插管吸痰。昏迷患儿头部应尽量后仰,以免舌根后倒,阻碍呼吸。容易呕吐的患儿应侧卧,以免发生误吸和窒息。昏迷患儿为使舌根向前,唇齿张开,可用口咽通气道保持呼吸道通畅。要选择合适大小的通气道,以防管道太长堵塞会厌部,还要防止因管道刺激引起呕吐误吸。

2.给氧

(1)给氧对新生儿的作用:给氧可提高动脉氧分压,减少缺氧对机体的不良影响。此外,给氧对新生儿尚有下列作用。①吸入高浓度氧可使动脉导管关闭。②低氧血症时肺血管收缩导致肺动脉高压,给氧后肺动脉压下降,可减轻右心负担。③早产儿周期性呼吸和呼吸暂停可因给氧而减少或消失。④有利于肺表面活性物质的合成。⑤防止核黄疸。⑥防止体温不升。新生儿在32~34 ℃环境下氧消耗量最小,低于此温度,为了维持体温,氧消耗量增加,若同时合并氧供应不足,则氧消耗量难以增加,不能产生足够热量维持体温,因而体温下降,给氧后可避免发生此种改变。

(2)给氧的指征与方法:严重呼吸窘迫患儿决定给氧多无困难,中等严重程度患儿是否需要给氧最好进行血氧分压测定。发绀和呼吸困难都是给氧的临床指征。心率快和烦躁不安是早期缺氧的重要表现,在排除缺氧以外的其他原因后,可作为给氧的指征。由于医用氧含水分很少,不论任何方法给氧,都需对吸入氧进行充分湿化。常用给氧方法如下。①鼻导管给氧。氧流量儿童1~2 L/min,婴幼儿0.5~1 L/min,新生儿0.3~0.5 L/min,吸入氧浓度30%~40%。②开式口罩给氧。氧流量在儿童3.5 L/min,婴幼儿2~4 L/min,新生儿1~2 L/min,氧浓度45%~60%。③氧气头罩。氧浓度可根据需要调节,通常3~6 L/min,氧浓度40%~50%。

(3)持续气道正压给氧:CPAP是20世纪70年代初开始用于新生儿的一种给氧方法,其特点是设备简单,操作容易,通常对患儿无损伤,效果明显优于普通给氧方法。最初CPAP通过气管插管进行,由于新生儿安静时用鼻呼吸,这是在新生儿可用经鼻CPAP的基础。经验表明,婴幼儿用经鼻CPAP也可取得良好效果。近几十年来国外在CPAP仪器的改进和临床应用方面都有不少新进展。国内许多单位正规应用CPAP都取得满意效果,但还不够普遍,远未发挥CPAP应有的作用。

基本原理和作用:①CAPA的主要作用。当肺实变、肺不张、肺泡内液体聚集时,肺泡不能进行气体交换,形成肺内分流。进行 CPAP 时,由于持续气流产生的气道正压,可使病变肺泡保持开放,使减少的功能残气增加,其增加量可达正常值的 $1/3 \sim 2/3$,并减少肺泡内液体渗出,从而使肺内分流得到改善,血氧上升。②CPAP 对血气的影响。CPAP 的作用与单纯提高吸入氧浓度的普通给氧方法有本质的不同,它是通过改善换气功能而提高血氧的,而不必使用过高的吸入氧浓度。CPAP 时 PaO_2 的增高与 CPAP 的压力值并非直线关系,而是与肺泡开放压有关,当 CPAP 压力增加到一定程度,大量肺泡开放时,PaO_2 可有明显升高。应用 CPAP 对 $PaCO_2$ 影响与肺部病变性质和压力大小有关,有些气道梗阻患儿由于应用 CPAP 后气道扩张,$PaCO_2$ 可下降;若气道梗阻严重或 CPAP 压力过高,可影响呼气,使 $PaCO_2$ 增高。③CPAP 对肺功能影响。应用 CPAP 时由于肺泡扩张,可使肺顺应性增加,呼吸省力,减少呼吸功,由于鼻塞增加气道阻力,也可使呼吸功增加。在正常新生儿 $0.1 \sim 0.5$ kPa($1 \sim 5$ cmH$_2$O)的 CPAP 可使声门上吸气和呼气阻力均减低,这是 CPAP 用于治疗上呼吸道梗阻所致呼吸暂停的基础。④近年研究还表明,CPAP 有稳定胸壁活动、减少早产儿常见的胸腹呼吸活动不协调的作用,这有利于小婴儿呼吸衰竭的恢复。⑤早期应用 CPAP 的作用。CPAP 早期应用,可及时稳定病情,避免气管插管带来不良影响,还可减少高浓度氧吸入的肺损伤,并减少呼吸机的应用,使感染、气胸等并发症减少。⑥CPAP 还可作为撤离呼吸机时向自主呼吸过度的手段,使患儿较早脱离呼吸机。

应用 CPAP 的适应证:新生儿及婴幼儿肺部疾病、肺炎、肺不张、胎粪吸入综合征、肺水肿等所致低氧血症用普通给氧效果不好者,是应用 CPAP 最主要的适应证。新生儿呼吸窘迫综合征(RDS)是应用 CPAP 最合适的适应证。在 20 世纪 70 年代,由于 CPAP 的应用,使 RDS 病死率有较明显下降,但在危重 RDS 患儿,效果仍不理想,而需应用呼吸机。80 年代后期以来肺表面活性物质气管内滴入是治疗 RDS 的一大进步,肺表面活性物质与经鼻 CPAP 联合早期应用,为在基层医院治疗中等病情的 RDS 提供了有效的新疗法。

仪器装置和用法:用简单的自制装置进行 CPAP 氧疗,虽然也可起一定作用,但效果较差。为取得良好效果,要应用专业的 CPAP 装置。CPAP 氧疗器包括适用于新生儿到儿童的不同型号鼻塞、呼气阀、连接管道、水柱压差计、加温湿化器和支架等部分,应用时需要电源和瓶装氧气,该装置的主要不足是目前缺乏氧浓度控制。鼻塞由硅胶制成,外形乳头样,应用时选择适合鼻孔大小鼻塞,保证鼻孔密封不漏气。加温湿化器可向患儿提供温暖潮湿的吸入气,水柱压差计有利于监测气道压力,同时在压力过高时使气体逸出,起到安全阀作用。CPAP 的应用方法简易,但要在理解基本原理和仪器性能基础上再应用,以免发生误差。应用前将管道连接妥当,清除患儿鼻孔分泌物,开启氧气 $3 \sim 4$ L/min,将鼻塞置于鼻孔内。开始时压力可保持在 $0.3 \sim 0.4$ kPa($3 \sim 4$ cmH$_2$O),最大可达 0.8 kPa(8 cmH$_2$O)。原则上用能保持血氧分压至 8.0 kPa(60 mmHg)以上的最低压力。压力大小由氧流量(最大可达 $8 \sim 10$ L/min)和呼气阀开口控制,也与患儿口腔和鼻塞密闭程度有关。

不良影响与并发症:正确应用 CPAP 对患儿大都没有不良影响,发生不良影响主要与持续气道正压有关,压力过大可导致气压伤、气胸,但在经鼻 CPAP 时,由于口腔经常开放,压力不至过高,故很少造成气压伤。由于大量气体进入胃内,在胃肠动力功能不良的小婴儿,易有腹胀(可通过胃管排气),在先天性胃壁肌层不全患儿,曾有胃穿孔的个例报告。由于长期应用鼻塞,可造成鼻前庭溃疡。国外报告在病情危重的早产儿可损伤鼻翼和鼻小柱,严重者坏死,形成狭窄,日后需整形手术。鼻损伤发生率不高,其发生与鼻塞应用时间长短和护理有密切关系。CPAP 可增加气道阻力,从而增加呼吸功,使患儿呼吸费力,可成为导致治疗失败的原因。

（4）氧中毒：长期应用氧气治疗，要注意氧中毒。新生儿尤其是早产儿对高浓度氧特别敏感，吸入氧浓度大于 60%，超过 24 小时肺内即有渗出、充血、水肿等改变，更长时间吸入高浓度氧，用呼吸机进行正压呼吸的患儿，肺部含气量逐渐减少，可出现增生性改变，严重者表现为广泛的间质性纤维化和肺组织破坏，即所谓"支气管肺结构不良"，肺氧中毒直接受吸入氧浓度影响，而与动脉氧分压无直接关系。新生儿，特别是早产儿长时间吸入高浓度氧，导致高于正常的动脉氧分压，主要影响视网膜血管，开始为血管收缩，继则血管内皮损害，引起堵塞，日后发生增生性变化，血管进入玻璃体，引起出血、纤维化，即晶体后纤维增生症，约 30% 可致盲。早产儿视网膜疾病与用氧时间长短和出生体重密切相关，吸入氧浓度也是一个重要因素。在小婴儿应用 CPAP 时氧浓度不应超过 60%，过高的吸入氧浓度不宜超过 24 小时。

3.雾化与湿化吸入

呼吸道干燥时，气管黏膜纤毛清除功能减弱。通过向呼吸道输送适当水分，保持呼吸道正常生理功能，已成为呼吸衰竭综合治疗中必不可少的内容。湿化的方式有加温和雾化两种。加温湿化是利用电热棒将水加热到 60 ℃左右，使吸入气接近体温并含有将近饱和水蒸气的温热、潮湿气体。此法比较适合于生理要求，对患儿不良反应少。应用时要注意水温不可过高，以防呼吸道烧伤。雾化的方法是将水变为直径 1~10 μm 大小的雾粒，以利进入呼吸道深部。通常应用的是以高压气体为动力的喷射式雾化器，可在给氧同时应用。雾化器内还可加入药物，最常用的是支气管扩张剂，进行呼吸道局部治疗。但同时可能增加将感染带入呼吸道深部的机会，故必须注意雾化液的无菌和雾化器的消毒。以对呼吸道局部进行药物治疗为目的之雾化吸入只需短时间间断应用，以湿化呼吸道为目的时持续应用加湿器较好。超声波雾化器雾量大，有较好的促进排痰作用，由于治疗时水雾的刺激，发生咳喘机会较多，不宜长时间应用，每次应用 0.5 小时，每天数次即可。为了有效地引流黏痰，湿化吸入必须与翻身、拍背、鼓励咳嗽或吸痰密切配合，才能充分发挥作用。

胸部物理治疗包括体位引流，勤翻身，拍击胸背，吸痰等内容。翻身、拍背对防止肺不张，促进肺循环，改善肺功能有重要作用，方法简单而有效，但常被忽视。重症患儿活动少，尤应注意进行，通常 3~4 小时即应进行 1 次。湿化呼吸道只有与胸部物理治疗密切配合，才能确实起到保证呼吸道通畅的作用。

（二）控制感染

呼吸道感染常是引起呼吸衰竭的原发病或诱因，也是呼吸衰竭治疗过程中的重要并发症，其治疗成败是决定患儿预后的重要因素。应用呼吸机的患儿，呼吸道感染的病原以革兰阴性杆菌多见。抗生素治疗目前仍是控制呼吸道感染的主要手段。除抗生素治疗外，要采用各种方法增加机体免疫力。近年来静脉输注丙种球蛋白取得较好效果。营养支持对机体战胜感染和组织修复都有极重要的作用。此外，还要尽量减少患儿重复受感染的机会，吸痰时工作人员的无菌操作和呼吸机管道的消毒（最好每天进行）必须认真做好，并在条件许可时尽早拔除气管插管。

（三）营养支持

营养支持对呼吸衰竭患儿的预后起重要作用。合理的营养支持有利于肺组织的修复，可增强机体免疫能力，减少呼吸肌疲劳。合理的营养成分还可减少排出 CO_2 的呼吸负担。首先要争取经口进食保证充足的营养，这对保持消化道正常功能有重要作用。呼吸衰竭患儿可因呼吸困难、腹胀、呕吐、消化功能减弱等原因，减少或不能经口进食，对此需通过静脉补充部分或全部营养。可通过外周静脉输入，必要时可经锁骨下静脉向中央静脉输入。

(四)药物治疗

1.呼吸兴奋剂

呼吸兴奋剂的主要作用是兴奋呼吸中枢,增加通气量,对呼吸中枢抑制引起的呼吸衰竭有一定效果,对呼吸道阻塞,肺实质病变或神经、肌肉病变引起的呼吸衰竭效果不大。在重症或晚期呼吸衰竭,呼吸兴奋剂是在没有进行机械呼吸条件时起辅助作用,因其疗效不确实,在急性呼吸衰竭的现代治疗中已不占重要地位。常用的呼吸兴奋剂有尼可刹米(可拉明)和山梗菜碱(洛贝林),二甲弗林也有较好兴奋呼吸中枢的效果,可以皮下、肌肉或静脉注射,应用时若无效则应停止,不可无限制地加大剂量。多沙普仑为较新的呼吸兴奋剂,大剂量时直接兴奋延髓呼吸中枢与血管运动中枢,安全范围宽,不良反应少,可取代尼可刹米。用于镇静,催眠药中毒,0.5~1.5 mg/kg,静脉滴注,不宜用于新生儿。

2.纠正酸中毒药物的应用

呼吸性酸中毒的纠正,主要应从改善通气功能入手,但当合并代谢性酸中毒,血液 pH 低于 7.20 时,应适当应用碱性液纠正酸中毒,常用 5% 碳酸氢钠溶液,用量为每次 2~5 mL/kg,必要时可重复 1 次,通常稀释为 1.4% 等渗溶液静脉滴注,只在少数情况下才直接应用。需注意碳酸氢钠只在有相当的通气功能时才能发挥其纠正酸中毒的作用,否则输入碳酸氢钠将使 $PaCO_2$ 更高。使用碱性液纠正代谢性酸中毒时计算药物剂量的公式如下:

$$所需碱性液(mmol)=0.3×BE(mmol)×体重(kg)$$

5% 碳酸氢钠溶液 1.68 mL=1 mmol,要密切结合临床病情掌握用量,而不能完全照公式计算。最好在开始只用计划总量的 1/2 左右,在治疗过程中再根据血液酸碱平衡检查结果随时调整,以免治疗过度。

(五)呼吸肌疲劳的防治

目前儿科临床确诊呼吸肌疲劳还不易做到,难以进行针对性的特异治疗,但要在呼吸衰竭治疗的全程中把减少呼吸肌疲劳的发生和增强呼吸肌的能力作为一项重要工作,为此需注意如下内容。

(1)补充足够营养,以利呼吸肌组织的恢复和能源供应。

(2)注意呼吸肌的休息,也要适当锻炼。应用呼吸机也要尽可能发挥自主呼吸的作用。

(3)改善肺的力学特性(减少气道阻力,增加肺顺应性),减少呼吸功,减轻呼吸肌的负担。

(4)改善循环,让呼吸肌能有充足血液供应能源和养料。

(5)增加呼吸肌收缩能力,目前尚无理想药物能有效治疗呼吸肌疲劳,现有药物效果都不确切。氨茶碱和咖啡因类药物作用于骨骼肌细胞,抑制磷酸二酯酶,从而改变 cAMP 代谢,可使膈肌收缩力加强,预防和治疗膈肌疲劳。

八、呼吸急救技术

(一)建立人工呼吸道

当呼吸衰竭时,若一般内科处理难以维持呼吸道通畅时,就要建立人工呼吸道,这是保证正常气体交换的基本措施。根据病情和需要时间的长短,可有不同选择。共同的适应证如下:①解除上呼吸道梗阻;②引流下呼吸道分泌物;③咽麻痹或深昏迷时防止误吸;④应用呼吸机。常用的人工呼吸道是气管插管或气管切开;应用人工呼吸道时气管直接与外界交通,对患儿不良影响包括吸入气失去上呼吸道的生理保护作用,易于造成下呼吸道感染,不能有效咳嗽,不能讲话。

1.气管插管

气管插管操作简单,便于急救时应用,对患儿创伤较气管切开小。但因对咽喉刺激强,清醒患儿不易接受,且吸痰和管理不如气管切开方便。插管后要尽量避免碰到导管,减少对咽喉的刺激。导管管腔易被分泌物堵塞,须注意定时吸痰,保护管腔和呼吸道的通畅。要将气管插管和牙垫固定好,保持插管的正确位置,防止其滑入一侧总支气管(插管易滑入右侧总支气管,使左侧呼吸音减弱或消失)或自气管脱出。气管插管可经口或经鼻进行。经口插管操作较简单,但插管较易活动,进食不便。经鼻插管容易固定,脱管机会少,便于口腔护理,但是插管操作和吸痰不如经口插管方便,插管可压迫鼻腔造成损伤,并将鼻部感染带入下呼吸道。决定插管留置时间主要应考虑的是喉损伤,影响因素包括患儿一般状况、插管操作是否轻柔、插管的活动及插管质量。应用刺激性小的聚氯乙烯插管可留置1周左右或更长时间。婴儿喉部软骨细胞成分多而间质少,较柔软,而年长儿则纤维性间质多,喉软骨较硬,故婴儿耐受气管插管时间较长。近年来临床上对新生儿和婴幼儿呼吸衰竭抢救都是进行气管插管,不做气管切开。年长儿呼吸衰竭的抢救,也可用气管插管代替气管切开,但长时间插管发生永久性喉损伤的严重性不容忽视。对于插管时间,由于病情不同和呼吸管理技术水平的差异,很难做出统一的、可允许的插管时限,在年长儿以不超过1～2周为宜。

呼吸衰竭病情危重、内科保守治疗无效且需进行呼吸机治疗者,气管插管是建立人工呼吸道的首选方法。气管插管材料常用聚氯乙烯(一次性制品),硅橡胶管则可重复应用,过去的橡胶制品因刺激性大已不再用。各年龄选用气管插管大小见表10-3。实际上,每个患儿用的号码可略有差别,总的原则是不要管径过大,以免压迫声门,但又不要太细,以防漏气太多。带气囊的气管插管多用于成人,小儿很少应用。经鼻气管插管比经口气管插管略长,其长度大致可按耳屏到鼻孔的2倍计算。为保证气管插管发挥作用和治疗成功,根据多年经验,必须认真、细致地做好日常护理工作,包括呼吸道湿化,吸痰操作轻柔,注意无菌,防止脱管、堵管、插管滑入右侧和喉损伤。

表 10-3　不同年龄患儿气管插管的内径及长度

年龄	气管插管内经(mm)	最短长度(mm)
新生儿	3.0	110
6 月	3.5	120
1 岁半	4.0	130
3 岁	4.5	140
5 岁	5.0	150
6 岁	5.5	160
8 岁	6.0	180
12 岁	6.5	200
16 岁	7.0	210

注:法制号=3.14(Ⅱ)×气管内径。

2.气管切开

由于成功应用气管插管,气管切开在呼吸急救中的应用较过去减少。与气管插管比较,切开可减少呼吸道解剖无效腔,便于吸痰,可长时间应用,不妨碍经口进食,但是手术创伤较大,肺部感染和气管损伤等并发症机会增多,更不能多次使用。气管切开适应证随年龄和病种不同而异。小婴儿气管切开并发症较多,且易使病程拖延,目前已很少应用。在儿童可望1~2周内病情有明显好转者,也大多用气管插管。若病情虽有好转,仍需继续用呼吸机治疗时,则应考虑气管切开。病情难以在短时间恢复的神经肌肉系统疾病患儿由于气管切开对保持呼吸道通畅和患儿安全有重要作用,切开不宜过迟,以免贻误治疗时机。严重呼吸衰竭患儿最好在气管插管和加压给氧下进行手术,气管切开后即应用呼吸机辅助呼吸,以确保安全。

目前国内大医院较多应用塑料气管切开套管,进口的塑料套管与套囊合而为一,没有内管,质地较柔软,对患儿较舒适,但要防止痰痂堵管。婴儿应用也有不带套囊的塑料套管。包括内、外管的银制套管已很少用。在年长儿机械通气应用时要外加套囊充气,以防漏气。气管切开的并发症较气管插管明显为多,包括感染、出血、气胸等,气管黏膜可因套管长期压迫而水肿、缺血、坏死。

(二)呼吸机的应用

1.应用机械通气指征

(1)频繁的呼吸暂停,严重呼吸困难,呼吸节律不整。

(2)严重高碳酸血症:$PaCO_2 \geqslant 9.3$ kPa(70 mmHg)。

(3)严重低氧血症:在 CPAP 下吸入氧浓度$\geqslant 60\%$,或压力$\geqslant 0.78$ kPa(8 cmH$_2$O)时,PaO_2 <6.7 kPa(50 mmHg)。

(4)有下述情况,尽早使用:①已诊断 RDS 的小早产儿(出生体重$<1\ 350$ g);②肺出血的进展期;③各种原因引起的心脏停搏、呼吸骤停经复苏后仍未建立规则的自主呼吸。

2.呼吸机治疗的准备及注意事项

(1)有条件应在上呼吸机前插好脐静脉导管,以便随时进行血气及其他检测。

(2)备好高压氧和高压空气气源,两者压力要相等,以避免压力型空氧混合器空气及氧的混合浓度不准确。也可用流量表式空氧混合器,每次调节吸入氧气浓度后,均需用氧浓度计核校,或连续监测。

(3)管道连接正确,接头牢固,防止漏气。

(4)湿化器宜加水适当,保持适宜温度,送入气必须加温湿化,一般接口温度在 34~35 ℃。应避免冷氧吸入,以防止增加氧耗和降低体温。

(5)呼吸机与患儿连接前调定好各种参数。

(6)气管插管深度适宜,防止滑动或脱管。

(7)定期气管冲洗、拍背,保持气道通畅。吸引器压力不可过高,一般早产儿 5.32~6.65 kPa,足月儿 6.65~10.64 kPa,以免引起气道损伤。

(8)注意保温以减少热能及氧的消耗。

(9)操作应轻柔、无菌,避免感染。

(10)加强监护,记录好呼吸机观察表格。

3.机械呼吸时的监护

(1)体温:置患儿于辐射热式抢救台上或暖箱内,同时监护体温。

(2)生命体征:应每2小时记录1次血压(收缩压、舒张压、平均动脉压)及心率值,应维持心率、血压在正常范围,必要时做 EKG 监护。

(3)临床体征:主要观察面色、皮肤颜色、自主呼吸、胸廓运动、呼吸音、肺啰音、心杂音、节律及肝大、水肿等心肺功能状态。

(4)出入水量:每天精确计算摄入量和尿量并测体重,上呼吸机患儿的经肺不显性失水减少或无,甚至吸收少量水分,对心力衰竭、有水肿者应精确计算出入水量,确定前1天入液量是否合适。

(5)胸片:用呼吸机前及用后各摄胸片1张,有条件者应每天或隔天摄胸片1张。

(6)血气:用呼吸机前及后$0.5 \sim 1.0$小时各查1次血气。以后每隔$4 \sim 6$小时测1次。有条件可用经皮氧分压和经皮二氧化碳分压监护,也可用经皮脉搏血氧饱和度仪监护。

4.肌肉松弛药的应用

当患儿躁动不安,自主呼吸与呼吸机对抗,PaO_2波动很大,常发生低碳酸血症,而且有发生肺气压伤危险。一般先用吗啡或其他镇静剂(苯巴比妥钠、地西泮等),常可使之减轻和改善氧合。如吗啡无效,需并用肌肉松弛药,尤以PIP及呼吸频率较高者。

5.准备撤离呼吸机

当患儿病情好转,可逐渐减少呼吸机支持,直至撤离呼吸机。此过程可短于24小时或长达数天或数周(如BPD)。根据病种、严重程度、恢复快慢、并发症、日龄和体重综合考虑。

(1)停用呼吸机的指征:①自主呼吸有力,呼吸机的支持已明显小于自主呼吸的作用。②$FiO_2 \leqslant 0.4$,$PIP \leqslant 1.96$ kPa(20 cmH_2O),血气正常。③呼吸道分泌物不多,能耐受每2小时1次的吸痰操作,无全身情况恶化。④RDS患儿日龄>3天。

(2)撤机后的护理:需持续监测血气、呼吸运动、生命体征。在拔管后常常需要立即给予供氧。①供氧:氧供可由头罩或鼻导管供给,氧浓度要比患儿撤机时呼吸机给定的浓度高5%。②经鼻CPAP:在预防拔管后的肺不张而需重新气管插管方面尤为有用。③撤机后胸部物理治疗(每$3 \sim 4$小时):有助于维持呼吸道通畅。叩背吸痰、体位引流应常规进行。支气管扩张剂气雾吸入治疗有助于保持呼吸道开放。④如果患儿对氧需要量增加或临床上病情恶化,在撤机6小时内应拍正侧位胸片以发现有无肺不张。

九、呼吸衰竭治疗新进展

(一)肺表面活性物质(PS)治疗

1.成分、作用、制剂

PS是一个极为复杂的系统,它是肺脏本身维持其正常功能而产生的代谢产物,主要成分是饱和卵磷脂,还有少量蛋白,其主要作用是降低肺泡气液界面表面张力,但其作用远不止于此,其他方面的作用还包括防止肺水肿、保持气道通畅和防御感染等。

PS的应用可以从力学结构改善肺功能,使因PS缺乏而萎陷的肺容易扩张,这比现有的方法用呼吸机使肺在正压下复张,更接近生理要求,从而减少或缩短呼吸机应用时间及并发症。肺表面活性物质治疗还可阻断因其缺乏引起的恶性循环,提供体内合成的原料,为PS缺乏引起的呼吸衰竭提供了全新的治疗途径。

2.临床应用

RDS早期气管内滴入能改善氧合,缩短应用呼吸机时间,减少并发症,降低病死率。注入的PS能被肺组织吸收再利用,通常只需给药$1 \sim 2$次,最多3次。给药后由于肺泡扩张,换气功能改善,血氧分压迅速升高,肺的静态顺应性也有所改善,$PaCO_2$下降,胸片肺充气改善是普遍现象;应用呼吸机所需通气压力和吸入氧浓度也因肺部情况好转而下降,使肺损伤机会减少。

由于 CPAP 对 RDS 肯定的治疗作用,且所需设备简单,已有多篇报道肯定了 PS 和 CPAP 联合应用的治疗效果,它可成为减少或不用呼吸机治疗 RDS 的新方法,这对体重较大、中等病情早期患儿更适用。有对照的研究表明,PS+CPAP 与 PS+IMV 的治疗方法比较,气胸和颅内出血在前者均较少,需治疗时间也较短。

PS 在其他疾病所致呼吸衰竭患儿的应用效果不如 RDS。肺表面活性物质减少在 ARDS 或其他肺损伤时的改变是继发的,肺 II 型细胞受损害影响 PS 的合成与分泌,肺内渗出成分(血浆蛋白、纤维蛋白原等)和炎性产物对 PS 的抑制也是一个重要原因。

(二)吸入一氧化氮(NO)

1.临床应用

通常与呼吸机联合应用,目前的趋势是应用偏低的浓度,为 10～20 ppm。甚至 1～5 ppm 也有效果;治疗反应与吸入浓度是否平行,文献报告结果不一,重要的是根据具体患儿的反应调整浓度。

在呼吸衰竭患儿吸入 NO 改善氧合的效果与患儿肺部情况和呼吸机的应用方法有关。通常在早期应用或致病因素较单一者,效果较好。ARDS 致病因素复杂,低氧血症不是影响预后的唯一因素,其应用效果较差。但吸入 NO 是否有良好反应可作为判断患儿预后的参考指标。肺的通气情况影响治疗效果。在有病变的肺,用高频通气或肺表面活性剂使肺泡扩张,有利于 NO 的进入,能达到较好治疗效果。在有肺病变时,吸入 NO 可有改善通气作用。因 NO 使肺血管扩张,可改善有通气、无血流肺泡的呼吸功能,使无效腔减少。

2.吸入 NO 的不良影响

吸入 NO 的浓度必须严格控制,因为浓度过高会对患儿造成危害。

(1)高铁血红蛋白增加:NO 吸入后,进入体循环与血红蛋白结合而失活,不再有扩张血管作用,同时形成没有携氧能力的高铁血红蛋白。因此,在 NO 吸入时要注意监测高铁血红蛋白的变化。临床应用的 NO 浓度 20～40 ppm 或更低,高铁血红蛋白的生成通常不会超过 1%～2%。

(2)对肺的毒性:NO 与 O_2 结合生成 NO_2 红色气体,对肺有明显刺激,可产生肺水肿。NO_2 生成速度与吸入 NO 浓度、氧浓度及氧与 NO 接触时间有关,也受呼吸机类型的影响。根据美国职业安全和卫生管理局规定,工作环境中 NO 的安全浓度应小于 6 ppm。

(3)其他毒副作用:进入体循环的 NO 与血红蛋白结合产生高铁血红蛋白,或 NO 与氧结合产生 NO_2,对肺有损伤作用,由于应用技术的改进,目前已大都不成问题,但吸入 NO 可延长出血时间。新生儿肺动脉高压(PPHN)吸入 40 ppm,NO 15 分钟,出血时间延长 1 倍(血小板计数与血小板聚集正常),停用 NO 后可于短时间内恢复。长时间吸入 NO 产生脂类过氧化反应及 NO 浓度过高对肺表面活性物质失活的影响值得重视。

十、并发症及其防治

呼吸衰竭的并发症包括呼吸衰竭时对机体各系统正常功能的影响及各种治疗措施(主要是呼吸机治疗)带来的危害,以下列举常见并发症:呼吸道感染、肺不张、呼吸肌与肺损伤、气管插管及气管切开的并发症、肺水肿与水潴留、循环系统并发症、肾脏和酸碱平衡。

十一、婴幼儿呼吸衰竭

本部分介绍发病最多并且有代表性的重症婴幼儿肺炎呼吸衰竭。肺炎是婴幼儿时期重要的常见病,也是住院患儿最重要的死因;主要死于感染不能控制而导致的呼吸衰竭及其并发症。对婴幼儿肺炎呼吸衰竭病理生理的深入认识和以此为基础的合理治疗,是儿科日常急救中的一项重要工作。

(一)通气功能障碍

肺炎患儿呼吸改变的特点首先是潮气量小,呼吸增快、表浅(与肺顺应性下降有关)。病情发展较重时,潮气量进一步减小。因用力加快呼吸,每分通气量虽高于正常,由于生理无效腔增大,实际肺泡通气量却无增加,仅保持在正常水平或略低;动脉血氧饱和度下降,二氧化碳分压稍有增高。病情危重时,患儿极度衰竭,无力呼吸,呼吸次数反减少,潮气量尚不及正常的1/2,生理无效腔更加增大,通气效果更加低下,结果肺泡通气量大幅度下降(仅为正常的1/4),以致严重缺氧,二氧化碳的排出也严重受阻,动脉血二氧化碳分压明显增高,呈非代偿性呼吸性酸中毒,pH降到危及生命的水平,平均在7.20以下。缺氧与呼吸性酸中毒是重症肺炎的主要死因。在危重肺炎的抢救中,关键是改善通气功能,纠正缺氧和呼吸性酸中毒。

(二)动脉血气检查

婴幼儿肺炎急性期动脉血氧下降程度依肺炎种类而不同,以毛细支气管炎最轻,有广泛实变的肺炎最重,4个月以下小婴儿肺炎由于代偿能力弱、气道狭窄等因素,PaO_2下降较明显。换气功能障碍是引起PaO_2下降最重要的原因,肺内分流引起的缺氧最严重,合并先天性心脏病则PaO_2下降更低。肺炎患儿动脉$PaCO_2$改变与PaO_2并不都一致,$PaCO_2$增加可有肺和中枢两方面原因。

(三)顺应性与肺表面活性物质

肺炎时肺顺应性大多有不同程度下降,病情越重,下降越明显,其原因是多方面的,炎症渗出、水肿、组织破坏均可使弹性阻力增加。另外,炎症破坏肺泡Ⅱ型细胞,使肺表面活性物质减少和其功能在炎性渗出物中的失活,均可使肺泡气液界面的表面张力增加,降低肺顺应性。有学者观察到肺病变的轻重与顺应性及气管吸出物磷脂的改变是一致的,肺病变越重,饱和卵磷脂(肺表面活性物质主要成分)越低,顺应性也越差。顺应性下降是产生肺不张,引起换气障碍、血氧下降及肺扩张困难,通气量不足的一个基本原因。肺顺应性明显下降的肺炎患儿提示肺病变严重预后不良。上述改变为这类患儿用肺表面活性物质治疗提供了依据。

(四)两种不同类型的呼吸衰竭

1.呼吸道梗阻为主

这类患儿肺部病变并不一定严重,由于分泌物堵塞和炎症水肿造成细支气管广泛阻塞,呼吸费力导致呼吸肌疲劳,通气量不能满足机体需要。缺氧的同时都合并有较重的呼吸性酸中毒,引起脑水肿,较早就出现中枢性呼吸衰竭,主要表现为呼吸节律的改变或暂停,这种类型多见于小婴儿。

2.肺部广泛病变为主

此类患儿虽然也可能合并严重的呼吸道梗阻,但缺氧比CO_2潴留更为突出。因这类患儿肺内病变广泛、严重,一旦应用呼吸机,常需要较长时间维持。

以上是较典型的情况,临床常见的是混合型,难以确切区分,但不论何种类型,若得不到及时治疗,不能维持足够通气量将是最终导致死亡的共同原因。

(五)几个有关治疗的问题

1.针对病情特点的治疗原则

近年来重症肺炎患儿的呼吸衰竭,因广泛严重病变引起者已较少见,而主要是呼吸道梗阻、呼吸肌疲劳引起的通气功能障碍,如果及时恰当处理,大多能经一般内科保守治疗解决,少数需做气管插管进行机械呼吸。对后者应掌握"早插快拔"的原则,即气管插管时机的选择不要过于保守(要根据临床全面情况综合判断,而不能只靠血气分析),这样可及时纠正呼吸功能障碍,保存患儿体力,避免严重病情对患儿的进一步危害。由于通气和氧合有了保证,病情会很快好转,而病情改善后又要尽早拔管,这样可最大限度地减少并发症。

2.应用呼吸机特点

由于重症肺炎患儿肺顺应性差,气道阻力大,应用呼吸机的通气压力偏高,通常在 $2.0\sim2.5$ kPa($20\sim25$ cmH$_2$O),不宜超过 3.0 kPa(30 cmH$_2$O)。为避免肺损伤,潮气量不应过大,为避免气体分布不均匀,机械呼吸频率不宜太快,一般在 $25\sim30$ 次/分。为发挥自主呼吸能力,开始即可应用间歇强制通气(IMV 或 SIMV),并加用适当的 PEEP,吸入氧的浓度要根据血氧分压调节,以在30%~60%为好。由于呼吸机的应用保证了必要的通气量,不需再用呼吸兴奋剂,如患儿烦躁,自主呼吸与机械呼吸不协调,可适当应用镇静剂(安定、水合氯醛),很少需用肌肉松弛药。

3.肺水肿

肺炎患儿多数有肺水肿,轻者仅见于间质,难以临床诊断,重者液体渗出至肺泡。肺水肿与炎症和缺氧引起的肺毛细血管渗透性改变有关。肺水肿还可发生于输液过多、气胸复张后或支气管梗阻解除后;胸腔积液短时间大量引流也可发生严重肺水肿。应用快速利尿剂(呋塞米 1 mg/kg,肌内注射或静脉注射),可明显减轻症状。严重肺水肿应及时应用呼吸机进行间歇正压呼吸,并加用 PEEP,以利肺泡内水分回吸收。为防止肺水肿,液体摄入量应偏少,尤其静脉入量不宜多,婴幼儿通常以每天总入量在60~80 mL/kg为好。

4.难治的肺炎

目前难治的肺炎主要是那些有严重并发症的肺炎,其治疗重点应针对病情有所不同。合并先天性心脏病的患儿由于肺血多,伴肺动脉高压,心功能差,感染反复不愈,应积极改善心功能,对肺动脉高压可应用酚妥拉明,必要时试用吸入一氧化氮,其根本问题的解决在于手术矫正畸形。合并营养不良的患儿,由于呼吸肌力弱,呼吸肌疲劳更易发生,同时免疫能力低下,影响机体战胜感染,应特别注意营养支持和增强免疫力。严重感染合并脓气胸者在成功的胸腔引流情况下,必要时仍可应用呼吸机,但压力宜偏低或应用高频通气,以利气胸愈合。强有力的抗生素和一般支持疗法必不可少。病变广泛严重,低氧血症难以纠正的可试用肺表面活性物质,也可试用吸入 NO,但这方面尚缺乏足够经验。

(谭海明)

第五节　急性肾衰竭

急性肾衰竭(ARF)是一个由肾脏自身和/或肾外多种病因引起的肾小球滤过率(GFR)在短期内(数小时或数周内)急剧下降及代谢产物排泄障碍,出现潴留为特征的临床综合征。表现为肾功能急剧转坏,体内代谢产物潴留,水、电解质及酸碱平衡紊乱。我国肾病学界讨论规定,ARF 时血清肌酐(Scr)值应每天上升 $44\sim88$ μmol/L($0.5\sim1.0$ mg/dL)。

一、病因及分类

急性肾衰竭常见的病因可分为肾前性、肾实质性和肾后性 3 类。

(一)肾前性肾衰竭

肾前性肾衰竭是指任何原因引起有效血液循环量急剧降低,致使肾血流量不足、肾小球滤过率显著降低所导致的急性肾衰竭,此时肾组织尚未发生器质性损害。

常见的原因包括:呕吐、腹泻和胃肠减压等胃肠道液体的大量丢失致脱水;大面积烧伤、大手术或创伤、大出血等引起的绝对血容量不足;感染性休克、严重低蛋白血症、心源性休克、严重心律失常、心脏压塞和充血性心力衰竭等引起的相对血容量不足。

(二)肾实质性肾衰竭

肾实质性肾衰竭亦称为肾性肾衰竭,是指各种肾实质病变所导致的肾衰竭,或由于肾前性肾衰竭未能及时去除病因、病情进一步发展所致。按主要病变部位又可分为 6 种:肾小管性 ARF(如急性肾小管坏死)、肾间质性 ARF(如急性间质性肾炎、药物性肾炎)、肾小球性 ARF(如急进性肾炎、重症急性肾炎或慢性肾炎急性发作)、肾血管性 ARF(包括肾脏小血管炎,如显微镜下多血管炎及韦格纳肉芽肿,血管栓塞和弥散性血管内凝血,以及肾脏微血管病如溶血性尿毒症综合征等),此 4 种 ARF 较常见。此外还有急性肾皮质坏死及急性肾乳头坏死引起的 ARF,但较少见。

(三)肾后性肾衰竭

各种原因所致的尿道梗阻引起的急性肾衰竭,称为肾后性肾衰竭。

二、发病机制

急性肾衰竭的发病机制十分复杂,目前仍不清楚,本节着重讨论 ATN 的主要发病机制。

(一)肾小管损伤

肾缺氧、缺血或肾中毒时,或代谢异常时所引起的肾小管急性严重损伤,小管上皮细胞变性、坏死和脱落,肾小管基膜断裂。一方面脱落的上皮细胞引起肾小管堵塞,造成管内压升高和小管扩张,致使肾小球有效滤过压降低和少尿;另一方面肾小管上皮细胞受损引起肾小管液回漏,导致肾间质水肿。

(二)肾血流动力学改变

当肾脏处于缺血状态或接触大量肾毒性物质时,肾素、血管紧张素系统活化,肾素和血管紧张素 Ⅱ 分泌增多、儿茶酚胺大量释放、TXA_2/PGI_2 比例增加及内皮素水平升高,均可导致肾血管持续收缩和肾小球入球动脉痉挛,引起肾缺血缺氧、肾小球毛细血管内皮细胞肿胀致使毛细血管腔变窄,肾血流量减少,肾小球滤过率随同肾血流量减少而下降,从而导致急性肾衰竭。可能因肾动脉血压来不及自动调控或受包括内皮素、腺苷及血管紧张素等缩血管因子作用,肾血管阻力增加所致。新近研究表明,肾小球内阻力增加尚与分布在毛细血管祥中毛细血管间的系膜收缩有关,后者并可受上述因子作用使肾小球的滤过率进一步减少。

(三)缺血-再灌注肾损伤

肾缺血再灌注时,细胞内钙离子通道开放,钙离子内流造成细胞内钙超负荷;同时滞留组织中的次黄嘌呤经黄嘌呤氧化酶作用形成黄嘌呤,其时可生成羟基底物及阴离子化超氧化物等。再者,于横纹肌溶解时,由肌红蛋白降解所释出的铁也有助于上述物质的形成,局部产生大量的氧自由基。氧自由基不仅直接损害细胞,而且能增强源于内皮中氧化氮的降解过程,间接促进肾血管收缩,可使肾小管细胞的损伤发展为不可逆性损伤。

(四)非少尿型 ATN 的发病机制

非少尿型 ATN 的发生主要是由于肾单位受损轻重不一所致。另外,非少尿型 ATN 不同的肾单位肾血流灌注相差很大,部分肾单位血液灌注量几乎正常,无明显的血管收缩,血管阻力亦不高,而一些肾单位灌注量明显减少,血管收缩和阻力增大。

三、病理

ATN 肾脏病理改变:①肉眼检查肾脏体积增大、苍白色,剖面皮质肿胀、髓质呈暗红色。②光镜检查主要部位在近端小管直段,早期小管上皮细胞肿胀,脂肪变性和空泡变性;晚期小管上皮细胞可呈融合样坏死,细胞核浓缩,细胞破裂或溶解,形成裂隙和剥脱区基膜暴露或断裂,间质充血、水肿和炎性细胞浸润,有时可见肾小管上皮细胞再生,肾小球和肾小动脉则多无显著变化。近端肾小管刷状缘弥漫性消失、变薄和远端肾单位节段性管腔内管型形成是缺血型 ATN 常见的特征性病理改变。近端肾小管及远端肾单位节段散在局灶斑块坏死和细胞脱落是中毒型 ATN 的病理特征。

四、临床表现

根据尿量减少与否,急性肾衰竭可分为少尿型和非少尿型。急性肾衰竭伴少尿或无尿表现者称为少尿型。非少尿型是指血尿素氮、血肌酐迅速升高,肌酐清除率迅速降低,而不伴有少尿表现。临床常见少尿型急性肾衰竭,临床过程分为 3 期。

(一)少尿期

少尿期一般持续 3～14 天或更长,长者可达 4～6 周,持续时间越长,肾损害越重。持续少尿大于 15 天,或无尿大于 10 天者,预后不良。少尿期患儿除有尿量显著减少的表现外,系统症状如下。

1.水钠潴留

患儿可表现为全身水肿、高血压、肺水肿、脑水肿和心力衰竭,有时因水潴留可出现稀释性低钠血症。

2.电解质紊乱

常见高钾、低钠、低钙、高镁、高磷和低氯血症。

(1)高血钾症:心率慢、心律失常、心音低钝甚至停搏;心电图呈 T 波高尖、QRS 波增宽、P 波平宽;血钾若大于 7.0 mmol/L,可危及生命。

(2)低钠血症:主要为稀释性低血钠,表现为表情淡漠、倦怠、乏力、肌痉挛甚至惊厥。

(3)低钙血症:可有惊厥出现。

3.代谢性酸中毒

表现为恶心、呕吐、疲乏、嗜睡、呼吸深快、食欲缺乏甚至昏迷,血 pH 降低。

4.尿毒症

因肾排泄障碍使各种毒性物质在体内积聚所致,可出现全身各系统中毒症状,其严重程度与血中尿素氮及肌酐增高的浓度相一致。

(1)消化系统:表现为食欲缺乏、恶心、呕吐和腹泻等,严重者出现消化道出血或黄疸,而消化道出血可加重氮质血症。

（2）心血管系统：主要因水钠潴留所致，表现为高血压和心力衰竭，还可发生心律失常、心包炎等。

（3）神经系统症状：可有嗜睡、神志混乱、焦虑不安、抽搐、昏迷和自主神经功能紊乱如多汗或皮肤干燥，还可表现为意识、行为、记忆、感觉、情感等多种功能障碍。

（4）血液系统：ARF 常伴有正细胞正色素性贫血，贫血随肾功能恶化而加重，是由于红细胞生成减少、血管外溶血、血液稀释和消化道出血等原因所致。出血倾向（牙龈出血、鼻出血、皮肤瘀点及消化道出血）多因血小板减少、血小板功能异常和弥散性血管内凝血引起。急性肾衰早期白细胞总数常增高，中性粒细胞比例也增高。

5.感染

感染是 ARF 最为常见的并发症，以呼吸道和尿路感染多见，致病菌以金黄色葡萄球菌和革兰阴性杆菌最多见。

（二）利尿期（多尿期）

当 ARF 患儿尿量逐渐增多，全身水肿减轻，24 小时尿量达250 mL/m² 以上时，即为利尿期。一般持续1～2 周（长者可达 1 个月），此期由于大量排尿，可出现脱水、低钠和低钾血症。早期氮质血症持续甚至加重，后期肾功能逐渐恢复。

（1）多尿于少尿期第一周末或第二周开始，在不用利尿剂的情况下，每天尿量超过 2 500 mL/m²。

（2）短期内排出大量水分和电解质可迅速出现脱水及低钾血症、低钠血症。

（3）多尿 5～7 天后尿量逐渐恢复正常，但肾浓缩功能差。

（4）尿素氮（BUN）或 NPN 缓慢下降。

（5）尿常规可见多数管型及白细胞、少数红细胞及少量蛋白。

（三）恢复期

利尿期后，肾功能改善，尿量恢复正常，血尿素氮和肌酐逐渐恢复正常，而肾浓缩功能需要数月才能恢复正常，少数患儿遗留不可逆性的肾功能损害。此期患儿可表现为虚弱无力、消瘦、营养不良、贫血和免疫功能低下。

药物所致的 ATN 多为非少尿型急性肾衰竭，临床表现较少尿型急性肾衰症状轻、并发症少、病死率低。

五、实验室检查

（一）尿液检查

尿液检查有助于鉴别肾前性 ARF 和肾实质性 ARF，详见表 10-4。

表 10-4　**肾前性和肾实质性 ARF 的鉴别**

指标	肾前性	肾实质性 ARF
尿沉渣	偶见透明管型、细颗粒管型	粗颗粒管型和红细胞管型
尿比重	常＞1.020	常＜1.010
尿渗透压	＞500 mOsm/L	＜350 mOsm/L
尿肌酐/血肌酐	＞40	＜20（常≤5）
肾衰指数*	＜1	＞1

指标	肾前性	肾实质性 ARF
尿钠	<20 mmol/L	>40 mmol/L
滤过钠排泄分数＊＊	$<1\%$	$>1\%$
中心静脉压	<50 mmH$_2$O	正常或增高
补液试验＊	尿量增多	无变化

(二)血生化检查

应注意监测电解质浓度变化及血肌酐和尿素氮。

(三)肾影像学检查

多采用腹平片、超声波、CT、磁共振等检查有助于了解肾脏的大小、形态、血管及输尿管、膀胱有无梗阻,也可了解肾血流量、肾小球和肾小管的功能。虽然各种影像学检查均能检测肾脏大小,但是临床较常用 B 型超声检查。ARF 时肾脏常明显充血、水肿,双肾体积常增大;而 CRF 时肾小球硬化、小管萎缩及间质纤维化,双肾体积常缩小。为此,双肾体积增大者多为 ARF(肾淀粉样病变或糖尿病肾病所致 CRF 早期,有时双肾体积亦大,应予鉴别),而双肾体积缩小者均为 CRF。但是,必须注意有时 ARF 及 CRF 早期,患儿肾脏体积并无增大或缩小,此时影像学检查对急、慢性肾衰竭鉴别则无帮助,而必须依赖其他检查。使用造影剂可能加重肾损害,须慎用。

(四)肾活检

对原因不明的 ARF,肾活检是可靠的诊断手段,可帮助诊断和评估预后。

六、诊断和鉴别诊断

当患儿尿量急剧减少、肾功能急剧恶化时,均应考虑 ARF 的可能,而 ARF 诊断一旦确定,须进一步鉴别是肾前性、肾性还是肾后性 ARF。

(一)诊断依据

(1)尿量显著减少:出现少尿(每天尿量<250 mL/m^2)或无尿(每天尿量<50 mL/m^2)。

(2)氮质血症:血清肌酐≥176 μmol/L,血尿素氮≥15 mmol/L,或每天血肌酐增加≥44 μmol/L,或血尿素氮增加≥3.57 mmol/L,有条件者检测肾小球滤过率(如内生肌酐清除率)常不超过 30 mL/(1.73 m^2·min)。

(3)有酸中毒、水电解质紊乱等表现。无尿量减少为非少尿型 ARF。

(二)临床分期

如前所述。

(三)病因诊断

(1)肾前性和肾实质性 ARF 的鉴别(表 10-4)。

(2)肾性 ARF 的病因诊断:在临床表现上,肾小管性及肾间质性 ARF 有很多相似处,而肾小球性及肾血管性 ARF 也十分相似(表 10-5)。

(3)肾后性 ARF:泌尿系统影像学检查有助于发现导致尿路梗阻的病因。常见双侧肾盂积水,以及双输尿管上段扩张。若为下尿路梗阻,还可见膀胱尿潴留。但是又必须强调,若尿路梗阻发生非常迅速(如双肾出血血块梗阻输尿管,或双肾结石碎石后碎块堵塞输尿管等),肾小囊压迅速增高,滤过压迅速减少,患儿立即无尿,此时则见不到肾盂积水及输尿管上段扩张,对这一特殊情况要有所认识。

表 10-5　肾性 ARF 的病因鉴别

鉴别要点	肾小管及肾间质性 ARF	肾小管及肾血管性 ARF
基础肾脏病病因	常有明确病因	多难找到明确病因
肾衰竭发生速度	数小时至数天	数周
肾小管功能损害	出现肾性尿糖	几天肾性尿糖出现
尿蛋白排泄量	轻至中度	常较多
急性肾炎综合征表现	无	有

七、治疗

治疗原则是去除病因,积极治疗原发病,减轻症状,改善肾功能,防止并发症的发生。

(一)少尿期的治疗

1.去除病因和治疗原发病

肾前性 ARF 应注意及时纠正全身循环血流动力学障碍,包括补液、输注血浆和清蛋白、控制感染等。避免接触肾毒性物质,严格掌握肾毒性抗生素的用药指征,并根据肾功能调节用药剂量,密切监测尿量和肾功能变化。

2.饮食和营养

应选择高糖、高脂肪、低蛋白、富含维生素的食物,尽可能供给患儿足够的能量。供给热量 $210\sim250$ J/(kg·d),蛋白质 0.5 g/(kg·d),应选择优质动物蛋白质,脂肪占总热量 30%～40%。避免食用橘子、香蕉、海带、紫菜、土豆、豆制品、花生等含钾高的食物。

3.控制水和钠摄入

坚持"量出为入"的原则,严格限制水、钠摄入,有透析支持则可适当放宽液体入量。每天测尿量、体重:以每天体重减少 0.5%～1% 为液体控制良好的主要指标。每天液体量控制在:尿量＋显性失水(呕吐、大便、引流量)＋不显性失水-内生水。无发热患儿每天不显性失水为 300 mL/m²,体温每升高 1 ℃,不显性失水增加 75 mL/m²;内生水在非高分解代谢状态为 $250\sim350$ mL/m²。所用液体均为非电解质溶液。髓袢利尿剂(呋塞米)对少尿型 ARF 可短期试用,常规用量为 $1\sim2$ mg/(kg·次),如果无效可以加倍应用,但是一般不超过 8 mg/(kg·次)。

4.纠正代谢性酸中毒

轻、中度代谢性酸中毒一般无须处理。当血浆 HCO_3^- <12 mmol/L或动脉血 pH<7.2,可补充 5%碳酸氢钠 5 mL/kg,提高 CO_2-CP 5 mmol/L。

5.纠正电解质紊乱

纠正电解质紊乱包括高钾血症、低钠血症、低钙血症和高磷血症的处理。高血钾的治疗特别重要,可用高糖加胰岛素静脉滴注、静脉注射葡萄糖酸钙、高渗性碳酸氢钠、阳离子交换树脂等治疗。纠正酸中毒时宜注意防治低钙性抽搐。

6.透析治疗

凡上述保守治疗无效者,均应尽早进行透析。透析的指征:①严重水潴留,有肺水肿、脑水肿的倾向。②血钾≥6.5 mmol/L。③血浆尿素氮>28.6 mmol/L,或血浆肌酐>707.2 μmol/L。

④严重酸中毒,血浆 HCO_3^- <12 mmol/L 或动脉血 pH<7.2。⑤药物或毒物中毒,该物质又能被透析去除。透析的方法包括腹膜透析、血液透析和连续动静脉血液滤过 3 种技术,儿童尤其是婴幼儿以腹膜透析(PD)为常用。PD 治疗是利用腹膜这个人体内最大的天然半透膜,体液和透析液成分依据浓度梯度通过渗透和扩散作用相互交换,而达到透析目的。因而 PD 治疗对血流动力学无明显影响,不需要动静脉插管;不需要全身应用肝素或低分子肝素钙抗凝;可在床旁进行,操作简便,并发症少,是一种经济、安全、有效的方法。有报道用气管导管做腹膜透析管治疗儿童急性肾衰竭也很适用。

7.抗感染治疗

感染是急性肾小管坏死的常见病因和主要死因,发生肾小管坏死后更易合并感染,因此控制感染极为重要。应使用抗菌效果强、肾毒性低的药物,根据肾功能情况调整药物剂量和用药间期;许多药物可经透析排除,透析后应补充经透析丢失的剂量;许多药物与血浆蛋白结合率高,不能经透析排除,应更加注意药物浓度调整剂量,以免发生毒性反应。

(二)利尿期的治疗

利尿早期,肾小管功能和肾小球滤过率尚未恢复,血肌酐、尿素氮、血钾和酸中毒仍继续升高,伴随着多尿,还可出现低钾和低钠血症等电解质紊乱,故应注意监测尿量、电解质和血压变化,及时纠正水、电解质紊乱,当血浆肌酐接近正常水平时,应增加饮食中蛋白质摄入量。此时防治感染也非常重要。

(三)恢复期的治疗

此期肾功能日趋恢复正常,但可遗留营养不良、贫血和免疫力低下,少数患儿遗留不可逆性肾功能损害,应注意休息和加强营养,防止感染。

八、预后

随着透析的广泛开展,ARF 的病死率已有明显降低。ARF 的预后与原发病性质、肾脏损害程度、少尿持续时间长短、早期诊断和早期治疗与否、透析与否、有无并发症等有直接关系。

(谭海明)

第十一章 儿科疾病的护理

第一节 手足口病

一、疾病概述

(一)概念和特点

手足口病是肠道病毒引起的常见传染病之一,以婴幼儿发病为主。多数患儿表现为手、足、口腔等部位的皮疹、疱疹,大多预后良好。但少数患儿可表现为严重的中枢神经系统损害,引起神经源性肺水肿、无菌性脑膜炎、急性迟缓性麻痹等,病情进展迅速,病死率高。

(二)发病机制与相关病理生理

手足口病是肠道病毒包括柯萨奇病毒 A16 和肠道病毒 EV71 引起的小儿急性传染病,发病人群主要为婴幼儿、学龄前儿童,多发生于夏秋季。口腔溃疡性损伤和皮肤斑丘疹为手足口病的特征性病变。光镜下斑丘疹可见表皮内水疱,水疱内有中性粒细胞嗜酸性粒细胞碎片,水疱周围上皮有细胞间和细胞内水肿,水疱下真皮有多种白细胞的混合型浸润。电镜下可见上皮细胞内有嗜酸性包涵体。脑膜脑炎表现为淋巴细胞性软脑膜炎,脑灰质和白质血管周围淋巴细胞、浆细胞浸润,局灶性出血和局灶性神经细胞坏死及胶质反应性增生。心肌炎表现为局灶性心肌细胞坏死,偶见间质淋巴细胞和浆细胞浸润。肺炎表现为弥漫性间质淋巴细胞浸润、肺泡损伤、肺泡内出血和透明膜形成,可见肺细胞脱落和增生,有片状肺不张。

(三)临床特点

手足口病的潜伏期多为 2～10 天,平均 3～5 天。

1.一般症状

急性起病,发热,口腔黏膜、手、足和臀部出现斑丘疹、疱疹,疱疹周围可有炎性红晕,疱内液体较少。可伴有咳嗽、流涕、食欲缺乏等症状。部分病例仅表现为皮疹或疱疹性咽峡炎。多在一周内痊愈,预后良好。

2.重症病例表现

少数病例(尤其是小于 3 岁者)皮疹出现不典型,病情进展迅速,在发病 1～5 天出现脑膜炎、脑炎(以脑干脑炎最为凶险)、脑脊髓炎、肺水肿、循环障碍等,可留有后遗症。极少数病例病情危重,可致死亡。

（1）神经系统表现：精神差、嗜睡、易惊、头痛、呕吐、谵妄甚至昏迷；肢体抖动，肌阵挛、眼球震颤、共济失调、眼球运动障碍；无力或急性弛缓性麻痹；惊厥。查体可见脑膜刺激征，腱反射减弱或消失，巴氏征等病理征阳性。

（2）呼吸系统表现：呼吸浅促、呼吸困难或节律改变，口唇发绀，咳嗽，咳白色、粉红色或血性泡沫样痰液；肺部可闻及湿啰音或痰鸣音。

（3）循环系统表现：面色苍灰、皮肤花纹、四肢发凉，指（趾）发绀；出冷汗；毛细血管再充盈时间延长。心率增快或减慢，脉搏浅速或减弱甚至消失。

（四）辅助检查

1.血常规

白细胞计数正常或降低，病情危重者白细胞计数可明显升高。重症病例白细胞计数可明显升高（$>15\times10^9$/L）或显著降低（$<2\times10^9$/L），恢复期逐渐恢复正常。

2.血生化检查

部分病例可有轻度谷丙转氨酶（ALT）、门冬氨酸氨基转移酶（AST）、肌酸激酶同工酶（CK-MB）升高，病情危重者可有肌钙蛋白（cTnI）、血糖升高。C反应蛋白一般不升高。乳酸水平升高。

3.血气分析

轻症患儿血气分析在正常范围。重症患儿呼吸系统受累时可有动脉血氧分压降低、血氧饱和度下降，二氧化碳分压升高，代谢性酸中毒。

4.脑脊液检查

脑脊液外观清亮，压力增高，白细胞计数增多，多以单核细胞为主，蛋白正常或轻度增多，糖和氯化物正常。脑脊液病毒中和抗体滴度增高有助于明确诊断。

5.病原学检查

用组织培养分离肠道病毒是目前诊断的标准，但CoxA16、EV71等肠道病毒特异性核酸是手足口病病原确认的主要方法。咽拭子、气道分泌物、疱疹液、粪便阳性率较高。

6.血清学检查

恢复期与急性期血清手足口病肠道病毒中和抗体IgG滴度4倍或4倍以上升高，证明手足口病病毒感染。

7.胸部放射学检查

胸部放射学检查可表现为双肺纹理增多，网格状、斑片状阴影，部分病例以单侧为著。

8.磁共振

神经系统受累者可有异常改变，以脑干、脊髓灰质损害为主。

9.脑电图

脑电图可表现为弥漫性慢波，少数可出现棘（尖）慢波。

10.心电图

心电图无特异性改变。少数病例可见窦性心动过速或过缓，Q-T间期延长，ST-T改变。

（五）治疗原则

1.普通病例

注意隔离，避免交叉感染。适当休息，清淡饮食，做好口腔和皮肤护理。

2.重症病例

(1)控制颅内高压限制入量,积极给予甘露醇降颅压治疗,每次 0.5～1.0 g/kg,每 4～8 小时1 次,20～30 分钟快速静脉注射。根据病情调整给药间隔时间及剂量。必要时加用呋塞米。

(2)保持呼吸道通畅,吸氧;呼吸衰竭者,尽早给予气管插管机械通气。

(3)早期抗休克处理:扩充血容量,10～20 mL/kg 快速静脉滴入,之后根据脑水肿、肺水肿的具体情况边补边脱,决定再次快速静脉滴入和 24 小时的需要量,及时纠正休克和改善循环。

(4)及时使用肾上腺糖皮质激素:可选用甲泼尼龙,氢化可的松,地塞米松。病情稳定后,尽早停用。

(5)掌握静脉注射免疫球蛋白的指征,建议应用指征:精神萎靡、抽搐、安静状态下呼吸频率超过 30 次/分;出冷汗、四肢发凉、皮肤花纹,心率增快＞140 次/分(按年龄)。

(6)合理应用血管活性药物,常用米力农注射液:维持量 0.25～0.75 $\mu g/(kg \cdot min)$,一般使用不超过 72 小时。血压高者,控制血压,可用酚妥拉明 2～5 $\mu g/(kg \cdot min)$,或硝普钠 0.5～8 $\mu g/(kg \cdot min)$,一般由小剂量开始逐渐增加剂量,逐渐调整至合适剂量。如血压下降,低于同年龄正常下限,停用血管扩张剂,可使用正性肌力及升压药物,如多巴胺、多巴酚丁胺、肾上腺素、去甲肾上腺素等。

(7)注重对症支持治疗:①降温;②镇静、止惊;③保护各器官功能:特别注意神经源性肺水肿、休克和脑疝的处理;④纠正水电解质失衡。

(8)确保两条以上静脉通道通畅,监测呼吸、心率、血压和血氧饱和度,有条件监测有创动脉血压。

二、护理评估

(一)流行病学史评估
注意当地流行情况,评估患儿病前 1 周内有无接触史。

(二)一般评估
注意患儿有无发热、拒食、流涎、口腔疼痛、呕吐、腹泻等症状,注意皮疹出现部位和演变,有无脑膜炎、脑炎及心肌炎症状。

(三)身体评估
注意手、足、臀及其他体表部位有无斑丘疹及疱疹,形状及大小,周围有无红晕及化脓感染。注意唇、口腔黏膜有无红斑、疱疹及溃疡。有无局部淋巴结肿大。

(四)心理-社会评估
此病的患儿多为小儿,评估小儿的状况,家长的关心和支持程度,家庭经济状况。

(五)辅助检查结果评估
白细胞计数及分类,咽拭子培养。疱疹如有继发感染,必要时取其内容物送涂片检查及细菌培养。咽拭子病毒分离;疱疹液以标记抗体染色检测病毒特异抗原,或 PCR 技术检测病毒RNA。如有神经系统症状应作脑脊液常规、生化及病毒 RNA。必要时取血清检测病毒抗体。疑有心肌炎者检查心电图。

三、护理诊断

(一)潜在并发症
潜在并发症如神经源性肺水肿、心力衰竭。

(二)体温升高

体温升高与病毒感染有关。

(三)皮肤完整性受损

皮肤完整性受损与手、足、口腔黏膜、臀部存在疱疹有关。

(四)营养失调

低于机体需要量与口腔存在疱疹不易进食有关。

(五)有传播感染的可能

传播感染与病原体排出有关。

四、护理措施

(一)隔离要求

及时安置在负压隔离病房内进行单间隔离。严格执行消毒隔离措施应,操作前后应严格洗手,做好手卫生。病房内每天以 600 mg/L 的含氯消毒剂对床及地面进行彻底消毒,医疗垃圾放入双层黄色垃圾袋中,外贴特殊标签,直接送至垃圾处理中心,不在其他地方中转。出院或转科后严格执行终末消毒。一旦诊断,医师应立即上报医院感染管理科,并留取大便标本备检。

(二)饮食护理

发热 1 周内应卧床休息,多饮开水。饮食宜给予营养丰富易消化的清淡、温凉的流质或半流质食物,如牛奶、米粥、面条等,禁食冰冷、辛辣等刺激性食物。意识障碍者暂禁食,逐渐改鼻饲流质,最后过渡到半流质饮食。

(三)病情观察

密切观察患儿的病情变化,24 小时监测心率、血氧饱和度、呼吸及面色,常规监测体温并观察热型和变化趋势。同时注意观察发热与皮疹出现的顺序。评估患儿的意识,大多数患儿神经系统受损发生在病程早期。对持续热不退,早期仅出现皮疹,但 1～2 天后继发高热者需引起重视。

(四)对症护理

1.高热的护理

(1)体温超过 39 ℃且持续不退的患儿除给布洛芬混悬液等退热药物外,还需以温水擦浴、冰袋或变温毯降温。使用降温毯时严密监测生命体征,观察外周循环,出现异常及时汇报医师。

(2)注意肢体保暖,防止冻伤,勤翻身,检查皮肤有无发红、发紫,衣被有无潮湿,防止压疮。

(3)遵医嘱给予抗病毒的药物。

2.口腔的护理

(1)每天 4 次口腔护理,常规的口腔护理用 0.05％的醋酸氯己定清洗口腔,然后喷活性银喷雾剂(银尔通),经口气管插管的患儿,采用口腔冲洗。

(2)患儿原有口腔疱疹,极易出现口腔溃疡,若出现溃疡,可给予复方维生素 B_{12} 溶液(贯新克)喷溃疡处,促进伤口的愈合。

3.皮肤黏膜的护理

(1)保持皮肤及床单位干燥清洁,剪短患儿指(趾)甲,必要时包裹患儿双手,避免抓破皮疹,防止感染。

(2)臀部有皮疹时要保持臀部干燥清洁,避免皮疹感染。皮疹或疱疹已破裂者,局部皮肤可涂抹抗生素药膏或炉甘石洗剂。

(五)并发症的护理

1.神经系统

EV71具有嗜神经性,病毒在早期即可侵犯枢神经系统,密切观察患儿入院后第1~3天的病情变化,重点观察患儿有无惊跳、意识、瞳孔、生命体征、前囟张力、肢体活动情况等,注意有无精神差、嗜睡、烦躁、易呕吐等神经系统病变的早期症状和体征。患儿呕吐时应将其头偏向一侧,保持呼吸的通畅,及时清除口腔内的分泌物,防止误吸;观察呕吐物的性质,记录呕吐的次数、呕吐物的颜色及量。

2.循环系统

持续心电监护,注意有无心率增快或缓慢、血压升高或下降、中心静脉压过高或过低、尿量减少;观察有无面色苍白、四肢发凉、指(趾)甲发绀、毛细血管再充盈时间延长(>2秒)、冷汗、皮肤花纹;听诊有无心音低钝、奔马律及心包摩擦音等。立即报告医师,遵医嘱给予适当镇静,并遵医嘱给予强心、升压等处理,维持循环系统的稳定。

3.呼吸系统

严密观察呼吸形态、频率、节律,注意有无呼吸浅快、节律不规则、血氧饱和度下降、三凹征、鼻翼翕动等呼吸困难表现。神经源性肺水肿是手足口病常见的死亡原因,临床上以急性呼吸困难和进行性低氧血症为特征,早期仅表现为心率增快、血压升高、呼吸急促等非特异性表现,一旦出现面色苍白、发绀、出冷汗、双肺湿啰音、咳粉红色泡沫痰、严重低氧血症时应及时通知医师,备好各类急救用品,紧急气管内插管辅助呼吸。使用呼吸机可减轻心肺功能,缓解呼吸困难症状,早期的心肺功能支持可改善EV71病毒感染患儿的预后。

(六)心理护理

由于患儿患病突然,尤其确诊后家长担心患儿的生命危险和后遗症的发生。患儿住隔离病室,限制探视,病情变化时及时跟家长沟通,评估患儿家长的心理承受能力,帮助家长树立信心,同时帮助家长接受现实,以取得家长的支持与配合。

五、护理效果评估

(1)患儿的疱疹、斑丘疹消退,自感舒适。

(2)患儿未发生并发症或发生但被及时发现和处理。

(3)患儿的家属学会了如何进行皮肤的护理,并对疾病的预防知识有了一定的了解。

(占婷婷)

第二节 水 痘

水痘是由水痘-带状疱疹病毒引起的急性出疹性传染病,临床以皮肤黏膜相继出现和同时存在斑疹、丘疹、疱疹及结痂为特征。

一、临床表现

(一)潜伏期
一般为2周左右。

(二)前驱期
一般为1~2天。婴幼儿多无明显前驱症状,年长儿可有低热、头痛、不适、食欲缺乏等。

(三)出疹期
皮疹先出现于躯干和头部,后波及面部和四肢。其特点有以下几点。

(1)皮疹分批出现,可见斑疹、丘疹、疱疹及结痂同时存在,为水痘皮疹的重要特征。开始为红色斑疹,数小时变为丘疹,再数小时发展成椭圆形水疱疹,疱液先清亮后浑浊,周围有红晕。疱疹易破溃,1~2天后开始干枯、结痂,脱痂后一般不留瘢痕,常伴瘙痒使患儿烦躁不安。

(2)皮疹呈向心性分布,主要位于躯干,其次头面部,四肢较少,为水痘皮疹的另一特征。

(3)黏膜疱疹可出现在口腔、咽、结膜、生殖器等处,易破溃形成溃疡。

(四)并发症
以皮肤继发细菌感染常见,少数为血小板数减少、肺炎、脑炎、心肌炎等。

水痘多为自限性疾病,10天左右自愈。除上述典型水痘外,可有疱疹内出血的出血型重症水痘,多发生于免疫功能低下者,常因并发血小板数减少或弥散性血管内凝血而危及生命,病死率高。此外,孕母患水痘可感染胎儿,导致先天性水痘。

二、辅助检查

(一)血常规
白细胞总数正常或稍低,继发细菌感染时可增高。

(二)疱疹刮片
可发现多核巨细胞和核内包涵体。

(三)血清学检查
补体结合抗体高滴度或双份血清抗体滴度4倍以上升高可明确病原。

三、治疗原则

(一)抗病毒治疗
首选阿昔洛韦,但需在水痘发病后24小时内应用效果更佳。此外,也可用更昔洛韦及干扰素。

(二)对症治疗
高热时用退热剂,皮疹瘙痒时可局部用炉甘石洗剂清洗或口服抗组胺药,疱疹溃破后可涂1%甲紫或抗生素软膏,有并发症时进行相应的对症治疗。水痘患儿忌用肾上腺皮质激素。

四、护理诊断及合作性问题

(一)体温过高
体温过高与病毒血症及继发细菌感染有关。

（二）皮肤完整性受损

皮肤完整性受损与水痘病毒引起的皮疹及继发细菌感染有关。

（三）潜在并发症

潜在并发症皮肤继发细菌感染、脑炎、肺炎等。

（四）有传播感染的危险

与患儿排出有传染性的病毒有关。

五、护理措施

（一）维持正常体温

（1）卧床休息至热退，症状减轻；出汗后及时更换衣服，保持干燥。

（2）监测体温，观察热型；高热时可用物理降温或退热剂，但忌用酒精擦浴、口服阿司匹林（以免增加瑞氏综合征的危险）；鼓励患儿多饮水。

（二）促进皮肤完整性恢复

（1）室温适宜，衣被不宜过厚，以免增加痒感。

（2）勤换内衣，保持皮肤清洁，防止继发感染。

（3）剪短指甲，婴幼儿可戴并指手套，以免抓伤皮肤。

（三）病情观察

注意观察疱疹溃破处皮肤、精神、体温、食欲，有无咳嗽、气促、头痛、呕吐等，及早发现并发症，予以相应的治疗及护理。

（四）预防感染的传播

1.控制传染源

患儿应隔离至疱疹全部结痂或出疹后7天；密切接触的易感儿隔离观察3周。

2.切断传播途径

保持室内空气新鲜，托幼机构应做好晨间检查和空气消毒。

3.保护易感人群

避免易感者接触，对体弱、免疫功能低下及应用大剂量激素者尤应加强保护，应在接触水痘后72小时内肌内注射水痘-带状疱疹免疫球蛋白，可起到预防或减轻症状的作用。

（五）健康教育

向家长宣传控制传染源的知识，说明患儿隔离的时间；指导切断传播途径的方法，如通风换气、定期消毒、用物暴晒；指导家长对患儿进行皮肤护理，防止继发感染；加强预防知识教育，流行期间避免易感儿去公共场所。

（占婷婷）

第三节 麻 疹

一、概述

麻疹是由麻疹病毒引起的一种具有高度传染性急性出疹性呼吸道传染病。临床上以发热、结膜炎、上呼吸道炎、麻疹黏膜斑及全身斑丘疹为主要表现。麻疹传染性极强,每年全球有数百万人发病,儿童病死达140万人之多。接种麻疹减毒活疫苗可预防其流行。该病已被国际消灭疾病特别工作组列入全球性可能消灭的8种传染病之一。

麻疹病毒侵入上呼吸道、眼结膜上皮细胞和附近的淋巴结,在其内繁殖并侵入血流形成第一次病毒血症,被单核-吞噬细胞系统吞噬后送到全身淋巴组织、肝、脾等器官,并在其内大量繁殖后再次侵入血流,引起第二次病毒血症,从而出现广泛的病变。病毒血症持续到出疹后第2天,以后渐愈。麻疹的病理特征是受病毒感染的细胞增大并融合形成多核巨细胞。其细胞大小不一,内含数十至百余个核,核内外有病毒集落(嗜酸性包涵体)。患儿是唯一的传染源,从发病前2天至出疹后5天具有传染性;如合并肺炎,传染性可延长到出疹后10天。病毒借飞沫直接传播,间接传播少见。任何季节均可发病,以冬、春季多见。该病传染性极强,人群普遍易感,易感者接触后90%以上发病,但病后能获持久免疫。由于母体抗体能经胎盘传给胎儿,因而麻疹多见于6个月以上的小儿,以6个月至5岁小儿发病率最高。自麻疹疫苗普遍接种以来,发病的周期性消失,发病年龄后移,青少年及成人发病率相对上升,育龄妇女患麻疹增多,将导致先天麻疹和新生儿麻疹发病率上升。

二、护理评估

(一)临床症状评估与观察

1.询问患儿病史及起病原因

评估发病情况,有无卡他症状和皮疹,是否接种过麻疹疫苗,有无麻疹患儿接触史,以往有无麻疹发病史或其他急、慢性疾病史。近期有无服用易发皮疹的药物。

2.评估症状、体征

潜伏期6～18天,接受过免疫者可延长至3～4周。病程分3期。

(1)前驱期:一般3～4天,有发热、上呼吸道炎和麻疹黏膜斑。此期患儿体温逐渐增高达39～40℃,伴头痛、咳嗽、喷嚏、流泪、眼睑水肿、结膜充血、畏光并流泪(或呈浆液脓性分泌物)、咽部充血。此期尤以眼部症状突出,并可以上脸边缘见到一条明显充血红线(Sim-son线),对诊断麻疹极有帮助。另外在下磨牙相对应的颊黏膜上,可出现0.5～1 mm。

(2)出疹期:一般3～5天。当呼吸道症状及体温达高峰时患儿开始出现皮疹。皮疹初见于耳后发际,2～3天渐延及面、颈、躯干、四肢、手心及足底。始为淡红色的斑丘疹,压之褪色,直径2～4 mm,散在分布,皮疹痒,疹间皮肤正常。病情严重时皮疹常融合,呈浅红色,皮肤水肿,面部水肿变形。此期全身中毒症状加剧,可因高热引起谵妄、嗜睡,可发生腹痛、腹泻和呕吐,并伴有全身淋巴结及肝、脾大,同时咳嗽也加剧,肺部可闻湿啰音,X线检查肺纹理增多。

(3)恢复期:一般3～5天。皮疹按出疹顺序消退,同时有米糠样脱屑及褐色色素沉着,经1～2周消退。此期体温下降,全身情况好转。

少数患儿,病程呈非典型经过。体内尚有一定免疫力者呈轻型麻疹,症状轻,常无黏膜斑,皮疹稀而色淡,疹退后无脱屑和色素沉着,无并发症。此种情况多见于潜伏期内接受过丙种球蛋白或成人血注射的患儿。体弱、有严重继发感染者呈重型麻疹,持续高热,中毒症状重,皮疹密集融合,常有并发症或皮疹骤退、四肢冰冷、血压下降等循环衰竭表现。此外,注射过减毒活疫苗的患儿还可出现无典型黏膜斑和皮疹的无疹型麻疹。

在麻疹病程中患儿可并发肺炎、中耳炎、喉炎、气管及支气管炎、脑炎、营养不良和维生素A

缺乏等,并可使原有的结核病恶化。麻疹病毒引起的间质性肺炎常在出疹及体温下降后消退。而继发细菌和感染性肺炎时,肺炎症状加剧,常易并发脓胸、脓气胸。在并发喉炎、气管及支气管炎时,由于小儿呼吸道的解剖生理特点,可发生呼吸道阻塞。

3.心理-社会因素

典型患儿经治疗很快恢复,但应注意评估家长对麻疹护理知识的了解程度。重症病例应注意评估家长有无焦虑、家庭的护理能力等。

(二)辅助检查评估

1.血常规检查

白细胞计数减少,淋巴细胞数相对增多。中性粒细胞数增加,提示继发感染。

2.病毒免疫学检查

结果用免疫荧光染色,在脱落的细胞中可见麻疹病毒,有早期诊断价值。用酶联免疫吸附试验检测血清中特异性 IgM 和 IgG 抗体,在出疹后 3～4 天,特异性 IgM 阳性率达 97％。

3.其他检查

心电图、脑电图、胸部 X 线片检查。

三、护理问题

(一)体温过高

体温过高与病毒血症、继发感染有关。

(二)皮肤完整性受损

皮肤完整性受损与麻疹病毒感染有关。

(三)营养失调,低于机体需要量

营养失调,低于机体需要量与消化吸收功能下降、高热消耗增多有关。

(四)有感染的危险

有感染的危险与免疫功能下降有关。

(五)潜在并发症

1.肺炎

肺炎与免疫抑制、继发细菌感染有关。

2.喉炎

喉炎与麻疹病毒感染和继发细菌感染有关。

3.脑炎

脑炎与麻疹病毒感染波及脑组织有关。

四、护理措施

(一)维持正常体温

绝对卧床休息至皮疹消退、体温正常为止。室内宜空气新鲜,每天通风2次(避免患儿直接吹风以防受凉),保持室温于 18～22 ℃,湿度 50％～60％。衣被穿盖适宜,忌捂汗,出汗后及时擦干并更换衣被。监测体温,观察热型。高热时可予物理降温,如减少被盖、温水擦浴等;慎用退热剂,忌用醇浴、冷敷,以免影响透疹,导致并发症。

（二）保持皮肤黏膜的完整性

1.加强皮肤的护理

保持床单整洁干燥和皮肤清洁,在保温情况下,每天用温水擦浴更衣1次(忌用肥皂),腹泻患儿注意臀部清洁,勤剪指甲,防抓伤皮肤继发感染。及时评估透疹情况,如透疹不畅,可用鲜芫荽煎水服用并抹身。须防烫伤,以促进血液循环,使皮疹出齐、出透,平稳度过出疹期。

2.加强五官的护理

室内光线宜柔和,常用生理盐水清洗双眼,再滴入抗生素滴眼液或眼膏(动作应轻柔,防眼损伤),可加服维生素A预防眼干燥症。防止呕吐物或泪水流入外耳道发生中耳炎。及时清除鼻痂,翻身拍背助痰排出,保持呼吸道通畅。加强口腔护理,多饮白开水,可用生理盐水或复方硼砂溶液含漱。

（三）保证营养的供给

发热期间给予清淡易消化的流质饮食,如牛奶、豆浆、蒸蛋等,常更换食物品种,少量多餐,以增加食欲利于消化。多喂开水及热汤,利于排毒、退热、透疹。恢复期间应添加高蛋白、高维生素的食物。指导家长做好饮食护理,无须忌口。

（四）注意病情的观察

麻疹并发症多且重,为及早发现,应密切观察病情。出疹期如透疹不畅、疹色暗紫,持续发热、咳嗽加剧、鼻翕喘憋、发绀,为并发肺炎的表现,重症肺炎尚可致心力衰竭。患儿频咳、声嘶,甚至哮吼样咳嗽、吸气性呼吸困难、三凹征,为并发喉炎表现。患儿出现嗜睡、惊厥、昏迷为脑炎表现。

（五）预防感染的传播

麻疹是可以预防的,为控制其流行,应加强社区人群的健康宣教。

1.管理好传染病

对患儿宜采取呼吸道隔离至出疹后5天,有并发症者延至疹10天。接触的易感儿童隔离观察21天。

2.切断传播途径

病室要注意通风换气,进行空气消毒,患儿衣被及玩具暴晒2小时,减少不必要的探视预防继发感染。因麻疹可通过中间媒介传播,如被患儿分泌物污染的玩具、书本、衣物,经接触可导致感染,所以医务人员接触患儿后,必须在日光下或流动空气中停留30分钟以上,才能再接触其他患儿或健康易感者。流行期间不带易感儿童去公共场所,托幼机构暂不接纳新生。

3.保护易感儿童

为提高易感者免疫力,对8个月以上未患过麻疹的小儿可接种麻疹疫苗。接种后12天血中出现抗体,1个月达高峰,故易感儿接触患儿后2天内接种有预防效果。对年幼、体弱的易感儿肌内注射入血丙种球蛋白或胎盘球蛋白,接触后5天内注射可免于发病,6天后注射可减轻症状,有效免疫期3～8周。由于麻疹疫苗免疫接种后阳转率不是100%,且随时间延长,免疫效果可变弱,美国免疫咨询委员会提出:4～6岁儿童进幼儿园和小学时,应第二次接种麻疹疫苗;进入大学的年轻人要再次进行麻疹免疫。急性结核感染者如需注射麻疹疫苗同时进行结核治疗。

（占婷婷）

第四节 急性上呼吸道感染

一、定义

急性上呼吸道感染是小儿最常见的疾病,主要侵犯鼻咽和咽部。

二、疾病相关知识

(一)流行病学

全年都可发病,以冬春季节及气候骤变时多见。而且,免疫力和年龄不同,反复感染的概率也不同,主要是空气飞沫传播。

(二)临床表现

(1)年长儿以呼吸系统症状为主,婴幼儿症状较重,以全身症状为主。

(2)局部症状:鼻塞、流涕、喷嚏、咽部不适、干咳或声音嘶哑。

(3)全身症状:发热、畏寒、头痛、咳嗽、乏力、食欲减退、睡眠不安;咽部充血。

(三)治疗

充分休息,对症治疗,控制感染,预防并发症。

(四)康复

经对症治疗后症状缓解,免疫力较短,多为1~2个月。

(五)预后

饮食精神如常者预后多良好;精神萎靡、多睡或烦躁不安、面色苍白者,应加警惕。

三、专科评估与观察要点

(一)发热

发热多为不规则热,持续时间不等。

(二)全身症状

头痛、畏寒、乏力、食欲缺乏;常伴有呕吐、腹痛、腹泻、烦躁不安,甚至高热惊厥。

(三)局部症状

局部症状主要是鼻咽部症状如出现鼻塞、流涕、喷嚏、流泪、咽部不适、发痒、咽痛,亦可伴有声音嘶哑。

四、护理问题

(一)体温过高

体温过高与上呼吸道感染有关。

(二)舒适的改变

舒适的改变与咽痛、鼻塞等有关。

(三)活动无耐力

活动无耐力与全身症状有关。

五、护理措施

(一)一般护理

注意休息,减少活动。做好呼吸道隔离,保持室内空气新鲜,但应避免空气对流。

1.发热护理

发热期绝对卧床休息,保持皮肤清洁,每4小时测量体温一次并准确记录,如为超高热或高热惊厥史者须1～2小时测量一次,退热处置1小时后复测体温,并随时注意有无新的症状和体征出现,以防惊厥发生和体温骤降。

2.促进舒适

保持室温18～20℃,湿度50%～60%,以减少空气对呼吸道黏膜的刺激,保持口腔鼻孔周围的清洁,及时清除鼻腔及咽喉部分泌物,以免影响呼吸。

3.保证充足的营养和水分

给予富含营养、易消化的饮食,有呼吸困难者,应少食多餐,并供给充足水分。

(二)观察病情

(1)密切观察病情变化,注意体温、脉搏、呼吸、精神状态及咳嗽的性质。

(2)观察有无皮疹、恶心、呕吐、烦躁等,以早期发现某些传染病的前驱症状,及时进行隔离。

(3)观察咽部充血、水肿、化脓情况,在疑有咽后壁脓肿时,应及时报告医师,同时应警惕脓肿破溃后脓液流入气管引起窒息。

(4)对有可能发生惊厥的患儿应加强巡视,密切注意病情变化,床边放置床栏,以防患儿坠床,备好急救物品和药品。

(三)用药护理

(1)应用解热剂后应注意多饮水,以防止大量出汗引起虚脱。

(2)高热惊厥患儿给予镇静剂时,应观察止惊的效果及药物的不良反应。

(3)使用抗生素时,应注意有无变态反应的发生。

六、健康指导

(1)小儿的居室应宽敞、整洁、舒适、采光好,经常开窗通风,保持室内空气新鲜。

(2)指导家长合理喂养小儿,加强营养,及时添加辅食,保证摄入足量的蛋白质及维生素,保证营养均衡,纠正偏食。

(3)鼓励患儿多进行户外活动,多晒太阳,预防佝偻病的发生。加强锻炼,增强体质,提高呼吸系统的抵抗力与适应环境的能力。

(4)在呼吸道感染的高发季节,家长不宜带小儿去公共场所。

(5)在气候骤变时,应及时为小儿增减衣服,既要注意保暖,避免着凉。

七、护理结局评价

(1)患儿不适感减轻或无不适感。

(2)患儿体温维持在正常范围。

(占婷婷)

第五节　心源性休克

　　心源性休克是心排血量减少所致的全身微循环障碍,是某些原因使心排血量过少、血压下降,导致各重要器官和外周组织灌注不足而产生的休克综合征。小儿心源性休克多见于急性重症病毒性心肌炎,严重的心律失常如室上性心动过速或室性心动过速和急性克山病。

一、临床特点

(一)原发病症状

　　症状因原发病不同而异。病毒性心肌炎往往在感染的急性期发病,重症者可突然发生心源性休克,表现为烦躁不安、面色灰白、四肢湿冷和末梢发绀。如该病因室上性阵发性心动过速而产生,可有阵发性发作病史并诉心前区不适,表现胸闷、心悸、头晕、乏力,听诊时心律绝对规则,心音低钝,有奔马律,并有典型的心电图改变。

(二)休克症状

症状因病期早晚而不同。

1.休克早期(代偿期)

　　患儿的血压及重要器官的血液灌注尚能维持,患儿的神志清楚,但烦躁不安,面色苍白,四肢湿冷,脉搏细弱,心动过速,血压正常或出现直立性低血压,脉压缩小,尿量正常或稍减少。

2.休克期(失代偿期)

　　出现间断平卧位低血压,收缩压降至10.7 kPa(80 mmHg)以下,脉压在2.7 kPa(20 mmHg)以下,患儿的神志尚清楚,但反应迟钝,意识模糊,皮肤湿冷,出现花纹,心率更快,脉搏细速,呼吸稍快,尿量减少或无尿,婴儿的尿量少于2 mL/(kg·h),儿童的尿量少于1 mL/(kg·h)。

3.休克晚期

　　重要器官严重受累,血液灌注不足,血压降低且固定不变或测不到。患儿昏迷,肢冷发绀,脉搏弱或触不到,呼吸急促或缓慢,尿量明显减少[<1 mL/(kg·h)],甚至无尿,出现弥散性血管内凝血和多脏器功能损伤。

二、护理评估

(一)健康史

　　了解患儿发病前有无病毒或细菌感染史,有无心律失常、先天性心脏病等基础疾病。

(二)症状、体征

　　测量心率、心律、呼吸、血压,评估患儿的神志、周围循环情况及尿量。评估疾病的严重程度。

(三)社会、心理状况

　　了解患儿及其家长对疾病的严重性、预后的认识程度和家庭、社会支持系统的状况。

(四)辅助检查

　　了解患儿的心功能、肺功能各参数的动态变化。

三、常见护理问题

(一)组织灌注改变

组织灌注改变与肾、脑、心肺、胃肠及外周血管灌注减少有关。

(二)恐惧

恐惧与休克所致的濒死感及对疾病预后的担心有关。

四、护理措施

(一)卧床休息

患儿采取平卧位或中凹位,头偏向一侧,保持安静,注意保暖,避免受凉而加重病情。一切治疗、护理集中进行,避免过多地搬动患儿。对烦躁不安的患儿,护理人员要遵医嘱给镇静剂。

(二)吸氧

护理人员应根据病情选择适当的吸氧方式,保持患儿的呼吸道通畅,使氧分压维持在 9.3 kPa(70 mmHg)以上。

(三)建立静脉通路

护理人员应建立两条以上静脉通路,保证扩容有效地进行;遵医嘱补生理盐水、平衡盐溶液等晶体溶液和血浆、右旋糖酐等胶体溶液。

(四)详细记录出入液量

护理人员应注意保持患儿的出入量平衡,如果发现患儿少尿或无尿,应立即报告医师。

(五)皮肤护理

护理人员应根据病情适时为患儿翻身,对骨骼突出部位可采用气圈。患儿翻身活动后护理人员应观察患儿的血压、心率及中心静脉压的变化。

(六)病情观察

(1)护理人员应监测生命体征变化,注意患儿的神志状态、皮肤色泽及末梢循环状况。

(2)护理人员应观察输液反应,因输液过快、过量可加重心脏负担,一般输液速度要小于 5 mL/(kg·h)。

(3)护理人员应观察药物的疗效及不良反应,应用血管活性药物时避免药液外渗,引起组织坏死。

(4)护理人员应观察周围血管灌注,由于血管收缩,首先表现在皮肤和皮下组织,良好的周围灌注表示周围血管阻力正常。皮肤红润且温暖表示小动脉阻力降低;皮肤湿冷、苍白表示血管收缩,小动脉阻力升高。

(七)维持正常的体温

护理人员应注意为患儿保暖,但不宜体外加温,因为加温可使末梢血管扩张而影响休克最初的代偿机制——末梢血管收缩,影响重要器官的血流灌注,还会加速新陈代谢,增加氧耗,加重心脏负担。

(八)保护患儿的安全

休克时患儿往往烦躁不安、意识模糊,护理人员应给予适当的约束,以防患儿坠床或牵拉、拔脱仪器和各治疗管道。

（九）心理护理

（1）医务人员在抢救过程中做到有条不紊，让患儿信任，从而减少恐惧。

（2）护理人员应经常巡视病房，给予患儿关心、鼓励，让患儿最亲近的人陪伴患儿，增加患儿的安全感。

（3）护理人员应及时跟患儿及其家长进行沟通，使他们对疾病有正确的认识，增强患儿战胜疾病的信心。

（4）护理人员应适时给患儿听音乐、讲故事，以分散患儿的注意力。

（十）健康教育

（1）护理人员应向家长说明疾病的严重性，并要求配合抢救，不要在床旁大声哭泣和喧哗。

（2）护理人员应要求家长协助做好保暖和安全护理，在患儿神志模糊时适当做好肢体约束和各种管道的固定。

（3）护理人员应嘱家长不要随意给患儿喂水、喂食，以免窒息。

（4）护理人员应教会家长给患儿的肢体做些被动按摩，以保证肢体功能。

五、出院指导

（1）患儿应注意休息。例如，重症病毒性心肌炎患儿的总休息时间为 3~6 个月。

（2）护理人员应嘱家长为患儿加强营养，提高患儿的免疫力。

（3）护理人员应告知预防呼吸道疾病的方法，冬、春季节及时增、减衣服，少去人多的公共场所。

（4）对带药回家的患儿护理人员应让其家长了解药物的名称、剂量、用药方法和不良反应。

（5）定期门诊随访。

（占婷婷）

第六节　充血性心力衰竭

充血性心力衰竭是指在回心血量充足的前提下，心搏出量不能满足周身循环和组织代谢的需要而出现的一种病理生理状态。小儿时期 1 岁内发病率最高，尤以先天性心脏病引起者最多见。病毒性或中毒性心肌炎、心内膜弹力纤维增生症、心肌糖原贮积症为重要原因。只要能积极治疗病因，大部分该病患儿能得到根治，但如果多次发作，则预后极差。

一、临床特点

（一）症状和体征

（1）安静时心率加快，婴儿的心率大于每分钟 180 次，幼儿的心率大于每分钟 160 次，这不能用发热或缺氧来解释。

（2）患儿呼吸困难，面色发绀突然加重，安静时呼吸频率大于每分钟 60 次。

（3）肝脏肿大超过肋下 2 cm 以上，或在短时间内较之前增大 1.5 cm 以上，而不能以横膈下移等原因解释。

(4)心音明显低钝或出现奔马律。

(5)患儿突然烦躁不安、面色苍白或发灰,而不能用原有疾病解释。

(6)患儿尿少,下肢水肿,已排除营养不良、肾炎、B族维生素缺乏等病因。

(二)心功能分级与心力衰竭分度

Ⅰ级:患儿的体力活动不受限制。

Ⅱ级:进行较重劳动时患儿出现症状。

Ⅲ级:进行轻微劳动时患儿即有明显症状,活动明显受限。

Ⅳ级:在休息状态患儿往往呼吸困难或肝脏肿大,完全丧失活动能力。

Ⅰ级无心力衰竭,Ⅱ级、Ⅲ级、Ⅳ级分别有Ⅰ、Ⅱ、Ⅲ度心力衰竭。

(三)辅助检查

1.X线检查

心影多呈普遍性扩大,搏动减弱,肺纹理增多,肺部淤血。

2.心电图

左心室和右心室肥厚、劳损。

3.超声心电图

可见心房和心室腔扩大,M型超声显示心室收缩时间延长,射血分数降低。

二、护理评估

(一)健康史

询问患儿的基础疾病及发病的过程(诱因,症状出现的时间、程度等)。

(二)症状、体征

测量生命体征,观察患儿的面色,听诊心率、心律,评估患儿左心和右心衰竭的程度、心功能级别。

(三)社会、心理状况

评估家长及年长儿对疾病的了解程度及心理活动类型。

(四)辅助检查

了解X线、心电图、超声心动图、血气分析等检查的结果。

三、常见护理问题

(一)心排血量减少

心排血量减少与心肌收缩力降低有关。

(二)气体交换受损

气体交换受损与肺循环淤血有关。

(三)体液过多

体液过多与心功能降低、微循环淤血、肾灌注不足、排尿减少有关。

(四)恐惧

恐惧与疾病的危险程度及环境改变有关。

四、护理措施

(一)休息

护理人员应保持病房安静舒适;宜给患儿取半坐卧位或怀抱患儿,使横膈下降,有利于呼吸运动。休息以心力衰竭程度而定:Ⅰ度心力衰竭的患儿可起床活动,增加休息时间;Ⅱ度心力衰竭的患儿其应限制活动,延长卧床休息时间;Ⅲ度心力衰竭的患儿须绝对卧床休息。避免婴儿剧烈哭闹,以免加重其心脏负担。

(二)饮食

患儿应进食高维生素、高热量、少油、富含钾和镁、含有适量纤维素的食物,少食多餐,避免进食刺激性食物。轻者可进少盐饮食(指每天饮食中钠盐不超过 0.5 g)。重者进无盐饮食(即在烹调食物时不加食盐或其他含盐食物)。保持大便通畅。

(三)吸氧

护理人员应给呼吸困难、发绀、有低氧血症者供氧;患儿有急性肺水肿时,可用 20%～30% 乙醇替代湿化瓶中的水,让患儿间歇吸入,每次 10～20 分钟,间隔 15～30 分钟,重复 1～2 次。

(四)病情观察

(1)护理人员应及时发现早期心力衰竭的临床表现,如发现患儿心率加快、乏力、尿量减少、心尖部闻及奔马律,应及时与医师联系;患儿一旦出现急性肺水肿征兆,应及时抢救。

(2)护理人员应监测患儿的心率、心律、呼吸、血压。

(3)护理人员应控制输液速度和浓度。静脉输液的速度以小于 5 mL/(kg·h)为宜。

(4)护理人员应记录患儿的 24 小时出入量,按时测量体重。

(五)合理用药,观察药物作用

(1)给患儿服用洋地黄类药物前两人核对姓名、药物、剂量、用法、时间,并测心率,如新生儿的心率小于每分钟 120 次,婴儿的心率小于每分钟 100 次,幼儿的心率小于每分钟 80 次,学龄儿童的心率小于每分钟 60 次,应停用该类药物并报告医师。

(2)护理人员应观察洋地黄类药物的毒性反应。患儿服药期间如果有恶心、呕吐、食欲减退、心率减慢、心律失常、嗜睡等,护理人员应报告医师,及时停用洋地黄类药物。

(3)如果用洋地黄制剂的同时需要应用钙剂,二者的使用应间隔 4～6 小时。

(六)心理护理

护理人员应根据患儿的心理特点采用相应的对策,主动与患儿沟通,给予安慰、鼓励,取得合作,避免患儿抗拒哭闹,加重心脏负担。

(七)健康教育

(1)护理人员应宣传有关疾病的防治与急救知识。

(2)护理人员应鼓励患儿积极治疗原发病,避免诱因(如感染、劳累、情绪激动)。

(3)护理人员应教患儿家长使用洋地黄制剂期间不能用钙剂;若患儿出现胃肠道反应、头晕应立即告诉护理人员;应用利尿剂期间应给患儿补充含钾丰富的食物(如香蕉)。

五、出院指导

(1)给患儿适当安排休息,避免其情绪激动和过度活动。

(2)给患儿提供高维生素、高热量、低盐、易消化的食物。让患儿少食多餐。耐心喂养,给小婴儿选择大小适宜的奶嘴。

（3）根据气候变化及时给患儿增、减衣服，防止其受凉、感冒。

（4）如果患儿需使用洋地黄制剂、血管扩张剂、利尿剂，护理人员应向家长详细介绍所用药物的名称、剂量、给药时间和方法，并使其掌握疗效和不良反应。患儿出现不良反应时应及时就医。

（5）带患儿定期复查。

（占婷婷）

第七节　心　包　炎

心包炎可分感染性和非感染性两类，且多为其他疾病（婴儿常见于败血症、肺炎、脓胸，学龄儿童多见于结核病、风湿病）的一种表现。

一、临床特点

（一）症状

较大儿童常有心前区刺痛，平卧时加重，取坐位或前倾位时可减轻，疼痛可向肩背及腹部放射。婴儿表现为烦躁不安。患儿同时有原发病的症状表现，常有呼吸困难、咳嗽、发热等。

（二）体征

早期可听到心包摩擦音，多在胸骨左缘第 3～4 肋间最清晰，但多为一过性。有心包积液时心音遥远、低钝，出现奇脉。当心包积液达一定量时，心包舒张受限，出现颈静脉怒张、肝脏增大、肝颈反流征阳性、下肢水肿、心动过速、脉压变小。

（三）辅助检查

1.X 线检查

心影呈烧瓶样增大，肺血大多正常。

2.心电图

心电图显示窦性心动过速，低电压，广泛 ST 段、T 波改变。

3.超声心动图

超声心动图能提示心包积液的部位、量。

4.实验室检查

血沉加快。C 反应蛋白含量升高。血常规结果显示白细胞、中性粒细胞含量升高。

二、护理评估

（一）病史

了解患儿近期有无感染性疾病及有无结核、风湿热病史。

（二）症状、体征

评估患儿有无发热、胸痛，胸痛与体位的关系。评估有无心脏压塞症状，如呼吸困难、心率加快、颈静脉怒张、肝大、水肿、心音遥远及奇脉。听诊心脏，注意有无心包摩擦音。

（三）社会、心理状况

评估家长对疾病的了解程度和态度。

（四）辅助检查

了解并分析胸片、心电图、超声心动图等检查结果。

三、常见护理问题

（一）疼痛

疼痛与心包炎性渗出有关。

（二）体温异常

体温异常与炎症有关。

（三）气体交换受损

气体交换受损与心包积液、心脏受压有关。

（四）合作性问题

合作性问题是急性心脏压塞。

四、护理措施

（一）休息与卧位

患儿应卧床休息，宜取半卧位。

（二）饮食

护理人员应给予患儿高热量、高蛋白、高维生素、易消化的半流质或软食，限制患儿的钠盐摄入，嘱其少食易产气的食物（如薯类），多食芹菜、海带等富含纤维素的食物，以防止肠内产气过多而引起腹胀及便秘，导致膈肌上抬。

（三）高热护理

护理人员应及时做好降温处理，测定体温并及时记录体温。

（四）吸氧

护理人员应对胸闷、气急严重者给予氧气吸入。

（五）对症护理

对有心包积液的患儿，护理人员应做好解释工作，协助医师进行心包穿刺。在操作过程中护理人员应仔细观察生命体征的变化，记录抽出液体的性质和量，穿刺完毕，局部加压数分钟后无菌包扎。把患儿送回病床后，护理人员应继续观察有无渗液、渗血，必要时给局部用沙袋加压。

（六）病情观察

（1）呼吸困难为急性心包炎和慢性缩窄性心包炎主要的突出症状，护理人员应密切观察患儿的呼吸频率和节律。

（2）当患儿静脉压升高，面色苍白、发绀，烦躁不安，肝脏在短期内增大时，护理人员应及时报告医师并做好心包穿刺准备。

（七）心理护理

护理人员应肯定患儿对疼痛的描述，并设法分散其注意力，减轻其不适感觉。

（八）健康教育

（1）护理人员应向家长讲解舒适的体位、休息和充足的营养供给是治疗该病的良好措施。

（2）若需要进行心包穿刺时，护理人员应向家长说明必须配合和注意的事宜。

五、出院指导

（1）护理人员应遵医嘱及时、准确地使用药物并定期随访。

（2）由于心包炎患儿的抵抗力减弱，出院后患儿应坚持休息半年左右，并加强营养，以利于心功能的恢复。

（占婷婷）

第八节　急　性　胃　炎

急性胃炎是由不同病因引起的胃黏膜急性炎症。常见病因有进食刺激性、粗糙食物，服用刺激性药物，误服腐蚀剂，细菌、病毒感染及蛋白质过敏等。

一、临床特点

（一）腹痛

大多为急性起病，腹痛突然发生，位于上腹部，疼痛明显。

（二）消化道不适症状

上腹饱胀、嗳气、恶心、呕吐。

（三）消化道出血

严重者可有消化道出血，呕吐物呈咖啡样，出血多时可呕血及黑便。有的首发表现就是呕血及黑便，如应激性胃炎、阿司匹林引起的胃炎。

（四）其他

有的患儿可伴发热等感染中毒症状。呕吐严重可引起脱水、酸中毒。

（五）胃镜检查

可见胃黏膜水肿、充血、糜烂。

二、护理评估

（一）健康史

了解消化道不适感开始的时间，与进食的关系。有无呕血、黑便。病前饮食、口服用药情况，有否进食刺激性食物、药物或其他可疑异物。

（二）症状、体征

评估腹痛部位、程度、性质，大便的颜色和性状等。

（三）社会、心理状况

评估家庭功能状态，患儿及父母对疾病的认识、态度及应对能力。

（四）辅助检查

了解胃镜检查情况。

三、常见护理问题

（一）舒适改变

舒适改变与胃黏膜受损有关。

（二）焦虑

焦虑与呕血有关。

（三）合作性问题

消化道出血、电解质紊乱。

四、护理措施

（1）保证患儿休息。

（2）饮食：暂停原饮食，给予清淡、易消化流质或半流质饮食，少量多餐，必要时可停食1～2餐。停服刺激性药物。

（3）对症护理：呕吐后做好口腔清洁护理。腹痛时给予心理支持，手握患儿，轻轻按摩腹部或听音乐，以分散注意力，减轻疼痛。有脱水者纠正水、电解质失衡。出血严重时按上消化道出血护理。

（4）根据不同病因给予相应的护理：如应激性胃炎所致的休克按休克护理。

（5）病情观察：注意观察腹痛程度、部位，有无呕血、便血，有消化道出血者应严密监测血压、脉搏、呼吸、末梢循环，注意观察出血量，警惕失血性休克的发生。

（6）心理护理：剧烈腹痛和呕血都使患儿和家长紧张，耐心解释症状与疾病的关系，减轻患儿和家长的恐慌，同时给予心理支持。

（7）健康教育：①简要介绍本病发病原因和发病机制。②讲解疾病与饮食的关系，饮食治疗的意义。③饮食指导：介绍流质、半流质饮食的分辨和制作方法，告之保证饮食清洁卫生的意义。

五、出院指导

（一）饮食指导

出院初期给予清淡易消化半流质饮食，软食，少量多餐，逐渐过渡到正常饮食。避免食用浓茶、咖啡、过冷过热等刺激性食物。饮食的配置既要减少对胃黏膜的刺激，又要不失营养。牛奶是一种既有营养，又具有保护胃黏膜的流质，可以每天供给。同时由于孩子正处于生长发育阶段，食物种类要多元化。

（二）注意饮食卫生

保证食物新鲜，存留食物必须经过煮沸才能食用，凉拌食物要注意制作过程的卫生，饭前便后注意洗手。

（三）避免滥用口服药物

药物可刺激胃黏膜，破坏黏膜的保护屏障，不可滥用。某些药物还可引起胃黏膜充血、水肿、糜烂甚至出血，如阿司匹林、吲哚美辛、肾上腺皮质激素、氯化钾、铁剂、抗肿瘤药等。若疾病治疗需要则应饭后服，以减少对胃黏膜的损害。

（四）避免误服

强酸、强碱等腐蚀性物品应放置孩子取不到的地方。

（占婷婷）

第九节　慢　性　胃　炎

　　慢性胃炎是由多种致病因素长期作用而引起的胃黏膜炎症性病变。主要与幽门螺杆菌感染、十二指肠胃反流、不良饮食习惯、某些药物应用等因素有关。小儿慢性胃炎比急性胃炎多见。

一、临床特点

　　(1)腹痛:上腹部或脐周反复疼痛,往往伴有恶心、呕吐、餐后饱胀、食欲缺乏,严重时影响活动及睡眠。

　　(2)胃不适:多在饭后感到不适,进食不多但觉过饱,常因进食冷、硬、辛辣或其他刺激性食物引起症状或使症状加重。

　　(3)合并胃黏膜糜烂者可反复少量出血,表现为呕血、黑便。

　　(4)小婴儿还可以表现为慢性腹泻和营养不良。

　　(5)给予抗酸剂及解痉剂症状不易缓解。

　　(6)辅助检查:胃镜检查可见炎性改变,以胃窦部炎症多见。病原学检查幽门螺杆菌阳性率高。胃黏膜糜烂者大便潜血阳性。

二、护理评估

(一)健康史
　　了解有无不良的饮食习惯,是否患过急性胃炎,有无胃痛史,有无鼻腔、口腔、咽部慢性炎症,近期胃纳有无改变,腹痛与饮食的关系,有无恶心、呕吐、腹泻等其他胃肠道不适表现。

(二)症状、体征
　　评估腹痛部位、程度,是否有恶心、呕吐、餐后饱胀等情况,大便颜色有否改变,有无营养不良、贫血貌。

(三)社会、心理状况
　　评估家庭饮食和生活习惯,父母及患儿对疾病的认识和态度、对患病和住院的应对能力。

(四)辅助检查
　　了解胃镜检查情况,实验室检查有无幽门螺杆菌感染。

三、常见护理问题

(一)舒适的改变
舒适的改变与胃黏膜受损,腹痛有关。

(二)营养失调
低于机体需要量,与食欲缺乏、胃出血有关。

(三)知识缺乏
缺乏饮食健康知识。

四、护理措施

(一)饮食

给予易消化、富营养、温热软食,少量多餐,定时定量,避免过饥过饱,忌食生、冷和刺激性食物。

(二)腹痛的护理

通过音乐、游戏、讲故事等转移患儿的注意力,以减轻疼痛。腹痛明显者遵医嘱给予抗胆碱能药。

(三)注意观察

观察腹痛的部位、性质、程度,大便的颜色、性状。

(四)健康教育

(1)简要介绍该病的病因、发病机制、相关检查的意义,疾病对生长发育的影响。

(2)讲述疾病与饮食的关系:饮食没有规律,挑食,偏食,常食生冷、辛辣的食物对胃肠道黏膜是一种刺激。

(3)讲解饮食治疗的意义:温热柔软、少量多餐、定时定量的饮食可避免对胃黏膜的刺激,有利于胃黏膜的修复。而生冷、辛辣、油炸、粗糙的食物可使疾病反复。

五、出院指导

(一)食物的选择与配置

根据不同年龄给予不同的饮食指导,原则是食物温、软,营养丰富。

(二)培养良好的饮食习惯

进食要少量多餐,忌挑食、偏食、饱一顿饿一顿。忌食生冷、辛辣、油炸、粗糙等对胃黏膜有害的食物。不要喝浓茶、咖啡,少喝饮料,饮料中往往含有咖啡因,浓茶和咖啡对胃黏膜都具有刺激性。

(三)用药指导

(1)有幽门螺杆菌感染者,要遵医嘱联合用药,坚持完成疗程。

(2)慎用刺激性药物:阿司匹林、激素、红霉素、水杨酸类药物,对胃黏膜有一定的刺激作用,要慎用。

(占婷婷)

第十节　胃食管反流病

胃食管反流病(GERD)是指胃内容物反流入食管。分生理性和病理性两种,后者主要是由于食管下端括约肌本身功能障碍和/或与其功能有关的组织结构异常而导致压力低下出现的反流。本病可引起一系列症状和严重并发症。

一、临床特点

(一)消化道症状

1.呕吐

呕吐是小婴儿 GERD 的主要临床表现。可为溢乳或呈喷射状,多发生在进食后及夜间。并发食管炎时呕吐物可为血性或咖啡样物。

2.反胃

反胃是年长儿 GERD 的主要症状。空腹时反胃为酸性胃液反流,称为"反酸"。发生在睡眠时反胃,常不被患儿察觉,醒来可见枕上遗有胃液或胆汁痕迹。

3.胃灼热

胃灼热是年长儿最常见的症状。多为上腹部或胸骨后的一种温热感或烧灼感,多出现于饭后 1~2 小时。

4.胸痛

见于年长儿。疼痛位于胸骨后、剑突下或上腹部。

5.吞咽困难

早期间歇性发作,情绪波动可致症状加重。婴儿可表现为烦躁、拒食。

(二)消化道外症状

1.呼吸系统的症状

GERD 可引起反复呼吸道感染,慢性咳嗽,吸入性肺炎,哮喘,窒息,早产儿呼吸暂停,喉喘鸣等呼吸系统疾病。

2.咽喉部症状

反流物损伤咽喉部,产生咽部异物感、咽痛、咳嗽、发声困难、声音嘶哑等。

3.口腔症状

反复口腔溃疡、龋齿、多涎。

4.全身症状

多为贫血、营养不良。

(三)辅助检查

1.食管钡餐造影

能观察到钡剂自胃反流入食管。

2.食管动态 pH 监测

综合评分＞11.99,定义为异常胃酸反流。

3.食管动力功能检查

食管下端括约肌压力低下,食管蠕动波压力过高。

4.食管内镜检查及黏膜活检

引起食管炎者可有相应的病理改变及其病变程度。

二、护理评估

(一)健康史

询问患儿的喂养史、饮食习惯及生长发育情况。发病以来呕吐的次数、量、呕吐物的性质及伴随症状。

（二）症状、体征

评估患儿有无消化道及消化道以外的症状，黏膜、皮肤弹性、精神状态，测量体重、身长及皮下脂肪的厚度。

（三）社会、心理状况

了解家长及较大患儿对疾病的认识和焦虑程度。

（四）辅助检查

了解血气分析结果，评估有无水、电解质、酸碱失衡情况。了解食管钡餐造影，食管动态 pH 监测等检查结果。

三、常见护理问题

（一）体液不足

体液不足与呕吐、摄入不足有关。

（二）营养失调

低于机体需要量与呕吐、喂养困难有关。

（三）有窒息的危险

其与呕吐物吸入有关。

（四）合作性问题

上消化道出血。

四、护理措施

（1）饮食管理：婴儿稠食喂养，儿童给予低脂、高碳水化合物饮食。少量多餐。小婴儿喂奶后予侧卧位或头偏向一侧，必要时给予半卧位以免反流物吸入。年长儿睡前 2 小时不宜进食。

（2）喂养困难或呕吐频繁者按医嘱正确给予静脉营养。

（3）注意观察呕吐的次数、性状、量、颜色并做记录，评估有无脱水症状。严密监测血压、心率、尿量、末梢循环情况，及时发现消化道出血。

（4）保持口腔清洁，呕吐后及时清洁口腔、更换衣物。

（5）24 小时食管 pH 检查时妥善固定导管，受检时照常进食，忌酸性食物和饮料。指导家长正确记录，多安抚患儿，分散其注意力，减少因插管引起的不适感。

（6）健康教育：①向家长介绍本病的基本知识，如疾病的病因、相关检查、一般护理知识等，减轻家长及年长儿的紧张情绪，增加对医护人员的信任，积极配合治疗；②各项辅助检查前，认真介绍检查前的准备以得到家长的配合；③解释各种用药的目的和注意事项；④对小婴儿家长要告知本病可能引起窒息、呼吸暂停，故喂奶后患儿应侧卧或头偏向一侧或半卧位，以免反流物吸入。

五、出院指导

（1）饮食指导：以稠厚饮食为主，少量多餐。婴儿可增加喂奶次数，缩短喂奶时间，人工喂养儿可在牛奶中加入米粉。避免食用增加胃酸分泌的食物如酸性饮料、咖啡、巧克力、辛辣食品和高脂饮食。睡前 2 小时不予进食，保持胃处于非充盈状态，以防反流。

（2）体位：小婴儿喂奶后排出胃内空气，给予前倾俯卧位即上身抬高 30°。年长儿在清醒状态下可采取直立位或坐位,睡眠时可予右侧卧位,将床头抬高15°~20°,以促进胃排空,减少反流频率及反流物吸入。

（3）按时服用药物,注意药物服用方法,如奥美拉唑宜清晨空腹服用、雷尼替丁宜在餐后及睡前服用。

（4）鼓励患儿进行适当的户外活动,避免情绪过度紧张。

（5）如患儿呕吐物有血性或咖啡色样物及时就诊。

（占婷婷）

第十一节　消化性溃疡

消化性溃疡主要指胃、十二指肠黏膜及其深层组织被胃消化液所消化（自身消化）而造成的局限性组织丧失。小儿各年龄组均可发病,以学龄儿童为主。根据病变部位可分为胃溃疡、十二指肠溃疡,复合性溃疡（胃和十二指肠溃疡并存）。因儿童时期黏膜再生能力强,故病变一般能较快痊愈。

一、临床特点

（一）症状

（1）腹痛:幼儿为反复脐周疼痛,时间不固定,不愿进食。年长儿疼痛局限于上腹部,有时达后背和肩胛部。胃溃疡大多在进食后疼痛,十二指肠溃疡大多在饭前和夜间疼痛,进食后常可缓解。

（2）腹胀不适或食欲缺乏,体重增加不理想。

（3）婴幼儿呈反复进食后呕吐。

（4）部分患儿可突然发生吐血、血便甚至昏厥、休克。也有表现为慢性贫血伴大便潜血阳性。

（二）体征

（1）腹部压痛,大多在上腹部。

（2）突然剧烈腹痛、腹胀、腹肌紧张、压痛及反跳痛,须考虑胃肠穿孔。

（三）辅助检查

1.纤维胃镜检查

溃疡多呈圆形、椭圆形,少数呈线形,不规则形。十二指肠溃疡有时表现为一片充血黏膜上散在的小白苔,形如霜斑,称"霜斑样溃疡"。必要时行活检。

2.X线钡餐检查

若有壁龛或龛影征象可确诊溃疡。

3.幽门螺杆菌的检测

幽门螺杆菌是慢性胃炎的主要致病因子,与消化性溃疡密切相关。

4.粪便潜血试验

胃十二指肠溃疡常有少量渗血,使大便潜血试验呈阳性。

二、护理评估

(一)健康史

询问患儿的饮食习惯,既往史及其他家庭成员健康史,有无患同类疾病史,评估患儿的生长发育情况。

(二)症状、体征

评估腹部症状和体征,呕吐物及大便性质。了解腹痛的节律和特点。

(三)社会、心理状况

评估患儿及家长对本病的认知和焦虑程度。

(四)辅助检查

了解胃镜、钡餐检查、大便潜血试验、病理切片结果。

三、常见护理问题

(一)疼痛

疼痛与胃十二指肠溃疡有关。

(二)营养失调

低于机体需要量,与胃十二指肠溃疡影响食物的消化吸收、胃肠道急慢性失血有关。

(三)合作性问题

消化道出血、穿孔、幽门梗阻。

四、护理措施

(1)观察腹痛出现的时间,疼痛的部位、范围、性质、程度。

(2)卧床休息,腹痛时予以屈膝侧卧位或半卧位,多与患儿交谈、讲故事等,分散患儿注意力。

(3)饮食调整溃疡出血期间饮食以流质,易消化软食为主;恢复期在抗酸治疗同时不必过分限制饮食,以清淡为主,避免暴饮暴食。

(4)做好胃镜等检查的术前准备,告知术前术后禁食时间,检查中如何配合及注意事项。

(5)按医嘱正确使用制酸剂,解痉剂及胃黏膜保护剂。

(6)并发症护理。①消化道出血:是本病最常见的并发症。如为少量出血症状,一般不需禁食,以免引起饥饿及不安,胃肠蠕动增加而加重出血;对于大量出血要绝对安静、平卧、禁食,监测生命体征变化,观察呕吐物、大便的性质和颜色,呕血后应做好口腔护理,清除血迹,避免恶心诱发再出血,迅速开放静脉通道,尽快补充血容量,必要时输血。②穿孔:急性穿孔是消化性溃疡最严重的并发症,临床表现为突然发生上腹剧痛,继而出现腹膜炎的症状、体征,甚至出现休克状态。应立即禁食、胃肠减压、补液、备血、迅速做好急症术前准备。同时做好患儿的心理护理,消除患儿的紧张情绪。③幽门梗阻:是十二指肠球部溃疡常见的并发症,儿科比较少见。表现为上腹部疼痛于餐后加剧,呕吐大量宿食,呕吐后症状缓解。轻者可进流质食物,重者应禁食,补充液体,纠正水与电解质紊乱,维持酸碱平衡,保证输入足够的液体量。

(7)健康教育。①通俗易懂地介绍本病的基础知识,如疾病的病因,一般护理知识等。②向患儿讲解胃镜、钡餐、呼气试验等检查的基本过程及注意事项,取得患儿及家长配合,胃镜后暂禁食2小时,以免由于麻醉药影响导致误吸窒息。

五、出院指导

（一）饮食

养成定时进食的良好习惯，细嚼慢咽，避免急食；少量多餐，餐间不加零食，避免过饱过饥。禁食酸辣、生冷、油炸、浓茶、咖啡、酒、汽水等刺激性食物。

（二）休息

养成有规律的生活起居，鼓励适度活动。避免过分紧张，疲劳过度。合理安排学习。父母、老师不要轻易责骂孩子，减轻小儿心理压力，保证患儿充分的睡眠和休息。

（三）个人卫生

尤其是幽门螺杆菌阳性者，患儿大小便要解在固定容器内，饭前便后要洗手，用过的餐具，要定期消毒，家庭成员之间实行分餐制。家庭成员有幽门螺杆菌感染者应一起治疗，避免交叉感染。

（四）合理用药

让家长及患儿了解药物的用法、作用及不良反应，如奥美拉唑胶囊宜清晨顿服；制酸剂应在饭后1~2小时服用；H_2 受体拮抗剂每12小时1次或睡前服；谷氨酰胺呱仑酸钠颗粒宜饭前直接嚼服等。抗幽门螺杆菌治疗需用二联、三联疗法。

（五）定期复查

定期复查，以免复发。当出现黑便、头晕等不适时及时去医院就诊。

（占婷婷）

第十二节　甲状腺疾病

一、先天性甲状腺功能减低症

（一）疾病概述

先天性甲状腺功能减低症简称甲减，根据病因可以分为两类，散发性和地方性。它是由于患儿甲状腺先天性缺陷或因为母亲在怀孕期间饮食中缺碘所致的小儿时期的最常见的内分泌疾病。

1.病因及危险因素

（1）散发性甲状腺功能低下：①先天性甲状腺发育障碍及甲状腺激素合成途径缺陷所致。这种情况约占甲状腺功能低下的90%。②甲状腺不发育或发育不全，亦称原发性甲低；母体服用抗甲状腺药物或母体存在抗甲状腺抗体，亦称暂时性甲低；甲状腺激素合成途径障碍，亦称家族性甲状腺激素合成障碍；促甲状腺激素缺乏，亦称下丘脑-垂体性甲低甲状腺或靶器官反应低下。

（2）地方性甲状腺功能低下：胚胎期缺碘，使甲状腺素合成不足造成中枢神经系统和骨骼系统不可逆的严重损害。随着广泛使用碘化食盐作为预防措施其发病率已明显下降。

2.病理生理

甲状腺的合成与释放受下丘脑的 TRH 和垂体的 TSH 控制，T_3、T_4 对其有负反馈作用。甲状腺素促进新陈代谢、促进蛋白质合成,增加酶活力促进糖吸收和利用,促进脂肪分解和利用,对小儿生长发育极为重要,促进组织细胞的生长发育和成熟,促进骨、软骨的生长,促进神经系统的生长发育(图 11-1)。

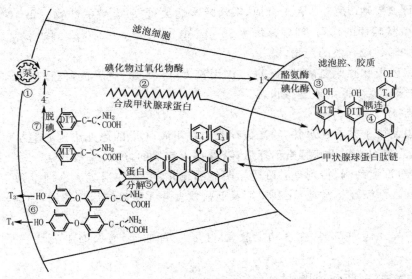

图 11-1　甲状腺激素的合成及释放示意

3.临床症状和体征

散发性甲状腺功能低下者因为在胎内受母亲甲状腺激素的影响,出生时多无症状,症状出现的早晚与轻重程度同患儿甲状腺组织多少及功能低下程度有关。无甲状腺组织的患儿,出生后1~3 个月内出现症状,有少量甲状腺组织的患儿多于出生后 6 个月症状渐显。

新生儿期就会与正常幼儿不同:患儿常超过预产期才出生,出生时体重比正常新生儿大,一般大于 4 000 g;出生后出现的生理性黄疸比正常新生儿消退的慢;不会吸奶,吞咽缓慢,母亲常觉得喂养困难;很乖,很少哭,即使饥饿、大小便前后都不哭闹;哭声低哑;体温低,皮肤感觉比较凉、比较粗糙;心跳、呼吸较慢;腹胀明显,常有便秘。

婴幼儿期患儿可表现为比较特殊的面容:头大、颈短、鼻梁低,眼裂小,眼距宽,唇厚,舌大且常伸出口外,经常流口水,毛发稀少、干枯。患儿的生长发育迟缓:由于生长缓慢,身长低于同龄正常婴儿;四肢粗短;囟门大且闭合晚;出牙迟,牙小而稀。神经系统方面:动作发育迟缓,抬头、坐、爬、站、走路均比正常婴儿慢。随着患儿年龄的增长,智能低下表现得越来越明显,发声、区别熟人与生人、说话等均延迟。表情呆板,对周围环境漠不关心,叫也没反应,总是一个人待在一边,不与人交往,学习能力差。

地方性甲状腺功能低下者因为胎儿时期缺碘而不能合成足量的甲状腺激素,严重影响中枢神经系统的发育。临床表现为两种,一种为神经系统症状为主,出现共济失调、痉挛性瘫痪、聋哑和智力低下,而甲状腺功能低下的其他表现不明显。另一种以黏液性水肿为主,有特殊面容和体态,智力发育落后而神经系统检查正常,这两种症状有时会有交叉重叠。

(二)治疗概述

1.一般治疗

(1)甲状腺片:每片 40 mg。小量开始,一般每周增加 1 次剂量,每次增加 5~10 mg,根据血

清 T_4 水平监测治疗。维持剂量：6 个月以下 15～30 mg/d，1 岁以内 30～60 mg/d；3 岁以下 60～90 mg/d；7 岁以下 90～150 mg/d；14 岁以内 120～180 mg/d。治疗前 2 年每 3～6 个月复查 1 次，以后每 6～12 月复查 1 次。

（2）左甲状腺素钠（L-T_4）：人工合成，系治疗本病最可靠、有效的药物。每 100 μg（L-T_4）相当于 60 mg 干甲状腺片的作用，剂型有每片 25 μg、50 μg、100 μg、200 μg、300 μg 及 500 μg 几种。是治疗本病最可靠、最有效的药物。

（3）左旋三碘甲状腺原氨酸钠（L-T_3）：作用较 L-T_4 更强、更迅速，但代谢及排出也较快，主要适用于甲状腺功能减低危象紧急状态。

2.并发症治疗

（1）本病患儿由于黏液性水肿，约半数存在心包积液，1/4 的患儿出现心室扩大、心肌酶谱升高等心肌受累的表现。用甲状腺素治疗后，随着临床症状的好转，一般在 1～2 个月后心脏改变恢复正常。但对重症病例，特别是心脏受累明显的患儿，甲状腺素应从小剂量开始，逐渐谨慎加量，使心脏功能逐渐恢复。洋地黄、利尿剂及低盐饮食并无明显的治疗作用，如确实需用洋地黄，应从小剂量开始。

（2）治疗后患儿代谢增强，生理功能改善，生长发育加速，应及时补充蛋白质，钙剂及维生素类。

（三）护理评估、诊断和措施

1.基本资料

（1）生长发育情况：①体温有无过低而怕冷。②脉搏、呼吸有无缓慢。③甲状腺有无重大或发育不全。④动作发育有无迟缓。⑤身材有无矮小、躯干长而四肢短小。

（2）有无特殊面容：有无头大、颈短。

（3）有无特殊体态：腹部膨隆，有无脐疝。

（4）家族史：此病可能为家族性甲状腺激素生成障碍，此为常染色体隐性遗传病。

（5）接触史：有无去过甲状腺流行的山区。

2.活动和运动

生长发育改变：胎儿时期缺碘而不能合成足量的甲状腺激素，严重影响中枢神经系统的发育。

（1）相关因素：与甲状腺合成不足有关。

（2）护理诊断：生长发育迟缓。

（3）护理措施：患儿能正确对待疾病，积极配合治疗。①加强训练，促进生长发育：做好日常生活护理患儿智力发育差，缺乏生活自理能；②加强患儿日常生活护理，防止意外伤害发生；③通过各种方法加强智力；④体力训练，以促进生长发育，使其掌握基本生活技能；⑤对患儿多鼓励，不应歧视。

3.营养代谢

（1）体温过低：由于基础代谢低下导致体温低于正常范围。①相关因素：与代谢率低有关。②护理诊断：体温过低。③护理措施：患儿体温保持在正常范围内。保暖：患儿因基础代谢低下，活动量少致体温低而怕冷。防止感染：因机体抵抗力低，易患感染性疾病。注意室内温度，适时增减衣服，避免受凉。勤洗澡，防止皮肤感染。避免与感染性或传染性疾病患儿接触。

（2）营养失调：由于摄入过少或消耗过多导致营养无法满足机体需要。①相关因素：与喂养困难、食欲差有关。②护理诊断:营养失调:低于机体需要量。③护理措施:患儿在住院期间营养均衡,体重增加。保证营养供应,对吸吮困难、吞咽缓慢者要耐心喂养,提供充足的进餐时间,必要时用滴管喂奶或鼻饲。经病因治疗后,患儿代谢增强,生长发育加速,故必须供给高蛋白、高维生素、富含钙及铁剂的易消化食物,保证生长发育需要。向家长介绍病情,指导喂养方法。

4.排泄

便秘:大便次数少,且大便硬结。

(1)相关因素:与肌张力低下、肠蠕动减慢、活动量少有关。

(2)护理诊断:便秘。

(3)护理措施:患儿在住院期间大便保持通畅。①保持大便通畅:早餐前半小时喝1杯热开水,可刺激排便。②每天顺肠蠕动方向按摩腹部数次,增加肠蠕动。③适当引导患儿增加活动量,促进肠蠕动。④养成定时排便习惯,必要时使用大便软化剂、缓泻剂或灌肠。

5.药物管理

(1)注意观察药物的反应。对治疗开始较晚者,虽智力不能改善,但可变得活泼,改善生理功能低下的症状。

(2)甲状腺制剂作用较慢,用药1周左右方达最佳效力,故服药后要密切观察患儿食欲、活动量及排便情况,定期测体温、脉搏、体重及身高。

(3)用药剂量随小儿年龄加大而增加。用量小疗效不佳,过大导致甲亢,消耗多,造成负氮平衡,并促使骨骼成熟过快,致生长障碍。

(4)药物发生不良反应时,轻者发热、多汗、体重减轻、神经兴奋性增高。重者呕吐、腹泻、脱水、高热、脉速、甚至痉挛及心力衰竭。此时应立即报告并及时酌情减量,给予退热、镇静、供氧、保护心功能等急救护理。

二、先天性甲状腺功能亢进症

(一)疾病概述

儿童甲状腺功能亢进症主要指Grave病,由甲状腺分泌过多的甲状腺激素所致,临床上表现为消瘦、甲亢、突眼、甲状腺弥漫性肿大。可发生于任何年龄的儿童,但以学龄期为多,尤其是青春期女性较多见。其病因和发病机制有家族和遗传因素,与白细胞相关抗原(HLA)有关。有自身免疫系统异常,感染、精神刺激、情绪紧张可能是诱因。

1.病理生理

Grave病是一种自身免疫性疾病,本病与HLA-Ⅱ类抗原的某些等位基因有密切关联。本病起始于T细胞抑制细胞功能缺陷,以致T辅助细胞受到TSH抗原激活后促使B细胞向浆细胞转化,后者产生的促甲状腺素受体刺激性抗体与甲状腺细胞上的受体结合后,通过cAMP第二信号系统最终使甲状腺素大量分泌;在TRSAb分泌的同时也会有促甲状腺受体阻断性抗体产生,患儿的临床症状和过程即取决于这两种抗体的比值。甲状腺细胞遭受破坏后释放出更多抗原,使免疫系统进一步产生各种抗体,以致病情更加严重。这类抗体还可以与眼外肌和眼眶内具有类似抗原的组织结合,刺激其中的成纤维细胞合成大量氨基葡聚糖类,临床即出现突眼症状(图11-2)。

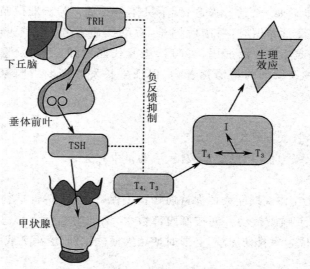

图 11-2　甲状腺激素的反馈性调节

2.临床表现

(1)儿童甲状腺功能亢进症多为慢性起病,一般 3～6 个月,常以情绪改变、记忆力差,学习成绩下降为首要症状。

(2)基础代谢率增高表现:食欲亢进、易饥饿、消瘦、乏力;心悸、心率增快、脉压大、可有心律失常;多汗、怕热、脾气急躁。

(3)突眼:多为轻、中度。

(4)甲状腺肿大:多为轻中度弥漫性肿大,质地柔软,表面光滑,可闻血管杂音。

(5)新生儿甲亢:突眼、甲状腺肿大、极度烦躁不安、易激惹,皮肤潮红,心率增快,呼吸次数增多,血中 T_4 浓度增高。

(二)治疗概述

1.急性期

患儿应充分休息,减少活动,避免体力过度及情绪激动,严重者宜住院治疗。

2.抗甲状腺药物治疗

常用药有甲巯咪唑、卡比马唑、丙基硫脲嘧啶(PTU),可阻断 T_3,T_4 的生物合成。在使用药物期间,要定期监测血清 T_3,T_4,不良反应有白细胞减少及皮疹。抗甲状腺药物服用至少需维持 1～2 年。如甲状腺持续肿大,停药后复发机会较大。待甲亢症状获得改善时,可加用甲状腺片,以防甲减。心速者加用普萘洛尔(表 11-1)。

表 11-1　抗甲状腺药物剂量

病情	BMR	心率/分	甲(丙)硫氧嘧啶(mg/d)	甲巯咪唑或卡比马唑(mg/d)
轻	<30	<100	100～150	10～15
中	30～60	100～120	150～300	15～30
重	>60	>120	300～400	30～40
维持量			50～150	5～15

3.手术治疗

对抗甲状腺药物严重过敏或效果不佳者反复复发或重度甲状腺肿大影响呼吸者,结节性甲状腺肿大者,可考虑使用手术治疗,采用次全切除法。

4.突眼治疗

保护眼球,防止感染可使用眼罩。泼尼松口服,仅对充血水肿期有效,对已纤维化效果差。

5.甲亢危象处理

甲亢危象多在感染、手术、过度疲劳等应激情况下发生。临床为高热、烦躁、心动过速、呕吐、腹泻、多汗,甚至休克。主要是因为大量甲状腺激素与其结合的蛋白质解离,使血液循环中游离的甲状腺激素迅速增高,而组织摄取的甲状腺激素明显增加所致。起病突然且进展迅速,进行性高热、烦躁不安、心动过速、多汗、呕吐、腹泻,甚至发生休克。病死率很高。治疗应首先给予抗甲状腺药物,并加服卢戈液1~5滴,每6小时1次,口服。普萘洛尔1 mg/kg静脉滴注可迅速控制症状。此外加强对症处理:降温、镇静、抗心力衰竭、抗休克、抗感染。

(三)护理评估、诊断和措施

1.基本资料

(1)家庭社会背景:有无精神刺激。

(2)家族史:甲亢常有家族遗传。曾有报道一家四代同患甲亢。同卵双胎先后患甲亢的可达30%~60%,异卵双胎仅为3%~9%。遗传方式有常染色体显性遗传、常染色体隐性遗传或多基因遗传等。

(3)个人史:有无罕见疾病史:毒性单结节甲状腺肿、甲亢性甲状腺癌、亚急性甲状腺炎等。

(4)年龄与性别:小儿甲亢约占甲亢总数的5%,学龄儿童多见。男性与女性之比为1∶5.1,以女孩多见。

(5)生长发育:身高多高于同龄儿,但有消瘦、多汗、怕热、低热等。食欲多增加,大便次数多但为稠便、心悸、心率增快,心尖部可闻及收缩期杂音,脉压大,可有高血压、心脏扩大及心律失常等。心力衰竭及心房颤动在小儿较少见。手与舌震颤,肌肉乏力,周期性瘫痪少见,骨质疏松,可伴有骨痛。性发育迟缓,可有月经紊乱、闭经或月经过少。

(6)眼部表现:突眼占30%~50%,可表现为一侧或两侧突眼,睑裂增宽,少瞬目、常作凝视状、上眼睑挛缩,眼向下看时上眼睑不能随眼球下落,上眼睑外翻困难,闭眼时睑缘颤动,辐辏力弱,眼向上看时前额皮肤不能皱起,眼皮有色素沉着,可有眼肌麻痹。

2.健康管理

甲状腺危象的发生,是甲状腺功能亢进恶化时一系列症状的总和,高热达40℃持续不降,同时出现大汗、腹痛、腹泻、神情焦虑、烦躁不安,最后休克、昏迷甚至死亡。

(1)相关因素:多见于未经治疗的重症甲状腺功能亢进者。

(2)护理诊断:潜在并发症——甲亢危象。

(3)护理措施:家属或患儿知道避免应激的措施,并且一旦发生甲亢危象可被及时发现与处理。①病情监测原有甲亢症状加重,出现严重乏力、烦躁、发热(39℃以上)、多汗、心悸、心率达120次/分以上,伴纳减、恶心、腹泻等应警惕发生甲亢危象。②甲亢危象紧急护理措施:保证病室环境安静;严格按规定的时间和剂量给予抢救药物;密切观察生命体征和意识状态并记录;昏迷者加强皮肤、口腔护理,定时翻身,以预防压疮、肺炎的发生。③病情许可时,教育患者及家属知道感染、严重精神刺激、创伤等是诱发甲亢的重要因素,应学会避免诱因,患者学会进行自我心理调节,增强应对能力,家属病友要理解患者现状,应多关心、爱护患者。

3.营养代谢

蛋白质分解加速导致营养低于机体正常需要量。

(1)相关因素:与基础代谢率增高有关。

(2)护理诊断:营养失调,低于机体需要量。

(3)护理措施:患儿在住院期间恢复并维持正常体重。①饮食:高碳水化合物、高蛋白、高维生素饮食,提供足够热量和营养以补充消耗,满足高代谢需要。膳食中可以各种形式增加奶类、蛋类、瘦肉类等优质蛋白以纠正体内的负氮平衡。餐次以一天六餐或一天三餐间辅以点心为宜。主食应足量。忌食生冷食物,减少食物中粗纤维的摄入,调味清淡可改善排便次数增多等消化道症状。慎用卷心菜、花椰菜、甘蓝等致甲状腺肿食物。②药物护理:有效治疗可使体重增加,应指导患者按时按量规则服药,不可自行减量或停服。③定期监测体重、血清尿素氮值。

4.认知和感知

自我形象紊乱:突眼、甲状腺肿大等外部体征异于常人。

(1)相关因素:与甲亢所致突眼,甲状腺肿大等形体改变有关。

(2)护理诊断:自我形象紊乱。

(3)护理措施:患儿了解身体变化的原因,积极配合治疗。①患儿常易情绪激动,烦躁易怒,多虑,因此要避免不良的环境和语言的刺激。②要主动关心和体贴患儿,多给予鼓励,树立治疗信心。③帮助其正确看待自我形象的改变,树立正向的自我概念。

5.药物管理

(1)抗甲状腺药物治疗,不可过早减量,应坚持不断服药,有半数轻、中度患儿能获得长期缓解以至痊愈,其余多在停药后一年内复发,须重复治疗或改用其他治疗。

(2)千万不能自觉症状好转,自动停药,造成"甲亢"复发。

(3)服用硫脲类抗"甲亢"药物时,注意观察有无药物反应,如发热、皮疹、咽痛、牙龈肿、中性白细胞减少等。若药物治疗效果不好,根据病情,可听取医师意见,行手术治疗或进行放射性[131]I治疗。

(占婷婷)

参 考 文 献

[1] 刘瀚旻.基层儿科常见症状与疾病[M].北京:人民卫生出版社,2022.

[2] 梅梅.儿科学基础与诊疗要点[M].北京:中国纺织出版社,2021.

[3] 于吉聪.临床儿科诊疗进展[M].哈尔滨:黑龙江科学技术出版社,2020.

[4] 王永清.儿科基本诊疗备要[M].苏州:苏州大学出版社,2022.

[5] 王健.新编临床儿科诊疗精粹[M].上海:上海交通大学出版社,2020.

[6] 程佩萱.儿科疾病诊疗指南[M].北京:科学出版社,2023.

[7] 郭勇,张守燕,郑馨茹,等.儿科疾病治疗与急救处理[M].哈尔滨:黑龙江科学技术出版
社,2022.

[8] 崔清波,邵庆亮.儿科疾病诊疗与康复[M].北京:科学出版社,2021.

[9] 朱燕.儿科疾病护理与健康指导[M].成都:四川科学技术出版社,2022.

[10] 徐迪.小儿泌尿外科疾病诊疗指南[M].福州:福建科学技术出版社,2020.

[11] 王翠霞.儿科常见病诊疗常规[M].天津:天津科学技术出版社,2020.

[12] 周立.临床儿科疾病诊疗[M].北京:科学技术文献出版社,2020.

[13] 吕伟刚.现代儿科疾病临床诊治与进展[M].开封:河南大学出版社,2021.

[14] 高玉梅,徐莎莎,焦东立,等.实用临床儿科常见病诊治精要[M].哈尔滨:黑龙江科学技术出
版社,2021.

[15] 邹国涛.儿科常见疾病临床诊疗实践[M].北京:中国纺织出版社,2022.

[16] 郭燕.临床儿科诊疗思维与实践[M].长春:吉林科学技术出版社,2020.

[17] 张大宁,闫梅,布治国,等.临床儿科疾病诊治与急症急救[M].哈尔滨:黑龙江科学技术出版
社,2021.

[18] 刘丽.儿科诊疗技术与临床应用[M].北京:科学技术文献出版社,2020.

[19] 刘庆华.现代儿科常见病临床诊疗[M].汕头:汕头大学出版社,2020.

[20] 盖壮健.儿科常见疾病诊疗学[M].沈阳:辽宁科学技术出版社,2022.

[21] 杨建美,曹慧芳,郎晓剑.儿科常见病诊疗技术[M].长春:吉林科学技术出版社,2021.

[22] 吴超,王佩瑶,雷大海,等.现代临床儿科疾病诊疗学[M].开封:河南大学出版社,2021.

[23] 萧建华.儿科临床规范诊疗与新进展[M].北京:科学技术文献出版社,2020.

[24] 夏正坤,黄松明,甘卫华.儿科医师诊疗手册[M].北京:科学技术文献出版社,2021.

[25] 毛庆花,冯萍,王怡,等.实用儿科疾病诊疗思维[M].北京:科学技术文献出版社,2021.

［26］马晓花.实用临床儿科疾病诊疗学［M］.长春:吉林科学技术出版社,2022.

［27］王伟丽.儿科与新生儿疾病诊疗实践［M］.北京:科学技术文献出版社,2021.

［28］苏娟.临床儿科疾病与儿童保健［M］.哈尔滨:黑龙江科学技术出版社,2021.

［29］徐玮玮.小儿常见病综合诊疗学［M］.南昌:江西科学技术出版社,2020.

［30］许铖.现代临床儿科疾病诊疗学［M］.天津:天津科学技术出版社,2020.

［31］杜爱华.儿科诊疗技术与临床实践［M］.北京:科学技术文献出版社,2020.

［32］郝菊美.现代儿科疾病诊疗［M］.沈阳:沈阳出版社,2020.

［33］赵小然,代冰,陈继昌.儿科常见疾病临床处置［M］.北京:中国纺织出版社,2021.

［34］王敏,杨丽霞,牛宛柯.儿科常见病诊断与治疗［M］.北京:世界图书出版有限公司,2021.

［35］陈莹,齐雪娇,李霞,等.儿科常见疾病预防与诊治［M］.哈尔滨:黑龙江科学技术出版社,2021.

［36］韩啸,吴继志,孙耀文.MSCT 联合超声心动图对小儿先天性心脏病心血管畸形的诊断价值［J］.中国妇幼健康研究,2022,33(6):86-90.

［37］唐培东.布地奈德雾化吸入治疗小儿呼吸道感染的疗效分析［J］.世界最新医学信息文摘,2022,22(79):34-37.

［38］谭晓莉,张翼.小儿呼吸道感染临床药物治疗效果观察［J］.中国实用医药,2020,43(10):2061-2064.

［39］缪涛瀚,曾小玲,熊丽.新生儿消化道出血危险因素及与维生素 K 水平的相关性研究［J］.中国病案,2023,24(1):110-112.

［40］陈文静.奥司他韦颗粒联合泛福舒对急性呼吸道感染患儿免疫功能、炎症介质的影响［J］.医学理论与实践,2023,36(1):1539-1541.